凌莉　[英]萨拉（Sarah Cook）　张术芳　陈雯 编

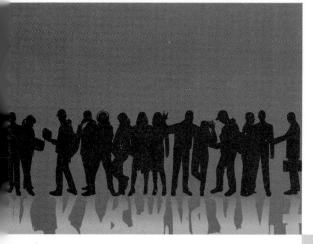

中国人口流动
与
健康

中国社会科学出版社

图书在版编目(CIP)数据

中国人口流动与健康／凌莉等编．—北京：中国社会科学出版社，2015.3
ISBN 978 – 7 – 5161 – 5751 – 0

Ⅰ．①中…　Ⅱ．①凌…　Ⅲ．①流动人口—健康状况—研究—中国
Ⅳ．①R197.1

中国版本图书馆 CIP 数据核字(2015)第 060742 号

出 版 人	赵剑英
责任编辑	陈雅慧
责任校对	郝阳洋
责任印制	戴 宽

出　　版	中国社会科学出版社
社　　址	北京鼓楼西大街甲 158 号
邮　　编	100720
网　　址	http://www.csspw.cn
发 行 部	010 – 84083685
门 市 部	010 – 84029450
经　　销	新华书店及其他书店

印刷装订	北京市大兴区新魏印刷厂
版　　次	2015 年 3 月第 1 版
印　　次	2015 年 3 月第 1 次印刷

开　　本	710 × 1000　1/16
印　　张	32.75
插　　页	2
字　　数	556 千字
定　　价	118.00 元

凡购买中国社会科学出版社图书,如有质量问题请与本社营销中心联系调换
电话:010 – 84083683

评 论

目　录

主题文章

序　言

本书为中山大学流动人口卫生政策研究中心（Sun Yat-sen Center for Migrant Health Policy，CMHP）与联合国社会发展研究所（United Nations Research Institute for Social Development，UNRISD）合作项目"迁移与健康"项目的成果，该项目由美国中华医学基金会（China Medical Board，CMB）资助。项目围绕"迁移与健康"这一主题，针对流动人口在迁移过程中最突出的健康问题，如传染性疾病、职业健康与安全、心理健康、生殖健康，卫生服务需求、利用、可及性，疾病负担，留守儿童健康问题，对现有的相关数据、文献、政策制度等进行研究，力求全面评估中国流动人口，尤其是从农村迁移到城市的流动人口所面临的健康挑战，揭示机构、政策和政治在促进卫生服务公平、可及、高效和优质方面的协同作用，从而缩小知识鸿沟，为改善中国流动人口的健康和实现流动人口公共卫生服务均等化提供政策建议，也为将来的流动人口卫生政策研究提供参考和指引。

"迁移与健康"项目历时两年半（2011 年 6 月—2013 年 12 月），由近 30 家国内外知名高校和研究机构的 70 余名专家学者共同参与。国际机构有：世界卫生组织（World Health Organization，WHO）、联合国社会发展研究所（UNRISD）、国际移民组织（International Organization for Migration，IOM）、美国社会科学研究委员会（Social Science Research Council，SSRC）、英国发展研究所（Institute of Development Studies，IDS）。国外高校有：英国伦敦大学，美国约翰霍普金斯大学、斯坦福大学、北卡罗来纳州大学教堂山分校、韦恩州立大学、艾格尼丝斯科特学院、犹他大学，德国柏林自由大学、比勒费尔德大学，泰国马希隆大学。国内高校和机构有：北京大学、中国人民大学、中山大学、北京师范大学、四川大学、山东大学、南京大学、中南财经政法大学、中国科学院、中国社会科学院、中国疾病预防控制中心、广东省皮肤性病防治中心、香港社会保障学会。

　　本项目共举办了两次国际研讨会，围绕中国流动人口突出的健康问题组织专家学者进行报告和讨论，确定了 20 个研究主题，形成了 16 篇主题文章和 4 篇评论，即本书的主要内容。来自国内外不同高校和研究机构的学者，在不同的研究主题中进行交流合作、资源共享，从不同的视角剖析中国流动人口所面临的健康挑战，反映中国流动人口健康相关的研究、政策和制度的现状及不足。此外，项目还分别在 2011 年 12 月的亚洲卫生体系改革国际学术会议和 2012 年 11 月的第二届世界卫生政策大会上以"迁移与健康"为主题，组织了两次分论坛汇报和讨论。

　　"迁移与健康"项目同时也是 CMHP 在跨学科国际合作和交流机制建设中的一次积极尝试。通过上述一系列的活动，CMHP 加强了自身能力建设，发展了中国及世界其他地区"迁移与健康"的学术研究网络，奠定了进一步开展实证研究的基础，也促进了关于迁移与健康问题的深层次政策对话。

　　在本项目开展以及本书出版过程中，16 篇主题文章和 4 篇评论分别经历了 2—3 轮的外审评阅和修改完善，最终完成了所有中/英文文稿（本书对应的英文文稿正陆续发表在 UNRISD 网站，访问链接：http：//www. unrisd. org/china‐migration‐health）。在此过程中，我们得到了许多具有奉献精神，并积极参与流动人口卫生政策相关研究的国内外专家学者的大力支持和帮助。在本书出版之际，谨代表本书的四位主编对所有给予支持和帮助的机构和人员致以衷心的感谢。首先要感谢美国中华医学基金会（CMB）给予本项目的经费支持，感谢 CMB 主席陈致和、CMB 原北京办事处主任徐东、CMB 北京办事处项目主管周娜对项目的指导和关心；感谢中山大学黎孟枫副校长、中山大学国际合作交流处处长，原中山大学公共卫生学院院长凌文华教授、中山大学国际合作交流处古文力副处长、中山大学公共卫生学院院长郝元涛教授等领导对本项目的指导；感谢每篇文章和短评作者在项目研究和文章撰写中所作出的卓越贡献；感谢所有外审评阅人员对文章和短评提出的宝贵建议和意见；感谢中山大学流动人口研究中心陈雯博士，研究助理刘煜、桑媛媛、潘仲涵、刘晓妍、杨洋，中心博士后宋晓琴以及中心在读研究生石景容、曾珈智、李欣、吕桂叶、陆丽明、潘腾、邓立伟对文章校稿、编辑和统稿所做的大量工作。同时还要感谢中国社会科学出版社的编辑夏侠、陈雅慧和其他工作人员对此书出版所做的努力，对出版社提供的帮助表示由衷的谢意。

本项目研究内容受限于研究时的数据资料可及性，尚无法保证对流动人口卫生政策相关的所有问题面面俱到，但我们希望可以对未来研究起到抛砖引玉的作用。本书虽经再三校对，谬误或疏漏之处在所难免，欢迎各方专家学者就本书任何方面不吝赐教，我们将不胜感激。

就在本书即将付梓之际，2014 年 7 月 30 日，《国务院关于进一步推进户籍制度改革的意见》（以下简称《意见》）正式发布。《意见》中的最大亮点，莫过于建立城乡统一的户口登记制度，取消农业户口与非农业户口性质区分和由此衍生的蓝印户口等户口类型，统一登记为居民户口。我们期待户籍改革的实施，对流动人口的健康和卫生服务利用带来积极的影响。

中山大学流动人口卫生政策研究中心主任　凌莉

2014 年 8 月 3 日

主题文章

中国人口流动与健康研究概述

凌　莉① 陈　雯② 石景容③
潘仲涵④ Sarah Cook⑤ 张术芳⑥

摘要 改革开放以来中国社会经济的快速变化推动了劳动力的流动，主要是从农村向城市、从欠发达地区向经济发达地区的流动。流动人口在为经济发展作出贡献的同时，也改变着中国的整体健康状况以及流入地和流出地的疾病分布结构。本文试图对人口流动与健康研究相关文献进行简要回顾总结，分析人口流动和健康的相互关系，报告本项目研究的主要结果和发现。本项目研究发现：迁移前阶段留守儿童的身心健康问题以及迁入地及滞留阶段流动人口的职业健康、生殖健康和心理健康问题突出；流动人口在流入地的医疗保障存在不足，医疗保障服务体系有待完善；对于国际移民，传染性疾病是其面临的主要健康问题。针对未来研究的方向，本项目研究指出，流动人口相关研究的研究范围有待扩展、研究方法和研究质量有待提高，尤其需要加强对流动人口在流入地公共卫生服务的相关研究。

---

① 凌莉（lingli@ mail. sysu. edu. cn），PhD，中山大学流动人口卫生政策研究中心主任，中山大学公共卫生学院教授。
② 陈雯，中山大学流动人口政策研究中心研究员，中山大学公共卫生学院医学统计与流行病学系讲师。
③ 石景容，中山大学公共卫生学院医学统计与流行病学系硕士研究生。
④ 潘仲涵，中山大学流动人口政策研究中心研究助理。
⑤ Sarah Cook，联合国社会发展研究所（UNRISD）主任。
⑥ 张术芳，联合国社会发展研究所（UNRISD）。

一 背景

在过去 30 年左右的时间内，中国工业化、城镇化不断推进，2010 年中国已迈入中等收入国家行列，当前，中国人均国内生产总值（Gross Domestic Product，GDP）超过 6000 美元，城镇化比例超过 52%。大规模的人口流动成为中国城镇化快速发展阶段最显著的人口现象，已经成为推动社会结构变化、利益格局调整、社会组织体系变化的重要因素。1982年，中国流动人口总量仅 660 万人，但 20 世纪 90 年代开始大幅增加（见图 1）。2013 年末，流动人口总量达 2.45 亿（国家统计局，2014），比上年末增加 812 万人，占全国总人口约 18%。据估计，未来 30 年，还将有 3 亿农村人口进入城镇。有关资料显示，目前中国人口流动呈现新的阶段性特征：人口流动日趋活跃，人口流动由向东南沿海单向集中向多向集中转变；人口流动改变以个体劳动力外出务工为主的特点，步入核心家庭整体迁移阶段，流动人口稳定性增强；新生代流动人口成为主体（达到1.18 亿人）（国家人口和计划生育委员会流动人口服务管理司，2013）。

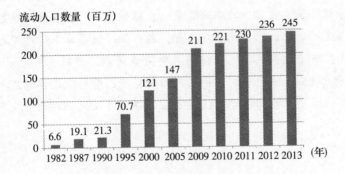

图 1　1982—2013 年中国流动人口数量①

---

① 资料来源：国家统计局，1982 年、1990 年、2000 年和 2010 年人口普查资料（分别于1985 年、1993 年、2002 年和 2012 年发布）；1987 年、1995 年和 2005 年全国 1% 人口抽样调查资料（分别于 1988 年、1997 年和 2007 年发布）；2009—2013 年来自国家人口计生委流动人口服务管理司《中国流动人口发展报告 2010》《中国流动人口发展报告 2011》《中国流动人口发展报告2012》《中国流动人口发展报告 2013》《中国流动人口发展报告 2014》（分别于 2010 年、2011年、2012 年、2013 年、2014 年发布）。

　　当代中国人口流动具有明显的中国特色：由于计划经济体制下的户籍限制和市场化改革之后的政策放松，农村人口在各种"推力"与"拉力"作用之下，开始向城市，特别是向东南沿海发达地区持续流动，成为中国经济高速发展不可或缺的动力和主力军。但受户籍制度的制约，这些流入城市、居住在城市，并为城市经济发展作出重大贡献的外来人口不能被客居地城市接纳，成为当地的市民，于是构成了独特的社会阶层——流动人口。

　　中国大规模的人口流动对人口健康、公共卫生服务和政策制定带来了历史性的巨大挑战。流动人口由于不具备流入地的户籍，难以享受基本医疗、公共卫生服务和医疗保障，虽然近年来这样的境况有所改善，然而就目前看来，全面实现流动人口和城市户籍人口的基本医疗和公共卫生服务均等化的目标仍然非常遥远。目前针对流动人口健康及卫生服务问题研究主要集中于以下几个方面：（1）流动人口相关传染性疾病研究，如艾滋病、结核以及流动人口相关知识、态度、行为等（Zhang, et al., 2006；戴东梅等，2007；傅继华等，2006）；（2）流动人口心理健康与社会融合，如农村留守儿童以及随父母迁入城市的流动儿童的心理健康问题研究（Bryant, 2005；Dogra, Karimand Ronzoni, 2011）；（3）流动人口妇幼卫生方面的研究，如性与生殖健康、儿童计划免疫等（徐军等，2006；刘英涛等，2006）；（4）流动人口相关医疗保障制度与政策研究，如医疗保险与服务可及性等（刘传江、程建林，2008；龚文海，2009）。然而，鲜有研究系统全面地回答以下问题：流动人口的健康现状如何？流动与迁移过程对流动人口的健康影响以及相互作用机制又是怎样？政府、社会机构以及政策在流动人口卫生服务方面发挥怎样的作用？

　　为此，中山大学流动人口卫生政策研究中心（CMHP）与联合国社会发展研究所（UNRISD）合作开展了"中国迁移与健康"项目研究，试图开展针对流动人口健康现状的全面评估，尤其是农村迁移到城市的流动人口所面临的健康挑战，揭示机构、政策和政治在促进卫生服务公平、可及、高效和优质方面的协同作用，从而缩小知识鸿沟，为改善中国流动人口的健康和实现流动人口公共卫生服务均等化提供了政策建议，也为将来的流动人口卫生政策研究提供参考和指引。

二　中国流动人口相关定义

"流动人口",在一些研究和报告中又被称为"外来务工人员"、"外地工人"、"暂住人口"、"外来人口"、"进城务工农民"、"农民工"、"农村剩余劳动力"等,其中后面三个称呼一般特指农村到城市,靠体力劳动获取经济利益的一部分人。中国国家统计局对于"流动人口"的定义是指人户分离人口中扣除市辖区内人户分离的人口。而人户分离人口,是指居住地与户口登记地所在的乡镇街道不一致且离开户口登记地半年以上的人口。市辖区内人户分离的人口是指一个直辖市或地级市所辖区内和区与区之间,居住地和户口登记地不在同一乡镇街道的人口(全国人民代表大会常务委员会,1958)。然而中国地域广博,各地市辖区间人口、社会、居住环境和制度方面存在差异,所以即使在同一个市辖区,也同样面临因户籍限制所带来的各种问题。中国第六次人口普查对"流动人口"的统计口径采用以下定义:离开户口所在地,跨乡(镇、街道)居住半年以上的人口,包括农村户籍流动人口和城镇户籍流动人口。这一定义在学术界内被普遍认同,因而,本项目研究中沿用此定义来确定大部分的研究对象。

由于农村户籍人口在健康现状、劳动收入以及医疗保险、社会福利等方面普遍处于较弱势的状态,因此本项目中我们重点关注的是中国范围内由农村迁移到城镇、在不同乡镇之间迁移的农村户籍流动人口,以及随之一起迁移到城市流入地的子女——流动儿童。同时我们也注意到大量的人口流动对留在农村老家的人——大部分为老人和儿童——也会产生重要的影响,因此这部分人群也被纳入"流动人口"的研究范畴。

三　人口流动与健康研究现状

(一) 迁移相关理论与人口流动的动机

人类自产生以来,就因自然环境变化、人口增长、生产发展、战争和国家历史的变更等原因,不断地流动和迁移,因此人口流动与迁移并非中国所特有的现象,全球范围内,估计有 2.32 亿国际流动人口,7.40 亿国内流动人口(UNDESA,2013)。人口迁移相关理论主要有:(1) 由莱茵斯坦提出的"经济决定论"认为：人口迁移以经济动机为主，人们改善生产和生活条件的愿望促使人们迁移（E. G. Ravenstein, 2010）。（2）由赫伯尔提出并由博格等人进一步发展的"推—拉理论"认为：决定人口迁移行为的因素是流出地的推力和流入地的拉力，也就是在流出地存在一系列推力因素和流入地一系列拉力因素互相作用，产生的综合效应导致迁移的发生（R. Herberle, 1938; D. J. Bogue, 1959）。（3）新古典经济学派的观点认为：劳动力从低收入国家向高收入国家流动，而资本则相反；当劳动力和资本在地域上分布不均时，便会发生移民现象。（4）"新经济学移民理论"认为决定移民的不单有劳动力市场，还有保险市场、资本市场等；通过家庭成员的迁移，可以使发生迁移的家庭的绝对收入增加，同样也提高了其家庭在当地社区中的社会经济地位。（5）其他理论，如"双重劳动市场论"、世界体系理论从分别劳动力市场分割以及世界经济一体化等方面来解释现代移民现象；"移民网络"理论则指出移民网络①是一种社会资本，人们利用这一资本可以降低迁移成本，增加迁移收益和减少迁移风险，从而顺利在流入地获得就业机会和高收入。这些理论为我们理解和研究中国近 30 年的人口流动提供了很好的理论支撑。

新中国成立以来，国家通过户籍制度和人民公社制度将农民束缚在土地上，大量剩余劳动力被掩藏起来。20 世纪 80 年代推行的家庭联产承包责任制，使农村劳动生产率获得极大的提高，产生的大量的农村剩余劳动力在市场推力下进入附近城镇的乡镇企业就业，冲破长期的城乡二元分割局面。80 年代末的改革开放加速东部沿海加工企业的发展，从而提供大量就业机会，大批农村劳动力流向广东，从而出现了空前的"民工潮"；之后在国家经济改革进一步深入以及城乡一体化建设等背景下，流动人口队伍的规模越来越庞大——而且不单单局限于农村户籍流动人口。人口流动的动力除了政策层面因素外，在个体层面，一方面是人们出于经济利益，如增加家庭收入，寻求更好的发展机会和社会经济地位；另一方面也有流出地与流入地之间对流动人口"推—拉"作用，以及熟悉的社会网络的带动作用，如周围亲戚或老乡，"包工头"等介绍工作和提供帮助，从而呈现家庭式迁移，甚至一个乡或者县的人聚集性流动到某个地区的

---

① 移民网络是迁移者、以前的移民和在原籍地的家庭和朋友，与迁入地移民基于亲属关系、友情关系所建立起来的一系列特殊联系。

现象。

(二) 人口流动与健康的关系

迁移过程的四个阶段——迁移前阶段、迁移阶段、迁入地及滞留阶段、返乡阶段——分别会对人口健康产生影响（见图 2）。在迁移前阶段，年轻的劳动力离开农村地区到城镇去谋求职业和发展，导致农村劳动生产率下降，还使得留守在老家的老人和儿童由于缺乏适当的照顾而导致健康状况较差。如有研究显示，农村留守儿童比农村非留守儿童的心理健康状况更差（Wang Yi, 2011; Li Ling, You Tao, 2010）。在迁移阶段，流动人口所面临的最严重的问题是由于在生病时难以及时获得医疗卫生服务，他们可能遇到潜在的公共卫生威胁。有研究指出流动状态和生病时未能及时就诊可能引发传染性疾病的扩散和爆发，从而严重威胁到当地公共卫生，甚至威胁到经济和社会发展（Teng Xue-min, 2010; Chen Wan-wen, 2007）。在迁入地和滞留阶段，当人们在一个城市找到适宜的工作并停留相对较长一段时间时，职业健康、社会支持与融合、医疗保障与服务可及性等成为该阶段影响流动人口健康的主要问题。首先，流动人口相对较低的社会经济地位和突出的流动性特征，决定了其居住环境往往具有明显的临时性特征，居住条件拥挤、简陋，缺乏必要的卫生和安全设施。其次，城乡分割的劳动力市场与流动人口自身相对较低的知识和技能水平，决定了其在城市劳动力市场上处于不利的竞争位置。多数流动者处于职业阶梯底端，在劳动密集型的工作岗位进行高强度、超长时间的劳作，工作环境的公共卫生风险和安全隐患突出。再次，流动人口在城市社会融入性差、缺乏应有的社会支持和归属感，这在客观上降低了其对公共卫生风险的抵御能力。而在返乡阶段，由于各种原因返乡的流动人口中，那些因为生病回家治疗或者因为年老体弱而返乡的人健康状况堪忧，部分或全部失去劳动能力，从而失去劳动赚钱能力，有的甚至需要承受高昂的医疗负担（Xing Ming-luan, 2011）。

尽管与流入地城市居民相比，流动人口的卫生服务可及性差，服务利用情况不如本地人口，但是他们的健康状况却大多好于农村居民，甚至比流入地居民要好（Jasso, et al., 2004; Palloni & Arias, 2004; Turra & Elo, 2008），同时，在流入地城市他们可以接触到相对较多的健康相关信息，这一人群的总体健康状况会比留在家乡的那部分要好。有研究表明，在相

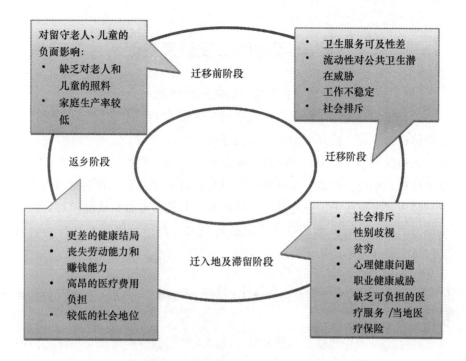

图2　不同迁移阶段对健康的影响

关知识、实践和服务利用方面，流动经历对流动人口的生殖健康也有积极影响（Tan, et al., 2006），这些积极影响产生了明显效果，尤其在近10年更为显著（李芬等，2010）。

个人健康状况受个人流动经历的直接影响，反过来也决定着其流动机会和流动决策。在迁移前阶段，具备必要健康条件的人往往更易于迁移，也即迁移者的健康状况选择性地优于流出地其他居民和一般人群，这被称为"健康移民效应"，也被称为"健康选择效应"（牛建林，2013）；外出的流动人口在迁移过程中，伴随着找寻工作和居住场所阶段遭遇的社会排斥所导致的心理健康问题和疾病延迟治疗等所引发的个人健康问题，会对个人是否保留在城市工作产生影响；健康状况较好的人更倾向于长期留在流入地城市，甚至可能把家人接到城市一起生活。但由于流动人口在流入地城市社会福利和服务体系中处于边缘化位置，在健康状况明显变差时他们更倾向于返回流出地，以节省医疗费用和生活成本、寻求社会和家庭支持，有研究称为"三文鱼偏误"假说（齐亚强，2012）。

四   本项目的主要研究发现

（一）迁移前阶段留守儿童身心健康问题突出

人口流动对留守儿童的身心健康造成重要影响。与非留守儿童相比，在身体健康方面，留守儿童的卫生服务可及性较差、常见病的患病种类较多、患病的可能性较大。在心理健康方面，留守儿童的生活满意度、学习满意度和幸福感都较低，孤独感水平较高。双留守儿童比单留守儿童①的身心健康状况都更差。家庭社会经济状况、儿童劳务负担状况和儿童的累积留守时间与留守儿童的身体健康显著相关（赵苗苗等，见本书《中国农村留守儿童身心健康研究》）。

（二）迁入地及滞留阶段流动人口的职业健康、生殖健康和心理健康问题突出

在中国，随着经济的不断发展，流动人口人数快速增长，由于恶劣的居住环境和工作状况等原因，该人群面临很高的健康风险（杨洋等，见本书评论《人口流动、居住与健康》）。对珠三角地区加工制造业工厂的工伤研究表明，中国是以流动工人的健康换取经济的快速增长，流动工人的职业健康和安全仍存在相当多的不足（Gransow 等，见本书《中国农民工的工伤状况：来自珠江三角洲加工制造业的个案研究》）。尽管政府通过新的法律法规在促进职业健康和安全上做出了不少努力，但工人安全生产事故发生率却一直居高不下，尤其是针对流动工人的相应服务的可及性一直较差，保险覆盖率也很低。相关数据的缺乏，也限制了职业健康与安全有关研究的开展，不利于卫生政策的制定与实施。因此，政府应当建立一个全面的、标准化和系统化的职业健康和安全数据收集办法，来充分支持和鼓励相关研究和政策分析的开展（Robinson 等，见本书《中国流动工人职业伤害研究文献综述》）。

相对于男性流动人口，女性流动人口的处境更为艰难。女性的照料责任使得她们在劳务市场竞争中处于不利地位，影响她们收入的提高。即便

---

① 双留守儿童即父母双方均外出务工的留守儿童；单留守儿童即父母中仅一方外出务工的留守儿童。

如此，迁移女性化的趋势仍然日益明显。女性流动人口的不断上升，使得生殖健康问题日益凸显（Jasmine Gideon，见本书《迁移和健康：从性别视角来分析两者间的关系》）。在生殖健康服务方面，常见的问题是：流动人口获得的生殖健康服务有限，她们在就医方面也缺乏主动性；面向流动人口的服务资源相对不足；流动人口缺乏生殖保健知识及信息。因此，未来仍需要进一步研究和评估在改善流动人口生殖健康方面的政策改变及其他各种措施的影响（郑真真等，见本书《中国流动人口的生殖健康和服务利用状况》）。

在心理健康方面，流动经历或流动的生活方式可能会对中国农村流动人口的心理健康状况产生消极的影响。一方面，中国文化和政策环境中固有的对农村流动人口的歧视可能导致了这种消极影响的发生；另一方面，部分流动人口对他们在城市的工作和生活有过高或过于乐观的流动前期待，而期待和现实之间的差距也会导致他们产生心理问题（林丹华等，见本书《从农村到城市的流动与中国流动人口的心理健康研究》）。在泰国的研究中，也显示迁移在短期内可能对心理健康具有积极的影响，但就长期而言这种影响是消极的（Chalermpol Chamchan 等，见本书《迁移与健康：基于泰国的纵向研究及其启示》）。

从疾病负担的角度考虑，近年来，以慢性疾病及非致命性疾病为主的非传染性疾病的发生率不断上升，疾病负担不断加大。国内流动人口由于数量庞大，其特有的和健康相关行为会对中国人口的整体健康产生影响（Alexander Krämer 等，见本书《中国疾病负担研究》）。

（三）流动人口在流入地的医疗保障存在不足，医疗保障服务体系有待完善

虽然中国的新型农村合作医疗的参合率逐年上升，但与留守农村劳动力相比，长距离外出的流动人口从新型农村合作医疗中受益较少，自付医疗支出所占的比例也就较高（易红梅等，见本书《长距离外出的农民工是否从新型农村合作医疗同等受益?》）。除此之外，与城市的非流动人口相比，流动人口的健康状况较差；考虑到流入地的医疗和生活成本高昂，伤病农民工更有可能返乡，且健康状况越差，流动人口的返乡倾向越高（刘国恩等，见本书《中国人口流动与健康：一个经验分析》）。这导致农村留守人口承受了更重的负担，给农村家人及其所在社区带来了资源和劳

动供给双重压力（陈传波等，见本书《回家：中国湖北和四川的伤病返乡农民工》）。

因此建立一个满足流动工人需要的、对他们来说负担得起的、方便的医疗保健服务体系，完善针对流动工人的医疗保险、社会保障和其他公共服务体系十分必要（王健等，见本书《中国的迁移与健康：解决流动人口医疗卫生服务政策目标与现实的差距》）。而朱亚鹏等基于政策网络的视角，发现流动人口医疗服务的不公平待遇源自中国封闭的政策制定过程。为改善流动人口卫生福利，需要建立一个包括国际参与者、政府部门、非政府组织、专家、研究者甚至个体流动人口等各种政策参与者在内的开放的、包容的政策网络（朱亚鹏等，见本书《政策参与者、政策制定与流动人口医疗卫生状况的改善：基于政策网络的路径》）。

（四）在流入地需要加强针对流动人口的公共卫生服务相关研究

人口流动对公共卫生服务的提供也带来了巨大挑战，除前述的生殖健康（计划生育）服务外，城乡间的人口迁移过程对传染性疾病的分布规律及相应的控制策略也有着深远的影响。为了实现中国流动人口的健康与公平，仍须在流动人口中进一步扩大有效实施传染性疾病控制策略的试点和新方案（Joseph D. Tucker 等，见本书《文献综述：中国人口流动对传染疾病的负担的影响及应对策略》）。这就迫切需要一种有效的工具来探索人口迁移和疾病特征以及与其影响因子是否存在显著的空间关系。地理信息系统（Geographical Information System，GIS）技术有着强大的空间分析与表达能力，是研究人口迁移与公共卫生关系问题的有力工具（姜群鸥等，见本书评论《GIS 技术在人口迁移与健康方面的应用研究综述》）。

（五）对于国际移民，传染性疾病是其面临的主要健康问题

本项目研究发现，短暂赴非的中国流动人口和大湄公河次区域静脉吸毒者及商业性工作者具有较高的 HIV 携带率及高风险行为。因害怕被捕，很多流动人口采取自我医疗的方式处理疾病。考虑到这些群体的脆弱性，未来须进一步研究这些人群的性传播疾病/HIV、疟疾、结核的流行情况；进一步完善健康促进计划，例如对赴外中国人离华前的培训；还须研究如何在流入国的卫生实践中加强和改善针对流动人口的卫生服务（凌莉等，见本书《国际迁移与健康：中国的新挑战》）。

（六）流动人口相关研究的研究范围有待扩展、研究方法和研究质量有待提高

虽然近年来关于流动人口健康的研究大量涌现，但研究的范围还有待扩展，质量还有待提高。许多研究因为研究主题、研究方法、抽样方案的局限，对决策和规划的影响力有限。研究者还需要在更长期的城市化、农业集约化与工业化进程的背景下考虑环境、健康与人口流动的相互作用。在更大背景下的构境分析有利于制定更前瞻性的和更因地制宜的健康与环境保护政策（Jennifer Holdaway，见本书评论《环境、健康与人口流动：走向更为整合的分析》）。另外，为了提高今后研究的严密性和相关性，建议在研究中设立对照，专注那些容易被忽视的问题，例如卫生服务可及性问题，并与政府机关及其他机构合作，对具体的干预措施进行评估（凌莉等，见本书评论《二十年来中国流动人口健康研究的系统回顾：对未来调研的经验总结》）。

参考文献

E. G. Ravenstein. 2010. *The Birthplaces of the People and the Laws of Migration.* Kessinger Publishing, Montana.

R. Herberle. 1938. "The causes of rural-urban migration: A survey of German theories." *American Journal of Sociology*, Vol. 43, No. 6, pp. 932 – 950.

D. J. Bogue. 1959. "Internal Migration", in *the Study of Population.* University of Chicago Press, Chicago.

Wang Yi. 2011. "The Comparative Research on the Mental Health of Rural Left-at-Home Children in Junior High School." *Journal of University of Electronic Science and Technology of China (Social Sciences Edition)*, Vol. 13, No. 3, pp. 97 – 101.

Li Ling, YouTao. 2010. "Survey Research on mental health of rural left-at-home children in Jiangxi province." *Educational research monthly*, No. 4, pp. 40 – 42.

Teng Xue-min. 2010. "Prevalence and Countermeasures of Infectious Diseases among China's Floating Population." *Occupation and health*, Vol. 26,

No. 6, pp. 687 – 689.

Chen Wan-wen, Zhang Ze-wu. 2007. "Comparative analysis on communi-
cable diseases' characteristics between local and floating population in Dong-
guan City, 2000 – 2005. " *Chinese Journal of Disease Control & Prevention*,
Vol. 11, No. 6, pp. 634 – 635.

Xing Ming-luan, Zhou Xu-dong. 2011. "Economic Analysis of the Plight
of Migrant Workers' Occupational Health: External Cost, Information Asymme-
try and Supply-demand Relationship. " *Chinese health economics*, Vol. 30,
No. 2, pp. 9 – 10.

Jasso, Guillermina, Douglas S. Massey, Mark R. Rosenzweig and James
P. Smith. 2004. "Immigrant Health: Selectivityand Acculturation in: Critical
Perspectives on Racial and Ethnic Differences in Health in Late Life", Ander-
son, Norman B. , Randy A. Bulatao and Barney Cohen (Eds) . *National Re-
search Council*, pp. 227 – 266.

Palloni, Alberto and Elizabeth Arias. 2004. "Paradox Lost: Explaining
the Hispanic Adult Mortality Advantage. " *Demography*, No. 41, pp.
385 – 415.

Turra, Cassio M. and Irma T. Elo. 2008. "The Impact of Salmon Bias
on the Hispanic Mortality Advantage: New Evidencefrom Social Security Data. "
Population Research and Policy Review, No. 27, pp. 515 – 530.

Tan, Lin, Zhenzhen Zheng, and Yueping Song. 2006. "Trade liberaliza-
tion, women's migration and reproductive health in China. " In Caren Grown et
al. (eds), *Trading Women's Health and Rights*. Zed Books.

Zhang LX, Tu DH, An YS et al. 2006. "The impact of migrants on the
epidemiology of tuberculosis in Beijing. " China. Int. J. Tuberc. Lung Dis. ,
Vol. 10, No. 9, pp. 959 – 962.

Bryant, John. 2005. *CHILDREN OF INTERNATIONAL MIGRANTS IN IN-
DONESIA, THAILAND, AND THE PHILIPPINES: A REVIEW OF EVIDENCE
AND POLICIES UNICEF.* Innocenti Working paper 40, IDS, revised
May. http: //globalnetwork. princeton. edu/bellagio/bryant_ international_ mi-
grants. pdf, accessed on 10th November 2011.

Dogra, Nisha, Karim, Khalid. and Ronzoni, Pablo. 2011. "Migration and its effects on child mental health. " In Dinesh Bhugra and Susham Gupta (eds.), *Migration and mental health.* Cambridge University Press, New York.

国家统计局：《2013 年国民经济和社会发展统计公报》，发布时间：2014 - 02 - 24，http：//www. stats. gov. cn/tjsj/zxfb/201402/t20140224 _ 514970. html。

国家人口和计划生育委员会流动人口服务管理司：《中国流动人口发展报告 2010》，中国人口出版社 2010 年版。

国家人口和计划生育委员会流动人口服务管理司：《中国流动人口发展报告 2011》，中国人口出版社 2011 年版。

国家人口和计划生育委员会流动人口服务管理司：《中国流动人口发展报告 2012》，中国人口出版社 2012 年版。

国家人口和计划生育委员会流动人口服务管理司：《中国流动人口发展报告 2013》，中国人口出版社 2013 年版。

全国人民代表大会常务委员会：《中华人民共和国户口登记条例》，发布日期：1958 年 1 月 9 日，http：//news. xinhuanet. com/zhengfu/20010525/589581. htm。

戴东梅、刘霞、孙增梅：《沂蒙山区某县外来妇女艾滋病流行病学调查分析》，《医学检验与临床》2007 年第 4 期。

傅继华、刘学真、康殿民等：《山东省部分农村外来妇女 HIV 感染状况调查》，《中国艾滋病性病》2006 年第 6 期。

刘英涛、陈刚、吕军等：《流动人口妇女孕产期保健服务利用状况分析》，《中国全科医学》2006 年第 7 期。

徐军、龚向光：《对农民工公共卫生服务的认识和提供意愿研究》，《中国卫生经济》2006 年第 8 期。

龚文海：《农民工医疗保险，模式比较与制度创新》，《人口研究》2009 年第 4 期。

刘传江、程建林：《农民工医疗需求，供给与制度创新》，《AGE（年龄）》2008 年第 1 期。

凌莉、岳经纶：《中国流动人口卫生现状报告》，中山大学出版社 2011 年版。

牛建林：《人口流动对中国城乡居民健康差异的影响》，《中国社会科学》2013 年第 2 期。

李芬、杜莉、金辉等:《1999—2008 年上海市早期新生儿死亡原因分析》,《中国妇幼保健》2010 年第 4 期。

齐亚强、牛建林等:《我国人口流动中的健康选择机制研究》,《人口研究》2012 年第 1 期。

中国疾病负担研究

——总人口与流动工人群体疾病负担的比较

Alexander Krämer[①] Heiko J. Jahn[②] Florian Fischer[③]
Dietrich Plass[④] Paulo Pinheiro[⑤] 凌莉[⑥] 桑媛媛[⑦]
阚坚力[⑧]

摘要 过去几十年，中国传染性疾病的发生率下降，而以慢性疾病及非致命性疾病为主的非传染性疾病的发生率则不断上升。国内流动人口由于数量庞大，其特有的疾病负担和健康相关行为会对中国人口的整体健康产生影响，但目前中国尚缺乏系统的疾病负担评价方法。本研究概述了中国全人口的疾病总负担，对三大类疾病（传染性疾病、非传染性疾病和损伤）的疾病负担分布进行了分类描述，并对国内各亚组人口的疾病负担进行了比较。研究采用伤残调整寿命年指标（DALY）对中国的疾病负担水平进行测算，综合评价中国全人口健康水平，该指标由全球疾病负担研究提出，并已在世界范围内得到广泛使用。本研究还以流行病学的视角，重点阐述中国由农村向城市迁移的流动人口的健康风险和疾病负担模式，以及城乡人口流动对中国全人口疾病负担模式可能造成的影响。根据

① Alexander Krämer，德国比勒费尔德大学公共卫生学院公共卫生医学系。
② Heiko J. Jahn，德国比勒费尔德大学公共卫生学院公共卫生医学系。
③ Florian Fischer，德国比勒费尔德大学公共卫生学院公共卫生医学系。
④ Dietrich Plass，德国比勒费尔德大学公共卫生学院公共卫生医学系。
⑤ Paulo Pinheiro，德国比勒费尔德大学公共卫生学院公共卫生医学系。
⑥ 凌莉（lingli@ mail. sysu. edu. cn），PhD，中山大学流动人口卫生政策研究中心主任，中山大学公共卫生学院教授。
⑦ 桑媛媛，MPH，中山大学流动人口卫生政策研究中心研究助理。
⑧ 阚坚力，中国疾病预防控制中心流行病学办公室。

全球疾病负担的疾病分类，在三大类疾病中选取一些重要的疾病，描述其给中国流动人口带来的疾病负担。本研究是首次尝试运用疾病负担方法探讨中国流动人口的具体健康状况。同时，研究针对中国农村向城市迁移的流动人口的健康状况及其影响因素进行了深入的分析，旨在明确人口流动对疾病负担的影响模式及程度，以期对卫生政策的制定以及干预措施的进一步实施发挥指导作用。

一 引言

中国，一个处于快速发展阶段的中等收入国家，在人口健康问题上面临诸多挑战。在过去几十年里，中国的疾病流行病学特征发生了巨大的变化，传染性疾病的发生率不断下降，而以慢性疾病及非致命性疾病为主的非传染性疾病的发生率则不断上升（Cook and Dummer，2004；Yang，et al.，2008）。

以城乡流动工人为代表的大量由农村向城市迁移的流动人口是中国在社会人口学特征变化和人口健康状况问题上面临的一个重大挑战。1978年改革开放基本国策实施以来，中国经济迅猛增长，沿海中心城市表现尤为突出。城市化进程受到城乡人口流动的刺激，与经济发展相伴而生（Chai and Chai，1997；Zhang and Song，2003）。随着经济的发展，城市的生活方式，例如饮食方式和运动方式，也发生了变化。这些变化对整个中国，尤其是大城市的疾病模式产生了影响。非传染性疾病的发生在不断增加，而传染性疾病、产科疾病、围产期疾病和营养性疾病则在减少（Mou，et al.，2013；Cui，et al.，2010；He，et al.，1991；Yang，et al.，2013）。单看中国城乡流动人口的绝对数量就足以凸显这个群体对于中国社会发展的重要性，而流动人口庞大的数量也关系到他们特有的疾病负担和健康相关行为对中国人口整体健康的影响。尽管这个问题在公共卫生领域十分重要，但中国目前却没有系统的疾病负担评价方法。本章根据文献回顾的结果，探讨流动人口的健康状况和疾病负担。

疾病负担（Burden of Diease，BoD）测算方法是一种综合的、比较的研究方法，利用该方法能够对国家内部和国家之间疾病和症状的分布规律以及动态变化进行分析（Pinheiro，et al.，2011；WHO，2008）。下文将使用该方法以描述总人口和具有代表性的流动人口（15—49岁年龄段）的疾病负担的基本情况，以便于突出中国处于这个年龄段中的总人口最重要的疾病模式。根据可获得的重要文献，本文章分析了流动工人特有的与健康有关的特征，并把这些分析和 BoD 测算方法联系起来，与总人口进行对比，描述流动工人的疾病负担和他们特殊的卫生服务需求。在"流动人口某些疾病发病率更高"的假设下，文献的结果表明了一些疾病发生与人口流动的相关性及其对流动人口带来的影响，进一步讨论了数量庞大的流动人口对中国人口整体健康状况的潜在影响。

二　疾病负担测算方法

下文根据 2010 年全球疾病负担研究（Global Burden of Disease，GBD）提出的伤残调整生命年（Disability Adjusted of Life Years，DALYs），评价中国的 BoD 水平（Murray，et al.，2012）。

人口卫生状况测量为公共卫生领域的决策者和研究者提供了重要的信息来源。为评价人口健康状况，非常有必要对目前的疾病模式进行分析，并依据疾病的发生频率和/或疾病的严重程度（影响人口健康的主要因素）确定影响人口健康的具体疾病类型。鉴于世界上大多数国家正面临或已经历疾病谱的转变，以传染性疾病为代表的急性致命性疾病所占比重不断降低，因而把影响持久的非致命性慢性疾病纳入公共卫生评价显得尤为重要。疾病模式的转变，对建立全面反映人口健康状况信息的衡量指标提出了要求。

鉴于此，世界卫生组织（WHO）连同世界银行、哈佛大学公共卫生学院共同开展了全球疾病负担（GBD）研究。研究的主要目标是在全球范围内建立一系列统一的综合性指标，以便于对全球死亡率和发病率进行比较。

1990 年全球疾病负担报告中首次对世界卫生组织地区和世界银行经济地区的 107 种疾病和伤害所带来的疾病负担进行了估算（Murray and Lopez，1996）。报告中使用了一种实用且合适的方法，即用树形结构的疾病分类系统将所有疾病和伤害分为数个等级。在第一级分类中将所有疾病分为三大类。其中，第一大类包括传染性疾病、产科疾病、围产期疾病和营养性疾病；第二大类为非传染性疾病；第三大类为损伤。全球疾病负担分类系统的所有疾病类别都和全球疾病分类（International Classification of

Diseases，ICD）一一对应。

　　全球疾病负担研究还引入了一个新的指标用于测量人口疾病负担，称为伤残调整生命年（Disability adjusted life years，DALYs）。该指标被用于估计全球疾病负担（Murray and Lopez，1996；Murray，et al.，2002；Lopez，et al.，2006）。DALYs 是对人口健康综合测量（SMPH）的指标，它把由于早死造成的影响和非致命性疾病对健康状态的影响结合起来组成一个测量单位（Murray，1994）。DALYs 是由两个单独部分组成的综合测量指标，包括由早死所致的寿命损失年（Years of Life Lost，YLLs）和由残疾所致的健康寿命损失年（Years Lived with Disability，YLDs）。YLLs 测量的是由于早死造成的损失，YLDs 测量的是因残疾造成的健康损失。作为一种标准的健康差异测量指标，DALYs 量化了当前健康状况和理想健康状态之间的差异，涵盖了由于不良健康状况或伤残所导致的健康寿命年的损失（Murray，1994）。DALYs 指标的计算涉及一系列流行病学指标（Mathers，et al.，2001；Murray，1994；Murray and Lopez，1996）。要计算 YLLs，需要收集根据年龄和性别分层的死因统计资料（例如从人口动态登记记录获取）。测量 YLDs 有两种不同的方法，分别为发病率法和患病率法。发病率法需要获取特定时间新发病例的数量（发病率）、伤残的持续时间以及表明伤残严重程度的伤残权重等信息。GBD 2010 年研究采用了患病率法，该法结合了当前患病例数（时点患病率）和伤残权重（Murray et al.，2012）的信息。YLLs 和 YLDs 两者相加即可计算出 DALYs。

（一）伤残权重系数

　　为了对不同疾病的发病率进行比较，也为了对死亡和疾病导致的（健康）寿命损失年进行比较，需要介绍一种权重因子来量化疾病对健康的影响。

　　GBD 研究引进了所谓的"伤残权重"以衡量疾病负担的严重程度，伤残权重系数取值0—1，健康为0，死亡为1。

　　GBD 首轮研究提出来的伤残权重多次被应用于全球范围内的疾病负担评价结果的更新和许多国家的疾病负担研究中。随着纳入研究的国家的不断增多，特定伤残权重集合不断扩大，并且考虑了公众的偏好，伤残权重系数为衡量疾病对健康的影响提供了更灵敏的量化方法。

　　GBD 首轮研究提出的"伤残权重"也受到了很多批评，基于这些批评意见，2010 年的 GBD 研究提出了新的伤残权重集合。伤残被定义为对理想健康状态的偏离，我们只需要考虑健康损失（Salomon, et al., 2012）。这次研究从一般人群中抽取样本来涵盖他们的偏好，而不是依赖于卫生专家提出的偏好。这样做的依据是，当分配公共产品时，需要考虑公众的偏好看法（Salomon, et al., 2012）。研究开展了两项补充调查，包括在孟加拉国、秘鲁、坦桑尼亚、印度尼西亚和美国开展的多国家住户调查和在全球范围内的网络调查（Salomon, et al., 2012）。在调查中，配对比较（PWC）是用来获知公众偏好的主要方法（Salomon, et al., 2012）。

（二）2010 年 GBD 研究的主要方法调整

2010 年的 GBD 研究除了修正伤残权重，还做了几处重要调整，这些调整提高了 GBD 评价的质量和适用性。

其中一个重要的方面与计算 YLLs 的健康目标有关。在 GBD 的新研究中，引入了新的标准参考预期寿命，对男性和女性来说，均为 86 岁，这是依据最低全球观察死亡率来确定的（Murray, et al., 2012）。

除此之外，时间贴现率和年龄权重系数由于受到猛烈的批评，在新一轮的研究中也进行了调整。关于这两项调整聚焦于经济和福利方面，用来评估不同年龄组的寿命损失年。有争论指出，原则上人的寿命不应该被看成一种经济产品。在激烈的争论后，2010 年 GBD 研究决定在评估时不对时间设立权重，不考虑贴现率和年龄权重系数（Murray, et al., 2012）。

为了保证对纳入的所有健康状况的流行病学特征进行综合评价，2010 年 GBD 研究开展了广泛的数据来源回顾，收集、合并、校正了大量数据，用于构建不同的模型。这些数据不仅包括公开数据，例如由 WHO 或世界银行等组织机构提供的数据，还包括已发表的或未发表的研究数据。所有的数据都采用最新发展的贝叶斯 meta 回归工具 DisMod-MR 进行整合和分析（Murray, et al., 2012）。

2010 年 GBD 研究的主要优点是除了评价 2010 年的情况外，还可以利用其提出的新的研究方法来评价自 1990 年以来的疾病负担。这些评价让我们可以分析 20 年来的疾病负担趋势以及基于公共卫生视角所取得的成就和未完成的任务。

三 中国的疾病负担模式

为了理解亚组人口对国家疾病负担的影响，首先需要理解总人口的疾病模式和目前国家在疾病谱变迁背景下所处的阶段。举个例子，文献发现中国的流动工人与总人口相比，患传染性疾病的风险更高。这意味着即使一个国家的疾病流行特征变化趋势表现为总人口的非传染性疾病和非致命性疾病的疾病负担不断加重，但人口流动带动传染源扩散所导致的传染性疾病负担可能并没有减少，或者说不如预期那样大幅度地减少。这可能对健康医疗制度构成威胁，因为它需要同时为不断增长的非致命性慢性疾病和居高不下的传染性疾病发病率采取大量预防控制措施。

可以假设，中国城乡发展差距明显，疾病谱变迁和经济转型的进度凸显出巨大的区域差异。发达地区（城市）与高收入国家的疾病模式类似；而欠发达地区（农村）的疾病模式则类似于低收入国家。城乡人口流动的过程中，城乡流动工人充当传染性疾病传播桥梁人群，当考虑这个过程对健康产生的影响时，上述疾病模式就显得非常重要。可惜的是，由于流动人口的高度流动性，我们很难接触到这个亚组，目前还没有针对中国国内流动人口的疾病负担的评价。

本研究首先对中国所有年龄段的疾病负担进行总体概述，然后针对三个主要疾病类别详细地介绍 15—49 岁年龄段最重要的疾病负担。这些疾病根据 2010 年 GBD 研究的疾病分类列表进行选择。

（一）疾病负担总体分布

2010 年中国在所有年龄段的总人口合计约损失了 3.16 亿个 DALYs（95% UI：2.92 亿—3.42 亿），按年龄标准化后的损失为每 22806 个 DALYs/100000 人（95% UI：21125—24630）。传染性疾病、产科疾病、围产期疾病和营养性疾病（第一大类）所致疾病负担约占总疾病负担的 10.1%，非传染性疾病（第二大类）占 77%，损伤（第三大类）占 12.9%。

由三大类疾病导致的、按年龄进行分层的 DALYs 比例如图 1 所示。第一大类疾病主要导致了 15 岁以下年龄段的疾病负担；由非传染性疾病引起的 DALYs 随着年龄的增长而增多；损伤在 20—24 岁年龄段（30%）

达到顶峰，随着年龄上升，受伤率出现平稳下降趋势。

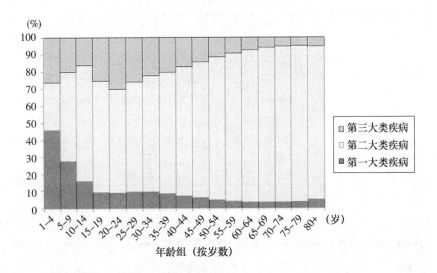

图1　中国疾病类别和年龄段下的DALYs，2010年（IHME①，2013）

中国15—49岁人口三大类疾病的DALYs率是15598个DALYs/100000人（95% UI：14026—17193），低于与东南亚、东亚和大洋洲地区（18159个DALYs/100000人；95% UI：16533—19872）。目前中国总体和该年龄段大多数的DALYs由非传染性疾病（11092个DALYs/100000人；95% UI：9859—12438）造成，然后是损伤（3243个DALYs/100000人；95% UI：2856—3899），最后是传染性疾病（1261个DALYs/100000人；95% UI：1041—1601）。女性的DALYs率在所有的疾病类别中都比男性低，尤其是损伤类（见表1）。

可以看到，DALYs率在1990年（年龄标准化的DALYs为34627个DALYs/100000人；95% UI：32546—36964）到2010年（年龄标准化的DALYs为22805个DALYs/100000人；95% UI：21125—24630）期间有所下降。年龄标准化的DALYs率的降幅为34.2%。DALYs率的下降是在过去20年中以人口统计和疾病谱的变迁为特征的中国健康快速转型的结果。

---

①　美国健康测量和评估研究所（Institute For Health Metrics And Evaluation，IHME），是华盛顿大学内一个独立的全球卫生研究中心，它对全球最重要的健康问题提供严谨和可比的估算，并评估用于解决这些问题的策略。

表1　　　　　　中国 15—49 岁年龄段每 100000 人 DALYs
　　　　　　　(95% UI)，2010 年（IHME, 2013）

	总计	男性	女性
全部病因	15598 (14026—17193)	17833 (16122—19708)	13201 (11681—14912)
第一类	1261 (1041—1601)	1405 (1153—1924)	1107 (871—1500)
第二类	11092 (9859—12438)	11676 (10406—13011)	10467 (9200—11904)
第三类	3243 (2856—3899)	4751 (4087—5763)	1627 (1364—2115)

我们可以观察到生育能力、儿童死亡率和成人死亡率都有所下降
[1990—2010 年 5 岁以下儿童死亡率下降了 70%（95% UI：61.3%—
77.9%）]。除此之外，男女合计平均寿命增加了 6.4 岁（从 69.3 岁增加
到 75.7 岁）。Yang 等人（2013）利用 2010 年的 GBD 研究结果解释了这
种变化。DALY 率的下降主要是 YLLs 率下降的结果，而 YLDs 率基本保持
不变。因此，随着时间的推移，残疾所致的健康寿命损失率年占总体疾病
负担的比例在上升（见图 2）。

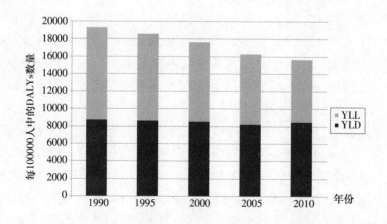

图2　15—49 岁年龄段 YLDs and YLLs 对中国疾病负担的
影响，1990—2010 年（IHME, 2013）

　　图 3 显示了 2010 年中国 15—49 岁年龄段每 100000 人中由主要风险因素引起的 DALYs。在风险因素的等级排序中尤其强调了饮食风险的重要性，饮食风险由 14 种不同的要素组成（Lim，et al.，2012）。在 15—49 岁这个年龄段中，职业风险因素（由于职业关系而暴露于致癌物、微粒物质、煤气、废气、噪声之中以及容易引发受伤和腰部疼痛的职业风险因素）（Lim，et al.，2012）对于疾病负担也很重要。还有一些风险因素，例如行为因素（如酗酒、抽烟、吸毒）、恶劣的社会经济状况和暴露于有害的环境（周围的空气污染、家庭的空气污染、铅和氡暴露），都加剧了不同健康状况患病的可能性，尤其是对心血管循环系统疾病、肌肉骨骼疾病、肿瘤以及各种不同形式的损伤而言（见图 3）。

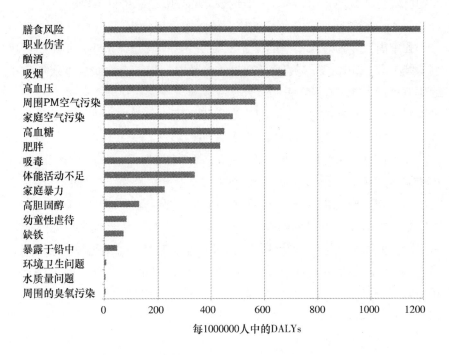

图 3　中国 15—49 岁年龄段 DALYs 风险因素，2010（IHME，2013）

　　疾病的主要分类及其中的一些重要疾病以及它们对疾病负担的影响将会在下面各部分中进行详细的描述。

1. 第一类疾病——传染性疾病的疾病负担分布

传染性疾病尽管呈下降趋势，但仍然在中国人口疾病负担中占有举足轻重的地位。性传播感染（Sexually Transmitted Infections，STI）尤其是 HIV/AIDS 对中国人口疾病负担发挥重要的驱动作用。在不计入 HIV/AIDS 的前提下，中国 STIs 的比例只占传染性疾病负担的 3.5％；而 HIV/AIDS 占了中国传染性疾病负担的 15.6％。在 15—49 岁年龄段中，男性由于 HIV/AIDS 而导致的 DALYs 率（20％）比女性（9.5％）高得多。肺结核占由传染性疾病引起的 DALYs 的比例在过去 20 年中有所下降：在 15—49 岁年龄段中，1990 年肺结核占传染性疾病负担的 18.8％；2010 年占 8.5％，男性的比例（10.6％）同样比女性（5.6％）高。

在这个年龄段中，还有一些重要的传染性疾病，例如食源性吸虫病（7.0％），甲型、乙型、丙型和戊型肝炎（包括继乙型肝炎和丙型肝炎继发的肝硬化和肝癌）（6.7％），比例较低的呼吸道感染（5.8％）。

2. 第二类疾病——非传染性疾病的疾病负担分布

在中国，伴随着疾病谱的变迁，第二类疾病在总体疾病负担中所占比例持续上升。2010 年，在 15—49 岁年龄段中，非传染性疾病占疾病负担的比例接近 3/4。这些疾病大多数是慢性的非致命性疾病，因此对个体的健康状况存在长期的负面影响。非传染性疾病由种类繁多的不同的病种组成，如恶性肿瘤、心血管疾病、神经疾病等。

在中国 15—49 岁年龄段中，精神和行为障碍［2720 个 DALYs/100000 人（95％ UI：2206—3264）；占非传染性疾病导致的 DALYs 的 24.5％］和肌肉骨骼疾病［2250 个 DALYs/100000 人（95％ UI：1690—2867）；占非传染性疾病导致的 DALYs 的 20.3％］是导致非传染性疾病负担的主要原因。其中，精神行为障碍以抑郁症为主，在这个年龄段中，7％的非传染性疾病 DALYs［779 个 DALYs/100000 人（95％ UI：543—1043）］是由抑郁症造成的。除此之外，酒精使用障碍［351 个 DALYs/100000 人（95％ UI：224—519）；占非传染性疾病导致的 DALYs 的 3.2％］、精神分裂症［305 个 DALYs/100000 人（95％ UI：200—415）；占非传染性疾病导致的 DALYs 的 2.7％］、躁狂忧郁症［297 个 DALYs/100000 人（95％ UI：183—435）；占非传染性疾病导致的 DALYs 的 2.7％］、药物使用障碍［286 个 DALYs/100000 人（95％ UI：183—429）；占非传染性疾病导致的 DALYs 的 2.6％］和焦虑症［264 个 DALYs/100000 人（95％ UI：174—379）；占非传染性疾病导致的 DALYs 的 2.4％］可以看作是类属于精神和行为障碍的重要疾病。而肌肉骨骼疾病中的单种疾病如腰部疼痛［1082 个 DALYs/100000 人（95% UI：731—1481）；占非传染性疾病导致的 DALYs 的 9.8%］和颈部疼痛［546 个 DALYs/100000 人（95% UI：379—747）；占非传染性疾病导致的 DALYs 的 4.9%］所占比重较大。

在 15—49 岁年龄段中，由肿瘤引起的 DALYs 为 1893 个 DALYs/100000 人（95% UI：1720—2187；占非传染性疾病导致的 DALYs 的 17.1%），其中，男性的比率［2235 个 DALYs/100000 人（95% UI：1976—2679）；占非传染性疾病导致的 DALYs 的 19.1%］比女性的比率高［1526 个 DALYs/100000 人（95% UI：1324—1796）；占非传染性疾病导致的 DALYs 的 14.6%］。肿瘤的主要表现形式为肝癌［456 个 DALYs/100000 人（95% UI：361—668）；占非传染性疾病导致的 DALYs 的 4.1%］、气管癌、支气管癌、肺癌［248 个 DALYs/100000 人（95% UI：174—307）；占非传染性疾病导致的 DALYs 的 2.2%］和胃癌［166 个 DALYs/100000 人（95% UI：124—248）；占非传染性疾病导致的 DALYs 的 1.5%］。

心血管和循环系统疾病对疾病负担也有着重要影响。在 15—49 岁年龄段中，脑血管疾病占由非传染性疾病引起的 DALYs 的 4.6%［505 个 DALYs/100,000 人（95% UI：371—589）］；缺血性心脏病占由非传染性疾病引起的 DALYs 的 3.8%［425 个 DALYs/100000 人（95% UI：360—476）］。此外，在 15—49 岁年龄段中，慢性阻塞性肺疾病（COPD）导致的 DALYs 为 295 个 DALYs/100000 人（95% UI：198—425；占由非传染性疾病引起的 DALYs 的 2.7%）。

3. 第三类疾病——损伤的疾病负担分布

前面已经有所提及，男性因损伤产生的疾病负担［4751 个 DALYs/100000 人（95% UI：4087—5763）；占总 DALYs 的 26.6%］几乎是女性［1627 个 DALYs/100000 人（95% UI：1364—2115）；占总 DALYs 的 12.3%］的 3 倍。损伤根据致伤原因可以进一步细分成四个组：（1）交通事故损伤；（2）意外损伤；（3）蓄意损伤；（4）由战争和灾难导致的损伤。2010 年，中国的 DALYs 没有一例是由第四组损伤原因引起的。

在中国 15—49 岁年龄段中，最主要的损伤是交通事故损伤，交通事故损伤引起的 DALYs 几乎占了总损伤 DALYs 的一半［1463 个 DALYs/100000 人（95% UI：1093—1943）；占损伤引起的 DALYs 的 45.1%］。男性由交通损伤造成的 DALYs ［2223 个 DALYs/100000 人（95% UI：1548—3075）；占损伤引起的 DALYs 的 46.8%］比女性［648 个 DALYs/100000 人（95% UI：450—895）；占损伤引起的 DALYs 的 39.8%］要高得多。

所有的意外损伤，如跌倒、溺水、烧伤和中毒，占了损伤引起的 DALYs 的 35.0%［1135 个 DALYs/100000 人（95% UI：972—1284）］。15.5% 损伤引起的 DALYs 是自残［501 个 DALYs/100000 人（95% UI：382—834）］引起的；4.4% 由蓄意伤害的人际暴力引起［143 个 DALYs/100000 人（95% UI：110—218）］。尽管蓄意伤害所占的比例远远低于意外损伤，特别是自残造成损伤所导致的 DALYs 占总体的 DALYs 较少，但是自残造成损伤所产生的影响可能被低估，原因是在评价中国的自杀死亡率时存在数据缺失或者错误地把自杀分类到其他意外事件的情况（王黎君等，2003）。

（二）DALYs 主要原因排行榜

图 4 显示了中国 15—49 岁人口 DALYs 主要原因的排行榜，以及 1990—2010 年本排行榜的变化。DALYs 主要原因排行榜表明，在男性和女性中，非传染性疾病和损伤对 DALYs 都有重要影响。2010 年中国 15—49 岁年龄段中，只有非传染性疾病和损伤相关的疾病进入造成 DALYs 的十大原因排行榜，特别是与肌肉骨骼系统相关的疾病（腰部疼痛：第二位；颈部疼痛：第四位；其他肌肉骨骼疾病：第八位）。另外，中风和缺血性心脏病造成的疾病负担在这个年龄段中有所上升。

在十大原因中，并没有传染性疾病，这表明中国疾病谱的变迁正不断往前推进。1990 年，肺结核是排行榜上仅有的一种传染病（第九位），但其影响力在下降。2010 年，肺结核下降到第三十四位。在 15—49 岁年龄段中，交通事故损伤排第一位，其他损伤如自残（第六位）和跌伤（第十位）也显示了损伤和疾病负担高度相关。

疾病模式表明中国的疾病负担正处于变迁阶段：非传染性疾病负担加大，但传染性疾病和损伤仍然有重要影响。相对而言，传染性疾病导致的 DALYs 较少。下面，我们将结合流动工人的生活和工作条件，关注他们的健康问题。这一章后面我们还将阐述流动工人对总人口疾病模式的影响。

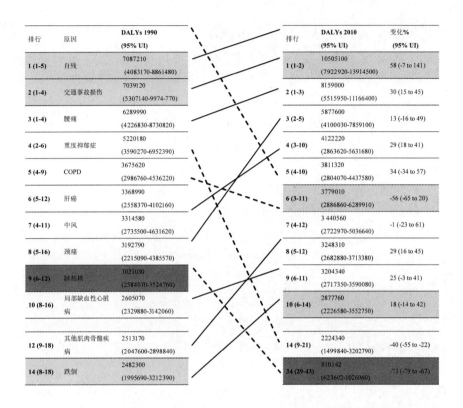

图4　1990 年和 2010 年，中国 15—49 岁年龄段 DALYs 排行榜（IHME，2013）

四　中国城市的流动工人和他们与健康相关的特征

据官方统计数据，中国有 2.3 亿流动人口，占中国总人口的 17%（中国国家统计局，2012）。据预计，流动人口的数量在 20 年内会涨至 4 亿（中国发展报告，2010）。在本节，我们会关注国内农村至城市流动人口（也称外来务工人员或农民工或流动人口）（李永宁，2007），这个群体大约占了中国总流动人口的 80%（凌莉、岳经纶等，2011）。国家统计局把农村至城市流动人口定义为"为了工作和更好的生活，从农村地区迁移到城市地区，但在城市里没有永久住所"的个体（Li, et al., 2006）。相比之下，在城市拥有永久住所的移民（在本节中不会谈及），也叫"户籍人口"，被认为是"正式的、有序的、国家计划内"的永久移民（Fan, 2002）。

尽管中国国内流动人口是一个具有高度同质异构的群体，尤其中国的农村至城市流动工人"是一个生活在中国城市的特殊群体"（Wong, et al.，2007），他们具有一些共同特征：通常相对年轻，年龄在 15 岁至 39 岁之间（Zheng and Lian，2006），除去逐渐增多的年轻未婚女性，大多数流动人口仍然是男性。根据中国 2000 年人口普查，75.6% 的流动工人已婚（Wong, et al.，2007），而且和老家的农村居民相比，他们接受过更好的教育。另外，流动工人通常受雇于低收入行业（Ping and Pieke，2003）。

中国国内流动人口和中国的户籍（户口）制度密切相关。因此，在分析国内人口流动过程和流动人口健康时，必须将中国户籍制度考虑在内（Chan，2008）。没有城市户口，就意味着接受国家提供的服务——如卫生保健服务、教育服务和就业服务——的权利受限（Ping and Pieke，2003；Ling, et al.，2011）。自从城市有了针对流动人口的特殊健康保险制度（Liang，2009），流动工人也能享有雇主给他们购买的保险。然而，不是所有的雇主都会为流动工人购买保险，因此，当他们的健康出现问题时，通常只能自付医疗费用。尽管中国政府已经付出了很多努力以改变这一现状，但与城市本地居民相比，社会经济条件较差的流动工人在城市流入地的公共服务利用方面仍然处于不利的地位（Chan and Buckingham，2008）。

由于社会经济地位低下，流动工人的生活环境大都简陋、拥挤、卫生条件差，因此他们更容易患病，尤其是传染性疾病（Fan，2006；Zheng and Lian，2006）。另外，他们通常从事最脏、最危险的工作（Ling, et al.，2011），而且和城市居民相比，他们的工作时间更长（Wong, et al.，2007）。流动工人也有产生心理问题的风险，原因有很多，例如很多城市居民认为流动工人不属于城市社会的一分子，歧视和排斥他们，导致他们精神紧张（Wong, et al.，2007；Ping and Pieke，2003；Wong, et al.，2008）。

流动工人普遍缺乏健康教育，如性健康和生殖健康教育。他们通常也不知道如何利用社区的卫生保健设施（国家特赦组织，2007）。而且他们更容易发生危险性行为，如拥有多名性伴侣以及提供或接受商业性行为服务（Zhu, et al.，2005），这就增加了他们遭受不良健康后果的风险。

流动人口不仅对流入地城市地区产生影响，而且对流出地农村地区也产生重要影响。流动工人经常为他们留守在农村地区的亲属寄钱，而大量的现金流入对农村地区的发展产生了积极的影响（Huang and Zhan，

2008）。

　　但是，人口流动是一个选择性强的过程，主要是年轻的受过更好教育的男性充当流动人口的主力（Wong, et al. , 2007）。这一过程严重影响到农村地区人口的年龄和性别结构，导致农村地区年龄和性别分布失衡，较多的女性、儿童和老人留守下来。

　　偏远地区的卫生保健服务也可能受到城乡流动人口的影响。年轻和受过更好教育的人离开家乡到大城市去深造或寻找更好的工作，可能不会返乡从事卫生保健服务工作。另外，接受过培训的医疗卫生人员也可能移居，这就使得偏远地区的卫生保健服务提供出现缺口。

五　中国流动人口的健康风险和疾病模式

　　当考虑到流动人口的数量时，流动人口和他们的疾病模式的重要性就非常明显。正如前面所说，目前还没有研究针对这个亚组的疾病负担进行评估。因此，下文将关注认识到这个问题及其影响因素的主要文献，解释人口流动对潜在疾病和减少疾病负担的影响。为了描述中国流动人口的疾病负担，下一部分将根据 GBD 疾病分类，举例说明分属不同类别的疾病，同时将"吸烟"作为非传染性疾病的重要影响因素。

（一）流动人口与传染性疾病

　　部分研究强调迁移会对流动人口健康状况及健康行为产生重大影响。从总体上看，人口流动为人口创造了一种聚居的机会，大多数流动人口居住环境狭窄拥挤，以上条件均有利于传染性疾病的传播。此外，交通工具为不同地方性传染病的传播提供了便利（Yang, et al. , 2007）。

　　下面分别选取肺结核、性传播感染和 HIV/AIDS，论述传染性疾病对流动人口健康状况的影响。

　　1. 肺结核

　　自 1993 年结核病登记系统开始对流动人口肺结核的发病情况进行登记以来，中国流动人口的肺结核发病率在不断上升（Zhang, et al. , 2006）。北京的一项研究显示，自 1978 年引进直接观察治疗（DOT）方法以来，涂片阳性病例的流行率从每 100000 人中有 127 例（1978 年）下降到每 100000 人有 16 例（1990 年）（Zhang, et al. , 2000）。中国在 1991

年强化了 DOT 方案，制订了"地方病项目"的十年计划，有 12 个省份参加了该计划。在计划期间，DOT 在目标省份的覆盖率达到了 90% 以上。研究观察到新病例和先前治疗病例的痊愈率分别达到 95% 和 90%（Xianyi, et al., 2002）。然而，城市居民和流动人口在肺结核流行率和治疗率方面均存在差异。部分研究强调了流动人口和结核病流行的关系。Dye 等人（2002）的研究发现，人口流动本身增加了流动人口对于结核病的易感性。一项针对流动人口中肺结核病例空间分布的研究结果显示，根据 2000—2006 年北京肺结核病防治所提供的数据，外来流动人口感染肺结核的风险明显高于北京市本地居民（Jia, et al., 2008）。流动人口对结核病防治知识的知晓率较低是导致这种情况的重要原因之一（Wei, et al., 2009）。自从中国实施人口流动自由化以来，北京流动人口中肺结核发病人数占全人口总发病人数的比例由 10.5% 上升到 37.5%。本地居民在 DOT 模式下接受治疗的比例（84%）比流动人口（56.9%）高。本地居民中肺结核病例的治愈率为 90.6%，而流动人口仅为 37%。在这项研究中，作者指出，为高流动性的群体提供和维持 DOT 的难度很大（Zhang, et al., 2006）。

部分研究就人口流动对耐药性肺结核疾病传播的影响进行了深入研究。Zhang 等人（2006）认为人口从农村流入城市可能会促使耐药性肺结核疾病的传播。Shen 等人（2009）针对 2000—2006 年上海收治的耐药性肺结核病例的分析结果，推测迁移频率增加会促进耐药性肺结核病在城市的传播。Wang 等人（2011）的研究结果与之相反：该研究团队对上海和宁波两地社区内所有肺结核病患者进行了流行病学调查，研究结果显示两地区中国城乡流动人口耐药性肺结核发生率低于本地居民，而农村地区居民耐药性肺结核发生率相对较高。因此，Wang 等人（2011）认为，人口流动并不是促使城市地区耐药性肺结核发生率升高的先决条件，但随后带来的高流动性及抗结核治疗低依从性会促进疾病的传播。之所以产生流动人口结核病患病率高而抗病毒治疗率低的矛盾现象，是由于流动人口获得卫生保健服务的可及性低。更深层次的原因是他们的户籍状态以及所处的最底层社会经济地位让他们无法有效使用医疗服务资源，从而无法有效减少耐药性肺结核病的发生风险（Wang, et al., 2011）。具有高流动性的流动人口肺结核病患病率不断升高而对肺结核的感知能力不断降低的现象提示我们，肺结核对中国流动工人健康状况造成了重大的影响（Wang, et al.，2007）。

　　2. 性传播感染

　　人口流动本身并不会影响性传播感染（STIs）——如衣原体、淋病、乙肝、生殖器疱疹、人类乳头状瘤病毒感染（HPV）及梅毒等——的传播。但危险性行为会增加性传播疾病感染或传播的风险（Yang，et al.，2007）。流动人口发生危险性行为的情况与非流动人口存在明显差异。部分研究表明，中国农村户籍流动人口迁往城市地区后更有可能发生危险性行为，从而促进疾病的传播。男性流动人口更可能拥有多个性伴侣和/或寻求商业性行为（Biao，2003）。与农村或城市常住居民相比，女性流动人口更倾向于通过提供商业性行为服务从而获取经济利益（郑立新等，2000；Rogers，et al.，2002；Van den Hoek，et al.，2001；Qian，et al.，2005；Zhu，et al.，2005；Yang，2004）。另有研究显示，中国70%—95%的女性性工作者来自农村地区并且具有流动背景（Yang，et al.，2005；Lau，et al.，2002；Liao，et al.，2003；Liao，et al.，2006；Yang，et al.，2005；Hong and Li，2008；周小兰等，2008）。促使危险性行为发生的另一个原因是中国农村户籍流动人口较少觉察到社会制约：迁移后，他们先前的社交网络通常已被破坏或受损，自己在城市中变成无名之辈，从而更容易打破社会规范，从事商业性行为工作或（注射）使用毒品（Yang，et al.，2007）。

　　近期一项研究使用年龄标准化率及多变量 Logistic 回归模型对农村户籍流动人口与城市常住居民之间的健康危险性行为进行了分析比较。分析结果显示，流动人口更可能非法使用毒品（1.1% vs. 0.5%）、注射毒品时共用针具（1.2% vs. 0.3%）、随意发生性行为（0.5% vs. 0.1%）、拥有多个性伴侣等（11.2% vs. 2.2%）（Chen，et al.，2009）。中国另一项针对605名结婚登记者的横断面调查研究结果与之类似（Hu，et al.，2006）。研究结果表明：相对于本地居民，流动人口婚前性行为的发生比例更高（62% vs. 52%），拥有多名性伴侣的人数更多（12% vs. 6%）；在拥有多名性伴侣的人口中，仅有9%的流动人口和不到8%的常住居民自报在与除配偶之外的性伴侣发生性行为时总是或经常使用避孕套。因此，与常住居民相比，全体流动人口面临更大的感染和传播艾滋病毒的风险。在社会管理松散程度得分比较中，流动人口组的得分显著高于常住人口组（Yang，et al.，2007）。

1999—2000 年在全国范围内开展的一项针对中国人口健康与家庭生活的调查结果显示，女性流动人口中沙眼衣原体感染率是农村本地居民的 3 倍（Wang，et al.，2010）。另一项在广西壮族自治区农村某县级地区对 454 名女性性工作者的抽样调查结果表明，非广西籍女性性工作者的怀孕率较广西籍更高（83% vs. 53%，$P < 0.001$），其自报使用避孕套的频率更低（56% vs. 69%，$P < 0.05$）（Fang，et al.，2007）。以上结果显示流动人口是性传播疾病的易感高危人群。鉴于此，全国范围内由农村迁往城市的人口迁移行为被视为促进性传播疾病传播的一个重要影响因素（Wang，et al.，2010）。

除人口流动和危险性行为会对性传播疾病的传播造成影响外，社会经济和社会人口学特征如性别、教育程度以及收入状况也同样是影响艾滋病毒感染和传播的潜在危险因素，影响程度甚至更大（Wang，et al.，2010）。Mantell 等人（2011）对江苏省昆山市（该市位于中国东部地区）一个娱乐中心 724 名员工的调查研究结果也证实了以上观点。研究者指出，与性传播疾病相关的危险行为可能与除流动状态外的多种因素相关，如性别、婚姻状况、就业状况、收入水平和受教育程度。从总体上看，流动人口的危险性行为可能会增加该类人口感染的风险，但风险的发生与流动人口的流动状态和居住条件更加密切相关（Mantell，et al.，2011）。

3. 艾滋病（HIV/AIDS）

2009 年，中国约有 740000 人感染艾滋病毒，约占总人口数的 0.057%（UNGASS，2010）。据不完全统计，不同类型的流动人口中 HIV 感染率为 0%—2.59%，变异程度较大（戴东梅等，2007；傅继华等，2006；胡绍源等，2003；吕繁等，2006）。过去，大多数（80%）艾滋病毒感染者为农村居民（Wu，et al.，2004）。但最新研究显示，当前中国疾病谱已发生极大转变，城市地区艾滋病感染率不断增加，近年来异性性行为已取代注射吸毒行为成为促进 HIV 传播的主要风险因素（Jia，et al.，2011；UNGASS，2010）。针对中国国内流动人口 HIV 传播问题的研究也得出了相类似的结论。该研究分析得出的大多数危险因素与上述影响性传播疾病传播的因素相一致。因此，研究结果较为可信。

此外，因吸毒者共用静脉注射器针头引致病毒胃肠外传播也是造成疾病感染的一个主要危险因素。近期一项针对中国流动人口与城市和农村本地居民的健康危险行为的比较分析结果已证实，流动人口更可能使用非法

药物（1.1% vs. 0.5%）以及在注射毒品时共用注射器（1.2% vs. 0.3%）
（Chen, et al. , 2009）。2006 年以前静脉注射毒品是中国 HIV 传播的主要
方式（中国卫生部和联合国艾滋病规划署，2007），这种方式至今仍对
HIV 在中国的传播起到重要作用。除不安全的毒品注射行为外，静脉注射
者更可能发生高风险性性行为，该行为往往与商业性工作密切相关。高风
险性性行为极大地增加了人群感染 HIV 的风险（Zhu, et al. , 2005），对
一般人群尤其是流动工人群体的健康产生了直接的影响。众所周知，流动
工人群体较本地居民发生商业性行为更为频繁（Yang, 2004）。

　　在中国，除流动人口本身具有的高危行为外，其高流动性特征也是影
响 HIV 传播的重要因素。目前，高流动性已被确定为是影响 HIV 传播的
主要危险因素之一（MOH China, et al. , 2010；Zhang and Ma, 2002）。流
动人口长期在工作城市和农村地区间迁移，可能会增加 HIV 在工作场所
及家庭之间的传播风险（Qian , et al. , 2005；Yang , et al. , 2007）。

　　以上研究结果显示，农村向城市流动的流动人口群体在中国 HIV 和
性传播疾病中扮演着"中介桥梁"的重要角色（Jia, et al. , 2011；Wang,
et al. , 2010）。

（二）流动人口与非传染性疾病

　　目前研究发现吸烟是促使多种慢性疾病发生的重要危险因素之一，本
章从大量文献中摘取了相关数据对此结论进行验证，并就对心理健康造成
影响的各类因素进行了描述。

1. 吸烟的影响

　　吸烟是诱发恶性肿瘤的高危因素，同时它也加速了其他疾病的发生，
如呼吸系统疾病和心血管疾病。因此，吸烟对人群健康造成了极大的影
响。主动吸烟是造成中国人口疾病负担的主要原因之一。高吸烟率以及中
国庞大的人口基数，使得当前中国由吸烟造成的疾病负担位居世界第一
（Finch, et al. , 2010；Gan, et al. , 2007）。WHO 在全球疾病负担研究中预
测到 2030 年，全球将有一千万人死于吸烟，其危害程度高于任一单病种
疾病，甚至超越了 HIV。在这一千万名吸烟致死的人中，70% 将发生在发
展中国家，而其中预计约有两百万例死亡病例发生在中国（Bui and Mar-
kle, 2007）。另外，研究发现吸烟行为与人口迁移行为紧密关联。部分研
究表明，吸烟率会伴随着人口的迁移活动而相应增加。一项针对在成都、

上海和北京三大城市（分别位于我国西南、东南和北部）生活的 18 周岁及以上的 4000 多名流动工人吸烟模式的调查研究结果显示，从总体上看，流动后的吸烟发生率要显著高于流动前（28.4% vs. 20.8%，$P < 0.01$）（Yang, et al., 2009）。当前所处的流动状态与人口同化效应被认为是决定流动人口吸烟行为的最重要因素（Niaura, et al., 2002；Baluja, et al., 2003）。一项针对北京地区流动人口吸烟行为的调查结果也证实了以上观点。调查结果显示，人口流动后吸烟率随之上升。此外，孤独、压力和高收入也会诱发流动人口每日或偶尔的吸烟行为（Chen, et al., 2004）。一项针对北京地区 206 名女性外来务工人员对吸烟知信行的横断面研究结果显示，年轻的女性外来务工人员较中国全人口女性更易接触并被诱发吸烟行为（Finch, et al., 2010）。

2. 心理健康

神经精神疾病对中国及其他国家全人口健康均造成了重大影响，其所致 DALYs 值在各国人口总 DALYs 值中均占有较高比重。人口流动过程可能是激发各类心理疾患的重要因素。大多数流动人口远离家人、朋友在外孤身漂泊，他们因此失去了正常的社交和社会支持网络。此外，在新环境中还可能遇到文化差异以及语言沟通障碍等问题，同样会对其心理健康造成影响。这一系列复杂的心理需求活动可能会影响流动人口的心理健康，从而带来心理问题（Jahn, et al., 2011）。

中国流动工人在由农村迁往城市的过程中面临着同样的问题。初入城市时的压力感（Wong and Chang, 2010）以及在日常生活中由于经济、工作压力、家人分居、歧视和文化适应带来的压力（Li, et al., 2007；Lin, et al., 2011）被认为是影响该群体心理健康的潜在危险因素之一。Wong 等人（2008）开展的一项研究发现，25% 的男性农民工因遭受经济和就业双重压力而精神状况欠佳。Wong 和 Lee（2003）开展的一项研究结果（未发表）显示，有 63% 的流动人口被诊断出面临心理健康问题风险（Wong and Lee, 2003：unpublished work, cited in Wong, et al., 2007）。另一项研究由 Li 等人（2006）开展的研究表明，流动人口的心理健康状况与其在城市地区所面临的社会歧视和羞辱密切相关。

为应对城市地区劳动力市场用工需求的周期变动，流动工人以及来自农村的大学毕业生不得不频繁变换自己的工作岗位，在城市间或城市内不同工作地点间流动，不断调适心理状态以更好地适应新的工作环境，这也可能对其心理健康造成影响。迁移压力，包括流动人口在迁移过程中面临的所有压力（如就业和经济压力、失业及文化差异等），是造成流动人口在初入新城市的适应阶段出现心理健康问题的潜在危险因素之一（Wong and Chang，2010）。

（三）流动人口与损伤

人口流动对第三大类疾病——损伤——的影响主要聚焦在职业健康问题和道路交通伤害两个方面，其在损伤疾病负担中占据了相当高的比例。

1. 职业健康

据报道，2004 年中国有 13.6 万人死于工作相关疾病或伤害（Wen，2005）。2005 年，在工业部门中 1.5 万人死于工伤事故（Parele，2005）。工伤事故是各大工厂在生产过程中常见的现象，其中以手指粉碎性损伤和截肢最为常见。在中国大型工业生产基地——深圳及珠三角地区，每年有 4 万根手指因工业生产受伤。除工伤事故外，长期精神高度紧张以及身体过度疲劳也可能引发严重的健康问题（Wen，2005）。流动工人是城市地区的弱势群体，他们接受与工作场所相关的安全知识培训的机会较少，安全生产技能不足（Pareles，2005；Wen，2005），教育程度普遍低于城市居民（Hesketh，et al.，2008）。因此，与城市居民相比，大部分流动工人从事低技能、低收入及高危险性工作。由此可知，教育程度较低的流动工人群体因工作条件不佳或长期从事高危险性工作更易遭受损伤（HRIC，2002；Wen，2006）。除损伤之外，这种工作条件还会导致心血管和肌肉骨骼疾病以及精神疾病（Zhang，et al.，2010）。

2. 道路交通事故

伴随中国经济的快速发展以及机动车数量的不断增加，道路交通事故的数量日益增加。目前大多数道路交通事故发生在农村贫困地区，但具体原因未详。可能的解释是与城市地区相比，农村公路质量较差，道路交通法律法规以及交通监管体系尚不完善，缺乏有丰富驾驶经验的司机，医疗急救体系较为薄弱且酒后驾车行为更为频繁（Wang，et al.，2008）。有研究者认为，尽管目前官方公布的道路交通事故已经很多，但仍可能低估了实际数量（Alcorn，2011）。一项研究对 2002—2007 年中国道路交通事故死亡情况进行了比较，结果显示，基于死亡登记系统算出的死亡率是警方通报的 2 倍（Hu，et al.，2011）。流动人口频繁往返于农村老家及其工作的城市之间，道路交通安全对保障该群体健康意义重大。但由于目前流动人口道路交通事故相关数据不足，因此，不能有效地对流动人口道路交通事故疾病负担进行测算。

六　国内流动人口影响下的中国城市疾病负担

根据中国 15—49 岁年龄段人口 DALYs 值和相关文献研究成果，由于由农村到城市的流动人口面临较多的健康风险因素，这个群体对一般人口的疾病负担有相当大的影响（见第五章）。结果表明，特定的人口和行为特征可能会导致这个群体相对于处于相同年龄组的一般人口的疾病负担——尤其是与流动人口的社会经济地位和职业相关的疾病和损伤——更为严重。

对于感染性疾病，尤其是艾滋病毒/艾滋病和肺结核需要引起更多的关注，流动人口可以作为一个桥梁人群，因此，人口迁移可能导致传染病的传播，也可能导致疾病从高危人群向一般人群的转移（Pan, et al.，2013）。

姜勇和他的同事的研究显示，年龄 39 岁以上的人群是中国脑血管疾病（2004—2005 年）死亡率最高的人群（35—39 岁，55—59 岁和 85 岁及以上年龄段分别为每 100000 人中有 10.6 例、177.6 例和 4051.4 例）（姜勇等；2010）。我们通常认为流动人口大多处于 15—39 岁年龄段，因而可以假定流动人口脑血管疾病的发生率很低，对整个疾病负担的影响相对较小。然而，当流动人口年龄增大后情况会发生变化。由于流动人口的吸烟率较高，而且通常处于不健康的工作环境（灰尘、化学品、劳动过程中吸入蒸汽和油烟），我们可以推断慢性阻塞性肺病对流动人口的整体疾病负担有相当大的影响。长期暴露于危险因素，使得流动人口可能在年纪较大时才会表现出具体疾病症状。因此，我们认为其他疾病对当前疾病负担的影响要低于抑郁症等疾病或工作相关的伤害。而且，我们假定心理健康问题如重度抑郁症、酒精滥用和交通伤害以及其他意外伤害会伴随人口的流动而加重。流动人口的高流动性也可能带来道路交通事故发生数量的增加，进而增加了整个群体的疾病负担。流动人口往往从事低收入、高危险性的工作，工伤（也是意外伤害的一部分）的持续发生也将对该人群的健康状况产生巨大影响。

七　研究局限

本研究所用的数据存在一定的局限性。国内流动人口的流动性极强，因此，很难收集到连续、可靠的数据对该类人群疾病负担进行精确的估算。此外，由于户籍和经济条件限制，他们在城市对正规卫生保健服务利用率低，缺乏准确记录的健康档案。大多数流动工人需要自费支付卫生保健服务，并且被迫通过自我医疗或利用非正规的卫生保健服务来治疗疾病，因而基本上没有记录流动人口健康问题和诊断治疗的健全档案，进而导致城市流动人口的日常健康数据缺失。此外，由于目前我国尚无系统的针对流动人口的疾病负担研究，针对中国流动人口疾病模式的文献研究数量较少，质量不高。

由于缺乏系统收集的二手数据，我们回顾了现有文献以全面了解中国流动人口特有的健康问题和健康风险。此外，因流动人口主要集中在15—49岁年龄段，我们把上述风险（见第五章）与GBD 2010年针对15—49岁年龄段一般人口的BoD模式相比较。但是流动人口的健康风险比一般人口大，仅以GBD 2010年针对一般人口疾病负担的研究结果为参考会低估流动人口的疾病负担。

受已发表研究成果能提供的信息的限制，本研究仍然存在很多局限。如上所述，在对流动人口健康状况的研究结果进行解释时，需考虑"健康移民效应"。年轻人口、健康人口以及相信自己健康的人口更倾向于选择流动，而在流动后一旦感染疾病，流动人口很有可能会选择返乡治疗，以上现象均可能导致流动人口的实际健康问题被低估。另外，在对现有文献进行分析的同时，还应当充分考虑发表偏移，进行不同亚组间比较（如流动人口与本地居民），得出两组间差异巨大的文章更容易被发表和被引用等。与此同时，大多数文献均来自小样本研究，缺乏代表性和准确性，所得结果应被审慎使用与评价。

八　研究结论及其对卫生政策制定的影响

通过对比基于文献研究得出的流动人口疾病模式和15—49岁年龄段一般人口的BoD模式，我们的研究结果强调人口流动对中国疾病负担趋势的影响。尽管由农村涌向城市的流动人口占据了中国人口总数相当大的比例，并对中国社会人口健康状况产生了实质性的影响，但目前并没有针对流动人口疾病负担状况的研究。

考虑到流动人口在健康风险方面的脆弱性，应进一步加大投入公共卫生干预，以防止迁移过程中疾病负担的增加。尽管上文提及的疾病负担数据表明，总体上看，中国在流行病学、人口统计学和社会经济学变迁过程中处于较高级的阶段，但这样的变迁过程具有区域性的差异，一些城市或区域处于高级阶段，而农村或一些欠发达地区仍然处于初级阶段（Mou，et al.，2013）。例如，生活在农村地区的人更容易罹患感染性疾病，而慢性病在城市居民中的患病率更高，这正是流行病学转型初级阶段的特征。这一两极分化的趋势导致总人口中处于不同疾病风险和发病特征的人群互相掺杂，进而对全人群的健康造成严重威胁。在这个现象中，流动人口是连接农村和城市地区人口的桥梁。

（一）传染性疾病的预防

大量研究显示，流动人口——尤其是农村迁往城市的外来务工人员——传染性疾病的感染率高于本地居民。这与其迁移到城市地区后发生危险行为密切相关。与本地居民相比，流动人口滥用毒品、购买或提供商业性行为的频率较高；居住条件较差，受教育程度较低；对包括性传播疾病在内的各种传染性疾病的传播途径及感染风险认识不足、不够重视，未能积极采取预防性措施，致使性传播疾病对其性伴侣、同事和家人构成威胁。

为降低包括 HIV 在内的性传播疾病在中国的传播风险，必须在流动人口中建立一套专门的预防措施。流动人口大多为单身男女，受教育程度较低，危险行为发生较频繁，因此，有针对性地对其开展健康预防教育是很有必要的（Li，et al.，2007）。根据一项针对 2821 名青少年（9% 农民工 vs. 91% 本地居民）的横断面调查结果，Li 等人（2009）主张健康教育的目标人群应锁定在青少年和年轻的流动工人群体。该群体的主要特征表现为：性行为发生频率高，社会经济地位较低，生殖健康知识有限，HIV/AIDS 预防知识的知晓率较低，HIV/STIs 的易感性较高。

预防性干预方案只有以利用干预的人群——流动人口——为导向，才可能有效。首先，公共卫生干预措施要充分考虑到（潜在）流动人口的具体特点和需求（如年龄、性别、教育程度、语言/方言以及收入等），才容易被流动人口接受。例如，应在农村中学普及健康教育，并就不同性别流动人口在流动过程中可能遭受到的典型健康问题提供基本防治信息。此外，还应该在农村和城市地区的就业机构、农民工聚集的火车站与公共汽车站、工作场所等地点为流动人口提供避孕套，宣传普及健康知识，提供维护流动人口权益的官方机构、非政府组织的详细信息等。可以通过在流动人口中建立有效的干预措施达到预防控制传染性疾病的目的。除开展健康教育外，疫苗接种和疾病早期筛查诊断也可达到有效减少传染性疾病传播的目的。迁出地和迁入地的政府机构以及用人单位应加强合作，加强健康服务在流动群体中的推广，使绝大多数流动人口享受到以上服务。

由于目前中国还没有可用于比较不同的风险群体中不同类型传染病的数据，因而有必要进一步改善疾病监控体系，收集最重要的感染性疾病的相关数据。改进措施应着眼于区分本地居民和流动人口以及不同工种的流动人口，收集与他们的工作和生活条件、受教育程度、社会经济背景以及迁徙历史的时间和空间进程相关的数据。

（二）道路交通事故

尽管部分研究结果显示道路交通事故主要发生在农村地区，但这并不意味着流动人口的 DALYs 值会相应下降，因为我们需要充分考虑事故发生后漏报的可能性，尤其是对于具有极强流动性特征的流动人口。中国可以效仿一些发达国家，制定并有效实施干预措施来减少交通事故的发生（Stevenson, et al., 2008）。

城镇和城市交通实行限速、减速是被广泛采用的策略之一，其目的在于减少因道路交通事故而受伤的人数。邦恩等人进行了一项文献回顾（2003），指出这些干预需要在低收入和中等收入国家进行进一步的评估。Stevenson（2008）在研究中对来自高收入国家的干预措施进行了调整，包括加强培训和提高公众意识，并在广州进行了实证研究，干预措施实施了 12 个月，干预之前安全带使用率是 50%，干预之后这个比率上升至 62%（Stevenson, et al., 2008）。

（三）户籍、劳动立法和（性别）平等

尽管我国对现有户籍制度进行不断的改革尝试，但与本地居民相比，

流动人口在基本权利方面仍处于劣势地位。例如户籍改革，中国颁布了为流动工人带来益处的各种法律，如调整最低工资和标准工时、职业安全法律、产假法等。然而，仍有不少雇主对这些法律法规视而不见（Magnani and Zhu，2012；Scheineson，2009）。因此，政策制定者应完善控制机制，有效监督劳动法律法规的实施，确保不遵守这些法律的雇主会受到严厉的处罚。

除了提供更好的医疗卫生服务和严格执行劳动法律法规外，考虑到来到城市的流动人口大多是年轻健康人口，在工作场所实施健康促进干预可能有助于减少疾病负担。消除性别差异也是政策制定者需要考虑的问题。与男性流动人口相比，女性流动人口通常就业机会较少、收入较低，这是性别歧视的具体表现（Magnani and Zhu，2012）。因此，在制定政策时要着重消除对女性流动人口的歧视，以保证女性流动人口具有平等的就业机会和收入。

（四）数据的可及性和需求

文献表明，中国的流动人口与非流动人口相比，更多地暴露于各种疾病的危险因素之下。尽管已经有一些数据系统可以提供中国疾病负担水平和趋势的信息，但关于人口的健康状况及其随时间的变化尚没有全面和可比较的数据（Yang，et al.，2013）。与流动人口的健康状况相关的数据仍然十分匮乏，难以为研究这个特殊群体的疾病模式提供全面的信息。健康数据缺乏的另一个原因是流动人口没有流入城市的户口，这个制度性障碍使他们无法负担正规的医疗卫生服务，从而也减少了系统地收集这一人群健康状况数据的机会。让流动人口更好地得到正规的医疗服务，既可以实现国家医疗卫生服务的全面覆盖，也将对系统收集所需的健康数据起到促进作用。如果这个障碍可以排除，就可以系统全面地得到从农村迁移到城市的流动工人的健康状况和需求的数据。

因此，未来中国的疾病负担研究应加强对包括流动人口在内的各类群体的疾病监测、监管及公共卫生干预措施的实施和评价。

建议相关部门各司其职、协调合作，积极改善现有疾病监测制度。同时，按照民族、区域等特征进一步划分流动人口中的各亚组人群，分析比较流动人口与全人群疾病负担的差别。对流动人口开展系统、详细的疾病负担分析可以作为评价流动人口的干预措施是否有效、能否有效遏制疾病的进一步发展等问题的一项重要的信息来源。在下一步的公共卫生和流行病学研究中，有必要对不同亚组的流动人口的疾病负担特征及其对全人口健康的影响进行更加全面、准确的测算。

参考文献

Alcorn T. 2011. "Uncertainty clouds China's road-traffic fatality data." *Lancet*, Vol. 378, No. 9788, pp. 305 – 306.

Amnesty International (AI). 2007. *People's Republic of China. Internal migrants：Discrimination and abuse. The human cost of an economic "miracle"*. London, Amnesty International.

Anand S and Kara H. 1997. "Disability-adjusted life years：a critical review." *J Health Econ*, Vol. 16, No. 6, pp. 685 – 702.

Baluja KF, Park J, Myers D. 2003. "Inclusion of immigrant status in smoking prevalence statistics." *Am J Public Health*, Vol. 93, pp. 642 – 646.

Biao X. 2003. *Migration and Health in China：Problems, Obstacles and Solutions*. Asian Meta Centre for Population and Sustainable Development. Analysis Research Paper, No. 17.

Bui TD and Markle WH. 2007. "The global burden of disease." In Markle W, Fisher M, Smego R (eds.), *Understanding Global Health*. McGrawHill, New York, pp. 19 – 37.

Bunn F, Collier T, Frost C, et al. 2003. "Traffic calming for the prevention of road traffic injuries：systematic review and meta-analysis." *Inj Prev*, Vol. 9, No. 3, pp. 200 – 204.

Chai JCH and Chai BK. 1997. "Chinas's floating population and its implications." *International Journal of Social Economics*, Vol. 24, No. 7 – 9, pp. 1038 – 1051.

Chan KW. 2008. "*Internal labour migration in China：Trends, geographical distribution and policies*." United Nations, New York.

Chan KW and Buckingham W. 2008. "Is China abolishing the hukou system?" *The China Quarterly*, Vol. 195, pp. 582 – 606.

Chen X, Li X, Stanton B, et al. 2004. "Cigarette smoking among rural-to-urban migrants in Beijing. " *China. Prev Med*, Vol. 39, pp. 666 – 673.

Chen X, Stanton B, Li X, et al. 2009. "A Comparison of Health-Risk Behaviors of Rural Migrants with Rural Residents and Urban Residents in China. " *Am J Health Behav*, Vol. 33, No. 1, pp. 15 – 25.

Cook IG and Dummer TJB. 2004. "Changing health in China: re-evaluating the epidemiological transition model. " *Health policy*, Vol. 67, No. 3, pp. 329 – 343.

Cui ZH, Huxley R, Wu YF et al. 2010. "Temporal trends in overweight and obesity of children and adolescents from nine Provinces in China from 1991 – 2006. " *International Journal of Pediatric Obesity*, Vol. 5, No. 5, pp. 365 – 374.

Dye C, Watt CJ, Bleed D. 2002. "Low access to a highly effective therapy: a challenge for international tuberculosis control. " *Bull World Health Organ*, Vol. 80, No. 6, pp. 437 – 444.

Fan Y. 2006. *Achievements and challenges of the rural migrant workers in access to healthcare service in urban China - A case study of Nanjing.* Lund University, Sweden (Master thesis) .

Fang X, Li X, Hang H et al. 2007. "Profile of female sex workers in a Chinese county: does it differ where they came from and where they work?" *World Health Popul*, Vol. 9, pp. 46 – 64.

Finch K, Novotny TE, Ma S et al. 2010. "Smoking Knowledge, Attitudes, and Behaviors Among Rural-to-Urban Migrant Women in Beijing, China. " *Asia Pac J Public Health*, Vol. 22, pp. 342 – 353.

Gan Q, Smith KR, Hammond K et al. 2007. "Disease burden of adult lung cancer and ischaemic heart disease from passive tobacco smoking in China. " *Tobacco control*, Vol. 16, pp. 417 – 422.

Haagsma JA, Havelaar AH, Janssen BM et al. 2008. "Disability adjusted life years and minimal disease: application of a preference-based relevance criterion to rank enteric pathogens. " *Popul Health Metr*, Vol. 6, p. 7.

He J, Klag MJ, Whelton PK. et al. 1991. "Migration, blood pressure pattern, and hypertension: the Yi Migrant Study. " *American Journal of Epidemiology*, Vol. 134, No. 10, pp. 1085 – 1101.

Hesketh T, Ye XJ, Li L et al. 2008. "Health Status and Access to Health Care of Migrant Workers in China." *Public Health Reports*, Vol. 123, pp. 189 – 197.

Hong Y and Li X. 2008. "Behavioral studies of female sex workers in China: a literature review and recommendation for future research." *AIDS Behav*, Vol. 12, No. 4, pp. 623 –636.

Hu G, Baker, T, Baker SP. 2011. "Comparing road traffic mortality rates from police-reported data and death registration data in China." *Bull World Health Organ*, Vol. 89, pp. 41 –45.

Hu Z, Liu H, Li X et al. 2006. "HIV-related sexual behaviour among migrants and non-migrants in a rural area of China: Role of rural-to-urban migration". *Public Health*, Vol. 120, pp. 339 – 345.

Huang P and Pieke FN. 2003. *China Migration Country Study*. Paper read at Regional Conference on Migration, Development and Pro-Poor Policy Choices in Asia June 22 – 24, at Dhaka, Bangladesh.

Huang, P and Zhan S. 2008. "Migrant Workers' Remittances and Rural Development in China". In *Migration and Development Within and Across Borders: Research and Policy Perspectives on Internal and International Migration* (edited by International Organization for Migration and Social Science Research Council). Geneva.

IHME. *Institute for Health Metrics and Evaluation - Global Burden of Disease (GBD) Visualizations* 2013. Available at http://www. healthmetricsandevaluation. org/gbd/visualizations/country.

Jahn HJ, Ling L, Han L et al. 2011. "Migration and Health in Megacities: A Chinese Example from Guangzhou, China." In Krämer A, Khan MMH and Kraas F (eds.), *Health in Megacities and Urban Areas*. Springer, New York, pp. 189 –208.

Jia ZW, Jia XW, Liu YX et al. 2008. "Spatial analysis of tuberculosis cases in migrants and permanent residents, Beijing, 2000 – 2006." *Emerg Infect Dis*, Vol. 14, No. 9, pp. 1413 – 1419.

Jia Z, Wang L, Chen RY et al. 2011. "Tracking the evolution of HIV/ AIDS in China from 1989 – 2009 to inform future prevention and control *efforts.* ” *PLoS One*, Vol. 6, No. 10, e25671.

Lai T, Habicht J and Kiivet RA. 2009. “Measuring burden of disease in Estonia to support public health policy. ” *Eur J Public Health*, Vol. 19, No. 5, pp. 541 – 547.

Lau JT, Tsui HY, Siah PC et al. 2002. “A study on female sex workers in southern China (Shenzhen): HIV-related knowledge, condom use and STD history. ” *AIDS Care*, Vol. 14, No. 2, pp. 219 – 233.

Li L, Morrow M and Kermode M. 2007. “Vulnerable but feeling safe: HIV ·risk among male rural-to-urban migrant workers in Chengdu, China. ” *AIDS Care*, Vol. 19, No. 10, pp. 1288 – 1295.

Li S, Huang H, Cai Y et al. 2009. “Characteristics and determinants of sexual behavior among adolescents of migrant workers in Shangai (China) . ” *BMC Public Health*, Vol. 9, pp. 195.

Li X. , Zhang L, Fang X et al. 2007. “Stigmatization experienced by rural-to-urban migrant workers in China: findings from a qualitative study. ” *World Health Popul*, Vol. 9, No. 4, pp. 29 – 43.

Li X, Stanton B, Fang X et al. 2006. “Social Stigma and Mental Health among Rural-to-Urban Migrants in China: A Conceptual Framework and Future Research Needs. ” *World Health Popul*, Vol. 8, No. 3, pp. 14 – 31.

Liang Q. 2009. “Guangzhou to provide cheaper medical insurance for migrant workers. ” *China Daily*, March 19, 2009.

Liao SS, He QY, Choi KH et al. 2006. “Working to prevent HIV/STIs among women in the sex industry in a rural town of Hainan, China. ” *AIDS Behav*, Vol. 10, No. 4, pp. 35 – 45.

Liao SS, Schensul J, Wolffers I. 2003. “Sex-related health risks and implications for interventions with hospitality women in Hainan, China. ” *AIDS Educ Prev*, Vol. 15, No. 2, pp. 109 – 121.

Lim SS, Vos T, Flaxman ADet al. 2010. “A comparative risk assessment of burden of disease and injury attributable to 67 risk factors and risk factor clusters in 21 regions, 1990 – 2010: a systematic analysis for the Global Burden of Disease Study. ” *Lancet*, Vol. 380, No, 9859, pp. 2224 – 2260.

Lin D, Li X, Wang B et al. 2011. “Discrimination, Perceived Social Inequity, and Mental Health Among Rural-to-Urban Migrants in China. " *Community Ment Health J*, Vol. 47, pp. 171 – 180.

Lopez AD, Mathers CD, Ezzati M et al. 2006. "Global and regional burden of disease and risk factors, 2001: systematic analysis of population health data. " *The Lancet*, Vol. 367, pp. 1747 – 1757.

Magnani E and Zhu R. 2012. "Gender wage differentials among rural-urban migrants in China. " *Regional Science and Urban Economics*, Vol. 42, No. 5, pp. 779 – 793.

Mantell JE, Kelvin EA, Sun X et al. 2011. "HIV/STI risk by migrant status among workers in an urban high-end entertainment centre in Eastern China. " *Health Education Research*, Vol. 26, No. 2, pp. 283 – 295.

Mathers CD, Vos T, Lopez AD, Salomon J, Ezzati M (eds.). 2001. *National burden of disease studies: A practical guide.* Edition 2. 0. World Health Organization, Geneva.

Mou J, Griffiths SM, Fong H et al. . 2013. "Health of China's rural-urban migrants and their families: a review of literature from 2000 to 2012. " *Br Med Bull*, Vol. 106, pp. 19 – 43.

Mou, J, Griffiths SM, Fong H et al. 2013. *"Health of China's rural-urban migrants and their families: a review of literature from 2000 to 2012. "* British *medical bulletin*, Vol. 106, No. 1, pp. 19 – 43.

Murray CJL. 1994. *Quantifying the burden of disease: the technical basis for disability-adjusted life years.* Bull World Health Organization, Geneva.

Murray CJL. 2007. "Towards good practice for health statistics: lessons from the Millennium Development Goal health indicators. " *Lancet*, Vol. 369, No. 9564, pp. 862 – 873.

Murray CJL, Ezzati M, Flaxman AD et al. 2012. "Supplementary appendix to: Comprehensive Systematic Analysis of Global Epidemiology: Definitions, Methods, Simplification of DALYs, and Comparative Results from the Global Burden of Disease Study 2010. " *The Lancet*, Vol. 380, No. 5859.

Murray CJL and Lopez AD. 1996. *The Global Burden of Disease: A Comprehensive Assessment of Mortality and Disability from Diseases, Injuries, and Risk Factors in 1990 and Projected to 2020.* Harvard University Press, Cambridge.

Murray CJL, Salomon JA, Mathers CD et al. 2002. *Summary Measures of Population Health: Concepts, Ethics, Measurements and Applications.* World Health Organization, Geneva.

Murray CJL, Vos T, Lozano R et al. 2012. "Disability-adjusted life years (DALYs) for 291 diseases and injuries in 21 regions, 1990 – 2010: a systematic analysis for the Global Burden of Disease Study 2010. " *The Lancet*, Vol. 380, No. 9859, pp. 2197 – 2223.

Murray CJL, Majid E, Abraham DF et al. 2012. "GBD 2010: design, definitions, and metrics. " *The Lancet*, Vol. 380, No. 9859, pp. 2063 – 2066.

Niaura R, Shadel WG, Britt DM et al. 2002. "Response to social stress, urge to smoke, and smoking cessation. " *Addict Behav*, Vol. 27, pp. 241 – 250.

Pan X. , Zhu Y, Wang Q et al. 2013. "Prevalence of HIV, syphilis, HCV and their high risk behaviors among migrant workers in eastern China. " *PLoS One*, Vol. 8, No. 2, pp. e57258.

Pareles M. 2005. *Crushed. A Survey of Work Injuries and Treatment in the Pearl River Delta.* New York, China Labor Watch, September 2005.

Pinheiro P, Plaβ D and Krämer A. 2011. "In Health in megacities and urban areas. " In Krämer A, Khan MMH and Kraas F (eds.), *The Burden of Disease Approach for Measuring Population Health*, Physica-Verlag, Berlin, Heidelberg.

Qian HZ, Vermund SH, Wang N. 2005. "Risk of HIV/AIDS in China: subpopulations of special importance. " *Sex Transm Infect*, Vol. 81, No. 6, pp. 442 – 447.

Rogers SJ, Ying L, Xin YT et al. 2002. "Reaching and identifying the STD/HIV risk of sex workers in Beijing. " *AIDS Educ Prev*, Vol. 14, No. 3, pp. 217 – 227.

Salomon J. A. , Vos T. , Hogan DRet al. 2012. "Common values in assessing health outcomes from disease and injury: disability weights measurement study for the Global Burden of Disease Study 2010. " *The Lancet*, Vol. 380, No. 9859, pp. 2129 – 2143.

Salomon J. A. , Vos T. , Hogan DR et al. 2012. "Supplementary appendix to: Common values in assessing health outcomes from disease and injury: disability weights measurement study for the Global Burden of Disease Study 2010. ” *The Lancet*, No. 380, pp. 25.

Scheineson A. *China's Internal Migrants*. Council on Foreign Relations 2009. http: //www. cfr. org/china/chinas-internal-migrants/p12943.

Shen X. , DeRiemer K. , Yuan Z. A. et al. 2009. “Drug-resistant tuberculosis in Shanghai, China, 2000 – 2006: prevalence, trends and risk factors. ” *Int J Tuberc Lung Dis*, Vol. 13, No. 2, pp. 253 – 259.

Stevenson M. , Yu J. , Hendrie D. , Li L. P. et al. 2008. “Reducing the burden of road traffic injury: translating high-income country interventions to middle-income and low-income countries. ” *Injury Prevention*, Vol. 14, pp. 284 – 289.

Stouthard MEA. , Essink-Bot ML, and Bonsel GJ. 2000. “Disability weights for diseases: A modified protocol and results for a Western European region. ” *Eur J Public Health*, Vol. 10, No. 1, pp. 24 – 30.

UNGASS. 2010. China 2010 UNGASS Country Progress Report. 2008 – 2009. Ministry of Health of the People's Republic of China.

Van den Hoek A. , Yuliang F. , Dukers N. H. et al. 2001. “High prevalence of syphilis and other sexually transmitted diseases among sex workers in China: potential for fast spread of HIV. ” *AIDS*, Vol. 15, No. 6, pp. 753 – 759.

Wang S. Y. , Li Y. H. , Chi GB et al. 2008. “Injury-related fatalities in China: an under-recognised public-health problem. ” *The Lancet*, Vol. 372, No. 9651, pp. 1765 – 1773.

Wang W. , Wang J. , Zhao Q. et al. 2011. “Contribution of rural-to-urban migration in the prevalence of drug resistant tuberculosis in China. ” *Eur J Clin Microbiol Inf Dis*, Vol. 30, pp. 581 – 586.

Wang W. , Wei C. , Buchholz M. E. et al. 2010. “Prevalence and risks for sexually transmitted infections among a national sample of migrants versus non-migrants in China. ” *International Journal of STD & AIDS*, Vol. 21, No. 6, pp. 410 – 415.

Wang W. , Jiang Q. , Abdullah A. S. et al. 2007. “Barriers in accessing to tuberculosis care among non-residents in Shanghai: a descriptive study of delays in diagnosis. ” *Eur J Public Health*, Vol. 17, No. 5, pp. 419 – 423.

Wei X. , Chen J. , Chen P. et al. 2009. "Barriers to TB care for rural-to-urban migrant TB patients in Shanghai: a qualitative study. " *Trop Med Int Health*, Vol. 14, No. 7, pp. 754 – 760.

Wen D. 2006. *China copes with globalization.* San Francisco: The International Forum on Globalization (IFG) .

Wen D. 2005. *China copes with globalization. A mixed review.* San Francisco, The International Forum on Globalization (IFG) .

WHO (World Health Organization) . 2008. *The Global Burden of Disease - 2004 update.* Geneva, World Health Organization.

Wong DFK and Chang Y. L. 2010. "Mental Health of Chinese Migrant Workers in Factories in Shenzhen, China: Effects of Migration Stress and Social Competence. " *Social Work in Mental Health*, Vol. 8, pp. 305 – 318.

Wong DFK, He X. , Leung G. et al. 2008. "Mental health of migrant workers in China: prevalence and correlates. " *Social Psychiatry and Psychiatric Epidemiology*, Vol. 43, No. 6, pp. 483 – 489.

Wong DFK, Chang Y. , He X. 2007. "Rural migrant workers in urban China: living a marginalised life. " *International Journal of Social Welfare*, Vol. 16, pp. 32 – 40.

Wong DFK and Lee DCM. 2003. *China Blue Collar Workers: Work Stress, Coping and Mental Health.* Unpublished work.

Wu Z. , Rou K. , Cui H. 2004. "The HIV/AIDS epidemic in China: history, current strategies and future challenges. " *AIDS Educ Prev*, Vol. 16, pp. 7 – 17.

Xian Y. , Feng Z. , Hong J. et al. 2002. "The DOTS strategy in China: results and lessons after 10 years. " *Bull World Health Organ*, Vol. 80, No. 6, pp. 430 – 436.

Yang G, Wang Y. , Zeng Y. et al. 2013. "Rapid health transition in China, 1990 – 2010: findings from the Global Burden of Disease Study 2010. " *The Lancet*, Vol. 381, No. 9882, pp. 1987 – 2015.

Yang G. , Kong L. , Zhao W. et al. 2008. "Emergence of chronic non-communicable diseases in China. " *The Lancet*, Vol. 372, No. 9650, pp. 1697 – 705.

Yang X. 2004. "Temporary Migration and The Spread of STDs/HIV in China: Is There A Link?" *International Migration Review*, Vol. 38, No. 1, pp. 212 – 235.

Yang H., Li X., Stanton B. et al. 2005a. "Heterosexual transmission of HIV in China: a systematic review of behavioral studies in the past two decades." *Sex Transm Dis*, Vol. 32, No. 5, pp. 270 – 280.

Yang H., Li X., Stanton B. et al. 2005b. "Condom use among female sex workers in China: role of gatekeepers." *Sex Transm Dis*, Vol. 32, No. 9, pp. 572 – 580.

Yang T., Wu J., Rockett I. R. H. et al. 2009. "Smoking patterns among Chinese rural-urban migrant workers." *Public Health*, Vol. 123, pp. 743 – 749.

Yang X. S., Derlega V., Luo H. S. 2005. *Temporary migration and HIV vulnerability in China.* http://www. kit. nl/net/KIT _ Publicaties _ output/ ShowFile2. aspx? e = 1072, accessed on 1 January 2012.

Yang X. 2004. "Temporary Migration and The Spread of STDs/HIV in China: Is There A Link?" *International Migration Review*, Vol. 38, No. 1, pp. 212 – 235.

Zhang K. H. and Song S. 2003. "Rural-urban migration and urbanization in China: Evidence from time-series and cross-section analyses." *China Economic Review*, Vol. 14, pp. 386 – 400.

Zhang K. and Shao J. M. 2002. "Epidemiology of HIV in China." *BMJ*, Vol. 324, No. 7341, pp. 803 – 804.

Zhang L. X, Tu D. H., An YS et al. 2006. "The impact of migrants on the epidemiology of tuberculosis in Beijing." China. Int J Tuberc Lung Dis, Vol. 10, No. 9, pp. 959 – 962.

Zhang X., Wang Z. and Li T. 2010. "The current status of occupational health in China." *Environ Health Prev Med*, Vol. 15, No. 5, pp. 263 – 270.

Zheng Z. and Lian P. 2006. "Health Vulnerability Among Temporary Migrants in Urban China." In Wuyi W., Krafft T., Kraas F. (eds.) . *Global Change, Urbanization and Health*. China Meteorological Press, Beijing, pp. 197 – 207.

Zhu T. F., Wang C. H., Lin P. et al. 2005. "High risk populations and

HIV-1 infection in China. " *Cell Res*, Vol. 15, No. 11 – 12, pp. 852 – 857.

Li Y. N. 2007. *Migration and Spatial Development. Cases from the Coastal and Interior Regions in Contemporary China.* Shantou University Press.

中国国家统计局:《2010 中国发展报告》,中国统计出版社 2010 年版。

戴东梅、刘霞、孙增梅:《沂蒙山区某县外来妇女艾滋病流行病学调查分析》,《医学检验与临床》2007 年第 4 期。

傅继华、刘学真、康殿民等:《山东省部分农村外来妇女 HIV 感染状况调查》,《中国艾滋病性病》2006 年第 6 期。

胡绍源、雷世光:《贵阳市流动人口 HIV 感染状况调查及危险行为干预研究》,《贵州医药》2003 年第 2 期。

姜勇、李晓燕、胡楠:《2004—2005 年中国居民脑血管病死亡流行病学特征》,《中华预防医学杂志》2010 年第 4 期。

凌莉、岳经纶等:《中国流动人口公共卫生现状报告》,中山大学出版社 2011 年版。

吕繁、傅继华、张睿孚等:《艾滋病疫情与流动人口分析》,《传染病信息》2006 年第 5 期。

国务院防治艾滋病工作委员会办公室、联合国艾滋病中国专题组:《2007 年中国艾滋病防治联合评估报告》,2008 年。

中华人民共和国卫生部、联合国艾滋病规划署、世界卫生组织:《2009 年中国艾滋病疫情估计工作报告》,2010 年。

《2011 年我国人口总量及结构变化情况》,国家统计局,2012 年,ht-tp:∥www. stats. gov. cn/tjsj/zxfb/201201/t20120118_ 12783. html(访问时间:2012 年 1 月 25 日)。

王黎君、费立鹏、黄正京等:《中国人群自杀死亡报告准确性评估》,《中华流行病学杂志》2003 年第 10 期。

郑立新、朱嘉铭:《广州外来未婚年轻女工性行为状况及影响因素》,《中国计划生育学杂志》2000 年第 4 期。

周小兰、凌莉、徐慧芳:《娱乐场所女性性服务者艾滋病知识行为调查》,《中国公共卫生》2008 年第 1 期。

文献综述：中国人口流动对传染疾病的负担的影响及应对策略[①]

Joseph D. Tucker[②]　郝　春[③]　邹　霞[④]　吕桂叶[⑤]
Megan McLaughlin[⑥]　李晓铭[⑦]　凌　莉[⑧]

摘要　在中国，大量的城乡人口迁移可能会影响传染性疾病的传播，然而，这种强大的社会力量亦有助于构建更加有效的卫生体系。本研究系统检索了 8 个数据库，对流动人口传染性疾病流行病学和控制策略进行了系统综述。在 Zimmerman 等人的流动与健康理论框架的基础上，本文探讨了城乡流动人口在五个连续阶段（迁移前阶段、迁移阶段、迁入地阶段、滞留阶段及返乡阶段）的迁移过程对传染性疾病流行病学及控制策

---

①　本研究的基金支持也来源于美国国立卫生研究院（NIH）福格蒂职业发展奖学金（US NIH 1K01TW008200 – 01A1）项目。感谢 UNRISD 的张术芳在管理上的支持，感谢何群积极参与本研究的讨论，以及潘腾、陈惠君协助查找研究相关的文献。感谢两名 UNRISD 的评审专家本文提出建设性的建议。

②　Joseph D. Tucker（jdtucker@ med. unc. edu）（通讯作者），MD，中山大学流动人口卫生政策研究中心，北卡罗来纳大学中国合作项目，北卡罗来纳大学教堂山分校，广东省皮肤性病防治中心。

③　郝春，PhD，中山大学流动人口卫生政策研究中心。

④　邹霞，MPH，中山大学流动人口卫生政策研究中心，中山大学公共卫生学院医学统计与流行病学系。

⑤　吕桂叶，MPH，中山大学流动人口卫生政策研究中心，中山大学公共卫生学院医学统计与流行病学系。

⑥　Megan McLaughlin，MPH，中山大学流动人口卫生政策研究中心，北卡罗来纳大学中国合作项目。

⑦　李晓铭，PhD，韦恩州立大学医学院预防研究中心。

⑧　凌莉（lingli@ mail. sysu. edu. cn）（通讯作者），PhD，中山大学流动人口卫生政策研究中心，中山大学公共卫生学院医学统计与流行病学系。

略的影响。事实上，城乡迁移过程对以空气、血液、性、蚊虫等为传播途径的传染性疾病的分布规律及其相应的控制策略有着深远的影响。在中国，能通过疫苗接种预防的疾病的传播凸显了在流动人口中建立及时有效的防疫系统的必要性。为了实现中国流动人口的健康与公平，我们仍须在流动人口中进一步扩大有效实施传染性疾病控制策略的试点和新方案。

一　背景

　　传染性疾病仍然是我国公共卫生领域所面临的一项重要威胁，但是它们的空间分布并不均匀（Meng, et al., 2011; Wang, et al., 2008）。农村地区传染性疾病的持续存在，农村卫生体系的逐步改进，以及从农村到城市的大量人口流动活动，使得农村传染性疾病在全国（Wang, et al., 2008）乃至世界范围内（Hsu, et al., 2003; Booth, et al., 2003）产生影响。流动人口周期性地由城市迁入地返回农村迁出地也同样带来了许多公共卫生隐患（Hu, et al., 2008）。在中国，流动人口往往被视为诸多传染性疾病的高危人群（Wang, et al., 2008），但我们仍然不了解迁移过程中与传染性疾病传播相互联系的潜在的机制。

　　了解流动人口传染性疾病流行病学特征是制定有效的控制政策的基础。从多个方面来看，中国提供了一个独特的机会来审视迁移和传染性疾病的控制政策之间的关系。首先，中国拥有2.25亿的流动人口，并且对于迁移的过程有了日渐清晰的了解（Fan, 2008），为在大规模范围内检验迁移和传染性疾病的关系方面创造了良好的机会；其次，中国的公共卫生体系具有快速实施新的传染性疾病控制策略的能力（Pang, et al., 2003），这大大缩小了理论证据和实际实施的差距；最后，中国的医疗卫生改革为创造流动人口健康平等提供了强有力的经济和组织上的支持（Yip, et al., 2012）。本研究的主要目的是探讨中国流动人口迁移过程如何影响传染性疾病的流行病学特征及控制策略。

二　方法

　　迁移是一种复杂的社会现象，它包括多种类型的人口流动及定居的过程，本文主要探讨中国农村迁移至城市的流动人口。促使大量的人口从农村向城市迁移的主要原因是希望在城市地区找到更好的工作，也有更多其他的因素促使了人口由农村向城市迁移（Solinger，1999）。这篇综述分为两个主要部分：第一，综述农村向城市迁移的流动人口中传染性疾病的分布情况；第二，从政策的角度思考针对迁移过程如何进一步完善疾病控制措施。

　　第一部分包括中国在 2010 年通报的死亡率最高的传染病，主要是通过呼吸道飞沫、血液、性和蚊媒等方式传播的法定报告传染性疾病（见表 1）（国家卫生计生委疾病预防控制局，2004—2012）。除此之外，一些加重疾病负担、未通报的传染性疾病（如人类乳头瘤病毒感染、流行性感冒）也将会在本文中讨论。由于人畜共患疾病以及手足口病的传播机制与迁移过程并没有直接的关系，因此将不会在本文中深入讨论。

表1　　　　　　　　2004—2010 年中国传染性疾病相关死亡数

（数据来源于中华人民共和国卫生部）

年份	死亡数（以降序排列）									
	1	2	3	4	5	6	7	8	9	10
2004	狂犬病	结核	病毒性肝炎	AIDS	破伤风	出血热	JE	脑膜炎	BDIA	其他
	2651	1435	1059	741	300	254	200	165	141	75
2005	结核	狂犬病	AIDS	病毒性肝炎	破伤风	出血热	JE	脑膜炎	BDIA	梅毒
	6713	2545	1316	1208	306	271	214	206	137	74
2006	结核	狂犬病	病毒性肝炎	AIDS	JE	破伤风	出血热	脑膜炎	BDIA	其他
	3339	3215	1352	1331	463	263	173	156	111	91
2007	AIDS	结核	狂犬病	病毒性肝炎	JE	破伤风	出血热	脑膜炎	BDIA	其他
	3904	3669	3300	1122	227	207	145	124	71	68
2008	AIDS	结核	狂犬病	病毒性肝炎	破伤风	JE	手足口病	脑膜炎	出血热	麻疹
	5389	2802	2373	1049	191	142	126	110	103	102
2009	AIDS	结核	狂犬病	病毒性肝炎	H1N1	手足口病	JE	破伤风	出血热	脑膜炎
	6596	3783	2131	1018	652	353	172	137	104	73
2010	AIDS	结核	狂犬病	手足口病	病毒性肝炎	H1N1	出血热	JE	破伤风	梅毒
	7743	3000	2014	905	884	147	118	92	86	69
2011	AIDS	结核	狂犬病	病毒性肝炎	手足口病	出血热	梅毒	H1N1	JE	破伤风
	9224	2840	1879	830	509	119	75	75	63	52

　　注：AIDS：获得性免疫缺陷综合征；JE：流行性乙型脑炎；BDIA：菌痢和肠道阿米巴病。H1N1：甲型 H1N1 流感病毒，具有"血球凝集素（Hemagglutinin）第 1 型、神经氨酸酶（Neura-minidase）第 1 型"的病毒。

　　本文使用迁移阶段理论框架对流动人口与疾病的关系进行分析（Zim-merman，et al.，2011）。这一理论框架由 Zimmerman 等人提出，主要用于完善迁移与健康相关的政策。该框架重点讨论五个连续的迁移过程，即迁移前阶段、迁移阶段、迁入地阶段、滞留阶段及返乡阶段（见图1），不同的阶段将会对传染性疾病的传播产生不同的影响，在政策制定上需要引起重视。许多流动人口经历反复迁移，在这五个不同的阶段中转换，阶段的转换则以行动中具体的迁移过程为准。从卫生政策的角度而言，基于多个阶段分析迁移与健康的关系，对于制定相应的控制策略将会是最有效的方法。本文的第二个部分将结合我们对于中国城乡迁移人口的认识，在描述每一个迁移阶段的基础上，阐述目前为控制传染性疾病而正在实施的以及可能采取的策略。通过运用这一理论框架，我们可以将迁移的过程结合起来以提供更广阔的视角，而非仅仅局限在迁移者个体层面来阐述疾病的风险，从而制定有针对性的有效的控制策略。

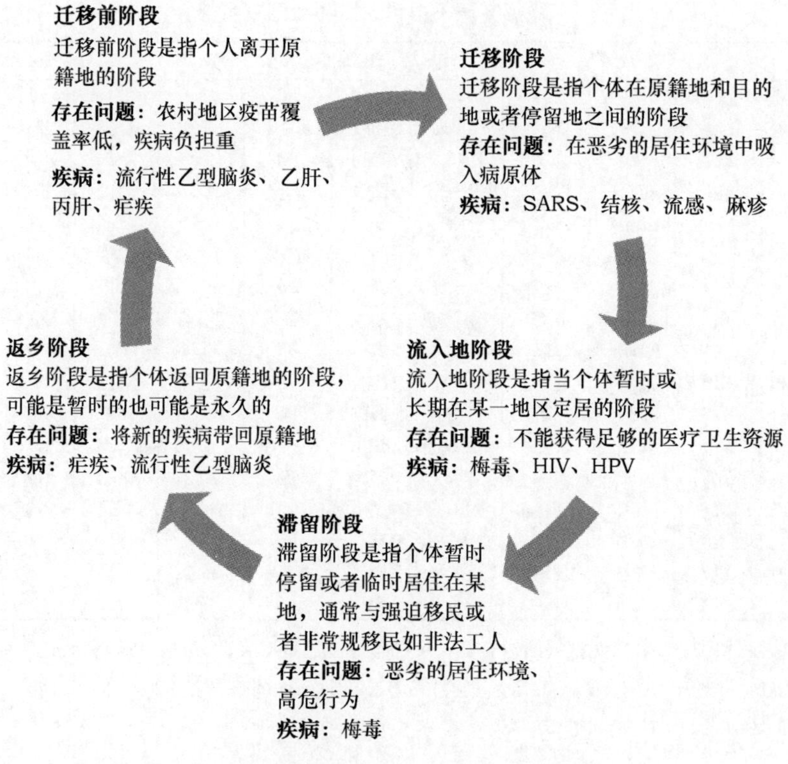

迁移前阶段
迁移前阶段是指个人离开原籍地的阶段
存在问题：农村地区疫苗覆盖率低，疾病负担重
疾病：流行性乙型脑炎、乙肝、丙肝、疟疾

迁移阶段
迁移阶段是指个体在原籍地和目的地或者停留地之间的阶段
存在问题：在恶劣的居住环境中吸入病原体
疾病：SARS、结核、流感、麻疹

返乡阶段
返乡阶段是指个体返回原籍地的阶段，可能是暂时的也可能是永久的
存在问题：将新的疾病带回原籍地
疾病：疟疾、流行性乙型脑炎

流入地阶段
流入地阶段是指当个体暂时或长期在某一地区定居的阶段
存在问题：不能获得足够的医疗卫生资源
疾病：梅毒、HIV、HPV

滞留阶段
滞留阶段是指个体暂时停留或者临时居住在某地，通常与强迫移民或者非常规移民如非法工人
存在问题：恶劣的居住环境、高危行为
疾病：梅毒

图1　不同迁移阶段对传染性疾病传播的影响

注：SARS：严重急性呼吸综合征；HIV：人类免疫缺陷病毒；HPV：人类乳头瘤病毒。

三　检索策略和纳入标准

本篇综述第一部分（疾病负担）采取了系统性的检索策略，回顾性地对被纳入的文献进行了分析。被纳入的文献须专注于中国流动人口中一种或多种本文关注的传染性疾病，并进行了定量检测。对于发表文献的回顾工作遵循 PRISMA 的纲要，分多个阶段进行。在 4 个英文数据库（分别是 PubMed、EMBASE、Ovid 和 PsycINFO）和 4 个中文数据库（CNKI、Wanfang、CBM 和 VIP）中进行检索，选择可能相关的研究。检索词包括"中国"和（"流动人口"或"农民工"或"流动工人"或"外来人口"或"务工"）以及一个或几个与传染性疾病相关的关键词。我们只纳入关于传染性疾病的流行病学调查的文献，检索的文献限定为 2012 年 11 月 20 日前使用任何语言发表的文献。

我们对文献的摘要进行筛查，符合以下纳入标准的文献则被纳入：对象完全或部分是由农村到城市的流动人口；从中国居民中采集生物样本并对传染性疾病进行检测；详细描述了检测方法、特异性和敏感性。对所有满足纳入标准的文献进行全文阅读，由两位研究者分别进行分析，决定是否最终纳入。最后，从选定的文献全文中提取数据进行录入。

四　结果

我们对流动人口传染性疾病的疾病负担相关研究进行检索，最终确定了 369 篇文献（见图 2）。研究包括空气传播疾病、血液传播疾病、性传播疾病和蚊媒传播疾病。

（一）空气传播疾病

通过吸入含有病原体的飞沫，空气传播疾病在人与人之间传播。这种传播途径使得在某个地方的空气传播疾病会沿着人们活动的既定路线进行传播。空气中的病原体沿着迁移的路径扩散，进一步提示我们研究迁移过程中"迁移阶段"的必要性。在迁出地的流动人口的疫苗可预防疾病的患病率较高，再加上在迁入地难以利用卫生服务设施，进一步增加了这些与迁移相关的疾病传播风险。结核、严重急性呼吸综合征（SARS）以及流行性感冒等空气传播疾病都表明了各迁移阶段与空气传播疾病密切相关。

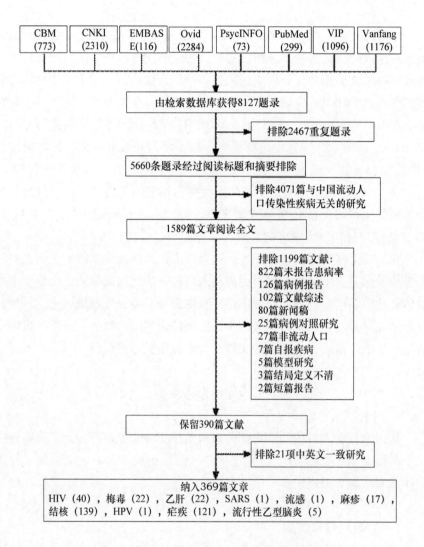

图2　流动人口传染性疾病负担系统综述框架

在中、高等收入国家，肺结核是与人口迁移相关的最主要的疾病（Orcau, et al. , 2011），因此，在中国大范围的迁移可能导致局部地区的结核传播扩散。2010 年，中国报告的结核病例有 429812 人，其中流动人口占 7.0%（29924 人）（杜昕等，2011）。至少有两个可能的原因可以对此进行解释：一是城乡流动人口个体从高患病率的西部和中部地区向低患病率的东部地区迁移（迁出地患病率高）（姜世闻等，2008）；二是流动人口简陋的居住环境（在出行途中及迁入地）增加了患病风险（陶红兵等，2010）。但是，除了生物医学的解释外，流动人口社会及文化等方面的因素也使他们易于感染结核病，包括微观层面的个体在疾病文化信仰方面的变化，以及宏观层面的政策和环境的影响，都可能增加结核病的感染风险（Ho，2004）。研究表明中国城市非永久性居民以及迁移人群的多耐药性结核的感染风险较高（Law，et al.，2008；Wong，et al.，2008；Wang，et al.，2011）。返乡流动人口也同样会把在城市感染的结核带回居住地（Wang，et al.，2012）。中国的结核流行病学特征表明迁移和迁入阶段都会促使结核病的进一步传播。

SARS 是另一种重要的空气传播疾病，其传染率及死亡率极高（Hui，et al.，2010）。SARS 的流行病学研究发现流动人口在所有报告病例中占有极大的比例（卫生部，2003）。中国大陆一项关于 SARS 的空间流行病学研究发现，在调整了人群密度和医疗水平之后，沿高速公路地区或者省间高速公路附近区域感染 SARS 的风险最高（Fang，et al.，2009）。这些高速公路都是城乡流动人口迁移的主要通道，揭示了迁移过程中的迁移阶段会增加 SARS 传播的可能性。除了这些生物医学数据外，人类学家也阐述了由于某些流动人口的边缘化地位以及他们难以充分利用医疗服务，使其更易于感染 SARS（Biao，et al.，2003）。

2009 年，中国有 652 例死亡与流行性感冒有关，流行性感冒在公共卫生领域极其重要。中国南方特殊的生态环境尤其适合流行性感冒在物种间传播，这为流行性感冒新型病毒株的不断出现创造了适宜的环境。虽然现有的流行病学数据并没有表明城乡流动人口较城市人口感染流行性感冒的风险更高，但是迁移过程会使局部地区流行性感冒向整个区域、全国甚至全球扩散（Booth，et al.，2003；Hsu，et al.，2003）。在长途火车座位上（超过40 小时）的亲密接触使得 H1N1 流行性感冒容易传播（Cui，et al.，2011）。该疾病也影响到了靠近机场和高速公路的地方（Fang，et al.，2012）。而在农村地区流行性感冒疫苗覆盖率较低（Feng，et al.，2010；吴双胜等，2011），这也增加了城乡流动人口迁移前阶段的发病风险。

麻疹是一种疫苗可预防的空气传播疾病，其传染性极高并且会对免疫功能低下的个体造成不良后果。在中国，麻疹疫苗是所有儿童需按常规接种的疫苗（Zheng, et al., 2010），然而，在流动人口中，麻疹仍然是常见的空气传染性疾病。据2010年世界卫生组织报告，中国共有44597例被证实的麻疹病例。流动儿童成为感染麻疹的高危人群，这可能与他们的麻疹疫苗接种率较低（Sun, et al., 2010）（迁移前阶段高患病率）以及通常到没有执照的私人诊所就诊（高洁等，2010）（不能充分利用迁入地卫生服务）有关。流动人口在迁入地难以获取高质量的预防疾病的卫生服务加剧了这种趋势。许多流动人口没有当地户籍或者仅有暂时的居民居住证，这使他们不能够完全获得与本地居民同等的卫生保健服务（Hesketh, et al., 2008）。

（二）血液传播疾病

经血液传播的病原体如乙型肝炎病毒（HBV）和丙型肝炎病毒（HCV）在流动人口群体中非常常见（Liang, et al., 2009；Fu, et al., 2010）。20世纪90年代，在中国中部的农村地区，HBV疫苗的不完全覆盖加重了迁移前地区的疾病负担，人口往城市地区的迁移带来了公共卫生领域新的需求。在中国，人类免疫缺陷病毒（HIV）主要是通过性传播流行（Wang, et al., 2010），所以我们将HIV放在性传播疾病进行讨论，这部分主要探讨HBV和HCV。

乙型病毒性肝炎是一种疫苗可预防疾病，可导致肝硬化和肝衰竭。世界有3.5亿HBV感染者，中国占了近1/3（Custer, et al., 2004）。在中国，乙型病毒性肝炎主要与围产期或者儿童早期传播有关（Wang, et al., 2011）。1992年，中国卫生机构推荐对所有的婴儿进行免疫接种，并且自2002年起广泛实施HBV免疫计划（Zheng, et al., 2010）。然而，与城市地区相比，农村地区实施免疫扩大计划的步伐仍然较慢，导致农村地区HBV疫苗的覆盖率极低（迁移前阶段）（Sun, et al., 2002）。在迁入地阶段，流动人口不能像城市居民一样获得免费的常规HBV疫苗（Liang, et al., 2009）。由于存在这样的情况，北京、上海的报告显示年轻的流动人口中HBV疫苗覆盖率较低（Sun, et al., 2010；Sun, et al., 2010）。

HCV是另一种血液传播病原体，在中国中部地区更为常见。中国的丙型病毒性肝炎患病率是美国的10倍。丙型病毒性肝炎被认为与注射吸毒（龚建明等，2011）及卖血（Dong, et al., 2011）有关。广东省一项大规模的研究发现，流动人口的丙型病毒性肝炎患病率较高。降低危害的项目，如针具交换和美沙酮维持治疗在一定程度上可防止注射吸毒人群发生 HCV 感染（Chan, et al., 2011）。然而，流动人口通常不能够参加这些项目（卫生部，2006），而且可能也难以维持（赵秀昌等，2010）。由于没有 HCV 疫苗，预防显得尤为重要。

（三）性传播疾病

性传播疾病往往在流动人口中更为常见。城乡流动人口远离他们的配偶或者受到家庭结构的影响，更有可能发生多性伴行为、非保护性性行为以及商业性行为（Li, et al., 2004）。流动人口中许多性传播疾病，如梅毒、HIV 和人乳头状瘤病毒（HPV），都具有较高的感染率（Zhu, et al., 2010；Burke, et al., 2007；Benefo, et al., 2008；Wong, et al., 2008；Keise, et al., 2009）。

梅毒是一种由细菌引起的性传播疾病，使用青霉素治疗容易治愈。梅毒在中国的流行出现了复燃的趋势，成为许多城市地区最常见的传染性疾病（Tucker, et al., 2011）。上海的女性流动人口中由于梅毒发生死胎的比例较本地女性高。流动人口产前检查较晚可以解释部分由于梅毒导致死胎的现象。普通的一期梅毒筛查和治疗可以根除孕期妇女和胎儿的梅毒，但是在中国实施仍然存在一定的挑战。

在中国，过去三年内 HIV 一直是传染性疾病引起死亡的主要原因（见表1）。2011 年有将近 780000 人感染 HIV，48000 例新发感染（中国疾病预防控制中心性病艾滋病预防控制中心，2011）。根据国家艾滋病预防与控制中心的全国 HIV 数据，2007 年流动人口占所有病例的 12.7%，而 2010 年流动人口占所有 HIV 病例的 20.8%（Burke, et al., 2007；Benefo, et al., 2008；Keiser, et al., 2009）（见图 3）。一项包含了 54 篇中文文献的综述发现，在城市地区超过半数的 HIV 病例都是流动人口（Zhang, et al., In press）。许多因素可以解释这种趋势，包括 HIV 感染者在城市地区可以得到更好的医疗服务，在农村地区更容易遭受歧视，以及在迁入地可以以新的身份开始生活。目前并没有实证研究证实这种解释，但是有研究提及在农村地区缺乏为 HIV 感染者提供服务的卫生服务设施。

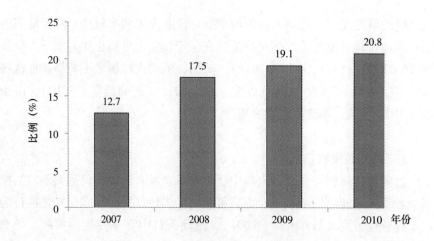

图3　2007—2010年中国报告HIV病例中流动人口比例

虽然许多最高危人群（MARPs，如男男性行为者、女性性工作者、静脉吸毒者）也是流动人口，但是普通流动人口中HIV的患病率较MARPs的患病率低（Wang, et al., 2010）。中国流动人口是一个既包括HIV高危个体也包括较低危个体的复杂群体。从2000年到2010年，中国关于流动人口HIV的研究中，在10个不同省份的流动人口中HIV患病率由0%上升到1.5%（胡绍源等，2003；Zhao, et al., 2005；蔡炜等，2005；高洪彩等，2006；王联君等，2006；王豫林等，2006；李东民等，2007；肖云等，2007；邢爱华等，2007；严智昭等，2007；Hesketh, et al., 2008；KD, et al., 2008；Wong, et al., 2008；易再明等，2008；张贻庆等，2008；Keiser, et al., 2009；唐慧玲等，2009；HJ, et al., 2010；Zhang, et al., 2010；郭怀军等，2010；洪培昆等，2010；蒋幼芳等，2010；荆莉红等，2010；孟晓军等，2010；阮建军等，2010；徐烨，2010；Tucker, et al., 2011；兰玲鲜，2011；谈晔等，2011；中国疾病预防控制中心性病艾滋病预防控制中心，2011；Zhang, et al., In press）。在静脉吸毒人群较多的地区，如云南省，流动人口HIV的患病率较高（Zhao, et al., 2005；高洪彩，2006；Zhang, et al., 2010）。据已有报道，广西南宁的流动人口的患病率最高（兰玲鲜，2011）。中国疾病预防控制中心估计2009年流动人口HIV患病率为0.08%（Meng, et al., 2011）。由于中国流动人口数目庞大，即使HIV的感染率仍然相对较低，HIV感染者数量也不少。

　　虽然 HIV 患病率在流动人口中并不是特别高，但持续的高危行为可能导致 HIV 进一步的传播。一项研究发现，20% 的流动人口发生过商业性行为（荆莉红等，2010）。关于流动人口性行为的研究发现，流动人口安全套使用率较低（魏莎莉等，2010；Wang, et al., 2010）。许多研究发现，仅 6%—10% 的流动人口与固定性伴侣发生性行为时经常使用安全套（Liu, et al., 2005；王豫林等，2006；徐烨，2010）。高危性行为风险的增加，将在他们返乡时，影响农村的伴侣或配偶。在返乡阶段流动人口的性传播疾病的流行情况目前尚无报告。

　　人乳头瘤病毒感染（HPV）是一种性传播疾病，可通过疫苗接种预防，会引起宫颈癌的发生（Shi, et al., 2008）。2011 年中国有 75434 例宫颈癌患者，其中 33914 例死于宫颈癌［WHO/ICO Information Centre on HPV and Cervical Cancer（HPV Information Centre）］。在中国，估计有近 12% 的女性感染了 HPV［WHO/ICO Information Centre on HPV and Cervical Cancer（HPV Information Centre）］，农村地区浸润性宫颈癌的发病率较高。有研究发现，香港的女性流动人口较本地户籍人口浸润性宫颈癌的发病风险高（Wong, et al., 2008）。虽然 HPV 疫苗已经在全球许多地区实施接种，但是中国并没有大范围实施 HPV 疫苗接种（Li, et al., 2011）。流动人口可能在迁入地发生高危性行为（Li, et al., 2004），使 HPV 感染及性传播疾病流行范围扩大。

（四）蚊媒传播疾病

　　许多主要的蚊媒传播疾病，包括流行性乙型脑炎、疟疾以及登革热在流动人口迁移前阶段更为常见。一项在中国江苏省的研究发现，25% 的疟疾病例都是从农村到城市的流动人口，而 26% 是去非洲的中国人（周华云等，2011）。从非洲返回的中国移民也带回了恶性疟疾传染病（高明，2008；单芙香等，2010）。流行性乙型脑炎（JE）是一种蚊媒传播疾病（单芙香等，2010），可通过疫苗预防。流动人口接种疫苗的比例较低，更有可能感染 JE。在 JE 的控制中，迁移前疾病负担较高以及疫苗接种率不高是流动人口 JE 流行的主要原因。与之前讨论的其他传染性疾病类似，疫苗接种率低与其在迁入地不能充分获得预防措施有关。往南亚及非洲国家迁移的中国人，在旅途中更容易遭受登革热和疟疾感染（Gao, et al., 2010）。

五　不同迁移阶段传染性疾病控制策略及干预

　　把传染性疾病与迁移过程联系起来探讨传染性疾病的负担及分布，将为相应的传染性疾病的监测和控制措施的制定提供思路。本节将探讨这五个迁移过程（迁移前阶段、迁移阶段、迁入地阶段、滞留阶段及返乡阶段）的每一个阶段已经应用于或是可以如何应用于改善流动人口健康状况（见图4）。

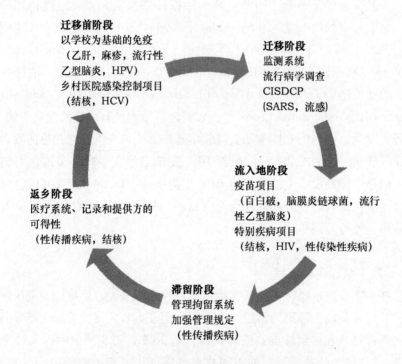

迁移前阶段
以学校为基础的免疫
（乙肝，麻疹，流行性
乙型脑炎，HPV）
乡村医院感染控制项目
（结核，HCV）

迁移阶段
监测系统
流行病学调查
CISDCP
(SARS，流感)

返乡阶段
医疗系统、记录和提供方的
可得性
（性传播疾病，结核）

流入地阶段
疫苗项目
（百白破，脑膜炎链球菌，流行
性乙型脑炎）
特别疾病项目
（结核，HIV，性传染性疾病）

滞留阶段
管理拘留系统
加强管理规定
（性传播疾病）

图4　特定迁移阶段传染性疾病控制政策的干预方法

注：SARS：严重急性呼吸综合征；HIV：人类免疫缺陷病毒；HPV：人类乳头瘤病毒。

　　首先，迁移前阶段是流动人口卫生政策改革非常重要的动力和潜在的切入点。虽然中国的卫生改革已经减少了传染性疾病的传播，但是在疾病负担和基础设施上仍然存在较大的不公平性（Ling, et al., 2011）。迁移前阶段的某种趋势，如农村地区疾病负担较高（尤其是结核和血液传播疾病）、疫苗接种率低（麻疹、流行性乙型脑炎、HPV），以及有限的卫生体系容纳能力共同导致了流动人口传染性疾病风险增加。为了应对迁移前地区 HBV 感染率较高的疾病负担问题，中国已经在一些农村地区实施了加强以学校为基础的 HBV 疫苗接种试点项目（Chen, et al., 2012）。中国的高入学率使得这一措施能够在一定范围内广泛应用。在农村地区也建立了血站的常规 HBV 筛查机构，增加了流动人口中年龄较大者被筛查的可及性（Zhang, et al., 2008）。以学校和以血站为基础的试点已经在 HBV 防治上取得了成功，将这些措施应用到其他可预防传染性疾病（流行性乙型脑炎、HPV 和麻疹）将会是非常有用的疾病控制策略。然而这些项目并不适用于结核和 HCV 感染等尚无疫苗预防的疾病。

在迁移前阶段之后，迁移阶段包括从离开迁出地之后到到达迁入地之前的阶段。在中国的环境下，这一过渡阶段往往在汽车或者火车中度过并有可能需要几个小时甚至几天的时间（DJ, 1999）。过渡阶段对于如 SARS 和流行性感冒等空气传播疾病尤其重要。流行性感冒具有较短的潜伏期（1—4 天）（Cui, et al., 2011），及时的监测系统在关键的迁移阶段更为重要。目前中国要求乘坐火车的乘客提供身份证或者护照，更容易在火车中广泛开展关于流行性感冒和其他空气传播疾病的流行病学调查。全国疾病控制和预防电子信息系统（CISDCP）也有助于更快速地获取过渡阶段病例报告（钟艳鹏，2005）。同时，中国常规的流行性感冒监测大多数仍然是通过医院病例报告（Yang, et al., 2009）而不是利用火车站和其他流动人口聚集地来进行。在流行性感冒爆发期间已经有小型的试点，主要是通过在学校开展广泛的体温监测（Fu, et al., 2011）。这样基于社区的监测可以扩展应用于火车站或者汽车站。在大多数车站中人流量非常大，给广泛实施监测带来了巨大的挑战。在这些地点进行选择性监测更为可行（中华人民共和国国家卫生和计划生育委员会，2004）。就理解和应对中国流动人口中通过空气传播的传染性疾病而言，过渡阶段是一个关键的阶段。

其次，迁入地阶段流动人口传染性疾病控制政策干预也同样非常重要。在中国，迁入地往往是城市地区（DJ, et al., 1999）。在迁入地开展的项目包括以流动儿童为目标人群的疫苗接种和针对成人流动人口的特定疾病项目。迁入地阶段干预有利于现有的城市公共卫生和医疗设施资源发挥作用。为了应对麻疹，2010 年中国卫生部决定在全国范围内开展免疫接种活动。免疫接种项目主要目标人群是学前儿童，结果显示该措施非常有效（罗凤基等，2009）。麻疹疫苗接种工作除了提供麻疹疫苗之外，还提供了脊髓灰质炎疫苗、百白破疫苗、脑膜炎和流行性乙型脑炎疫苗（罗凤基等，2009）。在结核控制领域，中国为流动人口提供了免费痰培养和"四药联合治疗"，但是这些项目并不涵盖住院费用以及其他自付医疗费用，可能阻碍了其可及性（Tobe, et al., 2011）。

再次，在迁入地针对特定疾病的干预已经用于 HIV 的监测和控制。直到现在，HIV 在流动人口中的预防措施仍然没有引起重视。在过去两年，全国 HIV 哨点监测并没有覆盖流动人口（Burke, 2008）。据估计，目前 HIV 预防项目仅仅覆盖少于 1% 的流动人口（Qian, et al., 2007）。在中国极少的 HIV 相关干预项目是针对流动人口的（陈然，2009；Lin, 2010）。大多数 HIV 流动人口干预致力于增加对 HIV 的认识而不是行为的改变。而且大多数干预研究既没有理论基础，又仅在小范围内开展试点（计国平等，2009；Lin, et al., 2010；Ling, et al., 2011），因此仍然需要更多的研究去探讨流动人口行为干预的有效性和可行性。

最后，在迁入地阶段的传染性疾病控制干预已经开始在性传播疾病的预防和控制中实施。大多数项目和资源集中于 HIV 控制领域，而其他性传播疾病的控制项目则获得较少的资源及实施项目（Tucker, et al., 2011）。性传播疾病的控制干预措施已经在中国南部地区的女性流动人口中开展了试点工作（Qian, et al., 2007；Wong, et al., 2008；姜晓梅等，2011）。在流动人口中成功的试点项目需要扩大，并且需要开展评估其成本效果的研究。对于完善流动人口卫生体系而言，利用迁入地阶段进行传染性疾病控制干预既是重要的，又是可行的。

除了免疫接种和在迁入地阶段针对特定疾病进行控制干预外，城市地区结构化的卫生体系可有效减轻迁入地传染性疾病负担。流动人口没有医保是导致卫生保健延迟诊断的主要原因，而诊断延迟又可能导致其他并发症的产生。流动人口医疗保险计划已经在中国许多地区实行（陈金喜等，2005；Zhao, et al., 2011）。例如，上海流动人口可获得上海流动人口医院的保险以及新农村合作医疗保险（Zhao, et al., 2011）。将这些新项目转化为有效的、全面的计划仍然需要时间，但对于迁入地传染性疾病控制具有重要作用。其他结构性干预，如采取措施减少医疗卫生服务提供者对流动人口的歧视，对于促进求医行为以及建立医生和病人相互信任的关系是有效的手段。

滞留阶段是指被拘留或者临时居住的情况，主要见于非自愿的流动人口（Zimmerman, et al., 2011）。在过去的30年内，中国大量的城乡流动人口加速了经济的增长，只有相当少的城乡流动人口是非自愿流动的。在中国，女性性工作者可能增加性传播疾病感染的风险。女性性工作者常常被罚款、拘留或者进入劳教所（Tucker, et al., 2010）。由于卖淫而被拘留的女性并不会上法庭，而是通过拘留所处理，往往由警察作出决定。虽然滞留阶段并非制定有效策略的阶段，但流动人口所处的伦理和社会环境对于保证流动人口的健康具有重要作用。

返乡阶段是指流动人口暂时或者永久返回迁出地的阶段。这一阶段体现了流动人口在城市迁入地获得传染性疾病后向迁出地传播的过程。在中国，很少研究针对流动人口的迁出地开展，限制了我们对流动人口行为如何影响其迁出地的了解。在中国农村地区，较高的性传播疾病患病率并没有增加性传播疾病的风险（Hong, et al., 2009），但是却增加了流动人口返回时仍带有未治愈的性传播疾病的可能性。有研究表明流动人口返回迁出地仍可能有高危性行为（Li, et al., 2007），在中国已有包括返乡阶段的关于结核病检测和治疗的新模型。一个包含60个县的试点项目为所有人包括流动人口提供结核检测和治疗服务，在接受治疗过程中，个人的治疗记录会跟随个人一同迁移（Li, et al., 2010）。2006—2008年，这一新系统对将近2300万的流动人口进行结核筛查，该系统对结核的治愈率高达90%。因此，该试点项目逐渐扩大到全国范围，这也解释了流动与结核传播之间的关系。迁出地和迁入地卫生体系、医疗记录及医务人员的可及性都至关重要。如果流动人口在城市地区必须自付医疗费用，他们就可能回到农村迁出地以减少卫生服务费用的支出。许多扩大流动人口健康保险的试点项目的有效性仍需更大范围进一步的研究来证明。

六　结论

我们对中国人口迁移与传染性疾病的有关情况进行了分析，为迁移相关健康政策的发展提供了一些重要线索。流动人口的流动特征使许多传染性疾病扩散，但是一些促使迁移的社会力量也可用于实施更持续和有效的监测和干预。疫苗可预防的疾病（如麻疹、HBV和HPV）还在传播，表明无论是农村居民还是城市流动人口，都需要有更为稳健的提供疫苗接种的卫生体系提供保障。另一个需要重点考虑的是结合不同地区的疾病控制机制，结核病的控制试点已经取得一定的效果，为这一措施的可行性提供了依据。一个交叉主题是，医疗保健不充分且医疗保险覆盖不足，促使流动人口到无执业医师执照的机构及其他非正规机构就诊。有效的试点项目需要进一步扩大，同时需要开展新的项目以使流动人口获得健康平等。

参考文献

Reported measles cases and incidence rates by WHO Member States, 2011. Geneva: WHO; 2011.

Benefo K. D. 2008. "Determinants of Zambian men's extra-marital sex: A multi-level analysis." *Archives of Sexual Behavior*, Vol. 37, No. 4, pp. 517 – 529.

Biao X. 2005. *Migration and Health in China: Problems, Obstacles and Solutions.* Asian MetaCentre for Population and Sustainable Development Analysis. Singapore.

Biao X. 2003. "SARS and Migrant Workers in China." *Asian and Pacific Migration Journal*, Vol. 12, pp. 467 – 499.

Booth C. M., Matukas L. M., Tomlinson G. A., Rachlis AR, Rose DB, Dwosh HA, et al. 2003. "Clinical features and short-term outcomes of 144 patients with SARS in the greater Toronto area." *JAMA*, Vol. 289, No. 21, pp. 2801 – 2809.

Burke R. C., Sepkowitz K. A., Bernstein K. T., Karpati A. M., Myers J. E., Tsoi BW, et al. 2007. "Why don't physicians test for HIV? A review of the US literature." *AIDS*, Vol. 21, No. 12, pp. 1617 – 1624.

Cao, H. J. 2010. "HIV and sexually transmitted disease prevalence, risk behaviors, and stigma against people living with HIV/AIDS among migrant women living in Shanghai, China." US: ProQuest Information & Learning. University of California, Los Angeles.

Chan D. P., Lee S. S., Lee KC. 2011. "The effects of widespread methadone treatment on the molecular epidemiology of hepatitis C virus infection among injection drug users in Hong Kong. " *J Med Virol*, Vol. 83, No. 7, pp. 1187 – 1194.

Chen J. J. , Chang E. T. , Chen Y. R. , Bailey M. B. , So S. K. 2012. "A model program for hepatitis B vaccination and education of schoolchildren in rural China. " *Int J Public Health*. Vol. 57, No. 3, pp. 581 – 588.

Cui F. , Luo H. , Zhou L. , Yin D. , Zheng C. , Wang D. , et al. 2011. "Transmission of pandemic influenza A (H1N1) virus in a train in China. " *J Epidemiol*, Vol. 21, No. 4, pp. 271 – 277.

Custer B. , Sullivan S. D. , Hazlet T. K. , Iloeje U. , Veenstra D. L. , Kowdley KV. 2004. "Global epidemiology of hepatitis B virus. " *Journal of Clinical Gastroenterology*, Vol. 38, No. 10, Suppl 3, pp. S158 – 168.

Dong R. , Qiao X. , Jia W. , Wong M. , Qian H. , Zheng X. , et al. 2011. "HIV, HCV, and HBV co-infections in a rural area of Shanxi province with a history of commercial blood donation. " *Biomed Environ Sci*, Vol. 24, No. 3, pp. 207 – 213.

Fan C. C. 2008. *China on the Move: Migration, the State and the Household.* London and New York: Routledge, pp. 196 – 937.

Fang L. Q. , Wang L. P. , de Vlas S. J. , Liang S. , Tong S. L. , Li Y. L. , et al. 2009. "Geographical spread of SARS in mainland China. " *Trop Med Int Health*, Vol. 14, Suppl1, pp. 14 – 20.

Fang L. Q. , de Vlas S. J. , Feng D. , Liang S. , Xu Y. F. , Zhou J. P. , et al. 2012. "Distribution and Risk Factors of 2009 Pandemic Influenza A (H1N1) in Mainland China. " *Am J Epidemiol*, Vol. 175, No. 9, pp. 890 – 897.

Feng L. , Mounts A. W. , Feng Y. , Luo Y. , Yang P. , Feng Z. , et al. 2010. "Seasonal influenza vaccine supply and target vaccinated population in China, 2004 – 2009. " *Vaccine*, Vol. 28, No. 41, pp. 6778 – 6782.

Fu J. , Chen S. , Chen J. , Wang J. , Ling C. 2011. "Epidemiological characteristics of Pandemic Influenza A (H1N1 – 2009) in Zhanjiang, China. " *PanAfrican Medical Journal*, Vol. 10, p. 54.

Fu Y. , Xia W. , Wang Y. , Tian L. , Pybus O. G. , Lu L. , et al. 2010. "The seroprevalence of hepatitis C virus (HCV) among 559890 first-time volunteer blood donors in China reflects regional heterogeneity in HCV prevalence and changes in blood donor recruitment models. " *Transfusion*, Vol. 50, No. 7, pp. 1505 – 1511.

Gao X. , Nasci R. , Liang G. 2010. "The neglected arboviral infections in mainland China. " *PLoS neglected tropical diseases*, Vol. 4, No. 4, p. e624.

Hesketh T. , Ye X. J. , Li L. , Wang H. M. . 2008. "Health status and access to health care of migrant workers in China. " *Public Health Rep*, Vol. 123, No. 2, pp. 189 – 197.

Ho M. J. 2004. "Sociocultural aspects of tuberculosis: a literature review and a case study of immigrant tuberculosis. " *Soc Sci Med*, Vol. 59, No. 4, pp. 753 – 762.

Hong Y. , Li X. , Yang H. , Fang X. , Zhao R. 2009. "HIV/AIDS-related sexual risks and migratory status among female sex workers in a rural Chinese county. " *AIDS Care*, Vol. 21, No. 2, pp. 212 – 220.

Hsu L. Y. , Lee C. C. , Green J. A. , Ang B. , Paton N. I. , Lee L. , et al. 2003. "Severe acute respiratory syndrome (SARS) in Singapore: clinical features of index patient and initial contacts. " *Emerg Infect Dis*, Vol. 9, No. 6, pp. 713 – 717.

Hu X. , Cook S. , Salazar M. A. 2008. "Internal migration and health in China. " *The Lancet*, Vol. 372, No. 9651, pp. 1717 – 1719.

Hui D. S. , Chan P. K. 2010. "Severe acute respiratory syndrome and coronavirus " *Infect Dis Clin North Am*, Vol. 24, No. 3, pp. 619 – 638.

Keiser O. , Tweya H. , Boulle A. , Braitstein P. , Schecter M. , Brinkhof M. W. , et al. 2009. "Switching to second-line antiretroviral therapy in resource-limited settings: Comparison of programmes with and without viral load monitoring. " *AIDS*, Vol. 23, No. 14, pp. 1867 – 1874.

Law W. S. , Yew W. W. , Chiu Leung C. , Kam K. M. , Tam C. M. , Chan C. K. , et al. 2008. "Risk factors for multidrug-resistant tuberculosis in Hong Kong. " *Int J Tuberc Lung Dis*, Vol. 12, No. 9, pp. 1065 – 1070.

Li J. , Kang L. N. , Qiao Y. L. 2011. "Review of the cervical cancer disease burden in mainland China. " *Asian Pacific Journal of Cancer Prevention*, *APJCP*, Vol. 12, No. 5, pp. 1149 – 1153.

Li X. , Fang X. , Lin D. , Mao R. , Wang J. , Cottrell L. , et al. 2004. "HIV/STD risk behaviors and perceptions among rural-to-urban migrants in China. " *AIDS Educ Prev*, Vol. 16, No. 6, pp. 538 – 556.

Li X. , Zhang H. , Jiang S. , Wang J. , Liu X. , Li W. , et al. 2010. "Active pulmonary tuberculosis case detection and treatment among floating population in China: an effective pilot. " *J Immigr Minor Health*, Vol. 12, No. 6, pp. 811 – 815.

Li X. , Zhang L. , Stanton B. , Fang X. , Xiong Q. , Lin D. 2007. "HIV/AIDS-related sexual risk behaviors among rural residents in China: potential role of rural-to-urban migration. " *AIDS Educ Prev*, Vol. 19, No. 5, pp. 396 – 407.

Liang X. , Bi S. , Yang W. , Wang L. , Cui G. , Cui F. , et al. 2009. "Epidemiological serosurvey of Hepatitis B in China-Declining HBV prevalence due to Hepatitis B vaccination. " *Vaccine*, Vol. 27, No. 47, pp. 6550 – 6557.

Liang X. , Bi S. , Yang W. , Wang L. , Cui G. , Cui F. , et al. 2009. "Evaluation of the impact of hepatitis B vaccination among children born during 1992 – 2005 in China. " *J Infect Dis*, Vol. 200, No. 1, pp. 39 – 47.

Lin D. H. , Li X. M. , Stanton B. , Fang X. Y. , Lin X. Y. , Xu X. Y. N. , et al. 2010. "Theory-based HIV-related sexual risk reduction prevention for Chinese female rural-to-urban migrants. " *AIDS Educ Prev*, Vol. 22, No. 4, pp. 344 – 355.

Ling R. E. , Liu F. , Lu X. Q. , Wang W. 2011. "Emerging issues in public health: A perspective on China's healthcare system. " *Public Health Rep*, Vol. 125, No. 1, pp. 9 – 14.

Liu H. J. , Li X. M. , Stanton B. , Liu H. , Liang G. J. , Chen X. G. , et al. 2005. "Risk factors for sexually transmitted disease among rural-to-urban migrants in China: Implications for HIV/sexually transmitted disease prevention. " *AIDS Patient Care and STDs*, Vol. 19, No. 1, pp. 49 – 57.

Meng X. , Wang L. , Chan S. , Reilly K. H. , Peng Z. , Guo W. , et al. 2011. "Estimation and projection of the HIV epidemic trend among the migrant population in China. " *Biomed Environ Sci*, Vol. 24, No. 4, pp. 343 – 348.

Orcau A. , Cayla J. A. , Martinez J. A. 2011. "Present epidemiology of tuberculosis. Prevention and control programs. " *Enfermedades Infecciosas y Microbiología Clínica* 29, Supplement 1, Vol. 0, pp. 2 – 7.

Pang X. , Zhu Z. , Xu F. , Guo J. , Gong X. , Liu D. , et al. 2003. "Evaluation of control measures implemented in the severe acute respiratory syndrome outbreak in Beijing. " *JAMA*: *Journal of the American Medical Association*, Vol. 290, No. 24, pp. 3215 – 3221.

Qian X. , Smith H. , Huang W. , Zhang J. , Huang Y. , Garner P. 2007. "Promoting contraceptive use among unmarried female migrants in one factory in Shanghai: A pilot workplace intervention. " *BMC Health Serv Res*, Vol. 7, p. 77.

Shi J. F. , Qiao Y. L. , Smith J. S. , Dondog B, Bao Y. P. , Dai M. , et al. 2008. "Epidemiology and prevention of human papillomavirus and cervical cancer in China and Mongolia. " *Vaccine*, Vol. 26, Suppl 12, pp. M53 – 59.

Solinger D. J. (eds.) . 1999. *Contesting Citizenship in Urban China* : *Peasant Migrants, the State, and the Logic of the Market.* Berkeley, University of California Press.

Sun J. , Chen J. , Yao Y. , Zhang R. , Zheng Y. , Liu L. , et al. 2010. "Minimum effective plasma concentration of efavirenz in treatment-naive Chinese HIV-infected patients. " *Int J STD AIDS*, Vol. 21, No. 12, pp. 810 – 813.

Sun M. , Ma R. , Zeng Y. , Luo F. , Zhang J. , Hou W. 2010. "Immunization status and risk factors of migrant children in densely populated areas of Beijing, China. " *Vaccine*, Vol. 28, No. 5, pp. 1264 – 1274.

Sun Z. , Ming L. , Zhu X. , Lu J. 2002. "Prevention and control of hepatitis B in China. " *J Med Virol*, Vol. 67, No. 3, pp. 447 – 450.

Tobe, R. G. , Xu L. , Song P. , Huang Y. 2011. "The rural-to-urban migrant population in China: Gloomy prospects for tuberculosis control. " *Biosci Trends*, Vol. 5, No. 6, pp. 226 – 230.

Tucker J. , Ren X. , Sapio F. 2010. "Incarcerated sex workers and HIV prevention in China: Social suffering and social justice countermeasures. " *Soc Sci Med*, Vol. 70, No. 1, pp. 121 – 129.

Tucker J. D. , Cohen M. S. 2011. "China's syphilis epidemic: Epidemiology, proximate determinants of spread, and control responses. " *Curr Opin Infect*

Dis, Vol. 24, No. 1, pp. 50 – 55.

Wang L. , Wang X. 2012. "Influence of temporary migration on the transmission of infectious diseases in a migrants' home village. " *J Theor Biol*, Vol. 300, pp. 100 – 109.

Wang L. , Wang Y. , Jin S. , Wu Z. , Chin D. P. , Koplan J. P. , et al. 2008. "Emergence and control of infectious diseases in China. " *Lancet*, Vol. 372, No. 9649, pp. 1598 – 1605.

Wang N. , Wang L. , Wu Z. , Guo W. , Sun X. , Poundstone K. , et al. 2010. "Estimating the number of people living with HIV/AIDS in China: 2003 – 09. " *Int J Epidemiol*, Vol. 39, Suppl 2, pp. ii21 – 28.

Wang W. , Wang J. , Zhao Q. , Darling N. D. , Yu M. , Zhou B. , et al. 2011. "Contribution of rural-to-urban migration in the prevalence of drug resistant tuberculosis in China. " *Eur J Clin Microbiol Infect Dis*, Vol. 30, No. 4, pp. 581 – 586.

Wang W. , Wei C. , Buchholz M. E. , Martin M. C. , Smith B. D. , Huang ZJ, et al. 2010. "Prevalence and risks for sexually transmitted infections among a national sample of migrants versus non-migrants in China. " *International Journal of STD and AIDS*, Vol. 21, No. 6, pp. 410 – 415.

Wang Y. , Jia J. 2011. "Control of hepatitis B in China: Prevention and treatment. " *Expert Rev Anti Infect Ther*, Vol. 9, No. 1, pp. 21 – 25.

Wong M. Y. , Leung C. C. , Tam C. M. , Kam K. M. , Ma C. H. , Au K. F. 2008. "TB surveillance in correctional institutions in Hong Kong, 1999 – 2005. " *Int J Tuberc Lung Dis*, Vol. 12, No. 1, pp. 93 – 98.

Wong W. C. , Wun Y. T. , Chan K. W. , Liu Y. 2008. "Silent killer of the night: A feasibility study of an outreach well-women clinic for cervical cancer screening in female sex workers in Hong Kong. " *Int J Gynecol Cancer*, Vol. 18, No. 1, pp. 110 – 115.

Yang P. , Duan W. , Lv M, Shi W, Peng X, Wang X, et al. 2009. "Review of an influenza surveillance system, Beijing, People's Republic of China. " *Emerg Infect Dis*, Vol. 15, No. 10, pp. 1603 – 1608.

Yip WC, Hsiao WC, Chen W, Hu S, Ma J, Maynard A. 2012. "Early appraisal of China's huge and complex health-care reforms. " *The Lancet*,

Vol. 379, No. 9818, pp. 833 – 842.

Zhang G. L., Wong M., Yi P., Xu J. J., Li B. S., et al. 2010. "HIV – 1 and STIs prevalence and risk factors of miners in mining districts of Yunnan, China." *J Acquir Immune Defic Syndr*, Vol. 53, Suppl 1, pp. S54 – 60.

Zhang L., Chow E. P. F., Jahn H. J., Kraemer A., Wilson D. P. 2013. "High HIV Prevalence and Risk of Infection among Rural-to-urban Migrants in Various Migration Stages in China: A Systematic Review and Meta-Analysis." *Sexually Transmitted Diseases*, Vol. 40, No. 2, pp. 136 – 147.

Zhang L., Zhang P., Wang F., Zuo L., Zhou Y., Shi Y., et al. 2008. "Prevalence and factors associated with CKD: A population study from Beijing." *Am J Kidney Dis*, Vol. 51, No. 3, pp. 373 – 384.

Zhao D. H., Rao K. Q., Zhang Z. R. 2011. "Coverage and utilization of the health insurance among migrant workers in Shanghai, China." *Chinese Medical Journal*, Vol. 124, No. 15, pp. 2328 – 2334.

Zhao R., Gao H., Shi X., Tucker J. D., Yang Z., Min X., et al. 2005. "Sexually transmitted disease/HIV and heterosexual risk among miners in townships of Yunnan Province, China." *AIDS Patient Care and STDs*, Vol. 19, No. 12, pp. 848 – 852.

Zheng J., Zhou Y., Wang H., Liang X. 2010. "The role of the China Experts Advisory Committee on Immunization Program." *Vaccine*, Vol. 28, Suppl 1, pp. A84 – 87.

Zhu L., Qin M, Du L., Xie R. H., Wong T., Wen S. W. 2010. "Maternal and congenital syphilis in Shanghai, China, 2002 to 2006." *Int J Infect Dis*, Vol. 14, Suppl 3, pp. e45 – 48.

Zimmerman C., Kiss L., Hossain M. 2011. "Migration and health: a framework for 21st century policy-making." *PLoS Med*, Vol. 8, No. 5, pp. e1001034.

蔡炜、吕建业、王娜：《荷泽市外出务工者性传播疾病的调查》，《淮海医药》2005 年第 4 期。

陈金喜、夏挺松、胡晓霞等：《深圳市流动人口社区卫生服务利用及其影响因素分析》，《中国全科医学》2005 年第 19 期。

陈然：《皖北地区男性农民工艾滋病行为干预模式研究》，硕士学位论文，安徽医科大学，2009 年。

单芙香、程锦泉、牟瑾等：《2009 年深圳市劳务工乙型脑炎抗体水平调查分析》，《中华预防医学杂志》2010 年第 9 期。

杜昕、刘二勇、成诗明：《2010 年全国登记流动人口新涂阳肺结核患者特征分析》，《中国防痨杂志》2011 年第 8 期。

高洪彩：《云南省某地艾滋病病毒和其他性传播感染的流行病学研究》，硕士学位论文，东南大学，2006 年。

高洁、何寒青、沈纪川等：《浙江省一起由免疫接种空白导致的流动人口麻疹暴发》，《中华流行病学杂志》2010 年第 10 期。

高明：《在乌干达务工及回国人员疟疾病例报告》，《中国寄生虫学与寄生虫病杂志》2008 年第 3 期。

龚建明、李雷、王昊鹏等：《注射吸毒人群 HCV 感染相关因素的分析》，《药物生物技术》2011 年第 1 期。

郭怀军、高凤华、刘春等：《宁阳县外出务工人员防治艾滋病健康教育与行为干预效果评价》，《预防医学论坛》2010 年第 10 期。

国家卫生计生委疾病预防控制局：《2004—2012 年度全国法定传染病疫情》，2011 年 10 月，http：//www. nhfpc. gov. cn/jkj/pgzdt/list_ 4. shtml。

洪培昆、曾献礼、赖青波等：《晋江市 2010 年流动人群艾滋病哨点监测结果分析》，《吉林医学》2010 年第 36 期 。

胡绍源、袁飞、石作宏等：《贵阳市流动人口 HIV 感染状况调查及危险行为干预研究》，《贵州医药》2003 年第 2 期。

计国平、洪涛、董华等：《安徽省农民工艾滋病传播材料开发和使用活动及其效果评价》，《疾病控制杂志》2009 年第 1 期。

姜世闻、王嘉、刘小秋等：《中国流动人口结核病控制现状及进展》，载《2008 年中国防痨协会结核病控制专业委员会学术研讨会论文集》，乌鲁木齐出版社 2008 年版。

姜晓梅、任姗姗、侯丽艳等：《工厂流动人口避孕药具推广干预的效果分析》，《卫生研究》2011 年第 1 期。

蒋幼芳、任娟、蔡玉群等：《浙江省女性流动人口艾滋病知识调查和 HIV/梅毒感染状况分析》，《浙江医学》2010 年第 5 期。

荆莉红、蔡日恩、史义才等：《2009 年山西省阳泉市艾滋病哨点监测结果分析》，《疾病监测》2010 年第 7 期。

兰玲鲜：《流动人口艾滋病防治知识和感染率调查》，《现代预防医学》2011 年第 13 期。

李东民、刘亚薇、黄芸等：《外来务工人员艾滋病知识、行为和艾滋病病毒感染状况调查》，《中国健康教育》2007 年第 5 期。

罗凤基、刘方、张菁等：《北京市朝阳区外来学龄前儿童强化查漏补种效果评价》，《中国疫苗和免疫》2009 年第 3 期。

孟晓军、王璐、孟向东等：《农民工艾滋病相关知识、行为及感染状况调查》，《现代预防医学》2010 年第 14 期。

阮建军、骆淑英、朱碧香等：《义乌市流动人口艾滋病哨点监测结果分析》，《浙江预防医学》2010 年第 10 期。

谈晔、汪涛、李雷等：《2010 年中山市流动人口艾滋病和梅毒感染率调查》，《实用预防医学》2011 年第 5 期。

唐慧玲、吴振华、徐跃进等：《东阳市外出务工人员艾滋病感染现状与相关知识调查》，《现代预防医学》2009 年第 6 期。

陶红兵、叶建君、苗卫军等：《农村活动性肺结核患者密切接触者发病因素分析》，《中国公共卫生》2010 年第 2 期。

王联君、周莹、刘世炜：《北京市崇文区外来从业人员 HIV 和 HBsAg 感染现状调查》，《中国预防医学杂志》2006 年第 6 期。

王豫林、丁贤彬、易辉容等：《流动人口艾滋病防治知识和感染率调查》，《中国公共卫生》2006 年第 11 期。

魏莎莉、周生建、覃致远等：《重庆市主城区建筑农民工艾滋病防治知识、态度和高危行为调查》，《中国计划生育学杂志》2010 年第 7 期。

吴双胜、杨鹏、李海月等：《2007—2010 年北京市 18 岁以上居民流行性感冒疫苗接种情况及阻碍因素》，《中华预防医学杂志》2011 年第 12 期。

肖云、吴金灿、黄家胜等：《563 名外出农民工 HIV 监测和相关知识态度行为调查》，《实用预防医学》2007 年第 1 期。

邢爱华、王丽艳、王敬军等：《陕西省外出务工返乡人员 HIV 和梅毒感染状况及相关行为调查》，《中国艾滋病性病》2007 年第 3 期。

徐烨：《上海市崇明县长兴岛 400 名外来务工人员艾滋病监测分析》，《中国社会医学杂志》2010 年第 5 期。

严智昭、陈志波：《2006 年崇阳县农民工哨点监测结果分析》，《咸宁学院学报（医学版）》2007 年第 6 期。

易再明、李先平、熊亚珩等：《对某县外出返乡农民工艾滋病预防知识知晓率与 HIV 感染的调查》，《实用预防医学》2008 年第 5 期。

张贻庆、术洪英、刘德艳等：《农民工艾滋病防治知识、行为及感染状况调查》，《中国公共卫生》2008 年第 1 期。

赵秀昌、张杰民、陈仁忠：《美沙酮维持治疗脱失原因调查》，《应用预防医学》2010 年第 4 期。

中国疾病预防控制中心性病艾滋病预防控制中心：《中国艾滋病疫情估计》，2012 年 1 月 29 日，http：//www. chinaids. org. cn/fzdt/zxdd/201201/t20120129_ 1745902. htm。

中华人民共和国国家卫生和计划生育委员会：《人禽流感病毒疾病预防控制的通知》，2011 年 10 月，原卫生部网站。

钟艳鹏：《疾病预防控制信息系统的设计与实现》，硕士学位论文，华东师范大学，2005 年。

周华云、王伟明、曹俊等：《2009 年江苏省疟疾疫情流行病学分析》，《中国血吸虫病防治杂志》2011 年第 4 期。

中国流动工人职业伤害研究文献综述

Courtland Robinson[①]　石景容[②]　张晓歌[③]　Bernice Kuang[④]

Bettina Gransow[⑤]　Apo Leong[⑥]　郑广怀[⑦]

摘要　随着中国从发展中国家快速转变成为现代工业化国家，居民疾病负担也从传染性疾病逐渐向包括职业病和工伤在内的慢性疾病转移。队伍越来越庞大的工人群体在遭受职业健康伤害方面首当其冲。目前中国有8亿劳动工人，其中有2.36亿流动工人，其中大部分为农村户籍流动工人（《中国流动人口发展报告2013》）。尽管中国政府出台了新的促进工人职业健康与安全的法律法规，但我们通过对中英文相关文献的系统回顾发现：流动工人的职业伤害发生率高于非流动工人，并且在采矿业、建筑业、制造业和交通运输行业从业的流动工人发生职业伤害的风险最高；由于男性流动工人更可能从事高风险行业工作，所以其遭受职业伤害的可能性也相应地比女性流动工人高出1—6倍；职业伤害的其他危险因素还包括教育程度低、工作技能差和工作时间较长。虽然流动工人职业伤害的风险高、负担重，但与本地工人相比较，他们的工伤保险参保率却远远低于前者；工作经常变动或在非重要岗位从业的流动工人甚至不太可能拥有工

---

① Courtland Robinson（crobinso@jhsph.edu）（通讯作者），约翰霍普金斯大学布隆伯格公共卫生学院副教授。

② 石景容，中山大学流动人口卫生政策研究中心，中山大学公共卫生学院医学统计与流行病学系。

③ 张晓歌，约翰霍普金斯大学布隆伯格公共卫生学院。

④ Bernice Kuang，约翰霍普金斯大学布隆伯格公共卫生学院。

⑤ Bettina Gransow，柏林自由大学教授。

⑥ Apo Leong，香港社会保障学会。

⑦ 郑广怀，中山大学社会学与人类学院。

伤保险。本研究系统地检索了 PubMed、Scopus 和 Web of Science 三个数据库的主要英文文献，以及中国学术期刊网络出版数据库（CNKI）和万方数字化期刊数据库（以下简称"万方"）两个数据库的主要中文文献。完整的检索应包括 1979—2012 年发表的所有文献，但本研究重点关注的是 2000 年以后发表的文献。从最初获取的 3577 篇中英文文献中，经过筛选最终确定把 46 篇文献纳入回顾分析。纳入的文献主要来自同行评审的期刊，这些文献对流动人口职业伤害或职业相关伤害的一手或二手数据进行了分析，并且明确地阐述了研究设计和研究方法。

　　未来需要全方位地开展更多关于流动工人职业健康（包括职业伤害、职业病和职业相关疾病）的循证研究，对促进职业健康和安全的项目进行评估，努力提高流动工人的服务可及性（包括最初的治疗、随访和赔偿），扩大医疗保险的覆盖率。全面解决流动人口所存在的问题将会任重道远，但我们期待国家和社会通过建立循证的决策体制和完善相应的法律法规来保障和改善这一脆弱人群的职业健康与安全。

一　研究背景

　　在世界范围内，劳动是维持人类生存的一个必要途径，同时也对人类健康带来深远影响。据世界卫生组织（World Health Organization，WHO）估计，在 2000 年全球特定职业病[①]和工伤导致了 85 万人死亡和大约 2.4 亿健康寿命年损失（Nelson, et al., 2005）。全球死因首位为慢性阻塞性肺疾病（COPD）（37%）和意外伤害（37%），排第二位的是气管、支气管疾病或肺癌（12%）。总体来看，在职业病和职业伤害的疾病负担方面，发展中国家高于发达国家，男性高于女性。男性的总的疾病负担大概是女性的 5 倍，男性与女性死亡（706000 vs.144000）和伤残调整寿命年（DALYs）（19656000 vs.4038000）（Nelson, et al., 2005）[②] 也存在同样的

---

　　① 特定的除伤害以外的职业危险因素，包括人体工程学压力因素、噪声、导致 COPD 的因素、铍、镉、铬、柴油机尾气、镍、砷、石棉、硅化物（引起气管、支气管的病变和肺癌）、苯化物、环氧乙烷、电离辐射（致白血病），其他引起间皮瘤、矽肺、石棉肺和煤工尘肺等危险因素。

　　② 伤残调整寿命年（DALY），是一个定量的计算因死亡和早死所造成的健康寿命损失的综合指标，按照 WHO 标准规定："理想"寿命年限为女性 82.5 岁，男性 80 岁。

差距。

全球每年因职业伤害所造成的损失为30万死亡人数和1050万伤残调整寿命年，这相当于是每年每一千名工人就损失3.5年的健康寿命年（Concha-Barrientos, et al., 2005）。发展中国家和男性人群因职业伤害所遭受的损失尤其惨重。男性职业伤害所致死亡占男性所有死因的12.9%，相比之下女性的比例为1.5%（Concha-Barrientos, et al., 2005）。

在过去几十年中国已从较落后的发展中国家向现代工业化国家过渡，疾病负担也从传染性疾病逐渐向包括职业病和工伤在内的慢性疾病转移。队伍越来越庞大的工人群体则在遭受职业健康伤害方面首当其冲。中国目前有8亿劳动工人，其中有25278万农村流动到城市的外来务工人员，即流动工人（中国国家统计局，2011）①。相应的，人口流动引起很多与健康相关的问题，中国的医疗卫生服务提供者和政策制定者已开始重点关注流动工人以下三个方面的健康问题：传染性疾病、孕产妇保健和职业病与工伤（Hu, et. al., 2008）。

如同其他流动人口或移民，中国农村户籍流动人口的健康状况普遍比留在农村的那部分人要好，即我们熟知的"健康移民效应"。关于这点也有不少相反的意见：相对于城镇常住居民，农村户籍流动人口更可能罹患传染性疾病，他们的妇幼健康状况更差，他们面临着更高的性传播疾病风险、更多的精神心理压力和更少的城市医疗保障（Chen, 2011）。此外，由于流动工人是产业工人的主力军，并且大多从事制造业（36.0%）、建筑业（17.7%）等高风险行业（中国国家统计局，2011），他们还面临更加严峻的职业健康与安全问题。

大多数流动工人集中在中小型企业和乡镇企业。这些企业工作条件恶劣，职业病和工伤事件频发，尤其是在私人煤矿企业和外商投资的国内私人制造业中更是如此，此类新闻报道广泛见诸国内外媒体（Chen, et al., 2010）。2003年统计资料显示，约80%的流动工人死亡事件发生于煤矿、建筑和涉及有毒有害化学品的行业（王剑等，2012）。另外，流动工人的健康安全意识低（Shi, et al., 2012）、工伤保险（23.6%）和医疗保险覆

---

① 本文中"流动人口"指的是离开自己户籍所在地而居住和工作在中国范围内其他地方长达6个月以上的中国公民。其中"农民工"即"农村到城市务工人员"，包括本地农民工和外来农民工。中国2012年共有15863万外来农民工和9415万本地农民工。出处：http: www.stats.gov.cn/tjfx/fxbg/t20120427_402801903.htm.，访问时间2012年6月24日。

盖率（16.7%）低（中国国家统计局，2011）①，使得他们成为职业健康与安全的脆弱人群。

新中国成立后最初10年，职业卫生服务的重点一直放在研究职业病与工伤治疗的职业医学、监测评价工人工作环境的劳动卫生和分析化学物质毒性特征的工业毒理学方面（Liang and Xiang，2004）。到20世纪70年代末，随着中国对外经济的改革和政策开放，职业健康关注内容也扩大到包括从疾病治疗到降低风险、职业健康和安全预防的范畴（Liang and Xiang，2004；Lee，2004）。2001年颁发的《中华人民共和国职业病防治法》是"第一部国家层面的全面的职业卫生法律"，并且成为"实施职业卫生限值（occupational exposure limits，OELs）的法律依据"（Liang and Xiang，2004）。在这部法律中有七条是关于前期预防、劳动过程中的防护与管理、职业病诊断与职业病病人保障（此法律里明确规定了115种法定职业病）、监督检查和劳动者就业单位的法律责任（其惩罚力度从警告、罚款、吊销营业执照到刑事处罚）。2011年6月，全国人民代表大会常务委员会开始对该法律进行修订，并于2011年12月31日的第十一届第24次会议通过了《关于修改〈中华人民共和国职业病防治法〉的决定》，该法律从公布之日起开始施行。

新的《职业病防治法》将原来规定的"国务院卫生行政部门统一负责全国职业病防治监督管理工作"改为"国务院安全生产监督管理部门、卫生行政部门、劳动保障行政部门依照本法和国务院确定的职责，负责全国职业病防治的监督管理工作"。这使得疑似职业病患者更易获得相应的诊断和赔偿（Chen and Yan，2011）。

2002年颁布实施的《中华人民共和国安全生产法》要求生产经营单位必须对劳动者进行专门的安全生产教育和培训，提供符合国家标准或者行业标准的劳动防护用品。生产经营单位对本单位安全生产工作负责，建立健全本单位安全生产责任制，指定专门人员负责安全生产管理工作，并及时、如实报告生产安全事故。工会或其他劳动组织有权对安全问题进行监督和提出意见。同时，根据2008年实施的《中华人民共和国劳动合同

---

① 工伤保险覆盖率在2008年的21.9%基础上有轻微的增加（Qiao，2010），流动工人的其他社会保险的参保率则更低，其中医疗保险16.7%，养老保险13.9%，失业保险8%和生育保险为5.6%（中国国家统计局，2011）。

法》规定，劳动合同中必须注明提供防止职业危害的安全生产措施（Brown，2010）。《安全生产法》由国家安全生产监督管理部门负责管理和实施。

2004 年中国正式实施《工伤保险条例》，该条例对因工负伤、致残、致死以及职业病所应获得的医疗救治和经济补偿作了明确规定（Brown，2010；唐丹，2011）。根据该条例，用人单位应当依据工伤的严重程度对劳动者承担一定的医疗费用和伤残赔偿。此条例覆盖所有形式的用人单位，包括企业、事业单位、社会团体、民办非企业单位、基金会、律师事务所、会计师事务所等组织和有雇工的个体工商户等（Brown，2010）。中国第一部较为全面的《社会保险法》① 自 2011 年 7 月 1 日起正式实施，该法律整合并统一了地方社会保险法规，从法律上明确国家建立基本养老、基本医疗和工伤、失业、生育等社会保险制度的责任。第 33 条规定："职工应当参加工伤保险，由用人单位缴纳工伤保险费，职工不缴纳工伤保险费"。国家根据不同行业的工伤风险程度确定行业的差别费率，并依据工伤保险基金使用和工伤发生率等情况在每个行业内确定缴费比例档次。

本研究试图通过文献综述来了解流动工人职业伤害负担情况，职业伤害安全意识以及相应保险和服务利用等情况，从而为将来的研究和政策制定提供参考。

二　研究方法

我们通过两个途径获取文献资料：英文文献资料主要从 PubMed，Scopus 和 Web of Science 三个数据库检索获取，中文文献资料主要来自中国学术期刊网络出版数据库（CNKI）和万方数字化期刊数据库（"万方"）两个中文文献数据库。我们通过题目、摘要和关键词进行检索，英文检索词为："migrant worker"，"floating population"，"occupational health"，"occupational injury" 和 "health services"；中文检索词为："流动人口"、"外来人口"、"外来务工人员"、"农村剩余劳动力"、"流动工人"、"农民工" 和 "工伤"、"职业伤害"、"职业安全"、"伤害" 和

① 英文版《社会保险法》见：http://www.bycpa.com/html/news/20116/1585.html。

"外伤"。除了检索同行评议的期刊文献库之外，我们还通过网络检索（Google）来获取英文的政府工作报告和灰色文献，并通过访问政府官方网站来获取中文的政府报告、通知等文件。

完整的检索应包括 1979—2012 年发表的所有文献，但由于 2000 年以前相关研究较少，所以本研究重点关注的是 2000 年以后发表的文献。纳入标准为：主要来源于同行评审的期刊文献，对流动人口职业伤害或工伤保险相关的一手或二手数据进行了分析，并且明确地阐述了研究设计和研究方法。排除标准：排除以上纳入的评论、叙述性文章、报告、新闻调查、个案研究、临床研究；关于流动人口工作场所以外的研究（如流动工人的子女或流动孕产妇伤害研究）、流动人口故意伤害和交通事故、跨国移民（包括在新加坡、中国台湾、马来西亚等国家和地区的移民）、流动人口的一般卫生保健和健康教育文献、HIV 和性与生殖健康、心理健康研究文献。从 PubMed，Scopus 和 Web of Science search 三个数据库最初检索得到的 209 篇英文文献经过以上标准的筛选后，最终纳入了 6 篇，从万方和 CNKI 检索得到的 3368 篇中文文献最终纳入了 40 篇，合计 46 篇文献用于综述分析。

三　结果

对所有纳入的 46 篇中英文全文的回顾和分析结果见表 1 至表 4，根据文章主要发现分为三大类：来自主要行业领域（制造业、建筑业、煤矿和交通运输行业，零售服务行业，农业、渔业及其相关行业）的职业伤害负担研究、职业伤害风险认知研究以及工伤保险研究。

表 1 显示，尽管对中国劳动工人的职业伤害或工伤的研究可以追溯到几十年前，但期刊杂志上发表的关于工伤、职业危害认知和工伤保险研究的文章却相对较新。所以纳入文章都是发表于 2000 年及之后，并且 3/4 发表于 2007—2012 年[①]。关于研究类型，有 78.7%（37/47）是横断面研究，仅有 2 篇是病例——对照研究（由于其中有一篇既包括横断面又有病例——对照，所以被计算了两次），有 1 篇是混合研究（同时包含了定

---

① 本研究文献检索工作在 2012 年末前完成，所以本研究纳入的文章并不完全包括 2012 年所有相关文献。

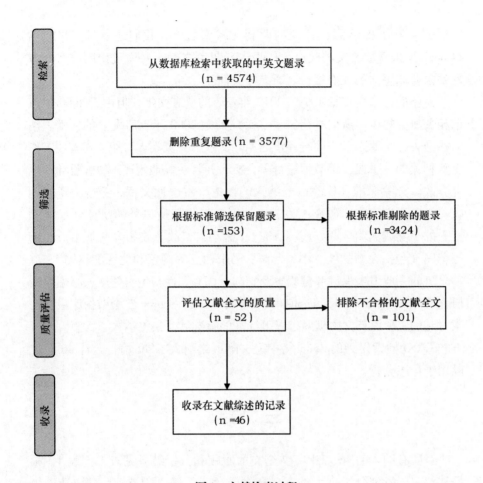

图 1　文献检索过程

资料来源：Moher D，Liberati A，Tetzlaff J，Altman DG，The PRISMA Group 2009. "Preferred Reporting Items for Systematic Reviews and Meta-Analyses." The PRISMA Statement. *PLoS Med*，Vol. 6，No. 6，e1000097. doi：10. 1371/journal. pmed1000097。

性和定量研究方法），另外有 7 篇查阅了档案/记录文件——大部分来源于为流动人口提供医疗服务的医院的病历。在抽样方面，一半（23/46）的研究用到了概率抽样（包括简单随机抽样、系统抽样和整群抽样），有 16 篇（35%）用到的是方便抽样（其文章质量满足我们的纳入标准），其他来源于机构记录的研究则是利用一定时期对所有流动工人工伤监测数据。样本量从 500 以下到 5000 以上都有：其中小于或等于 500 有 10 篇，501—1000 有 9 篇，1001—1500 有 6 篇，1501—5000 有 10 篇，大于 5000

有 11 篇。

　　大部分研究（82.3%）地点为全部或部分东部沿海地区，这与中国总体人口分布尤其是流动人口分布情况相吻合。其中，有 15 篇文献为浙江省，12 篇文献为广东省，另有 8 篇研究为中部地区（安徽省和湖北省部分地区），有 1 篇为西部地区（云南省）。

　　从结果中还发现大部分研究同时涉及职业伤害的多个方面，有 33 篇文章主要关注职业伤害的疾病负担，14 篇主要关注工伤保险，7 篇文章主要关注职业危害认知。从纳入文献中明确提到的主要职业类别可知，最多的是采矿业、建筑业、制造业和交通运输业（22 篇），其次是销售和服务业（13 篇），最少的是农业、渔业及其相关行业和手工业及其相关行业（各 3 篇）。

表1　　　　　　　　　　　　　　研究特征概括

类别	说明	N（%）
出版年份	2000—2002	2（4.3）
	2003—2004	4（8.7）
	2005—2006	4（8.7）
	2007—2008	13（28.3）
	2009—2010	14（30.4）
	2011—2012	9（19.6）
	总计	46（100.0）
研究类型	横截面研究/调查研究	37（78.7）
	案例对照研究	2（4.2）
	混合研究方法（定性和定量）	1（2.1）
	列举/机构记录评述	7（14.9）
	总计	47（100.0）
样本设计	概率 样本	23（50.0）
	方便抽样	16（34.8）
	机构的记录评述	7（15.2）
	总计	46（100.0）

续表

类别	说明	N（%）
样本规模	≤500	10（21.7）
	501—1000	9（19.6）
	1001—1500	6（13.0）
	1501—5000	10（21.7）
	＞5000	11（23.9）
	总计	46（100.0）
研究地点： 华东地区	北京市	1
	河北省	1
	上海市	8
	江苏省	3
	浙江省	15
	福建省	1
	山东省	1
	广东省	12
	总计	42（82.3）
研究地点： 华中地区	山西省	1
	吉林省	1
	安徽省	3
	湖北省	2
	湖南省	1
	总计	8（15.7）
研究地点： 西部地区	云南省	1
	总计	1（2.0）
研究内容	伤害负担	33（61.1）
	工伤保险	14（25.9）
	工伤意识/知识	7（12.7）
	总计	54（100.0）

续表

类别	说明	N（%）
职业的基本类型*	采矿业、建筑业、制造业和运输业	18（42.3）
	销售和服务基础行业	3（25.0）
	机器操作工和装配工	1（9.6）
	农业、渔业和相关劳工	3（5.8）
	总计	25（100.0）

注：* 表示职业类别是基于 ILO（2006）对职业的分类。

（一）职业伤害负担

2/3 以上（33/46）的研究是关于主要行业部门的职业伤害负担，并且包含了工伤发生率、死亡率和发病率以及工作场所导致伤害的高危因素（见表 2a 和表 2b）。尽管有新的法律法规保障和促进工人的职业健康和安全，但从纳入的 12 篇对流动工人和户籍工人比较研究中发现，流动工人的职业伤害发生率明显比户籍工人要高（徐浩锋等，2010；徐国建等，2009；任泽萍和王晓阳，2008；江捍平等，2006；刘瑛，2004；刘仲文，2006；陈培发等，2007；郑雷等，2010），并且流动工人因职业伤害致死致残等不良健康结局的负担也更大（谢亚莉和应焱燕，2004；王颖丽等，2007；吴穗初，2010；邓裕辉，2008）。例如，徐浩峰等（2010）回顾性地收集了广东省 16 家哨点医院门急诊就诊的伤害首诊病历 101791 人（其中流动人口 57050 人），发现流动人口伤害发生率为 56.0%，并且在工作环境中发生伤害的比例（29.6%）是本地人口（9.9%）的 3 倍。同样地，Xia，Q. H 等（2012）对上海长宁区的 1256 名外来务工人员的伤害调查发现，流动人口伤害发生率为 38.3%，大约为本地居民上海发生率的 3 倍（14.0%）；在所有伤害病例中有 204 例是轻度伤害（42.4%），有 235 例为中度伤害（48.9%），有 42 例为重度伤害（8.7%）。

对不同职业流动工人的伤害发生率进行比较，煤矿、建筑业、制造业和交通运输行业的流动工人伤害发生率最高（叶幼妹，2012；徐浩锋等，2010；冯霞，2010；徐国建等，2009；林冰，2007；夏庆华等，2007；江捍平等，2006）（见表 2a）；其次是销售、服务业和其他行业（钱一建，

2012；Xia, et al. , 2012；刘军涛等，2010；吴穗初，2010）（见表2b）。郑雷等2010年对东部和中部地区三个省34个建筑工地1260名流动工人的抽样调查发现：共有189名被调查对象受到过伤害，伤害发生率为15.0%；最主要的伤害原因是碰撞（27.32%）、锐器（17.53%）和跌倒（15.46%）；吸烟、饮酒和没有接受过伤害教育以及抑郁也是导致伤害发生的危险因素。

　　研究还发现职业伤害的性别分布不均衡：由于男性流动工人更可能从事高危行业，也更容易发生职业伤害，其发生率为女性的1—6倍（钱一建等，2012；Xia, et al. , 2012；刘军涛等，2010；冯霞，2010；杨鹿龄等，2009；黄芬等，2008；林冰，2007；王颖丽等，2007；江捍平等，2006；刘新荣等，2003；谢亚莉等，2002；王红飞等，2009；邱金妹等，2006；刘婷婕等，2005；郑雷等，2010）。吴穗初等（2010）对四会市劳动能力鉴定委员会鉴定（伤残鉴定）的202个职工手部创伤病例进行回顾性分析后发现：外来务工人员占91.1%，其中，农民工占绝大多数，以青壮年为主，男性占87.1%；多见于机械外伤，私有企业职工占98.5%。另一个对湖北武汉市一所大学附属医院2008年6月—2009年6月就诊的597例伤害流动工人的研究（冯霞，2010）也得出类似的结论：男性流动工人伤害发生率（59.3%）几乎是女性伤害发生率（35.3%）的两倍，大多数伤害发生于建筑业（376例）、销售和服务业（206例）和交通运输业（12例）；研究同样显示伤害发生的主要原因为缺乏安全意识（343例）、缺乏安全防护措施（102例）、工作技能不熟练（74例）和注意力不集中（78例）。

　　工作场所伤害主要发生于青壮年等主要劳动力（钱一建等，2012；叶幼妹，2012；徐浩锋等，2010；刘军涛，2010；王剑等，2012；徐国建等，2009；杨鹿龄等，2009；黄芬等，2008；任泽萍、王晓阳，2008；林冰，2007；王颖丽等，2007；江捍平等，2007；刘婷婕等，2005；刘军涛等，2010；吴穗初，2010；王淑兰，2007；陈培发等，2007；邓裕辉等，2008）。一项对福建省厦门市某医院哨点监测的36807例伤害患者（其中54%为流动人口）分析研究表明25—55岁伤害病例占54%（叶靓，2012）。同样的结论也见于林冰（2007）的研究中——该研究对某医院315例因意外伤害而挂急诊的流动人口进行调查——25—45岁占所有病例的70%，而45岁以上仅占10%。我们还发现教育程度较低的流动工人有更高的职业伤害风险（叶幼妹，2012；徐浩锋等，2010；冯霞，2010；韩毓珍，2009；徐国建等，2009；李文静等，2007；林冰，2007；刘婷婕等，2005）。在对上海市 437 名流动工人的伤害病例对照研究中发现，以从未发生职业伤害的流动工人为对照组，研究组和对照组的文化程度、工作胜任程度、每周工作时间、收入满意程度和健康满意程度的差异有统计学意义（$P < 0.05$）。文化程度较高者职业伤害危险较低（OR = 0.09，95% CI：0.05，0.13），工作胜任程度较低者（OR = 2.51，95% CI：1.75，3.60）、每周工作时间较长者（OR = 2.77，95% CI：1.92，4.05）的职业伤害危险度较高。

表 2a　　　　　　伤害负担——制造业、建筑业、采矿业和运输业

作者	地点	样本规模	主要职业	关键发现
叶幼妹，2012	华东地区：福建省	n = 36807（F = 12973，M = 23834），54% 的样本是流动工人	制造业和交通运输业	大约有 14%（5230）的工伤发生在工作时间；大约有 13%（4757）的职业伤害发生在建筑工地。主要的职业伤害类型是钝性伤（11627，32%）、跌倒（11180，30%）、割伤（4849，13%）、交通事故（6569，18%）和动物咬伤（2013，5%）
徐浩锋等，2010	华东地区：广东省	n = 101791；44741 当地居民，和 57050 流动人口（F = 16914，M = 40136）	制造业和交通运输业	在被调查医院进行伤害治疗的病例中流动工人占了 56.0%。男性职业伤害发生率是女性职业伤害发生率的 2.4 倍。男性职业伤害的主要原因是：钝性伤（31.5%）、跌倒（21.2%）和割伤（14.1%）；女性职业伤害的主要原因是：跌倒（27.6%）、动物咬伤（19.3%）和钝性伤（16.6%）
郑雷等，2010	华中和华东地区：湖北省、安徽省和浙江省	n = 1260（M = 1260）	建筑业	在所有的参与者中，受伤率为 15%（189）。主要受伤原因是撞伤（27%）、割伤（18%）和跌倒（15%）。引发 30 岁以下工人受伤的风险因素是抽烟和酗酒；引发 30 岁以上工人受伤的风险因素是缺乏伤害预防教育和抑郁症

作者	地点	样本规模	主要职业	关键发现
冯霞，2010	华中地区：湖北省	n = 597（F = 34, M = 563）	建筑业和交通运输业	男性职业伤害发生率是 59.3%，女性职业伤害发生率是 35.3%。男性工人发生职业伤害最多的行业是建筑业，接着是食品服务业、维修服务业、守卫服务业和交通运输业。职业伤害类型是打伤、跌倒、钝性伤、交通事故和割伤，原因包括缺乏安全意识和保护、工作技巧不足、工作精神不集中
韩毓珍等，2009	华东地区：上海市	案例：n = 217（F = 67, M = 150）对照 n = 220（F = 58, M = 162）	制造业	受教育水平较低的流动工人有较高的职业伤害风险（OR = 0.06，95% CI：0.03, 0.12），较长的平均每周工作时间（OR = 3.72，95% CI：2.20, 6.28）和较低的工作能力（OR = 2.12，95% CI：1.27, 3.55）
徐国建等，2009	华东地区：广东省	n = 19826（F = 4480, M = 15346）	建筑业	2007—2008 年，流动人口累计伤害发生率达到了 58%，占所有受伤病例的 97%。总体而言，数量最多的五种伤害是钝性伤（38%）、跌倒（17%）、动物咬伤（16%）、交通事故（11%）和割伤（10%）。男性受伤的主要原因是钝性伤（41.7%）、跌倒（16.1%）和动物咬伤（13.9%）。女性受伤的主要原因是钝性伤（24.4%）、动物咬伤（22.9%）和跌倒（21.7%）。受伤的主要地点是工厂和建筑工地（46%）、街道（21%）和家里（13%）。大部分受伤都是非故意的

作者	地点	样本规模	主要职业	关键发现
黄芬等，2008	华中地区：安徽省	n = 815（F = 86，M = 729）	建筑业	城乡流动工人每年累计受伤率为17.2%，大约有66%的伤害是发生在建筑工地；平均每个流动工人受过1.69次职业伤害。主要的受伤类型有跌倒（22%）、撞伤（19%）、钝性伤（17%）、交通事故（11%）、动物咬伤（8%）和自然灾害（8%）。男性平均每年的受伤率比女性高
任泽萍、王晓阳，2008	华中地区：山西省	n = 2341（F = 497，M = 1844）	建筑业	受伤率最高的是交通事故（35%），地点是建筑工地（23%）。大约1/3的伤害发生在工作时间。流动工人占了所有受伤病例的62.2%。受伤的主要原因是交通事故（32.8%）、钝性伤（17.4%）、跌倒（14.9%）和割伤（11.2%）
黄朝辉等，2007	华中地区：安徽省	n = 658（F = 73，M = 585）	建筑业	流动工人每年的累计受伤率是20.4%，其中有35%的人在同一年内受了两次伤。数量最多的五种伤害是：物体或人击打致伤、跌倒、割伤/裂伤、动物和昆虫咬伤以及交通运输相关伤害。男性受伤率和女性受伤率没有明显差异性
李文静等，2007	华东地区：广东省	n = 626	建筑业和制造业	上夜班的流动工人更有可能受到断指伤害（58%）。断指伤害发生最频繁的行业是机器制造业和建筑业，总共占所有病例的70%
林冰，2007	华东地区：浙江省	n = 315（F = 58，M = 257）	建筑业、制造业和交通运输业	最主要的四种意外伤害类型是交通事故、跌倒、撞伤和钝性伤。男性非意外伤害发生率（81.6%）明显比女性（18.4%）高。职业伤害、交通事故、制造业工作、交通运输业工作和建筑业工作是非故意伤害的主要风险因素。制造业、交通运输业和建筑业职业伤害的负担最重

续表

作者	地点	样本规模	主要职业	关键发现
王颖丽等，2007	华东地区：上海市	本地居民：n_1 = 354（F = 165，M = 189）流动人口：n_2 = 63（F = 19，M = 44）	建筑业和制造业	在本地居民中，受伤是第五大死亡原因；而在流动人口中，受伤是第三大死亡原因。本地居民因伤死亡的主要原因有跌倒、交通事故、自杀和中毒；流动人口因伤死亡的主要原因有交通事故、跌倒、自杀和他杀。男性流动人口死亡率明显比男性本地居民高。男性流动人口死亡的主要原因有交通事故（36.1%）和跌倒（23.9%）；女性流动人口死亡的主要原因有跌倒（28.9%）和自杀（18.4%）
夏庆华等，2007	华东地区：上海市	n = 1131（F = 639，M = 672）	建筑业	累计受伤率为30%。电工的受伤率最高，紧随其后的是保安和建筑工人。受伤的四大原因是割伤（12%）、跌倒（8%）、烧/烫伤（7%）和交通事故（7%）。男性受伤率是44.6%；女性受伤率是31.8%，差异具有统计学意义
江捍平等，2006	华东地区：广东省	n = 60026（F = 10552，M = 39482）	制造业	男性比女性更容易受到急性伤害（3.6：1）。受伤的人中大部分是工人（75%）。流动工人受伤的案例是本地居民的4.6倍。主要的受伤原因有交通事故（35%）、职业伤害（17%）、打斗（13%）、跌倒（9%）、割伤（9%）和滑倒（6%）
刘瑛，2004	华东地区：山东省	横截面研究：n = 4771（F = 194，M = 4574）；案例对照研究：病例 = 800；对照 = 3971	采矿业	在进行地下采掘工作时，煤矿工人更容易受伤。每年的受伤率是16.8%；流动工人和短工更容易受伤。工伤的危险因素有工作类型、违反操作规则、缺乏安全保护、机器安全问题和缺少睡眠

续表

作者	地点	样本规模	主要职业	关键发现
谢亚莉、应焱燕，2004	华东地区：浙江省	n = 2047（F = 572，M = 1475）	建筑业	男性的因伤致死率（每 100000 人中有 127.4 人）比女性（每 100000 人中有 62.7 人）高。因伤死亡的主要原因有交通事故、跌倒、打伤和溺亡（青少年）。建筑工人发生意外是跌倒的主要原因（90% 跌死）；钝性伤的主要原因是在工作场所被掉下来的物体砸到
刘新荣等，2002	华东地区：广东省	n = 966（F = 128，M = 838）	制造业	流动人口在手部受伤病例中占绝大部分（97%）。大约92%手部受伤病例发生在工作地点。男性在工作中手部受伤的概率是女性的 6.4 倍。在调查年龄、时间、地点和受伤情境时，有必要控制这些手部受伤的个体的性别差异
谢亚莉等，2002	华东地区：浙江省	n = 1402（F = 388，M =1014）	建筑业	因伤致死的主要原因是交通事故，紧随其后的是跌倒、他杀和意外/故意伤害。男性的因伤致死率（每 100000 人中有 82.5 人）比女性（每100000人中有39.2人）高

注：F，女性；M，男性。

表 2b   伤害负担——服务业和其他行业

作者	地点	样本规模	主要职业	关键发现
钱一建等，2012	华东地区：浙江省	n = 64692（F = 24311，M = 40381）	农业、渔业及相关工作	受伤的五个主要原因是交通事故、跌倒、钝性碰撞、动物咬伤和割伤。最容易受伤的职业是农民（42%）、流动工人（16%）和工厂工人（14%）。男性受伤的数量比女性多；女性受伤者年龄比男性受伤者年龄大
夏庆华等，2007	华东地区：上海市	n = 1256（F = 611，M = 645）	销售和服务基础类行业*	流动工人每年的受伤率为 38.3%。男性工人受伤率（44.6%）明显高于女性工人（31.6%）。四种既是主要的也是共同的受伤原因是刺伤（9.5%）、跌倒（7.2%）、车祸受伤（6.3%）和烧伤（5.3%）
刘军涛等，2010	华东地区：浙江省	n = 8032（F = 2932，M = 5100）	销售和服务基础类行业*、农业、渔业及相关工作	男性受伤率比女性高。主要的非故意受伤类型有跌倒（27%）、交通事故（24%）和割伤（16%）。受伤的大部分是工人、流动工人和农民/渔民。发生伤害事故最多的是工作场所（30%），紧随其后的是家里（28%）、街道（27%）和公路（11%）
吴穗初，2010	华东地区：广东省	n = 202（F = 26，M = 176）	销售和服务基础类行业*	城乡流动工人占据手部受伤病例的大多数（91%），其中有 87% 是年轻男性，他们中的大多数人（99%）在私营企业工作。主要的伤害类型是机械伤害。从伤害后果看，失去全部劳动能力和失去部分劳动能力的工人存在明显的差异
王红飞等，2009	华东地区：浙江省	n = 6431（F = 1591，M = 4839）	一般的流动工人	79% 的伤害是意外伤害；伤害死亡率为 0.2%。受伤的主要原因有钝性伤、跌倒、刺伤/割伤和交通事故；酗酒和在工厂工作是重要的危险因素；44% 的伤害发生在工作场所；男性受伤率是女性的 3 倍

续表

作者	地点	样本规模	主要职业	关键发现
杨鹿龄等，2009	华东地区：广东省	n = 3720 （F = 617，M = 3103）	一般的流动工人	大约有11%眼外伤流动工人入院治疗。大多数患者是在工作场所受伤（2230例，59.95%），平均需要108小时的治疗时间。受伤的主要原因是击打伤或异物侵入伤。眼睛受伤的男性流动工人的数量是女性流动工人的5倍
邓裕辉等，2008	华东地区：广东省	n = 234 （F = 24，M = 210）	一般的流动工人	流动工人（77%）和私营部门人员（82%）更容易受伤。大多数工人（79%）至少失去部分劳动能力。主要的受伤原因是机械伤害（92%）
陈培发等，2007	华东地区：浙江省	n = 6222 （F = 2087，M = 4128）	农业、渔业及相关工作	具有最高受伤风险的群体是流动工人（31%）、工厂工人（20%）和农民（16%）。因伤死亡的主要原因是交通事故（37%）、跌倒（24%）、钝性伤（13%）、割伤（8%）和动物咬伤（4%）。男性因伤死亡率大约是女性的两倍。在交通事故中，受伤的男性流动工人主要是司机，而受伤的女性流动工人主要是乘客
邱金妹等，2006	华东地区：浙江省	n = 638 （F = 156，M = 482）	一般的流动工人	受伤的主要类型是电击/锯伤（58%）和跌倒（30%）。1/4以上的伤害最终导致了严重残疾。受伤的男性流动工人的数量是女性流动工人的5倍
刘婷婕等，2005	华东地区：浙江省	n = 421 （F = 68，M = 353）	一般的流动工人	7月发生的伤害最多；1月发生的伤害最少。男性和女性在受伤原因和受伤部位上存在明显差异。男性和女性受伤的比率是5.2:1
唐传喜等，2005	华东地区：上海市	n = 205 （F = 102，M = 103）	一般的流动人口	前五大死亡原因是跌倒（34%）、交通事故（17%）、自杀（17%）、中毒（5%）和他杀（3%）。经标化后，男性每100000人中有21.3人因伤死亡；女性每100000人中有15.3人因伤死亡

续表

作者	地点	样本规模	主要职业	关键发现
马文军等，2007	华东地区：广东省	n = 42578（F = 7741，M = 34837）	一般的工厂工人（大部分为流动工人）	发达地区的工人比欠发达地区的工人更容易受伤，尤其是职业伤害。受伤的前三大原因是钝性伤（54%）、割伤/刺伤（18%）和跌倒（17%）。大部分的伤害发生在工作场所（94%）
Zheng，et al.，2004	华东地区：广东省	n = 2453	一般的工人	在医院接受治疗的手外伤病例中，有92%是流动工人，有86.5%是男性患者。大多数患者在11:00—12:00 或 16:00—17:00的时间段受伤，这表明工人可能由于疲劳或不专心而受伤。手外伤最可能发生在制鞋业、家具业和印刷业
刘新荣等，2003	一个匿名的工业园	n = 643	机器操作员和组装员	职业伤害平均每年的发生率是35.7%，其中只有31%的案例被记录在案。经记录的职业伤害发生率是11.0%。经记录的流动工人职业伤害发生率是32%。在外资企业和私营企业中的职业伤害案例中，流动工人占了12%

注：F，女性；M，男性。

* 销售和服务基础类行业包括（1）街头摊贩和相关工作者；（2）擦鞋和其他街头服务基础类行业；（3）保姆和相关助理工、清洁工及洗衣工；（4）大楼管理员、窗户清洁工和相关清洁工；（5）快递员、搬运工、门卫和相关工作者；（6）清洁工和相关劳工。根据ILO（2006）。

（二）职业伤害安全意识

众所周知，职业安全教育和干预可以增加伤害预防相关知识，经证实可有效地降低职业伤害发生率（Johnston，1992；Peden，et al.，2004），但只有4篇纳入的文献分析了流动工人的职业安全意识和伤害防护知识与伤害风险之间的关系，见表3。

这4篇文献都证实了流动工人较高的职业伤害风险是由于缺乏安全防护意识和对工作场所危害认识不够（吕旺盛，2010；叶靓，2010；邱金妹等，2006；于俊龙等，2011）。例如，一项对在浙江温州某医院急诊科就诊的824例工伤病例（其中77.4%为流动工人）的分析发现，工伤发生的主要原因为缺乏自我保护意识（38.56%）、违章操作（34.95%）、缺乏操作经验（20.69%）和设备障碍（5.80%）（邱金妹等，2006）。王剑（2012）等对1088名建筑业流动工人安全认知和安全行为状况进行调查发现，认为劳动强度不大（OR＝1.38，CI：1.04，1.83）、工作时感到紧张匆忙（OR＝1.90，CI：1.41，2.54）和工作熟练（OR＝1.38，CI：1.01，1.89）的流动工人安全认知和安全行为水平均较高。

　　也有研究认为由于流动工人较少获得职业安全培训，所以他们往往忽视工作环境中的潜在危险，从而更易发生职业伤害（叶靓，2010；于俊龙等，2011）。于俊龙等（2006）在对江苏省南京市481名参保流动工人工伤预防与康复相关知识的掌握情况的调查中，发现接受过工伤预防培训的比例占总调查人数的70%，工伤事故的发生率为3.9%，未接受过工伤预防培训的流动工人发生工伤的比率为接受过培训的流动工人的2.4倍（$P<0.05$）。类似的结论也见于叶靓（2010）等对同一城市的320名流动工人的调查中：不到50%的被调查者接受过伤害预防培训，超过67%的人认为工作环境中不存在安全危险。

　　刘新荣等（2003）在研究中也揭示了以流动工人为主的工业区职业伤害漏报率高达46%，宣传教育不力是导致漏报少报的首要原因（31%），其次是企业潜在的报复倾向（26%），以及企业为隐藏职业危险因素而故意不上报（18%）。

表3　　　　　　　　　　　　职业伤害安全意识/知识

作者	地点	样本规模	关键发现
王剑等，2012	华东地区：上海市	n＝1088（F＝67，M＝1021）	大约有97%的受访者意识到在工作场所要有安全防护，61%的受访者认为自己的工作是安全的。"一点也不认为工作是繁忙的/充满压力的"、"劳动强度不高"、"劳动技能熟练"、"在工作场所有足够的保护设备"等因素与较高的安全意识呈正相关
于俊龙等，2011	华东地区：江苏省	n＝481（F＝8，M＝473）	没有接受过伤害安全防护培训的流动工人受伤的概率是接受过相关培训的工人的2.4倍

续表

作者	地点	样本规模	关键发现
叶靓等，2010	华东地区：江苏省	n = 320（F = 150，M = 170）	大约有24%的受访者认为他们的工作场所有安全危害，67%的人则持相反意见，而其余的受访者则没有意识到安全问题和他们的工作场所有关联
吕旺盛等，2010	华东地区：浙江省	n = 310（F = 178，M = 132）	当伤害发生时，流动工人不能实施正确而有效的自救行动；少于50%的受访者尽管知道怎么处理触电和烹饪时的气体中毒，他们没有意外伤害的正确自救知识
邱金妹等，2006	华东地区：浙江省	n = 638（F = 156，M = 482）	受伤的主要原因是缺乏自我保护意识（39%）、违反操作规则（35%）、缺乏经验（21%）和机器具有安全缺陷（6%）。
刘新荣等，2003	一个匿名的工业园	n = 643	职业伤害无报告率达到46%。漏报的主要原因是缺乏报告训练（31%）、害怕可能的报复（26%），企业漏报是为了隐瞒职业伤害（18%）

注：F，女性；M，男性。

（三）工伤保险

虽然流动工人的职业伤害风险高、负担重，但他们工伤保险的可及性却比本地常住居民低（唐丹，2011；邹幂、李朝晖，2011；赫林，2010；Wei, et al. , 2010；叶靓，2010；Mou, et al. , 2009；陈育民等，2008；Hesketh, et al. , 2008；林冰，2007）。He（2010）调查了浙江省温州市228名流动工人，发现仅有13.6%的流动工人有工伤保险。该研究还显示不仅仅是工伤保险，流动工人其他社会保险覆盖率也很低：医疗保险为11.4%，养老保险为13%，失业保险为6.6%。表4总结了14篇关于流动工人工伤保险研究的重要信息。

在所有流动工人中，在私人企业从业（吴穗初，2010；邓裕辉，2008）、缺乏保险常识（邹幂、李朝晖，2011；叶靓，2010）和工作不稳定或从事非重要工种（吴炜、朱力，2012；唐丹，2011）的流动工人获得工伤保险可能性更低。例如，一项针对北京、绍兴、东莞三市1516名流动工人的定量分析（唐丹，2011年）发现，流动工人中仅20%的受访者表示自己有工伤保险，而有工伤保险的流动工人中有86%是近5年才参保的。工作情况是流动人口是否参加工伤保险最重要的预测变量：较少更换工作者（$OR = 0.01$，$P < 0.05$），长期工/合同工（$OR = 3.63$，$P < 0.001$）和熟练技工（$OR = 1.71$，$P < 0.01$）参加工伤保险的概率更高。研究还发现政府缺乏健全的法律规范和监管不力也是流动人口参保率低的重要原因（邹幂、李朝晖，2011；林冰，2007）。

　　拥有保险通常可以促进医疗服务对流动工人的可及性和流动工人对医疗服务的利用率。研究发现，流动工人在生病须就医时由于没有保险不得不自付医疗费用，所以他们通常选择放弃必要的治疗，从而导致疾病加重以后不得不支付更高昂的医疗费用（Hesketh, et al., 2008；林冰，2007），进而导致因病致贫或因病返贫现象。一项对浙江省城市本地工人、农村居民和流动工人的定量研究发现，仅15%的流动工人参加了工伤保险，相比之下有24%的本地工人有工伤保险；有15%的流动工人因为工作地医疗费用高而放弃就医，但在本地工人中该比例仅占8%（Hesketh, et al., 2008）。陈育民等（2008）对湖北省987名流动工人社会保障情况进行调查分析发现：即使他们购买了相应的保险，也只能报销不到7%的医疗费用。

表4　　　　　　　　　　　　　　　　　工伤保险

作者	地点	样本规模	主要结果发现
吴炜、朱力，2012	华东地区：江苏省、浙江省、广东省、上海市	n = 5049（F = 2272，M = 2777）	派遣流动工人（主要是没有签订劳动合同的临时工）与签订了劳动合同的非派遣流动工人相比，更不可能具有工伤保险，差异具有统计学意义
唐丹，2011	华东地区：北京市、浙江省、广东省、	n = 1684（F = 682，M = 1002）	工作状况（如职位、特征和工作稳定性）是关系到是否有工伤保险的最重要的独立因素

作者	地点	样本规模	主要结果发现
Zhao, et al., 2011	华东地区: 上海市	n = 1020	72.9% 和 36.5% 的流动工人分别被新型农村合作医疗（新农合）或上海市流动工人医疗保险（SMWHI）覆盖，有 16.7% 的流动工人没有医疗保险。流动工人能否被新农合覆盖明显与他们的受教育水平和工作地点相关；而流动工人能否被 SMWHI 覆盖明显与他们在上海和工作地点的工作年限相关
邹幂、李朝晖，2011	华中地区: 湖南省	n = 163 （F = 60, M = 103）	大约 53% 的受伤流动工人直接从雇主那里获得赔偿金，只有 17% 的受伤流动工人通过工伤保险获得赔偿金，而 16% 的受伤流动工人选择自费治疗。工伤保险的低覆盖率原因有雇主不关心、工人没有相关意识和政府政策的问题
赫林，2010	华东地区: 浙江省	n = 228 （F = 96, M = 132）	对流动工人来说，工伤保险具有很低的覆盖率（14%）。工伤保险的覆盖率比其他保险——包括健康保险、失业保险和养老保险——的覆盖率高
Wei, et al.	华西地区: 云南省	n = 2675 （分为城镇居民、农村居民、城镇流动人口和农村流动人口四个层次）	93.4% 的农村流动人口和 87.1% 的城镇流动人口没有医疗保险，与此形成对比的是，11.9% 的农村居民和 31.6% 的城镇居民没有健康保险。流动人口群体比居民更可能不知道或利用到高水平医院和乡镇医院的医疗服务。在卫生保健和产后护理问题上，流动人口更可能选择私人诊所而不是公共卫生服务
吴穗初，2010	华东地区: 广东省	n = 202 （F = 26, M = 176）	大多数患者（99%）在私营企业工作，他们中有 48% 的人没有工伤保险。公营企业工伤保险覆盖与私营企业工伤保险覆盖的比率是 1.94

续表

作者	地点	样本规模	主要结果发现
叶靓，2010	华东地区：江苏省	n = 320（F = 150，M =170）	流动工人的工伤保险覆盖率很低（20%）。只有一半的受访者知道工伤保险
Mou，et al.，2009	华东地区：深圳市	n = 4634	在被调查的流动工人中，有55.1%没有保险。女性、单身、较年轻的、受教育水平较低的、技能不熟练、月收入较低的劳工未参保的可能性更大。有保险和没有保险者在卫生保健利用模式上存在差异，因此参保情况是一个重要影响因素，流动人口在医疗保险体系中相对处于不公平地位
陈育民等，2008	华东地区：河北省	n = 987（F = 276，M =711）	对流动工人来说，所有类型的社会保险——包括社会保险、医疗保险和工伤保险——的覆盖率都是很低的（39%）。在所有受伤工人中，保险赔偿金额只占医疗费用的不到7%
邓裕辉等，2008	华东地区：广东省	n = 234（F = 24，M =210）	私营部门工人的工伤保险覆盖率（30%）和公共部门工人的工伤保险覆盖率（100%）差异具有统计学意义
Hesketh，et al.，2008	华东地区：浙江省	N = 8319（城市工人 = 1958，农村工人 = 1909，流动工人 = 4452）	只有19%的流动工人具有某种形式的医疗保险，26%的流动工人具有有限的病假工资，15%的流动工人具有工伤保险；而68%的城市工人具有医疗保险，66%的城市工人具有病假工资，24%的城市工人具有工伤保险。对于15%的流动工人和8%的城市工人来说，城市卫生保健的高额费用是利用卫生保健的一种障碍；47%的流动工人不愿缴纳健康保险费用

续表

作者	地点	样本规模	主要结果发现
林冰，2007	华东地区：浙江省	n = 315（F = 58, M = 257）	与城市工人相比，流动工人由非故意伤害引起的直接经济成本要高得多。这是因为为城镇居民设计的健康保险或工伤保险不能覆盖到流动人口，因此流动人口经常需要自费以得到医疗护理
刘新荣等，2003	一个匿名的工业园	n = 643	已为职工缴纳工伤保险的工厂报告工伤的概率（43%）比没有为职工缴纳工伤保险的工厂（14%）高得多

注：F，女性；M，男性。

四　讨论

尽管国家实施了新的法律法规来保障和促进流动工人的职业健康与安全，但流动工人的职业伤害发生率仍然高于非流动工人；并且在采矿业、建筑业、制造业和交通运输行业从业的流动工人属于职业伤害的高危人群。由于男性流动工人更可能从事高危行业，所以其遭受职业伤害的可能性也相应地比女性流动工人高出1—6倍；职业伤害的其他危险因素还包括教育程度低、工作技能低和工作时间长。虽然流动工人职业伤害的风险高、负担重，但与本地常住居民相比他们的工伤保险的参保率却远远低于前者，那些在私人企业从业、工作经常变动或在非重要岗位从业的流动工人甚至不太可能有工伤保险。政策法律配套措施缺失也是流动工人参保率低的重要原因。

重新制定和修改职业健康与安全法律法规——如《安全生产法》《职业病防治法》《社会保险法》和其他法规——显示中国逐渐加强对流动工人职业健康与安全的关注和重视，职业健康与安全立法在劳动者安全保障方面已经逐渐朝着更加全面科学的方向发展。但是，政府职业健康与安全监管职能部门的变更重组、职责分工的混乱和矛盾、执法和监管不力、行政低效、政府的官僚作风等仍然是提高安全生产的绊脚石。改善流动工人职业健康与安全则更是任重道远。

本研究文献综述侧重于职业伤害，通过本研究可以发现一些规律和模式。第一，在过去十年内涌现了大量实质性的研究，它们收集分析了所有反映劳动力以及流动工人显而易见的职业健康与安全问题的数据资料。第二，大多数的主要研究结果来源于相对局限的小范围调查，从而很难将多个研究发现合并起来得到一个总体人群的结论，这表明政府应当建立一个全面的、标准化和系统化的职业健康和安全数据收集办法，充分支持和鼓励相关研究和政策分析的开展。第三，尽管政府通过新的法律法规在促进职业健康和安全上做出了不少努力，工人安全生产事故发生率却一直居高不下，尤其是流动工人相应服务的可及性一直大受限制，保险覆盖率也仍然很低。

在未来研究中，研究机构和非政府组织（NGOs）应当利用官方数据和调查来开展更多更广的关于流动人口职业健康和安全（包括伤害、职业病和职业相关疾病）的循证研究，评价立法和监督力量对改善其健康与安全的效果，从而提高其服务（包括治疗、随访和赔偿）可及性与利用率，增加社会保险覆盖率。对流动人口职业健康现有文献的回顾分析让我们更清楚地认识到：中国未来发展离不开流动工人这一庞大群体。与本地工人相比，他们通常面临更大的职业危险。因为经济状况限制和政府监管不力，他们社会保险覆盖率低、不能得到适当的医疗救助和和赔偿，从而使得他们成为职业健康与安全的脆弱人群。尽管这些问题短时间内不可能得到解决，但我们呼吁国家和社会通过建立基于证据的决策体制和完善相应的法律法规来保障和改善这一脆弱人群的健康与安全。

参考文献

Brown, Ronald. 2010. *Understanding Labor and Employment Law in China.* Cambridge University Press, New York.

Chen, J. 2011. "Internal migration and health: re-examining the healthy migrant phenomenon in China." *Social Science Medicine*, Vol. 72, No. 8, pp. 1294 – 1301.

Chen, Meei-shia and Anita Chan. 2010. "Occupational health and safety in China: the case of State-managed enterprises." *International Journal of Health Services*, Vol. 40, No. 1, pp. 43 – 60.

Chen, Pei-fa, Ping-ping Shentu and Chen Xu. 2007. "Results of injury surveillance in Jinghua city in 2006. " *Strait Journal of Preventive Medicine*, Vol. 13, No. 5, pp. 36 – 37, 76.

Chen, Xin and Jie Yan. 2011. "Records to be Kept for Workers in Risky Jobs. " *China Daily*, August 19, p. 4.

Chen, Yu-min, Yong-xia Han, Yu-mei Gao and Pan Yang. 2008. "Current social security among peasant workers in Handan city. " *J Prev Med Inf*, Vol. 24, No. 4, pp. 247 – 249.

China National Bureau of Statistics. 2011. *China's Migrant Workers Survey and Monitoring Report in* 2011. http://www. stats. gov. cn/tjfx/fxbg/t20120427_ 402801903. htm. Accessed on 28 March 2012.

Committee of the Communist Youth League, Foshan City. 2004. "Characteristics and needs of migrant youth in economically developed coastal regions-analysis from a survey in Foshan city, Guangdong province. " *Journal of Guangdong College for Young Cadres*, Vol. 2, pp. 21 – 23.

Concha-Barrientos, Nelson Marisol, Deborah Imel, Marilyn Fingerhut, Timothy Driscoll and James Leigh. 2005. "The global burden due to occupational injury. " *Am J Ind Med*, Vol. 48, No. 6, pp. 470 – 481.

Hesketh, Therese, Xue Jun Ye, Lu Li and Hong Mei Wang. 2008. "Health status and access to health care of migrant workers in China. " *Public Health Rep*, Vol. 123, No. 2, pp. 189 – 197.

Hu, Xiaojiang, Sarah Cook and Miguel A. Salazar. 2008. "Internal migration and health in China. " *The Lancet*, Vol. 372, No. 9651, pp. 1717 – 1719.

International Labor Office (ILO) . 2006. *Recording and notification of occupational accidents and diseases*. International Labor Office: Geneva.

Johnston, Ian R. 1992. "Traffic safety education: Panacea, prophylactic or placebo?" *World Journal of Surgery*, Vol. 16, No. 3, pp. 374 – 378.

Lee, Ching Kwan and Yuan Shen. 2011. "The Anti-Solidarity Machine? Labor Nongovernmental Organizations in China. " In Sarosh Kuruvilla, Ching Kwan Lee, and Mary Gallagher (eds.), *From Iron Rice Bowl to Informalization. Markets, Workers and State in a Changing China*. ILR Press an imprint Cornell University Press: Ithaca and London.

Lee, Limin. 2004. "The Current State of Public Health in China. " *Annu-*

al Review of Public Health, Vol. 25, No. 1, pp. 327 – 339. Liang, Youxin, andXiang, Quanyong. 2004. "Occupational health services in PR China." *Toxicology*, Vol. 198, No. 1 – 3, pp. 45 – 54.

Mou, J, Jinquan Cheng, Dan Zhang, Hanping Jiang, Liangqiang Lin and Sian M. Griffiths. 2009. "Health Care Utilization amongst Shenzhen migrant workers: does being insured make a difference?" *BMC Health Services Research*, Vol. 9, pp. 214 – 223.

Nelson, Deborah Imel, Marisol Concha-Barrientos, Timothy Driscoll, Kyle Steenland, Marilyn Fingerhut, Laura Punnettand Carlos Corvalan. 2005. "The global burden of selected occupational diseases and injury risks: Methodology and summary." *American Journal of Industrial Medicine*, Vol. 48, No. 6, pp. 400 – 418.

Su, Zhi. 2003. "Occupational health and safety legislation and implementation in China." *International Journal of Occupational Environment Health*, Vol. 9, No. 4, pp. 302 – 308.

Peden, Margie, Richard Scurfield, David Sleet, Dinesh Mohan, Adnan Hyder, Eva Jarawan and Colin Mathers. 2004. *World report on road traffic injury prevention*. World Health Organization: Switzerland.

Qiao, Qingmei. 2010. "Analysis of Occupational Risks and the Insurance of Migrant Workers against Accidents in China." In Gransow, Bettina and Zhou Daming (eds.), *Migrants and Health in Urban China*. Berliner China-Hefte, Münster: Lit Verlag.

Wei, Xiaoling, Stephen Pearson, Zhanxin Zhang, Jiangmei Qin, Nancy Gerein, John Walley. 2010. "Comparing Knowledge and Use of Health Services of Migrants from Rural and Urban Areas in Kunming City, China." *Journal of Management & Organization*, Vol. 42, pp. 743 – 756.

Zhao Da-Hai, Rao Ke-Qin And Zhang Zhi-Ruo. 2011. "Coverage and utilization of the health insurance among migrant workers in Shanghai, China." *Chinese Medical Journal*, Vol. 124, No. 15, pp. 2328 – 2334.

Zheng SM, Qin JQ, Huang CT, et al. 2004. "An Epidemiological Analysis and Preventive Measure on Industrial Hand Trauma." *Modern Hospital*, Vol. 4, No. 12, pp. 15 – 17.

国家人口与计划生育委员会流动人口服务管理司：《中国流动人口发展报告 2013》，中国人口出版社 2013 年版。

谢亚莉、应焱燕、许国章、胡依红、贺佩：《1997—2000 年宁波市城区流动人口伤害死亡分析》，《疾病控制杂志》2002 年第 2 期。

谢亚莉、应焱燕：《2001—2003 年宁波市城区流动人口伤害死亡分析》，《疾病监测》2004 年第 5 期。

钱一建、韩雅斌、潘雅兴、张晓怡：《2006—2010 年桐乡市哨点医院伤害监测资料分析》，《中华全科医学》2012 年第 4 期。

叶靓：《关于南京市主城区农民工工伤保险现状的调查报告》，《法制与社会》2010 年第 8 期。

陈育民、韩永霞、高玉梅、杨攀：《邯郸市农民工社会保障现状分析》，《预防医学情报杂志》2008 年第 4 期。

赫林：《经济发达地区农民工社会保险现状分析》，《山西农业大学学报》2010 年第 3 期。

吴炜、朱力：《劳务派遣与农民工劳动权益保护》，《安徽师范大学学报》2012 年第 2 期。

林冰：《流动人口意外伤害的疾病负担研究》，硕士学位论文，浙江大学，2007 年。

黄朝辉、黄永、王晓滨、张新塘、杨林胜、郝加虎、黄芬：《中铁某局合肥地区建筑工地农民工的伤害调查》，《疾病控制杂志》2007 年第 3 期。

刘婷婕、吕旺盛：《医院急诊室监测中流动人口伤害发生情况及分析》，《疾病监测》2005 年第 12 期。

王红飞、徐来荣、丁可、李小勇、张雪军：《鄞州区 2005—2006 年急诊室外来人口伤害特征分析》，《浙江预防医学》2009 年第 3 期。

刘仲文：《手外伤住院患者的临床流行病学研究》，硕士学位论文，中山大学，2006 年。

吕旺盛、赵超、林冰、张克明、刘亚东、陆建民、王一芬：《流动人口意外伤害自救与互救能力的评估》，《中国医药指南》2010 年第 15 期。

邹幂、李朝晖：《长沙市地铁农民工工伤保险现状的调查与思考》，《当代经济》2011 年第 24 期。

王剑、张立强、金伟、陈德、吕姿之：《上海市建筑业农民工安全认知和安全行为调查》,《中国健康教育》2012 年第 1 期。

王颖丽、管晓晔、林沪江、黄惠敏:《上海市杨浦区 2003—2004 年伤害死亡流行病学研究》,《中国卫生统计》2007 年第 3 期。

冯霞:《农民工意外伤害的原因分析及预防对策》,《护理研究》2010年第 5 期。

于俊龙、李雪萍、程凯、陈安亮、张小惠、陈挺:《普及残疾预防知识对南京市农民工残疾发生率的影响》,《中国康复》2011 年第 5 期。

韩毓珍、王祖兵、顾明华:《农民工职业伤害影响因素的病例对照研究》,《环境与职业医学》2009 年第 5 期。

叶幼妹:《厦门市中医院 2010 年伤害监测哨点资料病例特征分析》,《海南医学》2012 年第 2 期。

刘军涛、张鼎、余肖颦:《宁波市江东区 2009 年居民伤害流行特征分析》,《中国公共卫生》2010 年第 12 期。

杨鹿龄、胡晔、涂雪峰、陈亚民:《广东顺德乐从 3720 例农民工眼外伤分析》,《眼视光学杂志》2009 年第 4 期。

郑雷、宋晓琴、王增珍:《建筑业男性农民工职业伤害现况及危险因素分析》,《中华劳动卫生职业病杂志》2010 年第 6 期。

徐浩锋、马文军、许燕君、周海滨、梁小冬、胡术贤、邬香华、颜润涛、张志军:《广东省部分医院流动人口伤害流行特征分析》,《中华疾病控制杂志》2010 年第 10 期。

徐国建、郭艳芳、张哲、刘晋洪、周海滨、彭绩:《深圳市宝安区外来劳务工伤害发生情况分析》,《中国热带医学》2009 年第 11 期。

夏庆华、唐传喜、吴金贵、钮春瑾、庄祖嘉:《上海市长宁区外来人口伤害特征与服务需求研究》,《中国预防医学杂志》2007 年第 4 期。

吴穗初:《手部创伤职工伤残鉴定 202 例分析》,《中华全科医学》2010 年第 2 期。

王淑兰:《766 例急诊住院患者伤害构成分析》,《吉林医学》2007 年第 9 期。

任泽萍、王晓阳:《2007 年山西省农村人群伤害监测分析报告》,《疾病监测》2008 年第 9 期。

邱金妹、蔡锦辉、朱丽芬:《外来务工人员工伤的流行病学调查》,《中国初级卫生保健》2006 年第 2 期。

刘新荣、杨建国、沈骏、马宗兰、张萍、吴昌、金泰廙、夏昭林：《1993—2002 某开发区化工行业职业伤害上报现状调查分析》，《环境与职业医学》2003 年第 3 期。

刘瑛：《开滦旷工职业伤害及其影响因素研究》，硕士学位论文，山东大学，2004 年。

马文军、彭绩、梁小东、颜润涛、简增勇、许燕君、徐浩锋：《不同经济发展水平地区工人职业伤害流行特征分析》，《华南预防医学》2007 年第 2 期。

李文静、高瑞君、胡振宇、姚红姣、梁妙玲、张美芳：《劳务工人职业性断指伤害 626 例分析》，《环境与职业医学》2007 年第 4 期。

江捍平、陈建良、肖德明、张福林、谢诺斯、张洪、刘坤、左右、赵成之、黄小平：《深圳市 10 年急性创伤住院病例伤因伤情分析》，《中国现代医学杂志》2006 年第 12 期。

黄芬、张新塘、杨林胜、王晓滨、王君峰、叶冬青、张志华：《建筑工地农民工意外伤害的流行特征及预防对策》，《中国卫生事业管理》2008 年第 4 期。

邓裕辉、潘国清、吴穗初：《四会市受伤害职工伤残鉴定 234 例分析》，《中国工业医学杂志》2008 年第 2 期。

陈培发、申屠平平、徐展：《2006 年金华市伤害监测结果分析》，《海峡预防医学杂志》2007 年第 5 期。

唐传喜、夏庆华、徐妙珍、王屹巍：《2004 年长宁区户籍人口和外来人口终极性伤害谱特性分析》，《疾病控制杂志》2005 年第 5 期。

唐丹：《流动人口参加工伤保险影响因素的定量分析》，《人口研究》2011 年第 5 期。

中国农民工的工伤状况：来自珠江三角洲加工制造业的个案研究

Bettina Gransow[①]　郑广怀[②]　梁宝霖[③]　凌　莉[④]

摘要　作为中国外资密集的出口加工重镇，珠江三角洲拥有为数众多的农民工。本文围绕该区域加工制造业中农民工工伤的原因和影响展开讨论。本文首先简要回顾了中国的职业健康与安全立法。基于对珠三角医院中一万多名工伤者的问卷调查和针对该群体的深度访谈，本文试图探讨如下问题：遭受工伤的农民工如何描述其工伤的状况、原因和影响？中国职业安全健康的立法条文与珠三角工伤农民工实际处境之间的差距能带给我们什么启示？这种认识如何帮助研究者、政策制定者和执行者确定其关注领域？

本文的主要发现包括：工伤的类型、频率、严重程度及其原因；职业安全与预防措施的现状；医疗及相关费用（包括对农民工受伤后返乡意愿的讨论）；针对工伤农民工的保健服务、医疗保险及赔偿。在结论部分，本文提出未来研究方向的建议，并基于中国医疗卫生体制改革的背景，就工伤风险预防和加强工作保护提出若干政策建议与项目干预措施。

---

①　Bettina Gransow，柏林自由大学。
②　郑广怀，南京大学。
③　梁宝霖，香港社会保障学会。
④　凌莉（lingli@ mail. sysu. edu. cn），PhD，中山大学流动人口卫生政策研究中心主任，中山大学公共卫生学院教授。

一　导论

21 世纪初，中国关于农民工的劳动和卫生政策向更加有利于农民工的方向转变。2006 年，国务院研究室公布了关于中国农民工问题的官方报告，此举标志着中国领导层试图建立更加平等地对待农民工的法律基础。该报告将农民工的工作环境问题列为主要问题之一。

"劳动安全卫生条件恶劣，甚至缺乏最基本的劳动保护措施……很多企业还在使用没有安全设备的旧机器。到处弥漫着超标的噪音、粉尘、有毒气体。工厂中安全设备和职业培训的缺位使得安全事故不断、职业病频发。根据国家安全生产监督管理总局的统计数据，每年有将近 70 万人[①]因工致残，而这其中大部分人是农民工。职业病与工伤事故已成为一个主要的公共卫生问题和社会问题。"（国务院研究室课题组，2006）

尽管中国领导人已经意识到农民工工伤的问题，但仍然难以获得有关农民工工伤的准确数据[②]。

工伤和职业病的发生频率因行业和企业所有制不同而有所不同。2000—2005 年，每年半数以上的工伤死亡事故都来自采矿业。加工制造业工伤发生频率高居第二位，其次是建筑业和交通运输业（郑功成等，2007）。相较于私企，国企普遍拥有较好的职业卫生安全体系，所以企业职工受工伤频率相对较低（Chen and Chan，2010；郑功成等，2007）。这种情况也得到了北京义联劳动法律援助与研究中心[③]工伤患者研究的印证，研究显示超过 70% 的工伤患者曾在私企工作过（王雯［音］，2011）。

农民工主要集中在高风险行业/部门，他们在加工制造业与建筑业中分别占 68%、80%（郑功成等，2007）。外出打工者面临特殊的职业风险，包括超时工作、缺乏在岗培训、工作精神压力过大、工伤史等，从长

---

　　① 该数字在张秋杰（2012）文中被误译为七千万。

　　② 2010 年人力资源和社会保障部共接受 1140601 份工伤鉴定申请，其中包括 15919 份（1.4%）职业病鉴定申请，另有 19474 份因工致死鉴定申请（CLSY，2011）。仅从数字来看，我们并不了解农民工的比例。本论文不涉及中国职业健康与安全问题在数字、指标方面的具体讨论。此方面内容可参见 Chan and Gao（2012）。

　　③ 该中心 2007 年成立于北京，属于非政府组织。成立至今，中心律师已代理 400 多起工伤案件。该调查时间为 2010 年 12 月至 2011 年 2 月（Wang，2011）。

期来看，他们在城市中从事的工作是否真的能够为他们及家庭带来更好的、可持续的生活，似乎还有待考量①。

尽管有这么多风险，但在中国却鲜有关于农民工职业健康的研究。他们的职业卫生与安全状况的信息还很分散，国内关于工伤的官方统计数据没有根据社会群体进行分类，如城市工人与外来打工者，等等。之前该研究领域内的个案研究主要集中在工伤尤其是因工致死案例、安全与安全守则、职业疾病的预防和外来务工人员的职业健康方面。尽管在中国加工制造业中工伤事故频发，却鲜有相关研究②。

珠江三角洲作为中国外资密集的出口加工重镇，拥有 5100 万农民工（中国国家统计局，2011），本论文关注珠江三角洲地区加工制造业工厂中工伤农民工的工伤起因和影响。本文试图探究以下问题：遭受工伤的农民工如何描述其工伤的状况、原因和影响？中国职业安全健康的立法条文与珠三角工伤农民工的实际处境之间的差距能带给我们什么启示？这种认识如何帮助研究者、政策制定者和执行者确定其关注领域？在开头部分，本文简要回顾中国职业健康与安全立法情况，然后对万多份珠三角地区受伤住院农民工样本和工伤农民工的深度访谈材料数据库进行分析，得出若干主要发现，包括工伤类型、工伤频次、严重程度及工伤起因；当前职业安全与预防措施的状况；医疗花费及相关费用（包括讨论受伤后农民工是否返乡）；健康照顾服务，健康保险及对工伤农民工的赔偿。在结论部分，本文提出未来研究方向的建议，并基于中国医疗卫生体制改革的背景，就工伤风险预防和加强工作保护提出若干政策建议与项目干预措施。

二　中国职业健康：法律与体制框架

国家劳动法（1994）规定企业有权终止终身雇佣合同，并以短期劳动合同代替。这一变化催生了 20 世纪 90 年代后期大批下岗工人的出现。国家劳动法第六章中提出了关于职业安全与职业健康的法规建议，例如国家应建立一套工伤事故/死亡以及职业疾病的统计报告系统（第 57 条）。

---

①　Zhang，2007；Yu，et al. ，2012；Gong，et al. ，2012.

②　参见 Chan and Gao，2012；Jin，et al. ，2012；Wang and Tao，2012；Zhu，et al. ，2010；Qiao，2010，更详细的中国农民工职业健康状况请参见 Robinson 等所著论文。

尽管法律中没有特别提到，但农民工确实已成为城市劳动力的主要组成部分。

2001 年通过的职业病防治法案对危险技术及危险材料的替换作了规定。该法修正案（2012 年 1 月起正式生效）使工伤、职业病确诊及索赔更方便（陈欣［音］，严杰［音］，2011）。另外，2002 年劳动安全法案规定工人须进行岗前培训及配备恰当的安全防护用具。雇主应对生产安全负责且必须承担起安全管理的责任，指定主抓安全的人事委员会，制定安全条例，遵守统计记录规定。根据《劳动安全法》第 7 条，工会或其他员工组织对安全问题有监督权（Brown Ronald C. , 2010）。

2004 年，中国制定工伤保险条例，该条例涵盖因工致伤、因工致残、因工致死、职业疾病等。依据这些条例规定，雇主必须支付因工受伤员工的医疗费并根据伤害的严重性对其进行伤残补贴。该条例适用于所有类型的企业（Brown Ronald C. , 2010）[1]。该条例推荐康复治疗，但这并非强制性要求。2011 年对该条例进行修校时，修校者称工伤保险基金[2]可以用于康复治疗，但截至 2011 年，广东是唯一执行此建议的省份（李莉［音］，2011）[3]。根据劳动合同法（2008）[4]，劳动合同中必须包括生产安全规定与职业危险预防措施。

2011 年 7 月 1 日，中国第一部综合性《社会保险法》[5] 正式生效。该法对社会保险问题方面的地方法规与制度进行了统一规定，涵盖退休、医疗、失业、工伤及生育保险。该法第四章主要处理工伤保险事宜（第 33—43 条）。根据该法第 33 条，工伤保险投保费用应由雇主全额支

---

① 因为该条例由国务院而非全国人民代表大会签发，所以雇主会轻易忽视它。

② 工伤保险基金设立于 2004 年。2010 年 9 月，该基金剩余 440 亿元人民币（折合 66.8 亿美元）。据推测，出现这种情况首先可能由于康复服务宣传不到位，其次可能由于雇主不愿为这项服务埋单，再次工人担心接受这项服务会降低健康赔偿款的数额以及延长工人的误工期（Li, 2011）。

③ 广东省工伤康复中心于 2001 年成立于广州市，是当时中国第一家也是当时员工规模最大的工伤康复中心。它可以一次性收治 200 名病人，提供的服务包括物理疗法、职业疗法、水疗法、语言音乐疗法及心理咨询等。过去 3 年中，中心通过模拟工作环境，向工人提供 43 种不同的工作培训项目，如电工、司机、厨师等职业。过去 3 年中收治病人中的 78% 能够重新工作。该机构为其他省份建立相似康复中心，提供职业培训和就业支持做出了示范。该中心还关注了若干严重的工伤案例（作者于 2012 年 10 月 25 日到该中心参观；另见 Li, 2011）。

④ 中华人民共和国劳动合同法，www.ldht.org/html/fagui/gjfl/2270.html。

⑤ 社会保险法英文版本见 www.bycpa.com/html/news/20116/1585.html。

付，工人无须为此付费。由于工伤风险不同，国家对不同行业的投保费用依次作了规定。工伤鉴定及工人劳动能力鉴定的方法也很简便（第36条）。虽然医疗康复费、住院治疗期间的伙食补贴、日常护理费、丧葬费、鉴定劳动能力的费用由工伤保险基金支付，但雇主必须支付工人治疗期间的工资和福利，对于伤残程度五六级①的工人，雇主还要按月支付伤残补贴，对于暂停或撤销劳动合同的伤残工人雇主须一次性支付就业津贴。如果雇主拒绝购买工伤保险，将自行负担工伤保险赔付费用。若雇主拒绝赔付，这部分赔款将由工伤保险基金先行垫付，之后由基金会向相关雇主索赔。

表1总结了中国职业健康与安全法律法规的概况，包括法律中的要点及颁布时间。

表1　　　　　　　　　　　中国职业健康与安全法律法规

时间	颁布部门	文件	要点
1994.5.4	人大常委会	中华人民共和国劳动法	规定： 劳动合同与集体合同； 工作与休假时间； 劳动安全与职业保健； 对年轻女工的劳动保护； 社会保险与社会福利； 劳动纠纷
2001.10.27	人大常委会	职业疾病防治法	建立： 劳动安全标准与技术规范体系； 对职业疾病防控的监督和执法力量； 对建筑行业职业风险的监督与职业疾病的控制； 对职业卫生机构的监督； 基本职业卫生设施

---

① 工伤和职业病的严重程度（劳动能力丧失程度）评估标准分为十个等级，从十级（例如，没有造成功能缺失，不需要医疗护理）到一级（例如，丧失器官）严重程度依次递增。伤残程度五级、六级的工人需要一般性的医疗护理但尚可自理，例如失去了大拇指（五级）或者言语功能部分丧失（六级）（Brown, 2010）。

续表

时间	颁布部门	文件	要点
2002.5.12	国务院	使用有毒物品作业场所劳动保护条例	此条例适用于劳动中毒危害； 规定用人单位应采取有效措施防止职业性中毒事故
2002.6.29	人大常委会	安全生产法	要求： 雇主方应满足安全标准并承担起安全管理的责任，这包括制定安全守则
2003.4.27	国务院	工伤保险条例	包括： 各种工伤； 因工致残； 因工致死； 职业疾病
2007.6.29	人大常委会	劳动合同法	规定： 劳动合同（通常是书面长期合同）； 最低工资； 对于克扣工资或低于最低工资标准进行惩罚； 派遣工，兼职工作和分包合同
2007.12.29	人大常委会	劳动争议调解仲裁法	使劳动纠纷调节与仲裁的程序制度化
2010.10.28	人大常委会	社会保险法	统筹地方社会保险规章制度； 包括基本养老金保险基金、医疗保险基金、工伤保险基金、失业保险基金和生育保险基金
2011.12.31	人大常委会	职业病防治法修正案	将工作场所职业健康监督调整与实际职业病防控要求结合起来

资料来源：Braun Anne, 2011；Brown Ronald C., 2010；Schnack and Yuan Yuan, 2010；ILO, 2012；王华强、李涛［音］，2012。

　　关于国际职业安全与健康公约方面，中国在 1997 年 10 月 27 日签署了经济、社会及文化权利国际公约，1981 年分别签署了国际劳工组织第 155 号公约及职业安全卫生公约，但至今还未认可 1985 年国际劳工组织第 161 号公约——职业卫生设施公约（ILO，2012；也可参见 AMRC，2012）。虽然我国已经有了新的劳工立法和《社会保险法》，但立法的实施却远不够完善。截至 2011 年，只有 23.6% 的农民工被纳入工伤保险中（中国国家统计局，2011）①。

　　为加强安全生产制度的权威性及管理力度，在新的劳动安全立法出台后，经国务院同意，成立了国务院安全生产委员会。2005 年前国家安全生产总局（副部级）更名为国家安全生产监督总局并升为正部级（Chan and Gao，2012），该部门主要负责劳动安全法的监督与执行。同时成立地方安全生产委员会，落实国务院劳动安全委员会的政策与规定。职业病防治法案由卫生部负责在县级以上地方落实实施。中国领导人希望借机构重组之机，尽力克服以前分段监管系统的弊端，更好地监测劳动安全状况以及更充分地落实各项政策（Chan and Gao，2012）。虽然有了国家劳动安全与卫生机构的新框架，但劳动安全系统的运作仍牵涉众多部门和机构。例如，国家安全生产监督管理总局负责现场审查，人力资源和社会保障部负责工伤保险，卫生部负责职业健康检查与职业病确诊（ILO，2012）。另外，由于劳动安全主要由地方管理，所以主抓劳动安全的官员可能会陷入一方面自己需要忠于职守，另一方面地方政府却在讨好（或者要求他们讨好）当地企业的尴尬境地（Chan and Gao，2012）。

　　尽管劳动立法、新劳动安全法规与工伤保险已经很大程度上提高了包括农民工在内的工人的法律地位，但仍然存在法律的执行难、实施难问题。下面从受伤工人的角度，对珠三角地区加工制造业工伤事故发生的环境、起因、结果进行分析，这些数据分析能够帮助我们理解相对完善的劳动立法与高事故率——尤其是受伤主体是农民工群体的情况——之间的矛盾。

---

　　①　这一数字相较于 2008 年的 21.9% 有微幅增长（Qiao，2010）。参与其他类型社会保险的农民工更少，例如医疗保险（16.7%）、养老保险（13.9%）、失业保险（8%）和生育津贴（5.6%）（中国国家统计局，2011，表4）。

三 数据来源与收集方法

本论文主要采用两套数据，一套是通过走访住院工伤人群得到的数据，这套数据包括 10051 个样本，主要对象是 2003—2010 年在广州、东莞、佛山、惠州、中山及珠三角其他地方共 20 所医院治疗的工伤的农民工，这些农民工均在珠三角地区加工制造业企业中受过工伤。此次走访被认为是珠三角地区涵盖受伤农民工样本规模最大、时间跨度最长的数据库，该数据库提供了工伤事故及事故原因的详细信息，同时也记录了治疗费用及医疗条件。由于数据收集是在工人住院期间进行的，这意味着他们刚刚受伤，所以收集的信息中并不包括工伤对他们的健康和劳动能力的远期影响及其他后期问题，例如赔偿支付问题、伤后选择留在珠三角还是回家乡的问题。即使该数据库不能达到随机抽样调查或抽样调查的标准，但从它的样本数量及长达八年的时间跨度上来说，这份数据也是相当罕见与珍贵的。在珠三角农民工非政府组织的帮助下，我们才得以接触到受伤农民工。

所收集的第二套数据独立于前一套数据。它包括从 2009 年 12 月至 2010 年 4 月对 24 名农民工进行的 22 个深度访谈[①]。这些工人均是在广州加工制造业的小企业工作时受伤[②]。走访基于提问列表，采用半结构式访谈与深度访谈相结合的方式，问题涉及移民背景、受伤前后的社会经济条件、工作条件、受伤情况、健康状况与健康策略及与雇主的纠纷。这些访谈都是在患者康复后进行的。所有受访者[③]均在医疗费用支付或工伤赔偿款方面与雇主有争执或法律纠纷。我们在广州一家农民工非政府组织的帮助下联系到这些受访者。

对这些受伤者进行的定性和定量研究呈现的结果以不同方式对本研究做出贡献，并且扩展了我们对珠三角地区加工制造业中的工伤农民工原本有限的了解。大规模定量数据的优点在于能够从大批反馈中确定频率并能在一定程度上进行概括，同时能够探测基本的趋势与倾向；考虑

---

① 我们要特别感谢德国研究联合会将此项研究列为 1233 优先项目"超级都市—超级挑战——全球变化的非正式动力"之一并对我们进行资助。

② 在这一部分有两个访谈均含有两位受访者，其余 20 个访谈的受访者全是单独个体。21 个访谈对话有录音并被转录。

③ "受访者"是指 2010 年在广州参加深度访谈的人。

到"工伤探访表"的提问，该调查中定量研究的缺点在于反馈仍然局限于框架。相比之下，深度访谈为受访者提供了更多空间，他们可以详述工伤经历的复杂动态，工伤原因以及工伤对生活的影响。同时，这些分析工作受到现实情况的限制，由于访谈由个案组成，所有访谈都只能进行一次，所以若是受访者正在进行维权或已经结束维权，访谈内容都可能有偏差。两套数据的另一个不同之处在于定量研究涵盖了不同规模的加工制造业工厂[①]，也就是说其中包括较大规模的工厂，而在定性研究中的受访者都来自较小规模的加工企业（我们会看到，较小规模工厂的工伤率高于规模较大的工厂）。而另一个不同之处在于数据来源的时间点与工伤发生的时间点不同。定量研究是在事故发生后立即进行，而定性研究则是在案主伤愈后进行，即便受访者在受访时仍与雇主有工资支付或工伤赔偿的纠纷。通过以上两项调查，我们并不能确定工伤对他们今后去留选择的影响。基于这个原因，我们也参考了陈传波关于返乡农民工的调查结果[②]。

受访者的人口特征

两组数据库中被调查和被访农民工的特点如表2所示。我们把这些特点和中国一般农民工的人口特点作了比较（中国国家统计局，2011）。

表2　　　被调查和被访农民工的人口特点与一般农民工人口特点的比较（概要）

	定量研究：10051 例医院走访（珠 三 角，2003—2010）		定性研究：22 个深度访谈（广州，2010）	农 民 工（中国，2010）
年龄	平均28.8	2010 年平均31.12	33.5	36
性别	平均（%）			
女	12.7		16.7	34.2
男	87.3		83.3（20）＊＊	65.9

----

① 更多细节可参见表4。
② 陈传波等：《回家：中国湖北和四川的伤病返乡农民工》，见本书第293页。

	定量研究：10051 例医院走访（珠三角，2003—2010）	定性研究：22 个深度访谈（广州，2010）	农民工（中国，2010）
教育程度	平均（%）	只有 12 人有明确回答	
小学或初中			
技校中专	84.2	66.6	77.0***
高中	15.1	33.4	17.7
高等教育	0.7	—	5.3
加工部门	平均（%）		产业（%）
金属	27.6	46.3（5）**	加工制造　36.7
家具	16.2	12.5	建筑　　　16.1
电子/电器	8.9	4.2	运输，仓储，邮电
塑料	7.6	4.2	通信　　　6.9
制鞋	5.3	4.2	批发，零售　10.0
建筑	4.7	4.2	住宿餐饮　6.0
印刷（纸类）	4.2	12.5	服务业　　12.7
其他	19.2	37.5	
省籍	平均（%）		向外迁移***
			（%）
四川	18.3	16.7（4）**	8.0
湖南	17.9	12.5	6.0
广东	10.5	20.8	8.5
广西	9.8	—	4.0
河南	9.0	—	8.0
江西	7.4	25.0	3.0
贵州	7.3	4.2	3.0
湖北	5.5	4.2	4.0
陕西	4.6	—	2.5
其他	3.7	16.7	53.0

注：**括号里的数字是绝对值；***是 2011 年的数字。

我们将收集到的数据（尤其是到医院走访收集的数据）与官方发布的中国农民工人口特点数据相比较，有如下的相似点和不同点。

1. 年龄

数据库中被调查者①（2003—2010）的平均年龄是 28.8 岁。2003—2010 年，珠三角地区工伤农民工平均年龄从 24.8 岁增长到 31.1 岁②。工伤发生的平均年龄低于一般中国农民工平均年龄（36 岁）。有猜测认为，与年纪较大的农民工相比，年纪小的更容易受工伤。然而，不管是样本中的农民工还是一般农民工，中国所有农民工的平均年龄确实在上涨，尤其是 40 岁以上农民工群体所占比例不断上涨，从 2008 年的 30% 增长到 2010 年的 38.3%（中国国家统计局，2011）。因此，我们可以认为，受访者平均年龄上升意味着年纪较大的农民工在外务工的周期延长了；另一个原因是第二代农民工（1980 年以后出生的）很少愿意从事这些危险行业。

2. 性别

在两组工伤数据库中，男性工伤的比例明显高于一般农民工统计数据中男性工伤的比例，后者的男女比只有 65.9%∶34.1%（中国国家统计局，2011）。这着实令人惊诧，因为珠三角地区女性农民工的数量占全国女性农民工的一半以上，2008 年达到 49%（公安部治安管理局，2008）。与女工相比，男工受工伤的可能更大，这与另外一些性别视角的工伤研究结论一致（代金芳等，2011）。女工较少受工伤可能与她们较少进入诸如金属业、木材加工业等工伤事故率较高的工厂工作有关。收集数据时可能会存在偏差，除了受伤的多数是男性，在医院中男病人也比较方便接触。

3. 教育程度

关于教育程度问题，被调查者中 84.2% 是初中或以下学历，15.1% 是技校或高中学历，只有不足 1% 的人接受过高等教育③。文中的数据库显示，在被调查者中，学历是初中及以下的农民工所占比例比全国同等教育水平农民工所占比例要高一些（77.0%）（中国国家统计局，2011）。此外，该数据库中只有较少工人有技校或高中学历（只有 15.1%，而全国农民工同等学历比例约为 17.7%），极少人有高等教育学历（0.8%），明显低于官方统计的全国平均水平 5.3%（中国国家统计局，2011）。因

① "被调查者"指为配合珠江三角洲地区情况调查而填写"工伤探访表"的人。

② 详情可参见附录表 A。

③ 详情可参见附录表 B。

此，被调查的农民工受教育程度低于全国农民工平均水平。

4. 工业与经济部门

根据两组数据，整个生产部门工伤者的分布显示，金属加工与家具生产部门受伤率最高（分别是 27.6%，16.2%），紧跟其后的是电子/电器部门（8.9%），塑料加工业（7.6%），制鞋业（5.3%）①。总的来说，农民工在加工制造业（36.7%）比在其他经济部门更活跃。

5. 省籍

受访的珠三角工伤工人的原籍与总体农民工原籍无明显差别，大部分来自珠三角周边省份，全国农民工的主要来源地也是这些地方。四川、河南、安徽是典型的农民工迁出省份，江西与贵州，作为农民工迁出省份，则距离广东省教近②。

四　分析与主要发现

接下来通过五部分对资料进行分析并展示主要研究成果。第一部分陈述受访农民工工伤的类型、频率、严重程度及起因。在第二部分，文章对工作场所的职业安全与防护措施进行调查。在第三部分，文章对住院治疗的农民工可能存在的健康与经济问题以及相关费用进行分析，例如看护服务。第四部分文章思考工伤的长期后果，涉及康复措施、劳动能力的恢复、受伤农民工的保险与赔偿计划。最后一部分，文章对农民工伤后仍留在城市而没有选择暂时或者长时间的返乡进行原因和动机上的探究。

（一）工伤：类型、频次、严重程度与起因

1. 工伤类型　受伤部位（见表 3）最多的是手，占所有工伤类型的 82.6%（左手手指受伤占 35.1%，右手手指受伤占 35.9%，手掌、手腕、胳膊受伤占 11.5%）。

---

① 详情可参见附录表 C。
② 不同地区加工制造业农民工的分布并没有官方数据。

表3　　　　　　　　　　　　　　　工伤类型

位置	频次	百分比
左手手指	3528	35.13
右手手指	3604	35.89
手指（不清楚哪只手）	677	6.74
手掌，手腕	482	4.80
脚趾	392	3.90
腿部及脚部	770	7.67
其他部位	590	5.87
总计	10043	100.00

　　其他研究表明工伤类型与工业部门以及工作类型有关（郑功成等，2007）。如前面讨论的①，受访者及被调查者中超过60%集中在四个部门（即金属加工、家具制造、电子/电器业和塑料业）。大约有33.4%的被调查者曾做过机器操作工，9.5%曾操作过冲压机，7.7%曾做过木工②。

　　这些工作类型的危险本质在受访者Y先生（访谈1）身上得到充分体现和说明。Y先生在家具厂上班时伤到了右手（生产台球桌及配件）。"用手推过去材料烂掉了把手拉进去的。材料是木头的，推推推，那木头到刀下的时候就烂掉了，跑掉了，手就搞到了。推过去把手推伤的。"虽然在事故之后得到了治疗，受访时伤口也已愈合，但他与大部分受访者一样，将承受永久损伤，永久损伤包括手无力，脑震荡后遗症，手指或手的其他部分缺损等。

　　2. 受伤频次

　　这些受伤工人工作的企业，规模从不足50人到1000人以上不等，根据统计数据，企业越小，工伤出现频次越高（见表4）。

---

① 人口统计学特征见表2。
② 共有9172份有效工伤探访表。

表4　　　　　受伤工人的工厂规模分布（2003—2010）（百分比）

企业规模	2003	2004	2005	2006	2007	2008	2009	2010	总计
不足50人	19.17	19.09	18.22	18.43	25.15	24.97	26.24	26.95	22.48
50—249人	38.08	40.49	48.98	44.44	42.3	38.74	38.94	34.98	40.35
250—499人	14.64	13.23	11.66	14.27	10.58	11.29	10.48	9.15	11.92
500—999人	12.05	10.31	8.31	7.2	9.4	8.1	8.36	7.79	8.96
1000人或以上	16.06	16.95	12.83	15.66	12.57	16.91	15.98	21.14	16.3
有效样本	772	1882	686	792	851	2295	945	809	9032

如表4所示，被调查者中62.83%曾在低于250人规模的工厂打工。而工人规模在50—249之间的工厂与当地人开的工厂，工伤发生频次最高。该地区雇主中64%是中国人，其中15.2%来自广东以外的省份，5.9%来自广东其他地区，17%来自中国台湾，6.9%来自中国香港，1.25%来自欧洲，0.5%来自日本。

事故多发生在生产旺季，相比之下，春节期间事故率较低，因为这期间工人大都已经返乡过年。3—5月以及10—12月事故率有明显上升（见图1）。10—12月为了完成生产任务，赶制春节订单，工人会被要求大量加班。当农民工1—2月回乡过年时，工伤发生的可能性就会下降。而3月工厂恢复全面运作时，又会进入订单高峰期，这就要求工人加班赶制。

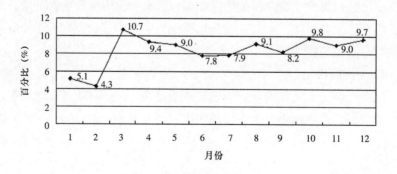

图1　月事故发生率分布

　　除了旺季加班，超长时间工作似乎也是导致工伤的一个重要原因。与普通农民工的处境相比，被调查者的日工作时间与周工作时间明显高于一般水平。2010 年，一般农民工的日工作时间为 9 小时，86.4% 的农民工一周工作超过 5 天（中国国家统计局，2011）。而据被调查者反映，他们平均每天工作 10.2 个小时[1]，平均每周工作 6.6 天。研究表明，疲劳工作更易导致工伤事故（共青团市委员会，2004；李奎成等，2006）。

　　据观察，不仅生产旺季易出现工伤事故，新工作之初也易出现工伤。另外，刚步入职场，在陌生的单位接手一份新工作，结束假期不久刚回归工作岗位或在同一家工厂被安排了新的工作，这些情况下工人更容易发生工伤事故。这些观察结果由大量访谈资料作支撑。

　　来自广州的 W 女士（访谈 12）之前在一家生产帽子的工厂做缝纫工，她说："我们那家厂呢，是做那种帽子的，一直以前呢，我是做针线活的，然后是原来做针线活的那个男孩之前也是受伤的吗，然后他不做了，但是单位又不想多加人么，所以就是从原来工作的人里面抽出来人来做的！"这份工作交给了 W 女士，然后她就像前一位铆钉机工人一样受了工伤，而且下一位工人可能会继续受伤。由于工伤给她的手造成了永久性伤害，所以 W 女士不能再继续做裁缝了。

　　"现在我的手啊，像原来能弄针线，但是现在都是不行的了，因为这里面一碰它就会痛。就是这样子的了，没什么办法了，现在这里是没有什么感觉的啦，是木的！但是要是用力的话就非常痛！所以那里原来压扣子的工作是不能做了，针线也是拿不了了！所以现在就是想赶快把这些事情处理完了，离开这里，省得这里的人总是在看我的笑话！其实啦，工厂里很多的人都是老板老家那边的人啦，所以他们就是肯定是向着老板那边的，就说你这点算什么啊，还在那里弄什么，根本就是不行的了！"

　　另外，调岗前后更易发生事故。在所有案例中，19.11% 的伤者反映，他们工伤的发生时间是进工厂的一个月以内，30.4% 的伤者事故发生在两个月内，50% 的伤者事故发生在五个月以内，验证了"进厂不久就受伤"的说法。

────────────

　　[1]　根据中山大学社会学与社会工作系进行的调查，2010 年珠江三角洲地区农民工平均日工作时间为 9.34 个小时（刘林平等，2011）。

3. 受伤严重程度

由相关劳动部门规定，根据劳动能力丧失的程度从 10 级（最轻微）到 1 级（最严重）来确定工伤严重程度①。根据 2010 年《中国劳动统计年鉴》，在鉴定为工伤的 419857 名工人中，87% 被定为 7—10 级工伤，7% 被定为 5—6 级工伤，6% 被定为 1—4 级工伤（《中国劳动统计年鉴》，2010）。由于工伤鉴定都在治疗之后，所以这种评估方法不适合收集正在住院的农民工伤情程度信息。因此，"工伤探访表"作为一种不同的资料收集方法应运而生。为了查清楚被调查者的伤情严重程度，这里将住院时长作为衡量指标。根据"企业职工伤亡事故分类标准"（GB6441—86），如果住院时间超过 105 天，工伤则被鉴定为"重伤"，如果不足 105 天则被定为"轻伤"。在 5536 份有效回答中，91% 的人被定为轻伤，9% 的人被定为重伤。

4. 工伤起因

当被问及受伤原因，被调查者中 53% 将其简单归为"事故"。其他人的答案较为具体，大致可以分为两类：第一类主要涉及工厂安全管理方面，机器故障（占被调查者的 21.29%），安全培训缺位（占 6.27%）及超时工作（占 3.08%）；第二类主要涉及工人自身的安全行为，占比例最高的是操作疏忽（10.17%）。其他原因包括交通事故（2.66%）。

表5　　　　　　　农民工受伤类型及其原因（2003—2010）

原因	农民工人数	百分比
事故	5216	52.83
机械故障	2102	21.29
操作疏忽	1004	10.17
超时工作	304	3.08
交通事故	263	2.66
安全培训缺位	619	6.27
其他	365	3.70
总计	9873	100

① 见本书第 111 页脚注 1。

　　职业病的确诊比工伤确诊更复杂，较为典型的职业病，例如因高度暴露在家具加工厂的粉尘中而引起的肺部疾病，以及因使用有毒化工品引起的皮疹等。在农民工中最常见的疾病有白血病，一般由苯的使用引起，尘肺病（包括矽肺病、尘肺）和由工作场所噪音引起的不同程度的听力障碍（Gransow，2010）。

　　例如，家具加工行业不仅是工伤高发行业，也是职业病高发行业。Y先生（访谈1）跟我们讲起他在台球桌加工厂的一位同事：

　　"我有个老乡，他就是整个胸部以上全部起了红点。也是油漆房的。没有戴（防护）嘛，干时间太长了，他也干了七八年了，时间太长了。偶尔一下你没戴，它就冲起来了。时间长了身体抵不了。广州中医院治疗，说他皮肤过敏。其实我们很明显地知道，他油漆中毒了。"

　　Y先生又提到东莞的一个例子："听说东莞有一个喷油漆的做了八年，头一天晚上加班到八点半，第二天早上不起来了，死了。"因为职业病通常出现比较晚，有时在工人离职后才发病，所以要想证明职业病与某个时间点上的某个活动有关联是很难的，尤其是需要长期治疗或造成永久性残疾的慢性病。患病的农民工中有相当高比例的人会返乡，这也使得他们难以采取法律行动（见景祥，2010）。

　　相较于证明工作与事故或工伤之间的关联，证明工作与职业病之间的关联要困难一些，然而正是这一点导致人们不能深入了解某些行业工伤率居高不下的真正原因。下一部分，文章将从被调查者和受访者的角度，分析安全设备状况、安全管理、安全意识及安全培训，进一步查找工伤事故发生的直接原因。

（二）劳动保护：预防措施与职业安全的缺位

　　劳动保护的目的在于保护工作中工人的生命和健康，使得工作更人性化并使得工作环境得到相应改善。所有行业均应进行劳动保护，例如采矿业、加工制造业、农业、公共服务业等，同时也应包括兼职工作和转包作业。雇主有责任遵守危险预防守则，员工有义务采取劳动保护措施；另外，员工有权拒绝在危险的环境中工作。工作医疗应由劳动安全专业人士负责，劳动安全监管工作需由劳动安全机构和法定意外保险共同承担。（Universum Verlagsanstalt，1993）

　　2003—2010年收集的医院走访资料来看，工伤农民工中有一半以上是因为缺乏劳动保护措施（见表6）。总体上，46.88%的被调查者说企业提供了劳动保护设施（50.89%的人反映根本不存在劳动保护设施，2.23%的人表示"不知道"）。连续几年的数字对比显示，拥有劳动保护的工人所占比例在逐渐上涨，但增长过程并不稳定，2003年拥有劳动保护的工人占35.13%，2006年达到61.8%，但2007年回落到44.52%，2010年最终达到50%左右。

表6　　　　　　　　　　　据受伤者反映的安全设备配置情况

安全设备	2003	2004	2005	2006	2007	2008	2009	2010	总计
有（百分比）	35.13	43.07	50.49	61.8	44.52	43.47	57.36	49.66	46.88
没有（百分比）	64.24	56.53	49.23	37.71	55.03	52.39	38.74	44.58	50.89
不了解	0.63	0.2	0.28	0.49	0.45	4.15	3.9	5.76	2.23
有效样本	797	1983	717	822	894	2556	999	886	9654

除了缺乏安全保护设备，安全生产培训缺位也是导致工伤事故最重要的诱因之一。在所有调查对象中，65.83%的受伤者没有受到任何企业组织的岗前安全培训（见表7）。相较而言，在被调查者中受到安全培训的农民工占较高比例，个别年份数字略有波动。研究已表明，安全培训缺位是发生工伤事故的重要原因（黄子慧、陈维清，2002；Tam等，2004）。

表7　　　　　　　　　　生产安全培训（2003—2010年）

安全培训	2003	2004	2005	2006	2007	2008	2009	2010	总计
有（百分比）	29.49	32.05	22.7	24.76	34.38	29.9	40.2	34.08	31.23
没有（百分比）	70.26	67.79	76.46	74.63	65.29	64.54	53.36	59.28	65.83
不了解（百分比）	0.25	0.15	0.84	0.61	0.34	5.56	6.23	6.64	2.93
有效样本数	797	1981	718	820	893	2572	1012	889	9682

从深度访谈中可以看出，不同的危险因素强化彼此风险。在广州铸造厂打工的云南人L先生（访谈4）说：

"是让我做一个工作，什么搅拌库的那个嘛，我又不会做，是需要下那个库里面去做的么，那个主管说你先做我叫一个师父过来教你下库嘛，我就每天做，等我刚好过去叫那个师父的时候呢，那个吊车的钩啊，一下就从我的头后面给打上来的，当时我就打晕过去了，我有的同事把我扶起来，扶到办公室去，当时叫他们送我去医院，没人去么，好像是过了 40 多分钟才有人把我送到太平医院去嘛，当时我的眼睛里面是什么都看不到的！"

　　工人们对事故现场的描述都透露出一个信息，这些工厂既没有配备急救药物的急诊室，也没有人懂得急救知识。在一些案例中，事发后宝贵的急救时间被浪费，使得原本可以较轻的伤势因没有及时救治而变得严重（访谈 12；访谈 20）。

　　由于他们没有受到足够的安全培训，安全措施不足、工人疲劳操作机器/汽车种种因素交织在一起，导致灾难性的后果。上面的案例中，事故不仅与监工没有尽可能准确地告诉 L 先生工作的安全区域有关，也与吊车操作者没有接受上岗培训有关，此外，工人超长时间换班导致极度疲劳也是事故发生的主要原因。

　　"他们〔老板〕就只是说不让员工去开吊车！而且他们那个吊车啊，都是招进来的新员工开的！就是我出事的那天，像他们那样，一工作就是连续的十七八个小时，碰伤我的那个人，她是从晚上 12 点开始上班，上到第二天中午 12 点，连续工作了 12 个小时，你说她打不打瞌睡啊，我就是在那个下午 4 点多的时候受伤的。"

　　超长时间工作不仅会导致对方受伤，也会导致极度疲劳的工人自己受伤。

（三）住院：治疗费、生活费、日常护理

　　需要住院治疗的工伤会给伤者带来各种不同的花销，包括治疗费、生活费、住院期间的日常护理费等。另外，因住院期间不能工作而造成的收入损失也会增加工伤负担。

　　1. 医疗、生活费与病假工资

　　从对数据库的观察可知，工伤者一般都会被送到医院，他们中96.7% 的人及时地接受了治疗[①]，平均住院时间为两周。工伤者的医疗花费[②]从 2003 年的 6539.87 元涨到了 2010 年的 13061.15 元。以被调查者的

---

　　①　因为医院在收治病人之前要求病人先出示缴费证明，又因为数据来源基于"工伤探访表"，所以可以认为所有的被调查者都有缴费证明。该数据库因不能涵盖没入院治疗的工伤农民工而存在不足（或是因为伤势轻微或是因为丢失了缴费证明）。

　　②　指从受伤到接受医院走访或接受深度访谈之间的医疗花费。

2003 年月平均工资 768 元和 2010 年的月平均工资 2078 元的标准来计算①，医疗花费需要 8.5 个月的 2003 年月平均工资或 6.2 个月的 2010 年月平均工资。就算医疗费相较于工资有所下降，工伤工人仍难以承担这笔开销。

绝大多数被调查者（96.2%）表示雇主承担了他们的医疗费，只有 2.76% 的人是自己支付。雇主也承担了住院期间生活费用的很大一部分（79.87%），显然不是全部，只是部分。大约有 19.47% 的受访者被迫自己承担住院期间的生活费。支付病假工资的工厂从 2003 年的 44.7% 下降到 2007 年的 39.5%，到 2010 年已下降到 29.2%。据猜测，可能是金融危机影响了雇主的支付行为。但无论如何，在休养住院期间因不能工作而造成的损失也会对工伤家庭的预算造成影响。

表8　　　　　　　　　　　　**医疗费与生活费的支付情况**

支付者	医疗费用		生活费用	
	频次	百分比	频次	百分比
工厂	9356	96.19	7830	79.87
受伤者	268	2.76	1909	19.47
双方	43	0.44	50	0.51
其他方（责任方、捐款方、保险）	60	0.61	14	0.03
有效样本	9727	100.00	9803	100.00

医疗花销直接影响厂方的支付行为：花费越高、住院时间越长，厂方越有可能只支付部分费用或干脆停止支付。因此法律纠纷更常出现在治疗的后期而不是事故刚刚发生时。尽管受伤者可能及时接受了治疗，但他们仍面临着不充分或不恰当的后续治疗，这可能导致"二次伤害"（叶淦湖等，2003）。在东莞石碣镇，人们发现这里的受伤工人缺乏后续治疗。资料显示这里的病人常常被要求在治疗早期阶段就出院且手指再植率较低，这导致并发症增加，影响身体机能恢复。研究也指出，在早期治疗阶段大部分费用由雇主承担。但在某些案例中，存在关于后期治疗费的支付纠纷（叶淦湖等，2003）。

———————————

① 被调查者的详细工资情况，参见附录表 D。

　　能够证明雇佣关系是鉴定工伤和厂方支付医疗费的先决条件。当意外发生时，劳动合同具有非常重要的作用。受访者中，签订劳动合同的比例从32.2%（2003年）增长到59.8%（2010年）。从深度访谈中我们了解到一些案例，虽然他们的老板可能不会承担这笔费用，但他们不得不住院接受治疗。L女士（访谈6）于2007年4月进入一家塑料加工厂做保洁员，仅一个月后就受了伤。她在打扫仓库时，被滚落的货物砸中臀部，整个人失去意识。

　　"我到医院后，醒来了，他才打电话给我的家属，我的亲属才过来。后来我也不知道是怎么回事，联系我们厂里，好像是问我有什么事情没有，就好像是说没有什么事情，可以出院，我们又不懂……其他住院的人在这里看到我坐都坐不了，起都起不了……那会晚上的时候，厂里面负责发工资的人，不是老板，是另外一个负责人，来了就说，叫你们出院你们不出院，他就拿工资吓唬我们嘛，你们要住就自己出钱。……可是我就说，我起又起不了，走又走不了，你叫我出院干什么呢？……当天就把我送回家了嘛，然后他就不管了嘛。"

　　L女士的老板事后否认了自己的责任，所以她自费拍了X光片，即使这样，公司的态度也毫无软化。L女士和家人只能借钱治病。由于L女士没有和公司签订合同，所以公司否认认识L女士。在农民工维权组织的帮助之下，L女士获得了必要的文书并起诉老板，要求老板承担医疗费。最终老板被判支付L女士垫付的五万元钱。但即使有了法庭判决，老板仍没有支付医疗费。"他都不承认这个厂有这个人，他就想这样拖下去的！后来就到了劳动仲裁了，反正我告诉你，搞了几年了，搞到现在。"L女士的案例告诉我们，发生意外时，与公司的一纸合同是何等重要。没有合同就很难证明雇佣关系的存在，也很难要求雇主支付医疗费用。

　　2. 日常护理

　　在中国，病人住院期间通常由家庭成员来护理。但如果病人远离家乡，且其他家庭成员在不同的地方打工，就很难实现家庭成员护理。从数据库可以看出，大约有1/3的被调查者没有护理者（见表9）。无人护理的受伤者从2003年的17.9%上升至2010年的34.4%。在医院走访调查中，平均38.5%的工人由工友照顾，25.6%由亲属照顾，11.5%由医院护工照顾，24.3%住院期间无人照看。

表9   住院期间无人照看的受伤者（2003—2010，百分比）

住院情况	2003	2004	2005	2006	2007	2008	2009	2010
无看护的病人	17.9	23.7	20.5	35.4	34.68	33.88	32.84	34.38

　　农民工流动性不断增强，越来越多的工伤农民工不能依靠家庭成员照顾自己，或要依靠工友来照顾，因此为工伤者提供并购买护理服务已迫在眉睫。有些案例中，受伤者由家庭成员护理，这又会引发新的问题。例如，L 先生（访谈 5）必须在医院住一个月左右，由他在同一家工厂上班的妻子照料。雇主认为 L 先生的妻子离岗停工，于是解雇了他的妻子。L 先生说："我老婆也跟他打官司了，他们解除我老婆的劳动合同，因为我老婆 3 月 17 天一直在医院护理我，公司的老板就说她旷工。"

　　关于谁来承担治疗费用、住院期间的伙食费、护理费及误工费等问题，在 2004 年生效的工伤保险条例中有相关规定。但在实际执行中，该条例仍需进一步改进和完善。

（四）工伤保险与健康赔偿：信息不充分，执法不到位

　　中国工伤保险条例（2004）的颁布不仅仅就保护农民工而言是一个重大进步，对于雇主来说也是一大进步。由于该条例规定雇主必须为工人购买工伤保险，雇主可以避免被工人起诉。该条例规定，工人有权接受保险金而无须支付保险费用。该条例惠及的员工数量从 2004 年的 4500 万人上升到 2010 年的 1.61 亿人，其中包括约 6300 万农民工（Business Focus, 2011）。

　　被调查者中拥有保险的人数比例从 2003 年的 47.11% 上升到 2010 年的 58.77%。令人意外的是，这一数字竟然比普通农民工拥有保险的比例还要高，2011 年普通农民工拥有保险的人数仅占总体的 23.6%[①]。在包括珠三角地区在内的中国东部省份中，虽然仅有 27% 的农民工有意外保险，但这一数字明显高于全国平均水平，这种差距不容忽视。

　　一个原因可能在于被调查者来自事故率较高的行业，因此这个行业中工人的投保率较高。另一个原因可能由于雇主出于节省成本的目的，只给一小部分职工投保。一旦发生事故，企业将伤员以投保职工的身份送到医

---

① 参加其他险种，如养老保险（13.9%）或健康保险（16.7%）的比例非常低。

院，然后向保险公司骗保，用保险公司的赔款支付医疗费（Gransow，2010）。[1] 这也解释了在医院走访中存在的被保险人的保险赔偿金分配不合理的现象。第三个原因在于被调查者自己不了解投保情况。大约有14%的被调查者在被问及是否有社会保险时，回答"不知道"[2]。在一些案例中，工人认为自己有保险，而事实上由于公司只购买了短期保险，他们的保险已经过期。这种情况就发生在江西的 Y 先生身上（访谈1），Y先生2008年在家具厂上班时伤到一只手，他对自己的状况是这样描述的：

"以前［公司］买过保险。但是我受伤的时候保险漏掉了，没买到。他说是我们都是老乡介绍的，都是一个村的，名字差不多，就最后一个字不一样。他说搞混了，把我的漏掉了。不知道是集体保险还是个人保险。我们没看到证据。"

制定和编纂工伤条例时，该条例解决了三方面的潜在问题，即工伤事故的界定、员工赔偿标准及申请工伤认定的程序。申请程序因需要相当多的专业知识、书面材料及耗时太长饱受诟病。即使工人越来越重视他们的权利，但他们不会了解其中每一个细节。许多受伤工人不知该向哪个政府部门求助[3]。在中国，处理工伤的法律程序耗时太久，主要是因为需要准备很多申请证据，至少需要十项，包括官方文件和起诉书（王雯［音］，2011）。另外，目前仅有几家注册机构有鉴定伤者劳动能力的资格。只有当地方政府的鉴定委员会鉴定并认可工人的伤残等级后，工人才能申请赔偿（Brown Ronald C.，2010），这延长了整个程序[4]。

作为新版《社会保险法》的一部分，2011 年生效的新工伤保险法对于以上三方面问题做了处理。其中包括拓展工伤界定范围（包括了更多制度及上下班途中造成的工伤），提高对工人补偿的标准，简化申请程序，对于案情清晰的案例，省略司法审议之前的行政审议，以便优化纠纷

---

① 这些"节约成本"的策略包括商业"雇主责任险"而非指定事故保险。购买这种保险（有时候工人被唆使购买这种保险，而这种唆使行为属于违法行为），一旦出事，公司比工人获利更大。出事后，公司与工人私下和解，用保险赔款的一部分支付对工人的赔偿或是医疗费，剩下的部分归自己。

② 更多关于被调查者社会保险的详情，可参见附录表 E。

③ 中国人民大学劳动关系研究所常凯教授，转引自 Chen and Yan（2011）。

④ 2009 年，一位患有尘肺病但无法取得职业病诊断的农民工要求医生开胸验肺，以证明他的病情。此举之后，他终于收到了雇主的赔偿。流浪歌手孙恒为张海超以及他破釜沉舟的勇敢举动谱了一首名叫"开胸验肺"的歌。张海超随后成为尘肺病农民工中的积极斗士。

处理的过程。然而，一个普遍的问题是，民众对新法律及其内容了解不够充分，以至于法律执行不到位。例如，只有少数受伤者知道新《社会保险法》中的预前支付体系：即使雇主不支付赔款，工人也可以及时得到赔偿款①。根据北京义联劳动法援助与研究中心的调查（北京义联劳动法援助与研究中心，2012），《社会保险法》生效一年后，78.6%的受访者没有听说过该法，91.8%不了解预先支付体系。另一种情况是不了解针对工伤患者的康复项目。康复项目能够帮助受伤工人尽快全面恢复劳动力，但很多农民工并不了解这一项目的重要性，也不知道这是国家免费服务项目。即使他们知道，自己符合免费康复项目的要求，他们也未必会接受康复治疗。因为工伤鉴定在治疗结束之后，他们害怕参加康复训练之后因为恢复得太好，赔款会被延迟发放或者减少发放（李莉［音］，2011）。另外，与受伤工人在治疗期间享有补贴赔偿相反，康复训练没有补贴赔款（景祥，2010）。

没有劳动行政部门、工会、法律机构或非政府组织的帮助及专业咨询，农民工不知道该如何完成这一切。正如 Y 先生（访谈 1，第 5 页）所说：

"很多人［他的工友］都不懂的。包括我这个我都不懂，我只知道我受伤了厂里面能赔点钱。在我之前有六七个都是没搞到钱。有一个四个手指全部锯掉了，一分钱没补到，走了。没办法，厂方不给他。这个东西没公开的，听他们说厂方给了一万块钱，有的说他没得。因为那个是内部秘密，我们就搞不清楚了。反正他是没多少钱的，就是拿了也是治疗，没像我这样，开庭的，公了的，他也是私了的。"

工会组织可以在此发挥更加积极的作用。根据工伤保险条例第 17 条第二款（2004），工会组织有权申请工伤鉴定，但在深度访谈中，我们很少听说工会积极支持工人。广州的 W 女士（访谈 12），在制帽厂伤到了手，她说道："原来是有的［工会］，但是现在是就没有了！好像就是在我来之前还是有的，但是好像是从 2008 年的时候，听人说是因为在我之

①　根据社会保险法（2011），如果雇主不支付，保险局会提供预先支付。条例第 41 条规定"如果工人所在用人单位没有依法购买工伤保险，一旦工伤事故发生并引起工伤，则由用人单位支付本应由工伤保险支付的赔款。如果用人单位拒绝支付赔款，则由工伤保险基金先行垫付"。www. china. com. cn/policy/txt/2010 – 10/29content_ 21225907_ 4htm；英文翻译：www. bycpa. com/html/news/20116/1585. html。

前也有人受伤么，然后去找工会去解决这些事情，但是好像很麻烦的，后来厂子里就把这个工会给取消了！"受伤农民工更愿意接受来自农民工非政府组织的支持和帮助，珠三角地区的农民工非政府组织从90年代中期之后逐渐兴起①。这些非政府组织提供活动场所、信息、心理咨询、法律咨询及法律援助。很多组织发起者与领导者本身就是农民工，其中一些人也受过工伤，而且很多劳工非政府组织的志愿者会定期看望住院的工伤工人，为他们提供信息资料。这些草根组织的工作对于解决工伤农民工或者患病农民工的关注问题有很大帮助，当然，这些组织需要更多官方的支持，这样才能更好地提供服务，更专业地管理自己。

（五）工伤之后：回乡还是留下？

出院之后，工伤者不得不决定是继续留在城里还是暂时/长期返乡。深度访谈中，受访者的回答解释了他们受伤之后不回家乡仍留在城市的原因。首先，他们大部分人在受伤后都需要急救，不得不就近入院治疗。除此之外，至少有五方面原因导致受伤农民工伤后不会回家。

1. 青睐城市中先进的医疗技术。来自江西的T先生（访谈9）被印刷机伤到手，他不回乡的主要原因是广州的医疗技术更先进。"[受伤的时候我都没有想过要回乡]，我们那边是没什么技术的，广州这边勉强吧。在我们那边，估计手都要切掉了！"

2. 劳动能力得到恢复（即使没有之前好）。只要他们不是严重丧失劳动能力，他们留在城里赚钱的经济动机就不会改变。一般情况下，工伤会导致农民工失业、收入减少，很多情况下，他们面临的经济压力比出事前更大。

3. 来自城市中其他家庭成员的照料。如果伤者的家庭成员与他在同一城市打工，就可以照料伤者，伤者因此可以继续留在城市。

4. 诉讼还未完结。如果诉讼还在审理中，例如，要求赔偿款的诉讼，受伤者可能希望留在城市中以确保随时可以完成作为起诉方的任务，帮助诉讼尽量顺利通过，达到最好的结果。

---

① 2007年珠三角地区劳工非政府组织为25—30个（何经纬、黄慧，2008，第509页），但由于一些组织隐瞒身份或是没有注册所以这个数字很难确定。统计数字也会因为一个劳工组织中的不同办公部门被算作一个组织或是几个组织而变化。

5. 因借钱治疗，家中负债累累。因雇主不承担治疗费用而给受伤者造成经济困难也是导致他们受伤后不回家乡的原因之一。他们要么像 J 女士（访谈 17）一样，担心两手空空回家没面子，要么就像 L 女士（访谈 6），因没能力偿还从家乡借的医疗费而对回家充满犹豫。来自重庆的 J 女士在广州一家制鞋厂工作（她在那儿伤到手），她的女儿由老家的祖父母照顾，她觉得空着手回家很惭愧。"今年你看，我手受伤了，没挣什么钱，我老公上半年挣钱都为我这件事跑掉了，现在一分钱没有，你怎么回去？总不能找老人要吧？" L 女士的老板被判支付她的住院费用，但老板不接受。"我的医药费就要 5 万块钱了，都是借的，从村里面借的，现在搞的我都不敢回去了！"

由于我们的访谈部分只采访了伤后留在城市的农民工，所以在结论方面会呈现"一边倒"。为了弥补这个不足，我们查阅了受伤后返乡农民工的访谈资料①，他们的家乡主要集中在湖北与四川②。这些资料表明，劳动能力相当大程度或完全丧失（不仅包括人体伤害或疾病，也包括精神状况）、高额医疗费、城市中没有照顾人手，是他们返乡的主要原因。但在家治疗对家庭来说也是沉重的经济负担和照顾负担。其他家庭成员可能也出去打工了（但与伤者不是一个城市），家人很难安排照料工作。受伤者向家庭成员借钱治病，很容易背负上债务并陷入赤贫。对于工伤者面临的经济风险，新型合作医疗制度只能提供有限的帮助。返乡工伤农民工中，有一部分人由于丧失劳动能力，需要家中老人照料，他们应被视为高风险人群。一般情况下，受伤农民工伤口痊愈、恢复工作能力之后（正常情况下是两个月左右），就会返城继续打工。也存在一种情况（主要在新生代农民工中），受伤者返乡后因为残疾受到歧视，或因为不适应家乡的生活，而回到城市中。

不论走或留，受伤农民工都同时面临身体、心理和经济上的挑战。一些案例中，事故导致农民工劳动能力长期受限，所以主要精力应集中在恢复劳动能力上，这包括治疗和康复项目。伤者除了生理创伤，可能还会伴有心理压力。必需的治疗也许费用很高，但廉价一些的治疗可能不起作

---

① 我们查阅若干访谈资料，其中包括 12 个有详细资料的访谈。

② 我们十分感谢陈传波教授与我们分享他的访谈资料（2007 年收集于湖北和四川农村），这些资料使我们对受伤后返乡农民工的观点和视角有了更深入的了解。也可参见陈传波等《回家：中国湖北和四川的伤病返乡农民工》，见本书第 293 页。

用；自尊不断下降，视自己为家庭负累都会加剧他们的心理痛苦。

综上所述，那些失去劳动能力（至少伤得比较重）和/或饱受职业病长期折磨的农民工，和/或有着难以承受的高额医疗花销的农民工会被迫回到农村或乡镇。那些受工伤后在城市治疗、护理的农民工只需要在事后决定是否要返乡。重新获得劳动能力（即使是很低的水平）的，城市中有家人照顾的，为获得赔偿与雇主打官司的以及从家乡借钱看病无力偿还的农民工都倾向于尽可能留在城市。

五　结论与建议

我们应该正确理解农民工的工伤问题，这不是单纯的孤立事件或个人不幸，它涉及经济和社会变迁、制度安排，以及社会融合与社会排斥等更广泛的进程。对于数据的分析则主要集中在工伤起因和工人视角下工伤在事故前、事故中、事故后对工人的影响。对于珠三角地区加工制造业工厂的工伤研究表明，中国是以农民工的健康换取经济的快速增长。这种发展产生于经济改革过程中，经济改革至少包括三个影响中国社会"社会契约"的基本变化。

1. 基本迁移政策发生改变，新迁移政策让农村劳动力到城市中进行非农就业，成为中国外向型经济的中流砥柱，但农民工进城后却不能享有城市居民权利。

2. 保险业得到重视，保险重新分配社会风险，减少了国家部分责任，但仍没有处理社会保障与医疗体系改革中的外来人口问题。

3. 医疗卫生行业商业化，各地方组建的新型社会保障体系远不能满足外来人口的需要。

所以，从更普遍意义上讲，农民工意外伤害险和不断强化的劳动法不仅代表着一种巨大进步，也是社会融合的一种形式，从现实角度出发，农民工的职业卫生和安全仍存在相当多的不足。这篇关注珠三角加工制造业工伤工人的研究证实了这些不足的存在，可归纳如下。

1. 特殊领域如金属加工、家具制造行业及小作坊的工伤风险很高；企业安全管理的缺陷包括机器故障、缺少安全设备；安全生产培训缺位，超时工作，连续上班没有休假；工人缺乏安全知识，安全意识低，操作疏忽。

2. 企业中没有足够的急救设施；对于没有亲属、朋友、同事照顾的工伤患者，企业没有妥善处理；对劳动能力完全复原重视不足，包括没有充分使用康复项目和职业再培训项目。

3. 工伤保险系统没有发挥正确的作用，缺乏监督；工人遇到工伤事故不清楚应向哪些机构求助；工人不了解工伤定级和劳动能力定级的流程；工会没有给予工伤者充分的权利，帮助农民工的组织没有给予他们充分的支持。

我们的结论与2009年一份研究广州合资企业的调查报告结论相吻合。

1. 中小型企业预防职业事故措施存在不足之处，包括对生产安全和安全管理的忽视。

2. 工作场所安全监控人员的条件不符合有效预防系统的要求。

3. 媒体缺乏对安全问题的报道；中国的安全知识与安全设备标准与国外相比，差距甚大。

4. 安全体系不合理：安全生产监督与职业卫生监督分开后，职责混乱，职业卫生与健康监督停留在法律法规层面上的运行。

5. 信息不共享，且工伤事故防范和工伤保险各行其道，使得工伤保险退化成一种支付机制，弱化了其防范工伤事故的作用（余飞跃等，2011）。

除了指出、证实农民工职业安全卫生方面存在的不足，我们的研究结果显示，被调查者中只有60%左右签订了劳动合同并购买了社会保险，这是获得职业卫生与安全立法保护的前提法律条件。我们的结果进一步证实，从受伤农民工的角度来看，以下三方面十分重要：（i）工伤事故中风险因素十分复杂；（ii）工伤事故引起一系列后果，不仅仅是伤者的健康受到损害，整个家庭的社会经济状况也会受到牵连；（iii）恢复伤者的劳动能力及为伤者提供职业再培训的措施十分重要。

该研究中对于工伤的分类基本与工业行业有关，如金属加工业、家具制造业、电子业、塑料业等，都是珠三角地区典型的出口加工行业。随着经济调整，中国将更加倚重国内市场，预计会加大对创新、研发的投入，对员工的要求更高，低成本的加工制造业将减少，所以这类行业的工伤事故发生率未来会降低。然而这不代表可以对上面提到的不足听之任之，而应该妥善地加以处理。

基于我们的研究成果，我们为政策制定者、执行者和研究者确定了四个需要关注的领域，这些领域超出了本篇关注的地域和行业焦点。

1. 关于工作安全的风险评估、风险最小化措施和预防措施，为避免风险或实现工伤、职业病风险最小化而进行投保。

工厂安全管理与劳动安全检查还有待加强。雇主、劳动行政部门、工会及非政府组织，尤其是非国有企业，有责任向工人提供劳动安全培训，培训的对象不仅应包括正式员工还应包含在企业中大量存在的替代农民工的实习生/学生工。他们受伤的时候都很年轻。工会与农民工非政府组织合作，在宣传预防措施的必要性时可以发挥极其重要的作用（例如，工会可以向第三方非政府组织购买服务）。劳动行政部门应对职工入职前后的健康状况做到更深入、更细致的了解。根据国家安全生产监督管理总局发布的指令（2011 年 8 月 5 日），要求中国籍雇主对在有害环境中工作的员工的健康状况进行记录。职工在入职前、任职中和离职后都要进行健康检查。这对解决纠纷有着重要作用，会使处理过程更简单。另外，如果木材家具、石棉制品、石英砂及石棉矿这些工厂的生产条件不能达到健康要求，当地政府应关停企业（Chen & Yan, 2011）。对工人来说，不仅需要了解更多关于工伤保险、工伤赔偿保险的信息，还需要在职业安全卫生方面享有权利，包括积极参与的权利。

2. 减轻伤后健康影响，改善急救措施与保健服务，为工伤者、职业病患者提供支持性措施，包括将他们纳入康复项目中。

应要求工伤事故高发企业，尤其是手伤高发企业，开设配有急救器材和正规急救人员的急救室。受伤后农民工需要恰当的医疗保健服务——尤其是住院期间。如果家属不能照料伤者，应有其他合理的安排，以照顾伤者。为了更好地恢复伤者的劳动能力和生活质量，需要将更多有针对性的政策和财政模式落实到位，也需要更有效地利用康复项目，同时应确保伤者参加到康复活动中。由于他们劳动能力有限，有工伤史的农民工在今后受伤的风险会更高。

3. 劳动法与劳动安全条例执行与实施需要合理的制度环境。

要确保劳动法与劳动安全条例的执行与实施，最重要的一点是要建立一个合理的制度环境。目前，中国管理与监督劳动安全的制度结构脆弱且散乱：劳动安全管理部门负责监督工作场所环境，卫生部门负责确诊病例，劳动安全机构与工伤保险不能及时共享信息，当地劳动行政部门处理工人赔偿。另外，资格认证、劳动安全管理培训弊端重重，而工人安全意识缺乏，教育程度低使得情况更加糟糕。且工会只能在法律实施方面发挥较小作用，仍不能实现他们作为包括农民工在内的工人利益代表的角色。我们需下大力气监督包括工伤保险在内的新《社会保险法》的实施。

4. 需要开展更多调查，利用官方数据及研究机构和非官方组织的调查机构，建立农民工工伤与职业病的开放式数据库。

有必要发展一个更全面的农民工职业健康数据库（包括工伤和职业病）并据此评估工作（法律与条例方面），以此实现职业卫生与安全的提升，增加服务获取（包括初始治疗、后续护理、农民工赔偿），扩大保险覆盖范围。农民工工伤与职业病开放数据库的建立，确保研究者能够处理普通职业卫生安全数据与农民工社会经济卫生处境之间的研究缺口，同时也为政策制定者提供证据参考依据。

参考文献

AMRC (Asia Monitor Resource Centre). 2012. *Report on Invisible Victims of Development—Workers Health and Safety in Asia* (draft report), Hong Kong. pp. 1 – 30. www. amrc. com. hk/node/1248, (accessed 10 March 2013).

Braun, Anne. 2011. *Das Ende der billigen Arbeit in China. Arbeitsrechte, Sozialschutz und Unternehmensförderung für informell Beschäftigte.* VS Verlag für Sozialwissenschaften, Wiesbaden.

Brown, Ronald C. 2010. *Understanding Labor and Employment Law in China.* Cambridge University Press, New York.

Business Focus. 2011. *Assuring improvement: China's new work-related injury insurance regulation.* www. china. ahk. de (accessed on 16 August 2013).

Chan, Hon and Jie Gao. 2012. "Death versus GDP! Decoding the fatality indicators on work safety regulation in post-Deng China." *China Quarterly*, Vol. 210 (June), pp. 355 – 377.

Chen, Meei-shia and Anita Chan. 2010. "Occupational health and safety in China: The case of state-managed enterprises." *International Journal of Health Services*, Vol. 40, No. 1, pp. 43 – 60.

Chen, Xin and Jie Yan. 2011. "Records to be kept for workers in risky jobs." *China Daily*, 19 August, p. 4.

Gong, Peng, Song Liang, Elizabeth Carlton, Qingwu Jiang, Jianyong Wu,

Lei Wang and Justin V. Remais. 2012. "Urbanisation and health in China." *The Lancet*, Vol. 379 (March 3), pp. 843 – 852.

Gransow, Bettina 2010. "Body as armor: Health risks and health consciousness among rural migrants in urban China." In Bettina Gransow and Zhou Daming (eds.), *Migrants and Health in Urban China. Berliner China-Hefte*, Vol. 38, Lit Verlag, Münster, pp. 9 – 27.

ILO (International Labour Organization). 2005. *National Profile Report on Occupational Safety and Health in China.* China Labour and Social Security Press, Beijing.

ILO (International Labour Organization). 2012. *National Profile Report on Occupational Safety and Health in China.* www. ilo. org/safework/areasofwork/national-occupational-safety-and-health-systems-and-programmes/WCMS_ 186991/lang--en/index. htm. (accessed on 14 December 2013).

Jin, K., D. A. Lombardi, T. K. Courtney, G. S. Sorock, M. Li, R. Pan, X. Wang, J. Lin, Y. Liang and M. J. Perry. 2012. "A case-crossover study of work-related acute traumatic hand injuries in the People's Republic of China." *Scandinavian Journal of Work, Environment and Health*, Vol. 38, No. 2, pp. 163 – 170.

Jing, Xiang. 2010. "Medical treatment of work-related injuries and occupational diseases of migrant workers in the Pearl River Delta: Problems and suggestions." In Bettina Gransow and Zhou Daming (eds.), *Migrants and Health in Urban China. Berliner China-Hefte*, Vol. 38, Lit Verlag, Münster, pp. 151 – 162.

Li, Li. 2011. "Labor: injured migrants rejecting rehab." *China Daily*, 25 January, pp. 1, 6.

Qiao, Qingmei. 2010. "Analysis of occupational risks and the insurance of migrant workers against accidents in China." In Bettina Gransow and Zhou Daming (eds.), *Migrants and Health in Urban China. Berliner China-Hefte* Vol. 38, Lit Verlag, Münster, pp. 106 – 110.

Schnack, Hans-Christian and Yuan Yuan. 2010. "Regulating migration in China. A selection of recent policy documents." In Gransow, Bettina and Zhou Daming (eds.). " *Migrants and Health in Urban China, History and Socie-*

ty. Berliner China-Hefte, Vol. 38. Lit Press, Münster, pp. 124-150.

Tam, C. M., S. X. Zeng and Z. M. Deng. 2004. "Identifying elements of poor construction safety management in China." *Safety Science*, Vol. 42, pp. 569 – 586.

Universum Verlagsanstalt. 1993. *Arbeitssicherheit & Gesundheitsschutz. Wörter-buch*. Universum Verlagsanstalt, Wiesbaden.

Wang, Huanqiang and Li Tao. 2012. "Current situations and challenges of occupational disease prevention and control in China." *Industrial Health*, Vol. 50, pp. 73 – 79.

Wang, Wen. 2011. "The woes of injury at work." *China Daily*, 14 March, p. 20.

Yu, Wenzhou, Ignatius Yu, Zhimin Li, Xiaorong Wang, Trevor Sun, Hui Lin, Sabrina Wan, Hong Qiu and Shaohua Xie. 2012. "Work-related injuries and musculoskeletal disorders among factory workers in a major city of China." *Accident Analysis and Prevention*, Vol. 48, pp. 457 – 463.

Zhang, Heather Xiaoquan. 2007. "Conceptualizing the links: Migration, health and sustainable livelihoods in China." In Heather Xiaoquan Zhang, Bin Wu and George Sanders (eds.), *Marginalisation in China: Perspectives on Transition and Globalisation*. Ashgate, Aldershot, pp. 195 – 214.

Zhang, Qiujie. 2012. "Occupational injury occurrence and related risk factors among Chinese migrant workers." *Procedia Engineering*, Vol. 43, pp. 76 – 81.

Zhu, Cherrie Jihua, Di Fan, Gui Fu and Gemma Clissold. 2010. "Occu-pational safety climate and its influence on safety-related behavior." *China In-formation*, Vol. 24, No. 1, pp. 27 – 59.

北京义联劳动法援助与研究中心:《工伤保险待遇现行支付制度 2011 年/2012 年实施情况调查报告》(www. csrglobal. cn/detail. jsp),2012 年 7 月 10 日访问。

国家统计局就业和人口统计司、人力资源和社会保障部规划财政司:《中国劳动统计年鉴 2012》,中国统计出版社 2010 年版。

中国国家统计局:《2011 年中国农民工监测调查报告》,2012 年 6 月 24 日(www. stats. gov. cn/tjfx/fxbg/t20120427_ 402801903. htm)。

共青团佛山市委员会：《沿海经济发达地区外来务工青年的特点与需求——来自广东省佛山市的调查分析》，《广东青年职业学院学报》2004年第2期。

何经纬、黄慧：《珠江三角洲地区农民工维权非政府组织描述性分析研究札记》，《香港社会科学学报》2008年第35期。

代金芳、董晓梅等：《广东省伤害致残现况及影响因素》，《中华预防医学杂志》2011年第9期。

公安部治安管理局：《全国暂住人口统计资料汇编》，群众出版社2008年版。

广东省统计局：《广东统计年鉴2011》，中国统计出版社2011年版。

国务院研究室课题组：《中国农民工调研报告》，中国言实出版社2006年版。

黄子惠、陈维清：《香港建筑业工伤事故住院病人调查分析》，《中华流行病学杂志》2002年第1期。

李奎成、唐丹、卢迅文：《不同群体工伤职工流行病学及再就业情况调查》，《中国康复医学杂志》2006年第1期。

刘林平、雍昕、舒玢玢：《劳动权益的地区差异——基于对珠三角和长三角地区外来工的问卷调查》，《中国社会科学》2011年第2期。

万向东、孙中伟：《农民工工资剪刀差及其影响因素的初步探索》，《中山大学学报》（社会科学版）2011年第3期。

叶淦湖、刘小红、叶惠明：《东莞石碣镇2427例工伤患者伤情调查》，《疾病控制杂志》2003年第4期。

余飞跃等：《工伤保险基金对广州大中型企业工伤预防的激励机制探讨》，载易佐永、崔任泉《广州蓝皮书：2011年中国广州社会形势分析与预测》，社会科学文献出版社2011年版。

郑功成等：《中国农民工问题与社会保护》，人民出版社2007年版。

罗宾逊（Robinson）等：《中国流动工人职业伤害研究文献综述》，见本书第76页。

陈传波等：《回家：中国湖北和四川的伤病返乡农民工》，见本书第293页。

附录　中国农民工的工伤：来自珠江三角洲加工制造业的个案研究

"工伤探访表"数据库（附加数据，珠江三角洲地区）

表 A　　　　　　工伤农民工的平均年龄（2003—2010）

年份	频次	平均年龄	标准差
2003	798	24.77	6.56
2004	1982	26.18	7.26
2005	719	27.13	8.20
2006	828	28.48	8.71
2007	895	29.47	9.41
2008	2667	30.52	9.41
2009	1055	30.97	9.62
2010	961	31.12	10.03
总计	10051	28.81	9.03

表 B　　　　　　工伤农民工教育程度（2003—2010,%）

教育程度	2003	2004	2005	2006	2007	2008	2009	2010	总计
小学及以下	9.27	10.29	13.47	12.71	17.34	13.76	14.26	15.22	13.07
初中	73.18	75.59	72.64	72.64	67.23	70.96	66.19	65.97	71.09
技校中专及高中	17.04	13.21	13.33	14.41	14.65	14.76	18.53	17.19	15.09
高等教育	0.5	0.91	0.56	0.24	0.78	0.52	1.02	1.61	0.75
有效表格	798	1983	720	826	894	2514	982	867	9584

表 C　　　　　　　工伤农民工部门分布（2003—2010，%）

部门	2003	2004	2005	2006	2007	2008	2009	2010	总计
金属业	25.41	38.81	19.67	21.71	18.54	26.48	28.21	27.77	27.58
家具业	12.14	18.09	20.22	20.63	22.07	15.32	11.05	11.30	16.21
电器/电子业	13.52	13.36	6.51	7.72	7.73	6.04	7.99	8.02	8.86
制鞋业	8.01	0.50	9.70	9.17	8.08	5.04	4.54	4.96	5.27
塑料业	8.26	11.14	4.99	6.51	7.17	7.04	5.72	6.44	7.59
建筑业	3.50	3.23	4.57	3.86	5.12	5.31	4.73	7.50	4.70
印刷业（纸品）	6.88	4.28	5.26	4.83	3.19	3.43	3.25	4.22	4.18
玩具业	1.38	0.05	1.66	0.97	0.46	0.81	0.39	0.95	0.72
照明业	1.75	0.25	1.11	1.57	0.57	1.85	3.45	2.01	1.50
服装业	2.88	0	3.05	1.69	1.59	2.12	2.76	2.32	1.82
机械业	1.63	0	1.80	0.97	2.05	3.77	4.24	3.91	2.35
其他	14.64	10.28	21.47	20.39	23.44	22.79	23.67	20.59	19.22
总计	799	1984	722	829	879	2598	1014	947	9772

表 D　　　　　　珠三角地区工伤工人与农民工、城市工人及
雇员月平均工资比对（2003—2010，元）

年份	月平均工资（元）		
	珠三角工伤工人	珠三角农民工	珠三角城市工人及雇员
2003	767.62	1006	1665.50
2004	921.02	1072	1843.00
2005	1163.98	1067	1998.58
2006	1233.00	1140	2182.17
2007	1373.36	1230	2453.58
2008	1653.30	1521	2759.16
2009	1788.76	1608	3029.58
2010	2078.15	1917	3363.17

来源：万向东，孙中伟（2011）；广东省统计年鉴 2011。

表 E 社会保险参险率（%）

社会保险	2003	2004	2005	2006	2007	2008	2009	2010	总计
参加	47.11	49.7	50.56	45.95	50.11	51.58	55.7	58.77	51.28
没参加	39.45	37.59	38.02	44.62	34.12	32.19	28.53	27.38	34.68
不知道	13.44	12.71	11.42	9.43	15.77	16.23	15.77	13.85	14.04
有效问卷数	796	1982	718	827	894	2588	1027	946	9778

Ⅱ. 深度访谈（广州）

表 F 广州加工制造业工厂农民工的人口统计
学特点（2009 年 12 月—2010 年 4 月深度访谈）

访谈序号	工作地点	性别	年龄	教育程度	工伤/问题	原籍
1	台球配件厂	男	36	初中（毕业）	手伤	江西
2	塑料薄膜厂	男	35	初中（肄业）	手伤	湖南
3	家具厂	男/女	45—50	不清楚	经济纠纷	江西
4	五金厂	男	不清楚	不清楚	头伤	云南
5	五金厂	男	37/38	不清楚	手伤	广东
6	五金塑料厂	女	50	不清楚	腰伤	江西
7	水泥厂	男	28	高中（肄业）	腰伤	四川
8	印刷厂	男	25	中专技校（毕业）	经济纠纷	四川
9	印刷厂	男	不清楚	中专技校（毕业）	手伤	江西
10	印刷厂	男	20	中专技校（肄业）	手伤	广东
11	家具厂	男	45	不清楚	手伤	湖南
12	制帽厂	女	27	不清楚	手伤	贵州
13	箱包厂	男	不清楚	中专技校	手伤	广东
14	制衣厂	男	37	高中（肄业）	经济纠纷	福建
15	机械制造	男	43	初中（毕业）	脚伤	云南
16	修车厂	男	40	不清楚	头伤	湖南
17	制鞋厂	女	不清楚	不清楚	手伤	重庆
18	五金厂	男	23	不清楚	手伤	湖北
19	厨具厂	男/男	19	中专技校（毕业）	手伤	广东
20	电子厂	男	26	初中	手伤	四川
21	制管厂	男	29	不清楚	经济纠纷	四川
22	皮革厂	男	20	中专技校（毕业）	经济纠纷	江西

从农村到城市的流动与中国
流动人口的心理健康研究①

林丹华②　李晓铭③　苏少冰④　文　鸣⑤　邱培媛⑥

摘要　过去几十年来，越来越多的研究者关注国家之间的人口流动对国际移民心理健康的影响，但很少有研究探讨从农村到城市的人口流动特点及其对中国农村流动人口心理健康的影响。

本研究采用了分别在北京、上海和成都收集的从农村到城市的成年流动人口三批数据。首先，对北京数据中的三组被试进行了比较，即从农村到城市的流动人口、流动人口流入社区的城市居民以及流动人口流出社区的农村居民。其次，运用北京数据考察了流动相关特征和流动人口心理健康之间的关系。最后，探讨了影响北京、上海和成都流动人口心理健康的相关因素。

北京研究的结果表明，相比于城市居民和农村居民，农村流动人口表现出较差的心理健康状况。此外，那些流动前准备状况较差、内心期待和现实差距大、频繁更换工作以及独自流动到北京的流动人口获得了更高水平的心理健康症状分数。此外，一些危险性因素（如追求目标的压力、

---

①　本研究所用数据来源于美国国家卫生研究院（NIH）资助的"中国年轻流动人口社会歧视与心理健康"研究项目（资助项目号：R21TW006375）、国家社会科学基金资助的"社会转型期外来农民工文化适应问题、影响机制及干预研究"研究项目（资助项目号：08CSH028）以及美国犹他大学社会与行为科学学院"IPIA 种子基金"和香港中文大学研究基金的资助。

②　林丹华，北京师范大学发展心理研究所。

③　李晓铭，xiaoli@ med. wayne. edu（通讯作者），韦恩州立大学医学院预防研究中心。

④　苏少冰，韦恩州立大学医学院预防研究中心。

⑤　文鸣，犹他大学社会学系。

⑥　邱培媛，四川大学华西公共卫生学院。

歧视）和保护性因素（如社会支持）可以显著地预测北京、上海和成都农村流动人口的心理健康状况。

结果发现，流动与中国农村流动人口的心理健康状况之间存在不良的关联。因此，在这一规模巨大的人群中开展心理健康促进和干预活动显得非常必要。

一 研究背景

（一）流动和心理健康的理论

过去二十多年，越来越多的研究者开始关注流动对成年流动人口心理健康的影响。已有的全世界的文献均表明，作为一个充满压力的过程，流动与流动人口的心理健康状况（如抑郁、焦虑、自杀行为等）显著相关（Dogra, Karimand Ronzoni, 2011）。其原因可能归结于流动过程本身带来的压力，以及一些环境和心理方面的影响因素，如流动的社会—文化模式、经济困难、医疗卫生保健的低可及性、低社会支持、高社会歧视以及期待和收获的差距等（Li, et al., 2006a; Wang, et al., 2010）。在西方国家的文献中，至少有三个理论模式（即社会孤立理论、文化震惊理论和追求目标压力理论）关注流动人口所经历的由压力所带来的深刻的生活变化，并探索了其对流动人口心理健康的潜在影响，这些理论提供了流动促使成年流动人口出现心理障碍的全方位且具有互补性的理解性框架（Kuo, 1976）。

1. 社会孤立理论

社会孤立理论认为流动不仅包括流动人口与原先文化和价值观的物理分离，还包括与他们社会交往网络的分离，这些原因导致了心理疾病的发生，或体验到与流动有关的最具破坏性的感受（Kuo, 1976）。观察发现，流动人口常常遭遇强烈的孤独感、疏离感、去社会化、低自尊和无力建设或维持社会关系等问题。在该理论看来，环境和心理的孤立常常带来心理疾病，而个体对孤立的主观解释使得流动人口更容易出现心理健康症状（Kuo, 1976）。根据该理论，社会孤立是与流动相关的最混乱也是最具破坏性的体验，与流入社区的接触和沟通的严重障碍导致流动人口的社会角色表现出严重的压力和问题，从而直接或间接地引发心理疾病的发生（Kuo, 1976）。

2. 文化震惊理论

根据文化震惊理论，流动人口最严重的适应问题是由文化震惊引起的，是指当一个人处于新文化中时（例如身处国外）会出现焦虑、挫折感、疏远和愤怒等情绪（Kuo，1976）。该理论强调文化适应及其过程对流动人口心理健康的影响。此外，该理论指出，由于价值冲突和个体出现的无效能感，相对于那些进入相似文化背景社会的移民，进入与原先社会差异巨大的国家/社会的移民会更难以适应主流社会。该理论还强调，移民的时间越短，感受到的震惊越强烈，也就越可能出现心理问题。只有当移民良好地适应了主流文化，其心理疾病倾向才会下降。

3. 追求目标压力理论

追求目标压力理论强调流动人口在流动前的期待和她/他在流动后的收获之间的差距（即追求目标的压力或未满足的期待）是心理疾病的最独特的原因（Williams and Berry，1991）。"追求目标的压力"这一概念，基于 Merton（1957）和 Hyman（1942）的参照组行为理论而提出，被认为是心理痛苦的原因（Sellers and Neighbors，2008）。不同于前两个理论，追求目标压力理论并不强调流动人口比本地人的心理障碍发生率更高（Kuo，1976）。而且，该理论认为因流动过程中其他压力源而产生的心理压力（如文化震惊），可能被低水平的追求目标压力所中介（Parker，Kleiner and Needelman，1969）。一些研究表明追求目标压力与高水平的心理困扰显著相关（McKelvery and Webb，1996）。例如，对美国的越南移民的研究发现高水平的追求目标压力导致心理症状水平的升高（McKelvery and Webb，1996）。类似的结果也出现在一项对非裔美国人的研究中，该研究发现追求目标压力与低幸福感、低生活满意度、低自尊和高心理困扰水平显著相关（Sellers and Neighbors，2008）。

（二）流动与中国流动人口的心理健康：理论框架

尽管当前在国际移民中已有一些关于流动和心理健康关系的理论，但针对中国城乡流动和心理健康关系的综合性理论框架却非常缺乏。正如我们所知，在中国，国内流动的现象及其特征非常独特，与西方国家的跨文化或跨国的流动现象截然不同。因此，基于我们对中国流动现象的观察和已有的研究结果，提出了以下的理论框架及其假设（见图1）。

首先，我们假设流动是一个伴随诸多压力的过程，会加剧与流动有关的社会隔离，进而促进心理健康症状的增加。在所有与流动有关的压力源中，感知到的歧视被认为是一种慢性压力源，会促使心理社会障碍的产生，使流动人口难以建立新社交网络，并导致社会隔离的出现。例如，一项研究发现社会和空间隔离会导致社会支持和社交网络减少，进而预测到显著的高水平精神障碍（Hovey，2001）。其次，我们假设一些人口学和心理社会危险因素（如社会经济地位和追求目标压力等）会中介流动对心理健康的影响。最后，基于心理弹性视角，我们假设一系列的保护性因素（如流动前准备、社会支持、父母关心、积极应对策略以及对逆境的态度等）会中介或调节流动对成年流动人口心理健康的影响。

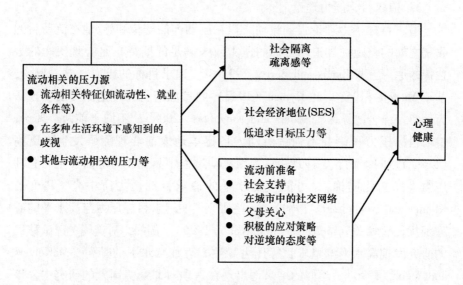

图1   流动和心理健康的理论框架

（三）研究问题

尽管流动和心理健康之间的关系在全世界范围内已被广泛研究，但现有研究仍存在以下不足。

首先，大部分有关流动和心理健康关系的实证研究是在西方国家以及那些寻求永久居住权的群体中开展，包括跨文化或跨国家的移民、北美或欧洲国家的战争难民或流动群体等（Li, et al., 2006a），但对中国从农村到城市的内部流动人口的流动特征及其对心理健康影响的研究非常少。因此，有必要对该领域和该群体进行系统的实证研究，以更好地发现该易感人群中流动和心理健康之间的关系。

其次，尽管有一小部分研究表明中国农村流动人口在城市中的心理健康症状有所恶化，但缺乏流出地的农村居民和流入地的城市居民作为对照组，使得农村到城市的流动和心理健康症状之间的复杂关系难以得出可信的研究结论。因此，用具有代表性的样本比较流出地的农村居民、流入地的城市居民以及农村流动人口的心理健康症状（即组间分析），可以在探讨农村到城市的流动与流动人口心理健康关系问题的过程中迈出坚实的第一步。

再次，现有的有关流动和心理健康关系的研究大多将流动人口作为一个整体来看待，忽视了流动人口内部的不同流动特征（如流动持续时间、流动城市的数量、在城市中的就业状况以及是否与配偶一起流动等），比较不同流动人口群体的心理健康（即组内分析）可以更好地帮助我们了解该群体的特点。

最后，基于心理弹性视角，流动所带来的影响可能被一系列的保护性因素所中介或调节，由此提升流动人口面对逆境的能力。然而，在现有的相关研究中，同时考察危险性和保护性因素与中国流动人口心理健康之间的关系的研究却非常少见。

综上所述，我们采用来自中国北京、上海和成都三地的农村流动人口数据，旨在回答以下的研究问题：（1）流动人口和非流动人口的心理健康状况是否存在差异（即组间分析）？（2）流动过程（如流动模式和流动特征）和流动人口的心理健康状况是否存在关联（即组内分析）？（3）一些关键的危险性因素和保护性因素是否会中介或调节流动对流动人口心理健康状况的消极影响？

二　流动和心理健康：基于北京市流动人口调查数据的分析

（一）被试和抽样程序

中国的首都北京，占地 16808 平方公里，常住人口为 1300 万。在北京有超过 300 万的农村到城市的流动人口（69% 的男性和 31% 的女性）（北京统计局，2004）。据估计，北京大部分（80%）的农村到城市流动人口年龄在 18—40 岁之间（北京统计局，2004）。本研究包括三个被试样本：1006 名农村到城市的流动人口、1000 名城市居民和 1020 名农村居民。抽样和数据收集的详细方法在其他文献中已有描述（Li, et al., 2009）。简略地说，81.9% 的北京农村流动人口在以下 5 种行业中工作：建筑业、旅馆和餐饮业、批发零售业、制造业以及家政等服务业（北京统计局，2004），这五个行业被作为本研究的被试取样框架。此外，基于北京流动人口的总体性别分布（即男性占 69%，女性占 31%），本研究以性别分层抽样的方式进行取样。

本研究对农村流动人口被试的筛选标准为：在北京工作至少一个月且没有北京常住户口。以工作地点作为抽样单元，对那些没有固定工作的流动人口，则以街道作为抽样的单元（如修理工和街头的摆摊小贩等）。在获得抽样场所的老板或经理的允许后，主试人员随机邀请抽样场所的农村流动人口参加本研究，并确保他们符合研究被试的标准。以此方式重复抽样，直至抽样场所或每个抽样场所的被试数量达到研究的要求。最终的有效样本为从北京的 10 个地区共 34 个抽样场所招募到的 1006 名农村流动人口。

城市居民样本从与农村流动人口样本相同的 10 个地区招募，从每个地区招募的城市居民和农村流动人口在人数比例上相似。同时，采用多阶段抽样方法招募流出地的农村居民。一旦某个农村流动人口成为本研究的正式样本，他们的家乡会被记录下来。尽管本研究中的流动人口样本来自中国大陆的 25 个省份，但其中的 75% 来自 8 个省份，即河北、河南、四川、江苏、安徽、山东、湖北和湖南，这是抽样的第一阶段。在第二阶段，从这 8 个省份中选取了 34 个县进行抽样。在第三阶段，从 34 个县中抽取了 63 个农村乡镇作为抽样场所。成为本研究的农村居民被试的标准是：在家乡生活的时间至少超过一个月。所有被试的年龄都在 18—40 岁之间。为了避免从同一个抽样场所抽取过多的被试，本研究对每一个抽样场所招募的被试数量进行控制，即农村流动人口和城市居民不多于 50 人/场所，农村居民则不多于 30 人/场所。

本研究的方法优势在于选取了三个组进行比较，即农村流动人口、流入地的城市居民，以及流出地的农村居民。然而，本研究的挑战不仅仅在于城市居民和农村居民样本要与农村流动人口样本具有可比性，还要保证样本的代表性。为了保证三个样本之间的可比性和代表性，我们采取了以下几个步骤：对在城市抽取的地区或家乡农村抽取的地区进行样本匹配，同时还考虑了年龄和其他相关因素。在这些匹配的抽样框架中，我们努力招募可代表研究群体的被试。

（二）调查内容和指标

人口学变量。所有的被试均报告年龄、民族（汉族和非汉族）、受教育水平和婚姻状况。要求被试自我评估他们的整体健康状况（即好、一般和差）以及平均月收入。对没有固定月收入的农村居民被试和一些农村流动人口被试，则按一年的总收入除以 12 作为月收入的近似估计值。

流动特征。要求被试报告他们的流动时间、流动地点数量、流动前准备、在北京换工作的数量、是否和配偶一起流动到北京、在北京是否有本地的朋友、与老家家庭成员的联系频率以及未来计划等。

影响因素。要求被试报告一些危险性因素和保护性因素，包括受歧视体验、社会歧视、期待与现实之间的差距和应对策略等。

心理健康症状。采用 SCL—90 症状自评量表测量被试最近 7 天的心理健康症状。该量表包括 9 个主要的症状维度（即躯体化、强迫症状、人际关系敏感、抑郁、焦虑、敌对、恐怖、偏执和精神病性）和 3 个主要的指标，包括总体严重程度指数（所有心理困扰项目的测量）、阳性症状困扰指数（即症状强度的测量）和阳性症状总数（即自我报告的症状的数目）。基于我们的预测验结果（如很少出现"极其严重"的作答），SCL—90 的作答选项从原先的 5 点计分（0—4）修改为 4 点计分（0—3），分数越高表明心理健康状况越差。10 个分维度量表的内部一致性系数（Cronbach alpha）范围为 0.75—0.88，城市居民样本、农村流动人口样本和农村居民样本的内部一致性信度分别为 0.75—0.88、0.70—0.87和 0.75—0.89。

（三）数据分析

首先，采用卡方检验（分类变量）或 ANOVA（连续变量）检验三组被试在个体特征上的差异。其次，用 oneway ANOVA 比较 SCL—90 指数的组别差异。再次，用卡方检验考察流动相关变量和 SCL—90 量表及其 10 个分量表之间的关系，进一步探索不同组别流动人口在心理健康状况上的差异。最后，采用结构方程模型探讨影响因素与流动人口心理健康的关系。

（四）研究结果

1. 样本特征

如表 1 所示，这三组被试在一系列个体特征变量上差异显著。具体而言，农村流动人口样本的平均年龄为 25.39 岁，低于城市居民样本（27.52 岁）和农村居民样本（28.79 岁）的年龄。相对于农村流动人口样本（6%）和农村居民样本（6%），更多的城市居民（51%）接受了高等教育。城市居民样本（59%）和流动人口样本（61%）中未婚者比例相当，但在农村居民样本中未婚者人数比例较低（30%）。70% 的农村流动人口和农村居民及 59% 的城市居民认为他们的健康状况"非常好"或"好"。城市居民、农村流动人口和农村居民的平均月收入分别为 1664元、980 元和 604 元。

表1　　　　　　　　　北京样本的人口学特征

| | | 样本 | | |
	总体	城市居民	流动人口	农村居民
N（%）	3026（100%）	1000（33%）	1006（34%）	1020（33%）
平均年龄（SD）	27.24（6.44）	27.52（6.28）	25.39（6.21）	28.79（6.38）*
平均月收入（SD）	1079（972）	1664（1255）	980（703）	604（450）*
性别				
女	1204（40%）	479（48%）	332（33%）	393（39%）***
男	1808（60%）	515（52%）	670（67%）	623（61%）
汉族	2832（94%）	896（90%）	968（96%）	968（95%）*
受教育水平				
初中以下	1528（51%）	74（7%）	721（72%）	733（72%）
高中	858（29%）	412（41%）	223（22%）	223（22%）
高等教育	627（21%）	512（51%）	57（6%）	58（6%）***
婚姻状况				
单身	1502（50%）	587（59%）	612（61%）	303（30%）***
曾结过婚	1506（50%）	409（41%）	386（39%）	711（70%）
感知到的健康				
好	2007（67%）	352（59%）	716（72%）	702（69%）***
一般	869（29%）	352（35%）	243（24%）	274（27%）
差	135（5%）	57（6%）	41（4%）	37（4%）

注：* $P < 0.05$，** $P < 0.01$，*** $P < 0.001$。

由于这三类人群（农村流动人口、农村居民和城市居民）在人口学特征（如年龄、性别、收入和受教育水平）上存在差异，我们的样本也具有这些差异。例如，本研究中三组被试的年龄、受教育水平以及婚姻状况差异和 2000 年全国人口普查数据的结果基本一致，表明农村流动人口比城市居民或农村居民更年轻，流动人口比城市居民受教育水平低，流动人口中未婚者人数更多等（北京统计局，2004）。事实上，在本研究的流动人口样本中，女性人数显著地少于男性，这也与全国统计数据中流动群体的人口学特征基本一致。我们无法就女性流动人口所占比例低这一现象进行准确的解释，也无法就此推论其原因是源于中国农村的传统文化，即男人（而不是女人）在家庭中更多地负责与外界进行交往（Kejing，1991）。

2. 农村流动人口、城市居民和农村居民样本的心理健康状况（组间分析）

如表 2 所示，三个群体在 SCL—90 的三个指数上均存在显著差异，即农村流动人口和农村居民均比城市居民获得了更高的分数。农村流动人口和农村居民在阳性症状困扰指数（PSDI）上存在差异，流动人口的症状严重程度显著地高于农村居民。同时，三组被试在 SCL—90 所有 10 个分维度（即 9 个主要分维度和一个附加项目维度）上均差异显著。事后配对比较表明，在每一个维度上，农村流动人口和农村居民均比城市居民的得分更高，同时，流动人口比农村居民在抑郁和精神病性分维度上得分更高。

3. 流动过程的特征和农村流动人口的心理健康（组内分析）

如表 3 所示，那些流动时间更长、流动过的城市不足 2 个的流动人口显示了更高水平的恐怖性焦虑。而且，流动前准备与 SCL—90 量表总分以及除躯体化和附加项目外的所有分维度分数呈负相关。此外，期待与现实差距大、频繁更换工作、独自在北京流动、与家乡的家庭成员联系频率较少以及无特定未来计划的流动人口，获得了更高的 SCL—90 量表分数。

表2　　　北京样本中三类群体在 SCL—90 心理健康症状上的差异

	样本				事后比较
	总体	城市居民(1)	流动人口(2)	农村居民(3)	(显著的配对)
总体指标					
GSI	0.55（0.41）	0.49(0.41)	0.59(0.41)	0.57(0.41)**	(1,2) (1,3)
PST	36.82(22.56)	34.21(24.16)	37.92(21.14)	38.30 (22.09)**	(1,2) (1,3)
PSDI	1.27(0.29)	1.22(0.25)	1.33(0.34)	1.26(0.27)**	(1,2) (1,3) (2,3)
分维度					
躯体化	0.46(0.45)	0.42(0.43)	0.48(0.45)	0.48(0.47)*	(1,2) (1,3)
强迫症状	0.72(0.49)	0.63(0.48)	0.78(0.51)	0.75(0.48)**	(1,2) (1,3)
人际关系敏感	0.65(0.48)	0.55(0.46)	0.69(0.50)	0.69(0.46)**	(1,2) (1,3)
抑郁	0.57(0.48)	0.51(0.46)	0.63(0.50)	0.57(0.48)**	(1,2) (1,3) (2,3)
焦虑	0.49(0.45)	0.45(0.44)	0.52(0.45)	0.51(0.46)**	(1,2) (1,3)
敌对	0.61(0.53)	0.56(0.52)	0.62(0.54)	0.64(0.54)*	(1,2) (1,3)
恐怖	0.39(0.47)	0.34(0.45)	0.43(0.48)	0.40(0.47)**	(1,2) (1,3)
偏执	0.59(0.50)	0.54(0.50)	0.63(0.49)	0.61(0.50)**	(1,2) (1,3)
精神病性	0.47(0.44)	0.42(0.44)	0.53(0.45)	0.48(0.43)**	(1,2) (1,3) (2,3)
附加项目	0.58(0.47)	0.53(0.46)	0.62(0.49)	0.58(0.46)**	(1,2) (1,3)

注：GSI：总体严重程度指数，即 SCL—90 中所有 90 个项目的平均分；

PST：阳性症状总数，即分数大于 0 的项目数；

PSDI：阳性症状困扰指数，即分数大于 0 的项目数的平均分数。

* $P < 0.05$，** $P < 0.01$。

表3　中国北京农村到城市流动人口的流动过程和心理健康（n=1006）

变量	SCI—90	躯体化	强迫症状	人际关系敏感感	抑郁	焦虑	敌对	恐怖	偏执	精神病性	附加项目
流动时间											
3年及以下	38.52 (20.98)	4.24 (3.26)	5.42 (2.74)	4.44 (2.58)	5.81 (3.59)	3.91 (2.79)	2.62 (1.77)	2.33 (2.06)	2.77 (1.78)	3.90 (2.61)	3.07 (1.81)
3年以上	37.24 (21.34)	4.37 (3.39)	5.29 (2.85)	4.42 (2.60)	5.63 (3.51)	3.60 (2.81)	2.61 (1.84)	1.89 (1.86)	2.79 (1.79)	3.72 (2.76)	2.93 (1.91)
t值	0.96	0.60	0.78	0.12	0.78	1.74	0.13	3.56**	0.12	1.06	1.20
流动过的城市数量											
2个及以下	38.24 (21.22)	4.23 (3.31)	5.41 (2.73)	4.48 (2.60)	5.78 (3.59)	3.80 (2.87)	2.68 (1.81)	2.25 (2.04)	2.79 (1.79)	3.84 (2.68)	2.98 (1.86)
2个以上	37.33 (21.08)	4.42 (3.36)	5.27 (2.89)	4.34 (2.56)	5.64 (3.49)	3.68 (2.70)	2.52 (1.79)	1.91 (1.86)	2.76 (1.79)	3.78 (2.71)	3.02 (1.87)
t值	0.66	0.88	0.82	0.79	0.62	0.69	1.42	2.66**	0.26	0.35	0.32
流动前准备											
差	39.07 (20.89)	4.40 (3.30)	5.51 (2.72)	4.57 (2.56)	5.95 (3.49)	3.89 (2.82)	2.70 (1.79)	2.21 (2.00)	2.89 (1.78)	3.88 (2.66)	3.07 (1.87)
好	34.37 (21.40)	3.91 (3.36)	4.99 (2.93)	4.06 (2.62)	5.02 (3.66)	3.36 (2.75)	2.36 (1.79)	1.77 (1.92)	2.53 (1.77)	3.47 (2.69)	2.89 (1.85)

续表

变量	SCI—90	躯体化	强迫症状	人际关系敏感感	抑郁	焦虑	敌对	恐怖	偏执	精神病性	附加项目
t值	2.87**	1.90	2.40*	2.59**	3.37***	2.43*	2.45*	2.84**	2.57*	1.97*	1.20
期待和现实之间的差距											
小	34.38 (19.95)	3.76 (3.08)	5.02 (2.68)	3.99 (2.53)	4.96 (3.36)	3.36 (2.61)	2.23 (1.74)	2.07 (1.97)	2.54 (1.76)	3.62 (2.57)	2.81 (1.82)
中等	37.59 (21.22)	4.18 (3.26)	5.31 (2.81)	4.43 (2.61)	5.74 (3.59)	3.67 (2.81)	2.64 (1.78)	2.15 (2.01)	2.73 (1.79)	3.75 (2.71)	2.99 (1.84)
大	42.15 (22.19)	5.18 (3.65)	5.78 (2.89)	4.87 (2.56)	6.47 (3.58)	4.36 (2.99)	2.99 (1.88)	2.07 (1.93)	3.08 (1.80)	4.13 (2.74)	3.23 (1.96)
F值	7.98***	11.38***	4.34*	6.81**	10.83***	7.76***	10.88***	0.18	5.31**	2.27	2.95
事后检验	(1,3) (2,3)	(1,3) (2,3)	(1,3)	(1,3)	(1,2) (1,3) (2,3)	(1,3) (2,3)	(1,2) (1,3) (2,3)		(1,3) (2,3)		
在北京换工作的数量											
3份工作以下	37.11 (21.05)	4.16 (3.26)	5.30 (2.77)	4.32 (2.58)	5.63 (3.56)	3.67 (2.79)	2.55 (1.79)	2.10 (1.97)	2.71 (1.78)	3.70 (2.64)	2.96 (1.84)

续表

变量	SCI—90	躯体化	强迫症状	人际关系敏感感	抑郁	焦虑	敌对	恐怖	偏执	精神病性	附加项目
3份工作及以上	41.24 (21.26)	4.91 (3.53)	5.60 (2.85)	4.90 (2.56)	6.09 (3.51)	4.11 (2.83)	2.92 (1.81)	2.21 (2.02)	3.07 (1.80)	4.29 (2.85)	3.14 (1.95)
t值	2.45*	2.82**	1.35	2.81**	1.61	1.94	2.62**	0.69	2.47*	2.79**	1.22
与配偶在北京流动											
否	38.54 (21.53)	4.21 (3.35)	5.44 (2.82)	4.49 (2.59)	5.84 (3.61)	3.84 (2.85)	2.61 (1.81)	2.21 (2.03)	2.85 (1.78)	3.98 (2.70)	3.06 (1.87)
是	34.85 (19.24)	4.65 (3.22)	4.96 (2.63)	4.14 (2.57)	5.16 (3.23)	3.35 (2.54)	2.65 (1.79)	1.68 (1.66)	2.45 (1.75)	3.08 (2.50)	2.72 (1.81)
t值	2.17*	1.65	2.11*	1.67	2.39*	2.33*	0.28	3.82***	2.84**	4.18***	2.26
有北京本地的朋友											
否	38.73 (21.15)	4.32 (3.35)	5.45 (2.79)	4.56 (2.60)	5.87 (3.58)	3.85 (2.80)	2.65 (1.80)	2.18 (1.97)	2.87 (1.75)	3.92 (2.66)	3.06 (1.87)
是	35.83 (21.10)	4.23 (3.30)	5.14 (2.80)	4.11 (2.52)	5.36 (3.47)	3.51 (2.80)	2.54 (1.81)	1.95 (1.98)	2.58 (1.87)	3.57 (2.75)	2.84 (1.83)
t value	1.97*	0.38	1.57	2.47*	2.06*	1.77	0.92	1.64	2.33*	1.85	1.75

续表

变量	SCI—90	躯体化	强迫症状	人际关系敏感	抑郁	焦虑	敌对	恐怖	偏执	精神病性	附加项目
与农村家庭成员联系频率											
一个月一次及以下	39.86 (20.93)	4.51 (3.29)	5.56 (2.76)	4.67 (2.58)	6.06 (3.50)	3.94 (2.76)	2.82 (1.81)	2.25 (2.00)	2.91 (1.82)	4.06 (2.71)	3.08 (1.84)
一周一次	36.56 (21.18)	4.17 (3.34)	5.22 (2.81)	4.27 (2.56)	5.50 (3.56)	3.63 (2.82)	2.48 (1.79)	2.02 (1.96)	2.69 (1.76)	3.65 (2.67)	2.94 (1.88)
t值	2.45*	1.61	1.93	2.46*	2.47*	1.74	3.02*	1.80	1.86	2.36*	1.20
未来计划											
留在北京或回家乡	36.40 (20.82)	4.16 (3.33)	5.18 (2.81)	4.21 (2.57)	5.52 (3.53)	3.60 (2.72)	2.50 (1.81)	1.98 (1.93)	2.69 (1.79)	3.65 (2.67)	2.90 (1.82)
在其他城市找一份工作或没有计划	39.52 (21.45)	4.46 (3.32)	5.54 (2.77)	4.66 (2.59)	5.94 (3.57)	3.92 (2.84)	2.74 (1.79)	2.27 (2.02)	2.88 (1.79)	4.00 (2.70)	3.10 (1.90)
t值	2.34*	1.41	2.07*	2.77**	1.87	1.79	2.12*	2.39*	1.64	2.09*	1.71

注：* $P<0.05$；** $P<0.01$；*** $P<0.001$

4. 影响北京农村流动人口心理健康的相关因素

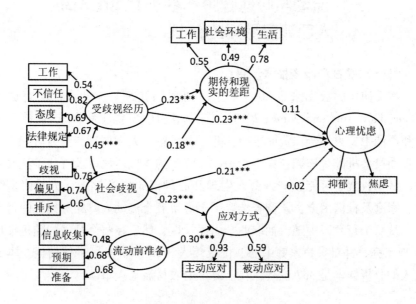

图 2　标准化的路径系数

注: ＊＊P < 0.01; ＊＊＊P < 0.001. GFI = 0.9473; CFI = 0.9289; NNFI = 0.9104; RMSEA = 0.056. Chi-Square/DF = 2.85。

说明: 结构模型表明期待和现实之间的差距中介了社会歧视和歧视经历对心理忧虑的预测作用。

图 2 为最终的带有标准化路径系数的结构模型, 显著的路径表明了潜变量之间的关系。社会歧视和受歧视经历显著地直接预测心理忧虑, 即社会歧视和受歧视水平越高, 心理忧虑水平越高。同时, 期待和现实之间的差距中介了歧视和心理忧虑之间的关系。此外, 社会歧视负向地预测应对方式, 而流动前准备则正向地预测应对方式。因此, 歧视通过期待和现实之间的差异间接地预测心理忧虑。

三 流动与心理健康：基于上海市流动人口调查数据的分析

（一）被试和调查抽样步骤

本文使用的数据来自 2008 年上海市居民健康与流动人口研究调查（Wen, Fan, Jin, and Wang, 2010）。该调查由中国复旦大学、美国犹他大学和香港中文大学合作资助进行，并经香港中文大学调查与行为研究伦理审查委员会批准。该调查集中于中国上海市的本地居民以及青壮年流动人口，从中收集了可能影响到个人生理和心理健康以及健康行为的诸多个人、家庭及社区因素。该调查选取了上海市五个流动人口相对集中的行政区，从每个行政区中随机抽取四个居民社区，然后在每个社区中随机抽取 25 户家庭，并对每户家庭中的一位成年人（18—64 岁）进行访谈。本文纳入的分析样本是 337 位居住在上海市的农村流动人口。

（二）调查内容与指标

人口学变量。年龄、性别及婚姻状况被用于描述此项上海调查的基本人口特征。另有四个变量用于衡量被试的社会经济与居住状况。其中，受教育程度被分为两大类（即高中学历及以上 vs. 高中以下）。个人年收入用四分位数来表示，分别为最低（≤11000 元）、次低（＞11000 且 ≤17000 元）、较高（＞17000 且≤33000 元）和最高（＞33000 元）。住房条件通过合计住房内的所有基本设施项数来表示，包括卫生间、厨房、自来水、燃气、座机电话、电视、淋浴和电脑（α = 0.81）。居住社区条件则是合计所在社区内的公益性设施，包括图书馆、电影院、健身房、社区内安放的免费健身器械、公交车站或地铁站、餐馆/酒吧/餐车、中小学校和高等院校（α = 0.86）。

心理健康指标。自评抑郁状况通过询问被试的六项感受："在过去的一个月中，您是否感觉过紧张、无望、焦虑、抑郁、无价值，或者做什么都费劲"，然后由一个二分变量来测查被试在过去一个月内是否曾自认为有其中的任何一种表现。由这六项感受组成的系数显示出可接受的内部一致性信度（α = 0.81）。

预测性变量。（1）感知到的孤独感。通过询问被试"您是否觉得孤独"进行测查。回答项包括"经常（4）"、"有时候（3）"、"很少（2）"和"从不（1）"。（2）社会网络规模。由一个二分变量来测查被试在上海是否有 10 位或更多的好朋友或者亲属。（3）感知到的社会支持。改编自 Cohen 等人编制的人际支持评估量表（ISEL），该量表用于测查感知到的社会支持的可及性（Cohen & Hoberman，1983；Cohen, Mermelstein, Kamarck and Hoberman，1985）。采用 ISEL 量表中的 7 个题目测查感知到的社会支持，结果分析显示这 7 项题目拟合度很好（α = 0.81）。（4）歧视。用一道题目测查被试在上海所经历过的任何形式的个人或制度上的歧视，回答为二分变量（是或否）。（5）被试对于上海本地人的看法。前三个变量分别基于被试对于以下三个问题的回答："您是否对上海有归属感？""您觉得上海人会在外来民工有需要时帮助他们吗？""您愿意和上海人交朋友吗？"第四个变量，要求被试报告他们感知到的与上海本地人的地位差别，题目的选择项包括"较上海人低很多"、"较低"，或是"相当或者更高"。在下文的表格中，这四个变量分别被标示为"对上海有归属感"，"上海人乐于助人"，"愿意和上海人交朋友"以及"感知到的相对地位"。

（三）统计分析

自评抑郁状况是一个二分变量，因此选择 Logistic 回归模型来进行分析。自变量中的丢失数据则运用多重填补方法（Royston，2005），基于年龄、性别、婚姻状况、受教育程度和个人年收入来填补。

以下建立的六个回归模型都基于同一基本模型（模型 1），该模型只包括年龄（连续变量）、性别和婚姻状况（已离婚 vs. 其他）。基于基本模型，模型 2 增加了社会经济状况、住房与居住社区条件设施；模型 3 增加了心理社会因素，即自感知到的孤独感、社会网络规模与感知到的社会支持；模型 4 增加了所受歧视经历这一变量；模型 5 增加了被试对于上海以及上海人的看法和印象等一系列变量。最终模型（模型 6）则包括了在模型 2 至模型 5 中所有统计显著，并在最终模型中也显著的变量。三个控制变量（年龄、性别和婚姻状况）出现在以上所有模型中，无论其显著与否。

（四）分析结果

1. 样本特征

如表4所示，约9%的被试称其在过去30天内有过至少一种抑郁表现。由于压力这一变量的测量范围从"从不（0）"到"总是（4）"，因此其均值2.41介于"有时（2）"与"经常（3）"之间。约19%的被试念过高中或是受过高等教育。被试声称的感知到的孤独感的均值为2.00，即"很少感觉孤独"。同时，感知到的社会支持的均值为3.26，即介于"有些同意"与"非常同意"之间。约8%的被试声称其在上海有10位或者更多的好友或亲属，约35%的被试声称他们在上海曾经受到过歧视。此外，在四个对上海以及上海人印象和看法的题目中，21.07%的被试称其对上海有归属感，超过一半的人（56.68%）认为上海人乐于助人，绝大部分被试（75.67%）都愿意与上海本地人交朋友，56.08%的被试认为自身地位与上海本地人相当或更高。

表4　　　　　　**上海抽样调查样本的基本特征（样本量337）**

	均值/百分比	标准差	范围
自评抑郁状况（是/否）	8.90%	28.52%	[0, 1]
年龄（岁）	35.42	9.09	[16, 63]
男性	45.70%	49.89%	[0, 1]
已离婚	2.37%	15.25%	[0, 1]
教育程度（高中学历及以上 vs. 高中以下）	19.00%	39.28%	[0, 1]
个人年收入			
最低分位（≤￥11000）	36.80%	48.30%	[0, 1]
次低分位（>￥11000 & ≤￥17000）	28.19%	45.06%	[0, 1]
较高分位（>￥17000 & ≤￥33000）	26.41%	44.15%	[0, 1]
最高分位（>￥33000）	8.61%	28.09%	[0, 1]
住房设施	5.44	2.11	[0, 8]
社区设施	3.96	2.83	[0, 8]
感知到的孤独感	2.00	0.97	[1, 4]
感知到的社会支持	3.26	0.64	[1, 4]
人际网络规模（≥10人 vs. <10人）	8.31%	27.64%	[0, 1]

续表

	均值/百分比	标准差	范围
受歧视经历	34.72%	47.68%	[0, 1]
对上海有归属感	21.07%	40.84%	[0, 1]
上海人乐于助人	56.68%	49.63%	[0, 1]
愿意与上海人交朋友	75.67%	42.97%	[0, 1]
感知到的相对地位			
比上海本地人低很多	10.39%	30.55%	[0, 1]
比上海本地人低一些	33.53%	47.28%	[0, 1]
与上海本地人相当或更高	56.08%	49.70%	[0, 1]

2. 影响上海流动人口抑郁情绪的因素

表 5 列出了 Logistic 回归模型中影响到自评抑郁状况的因素的比值比（OR）。基本模型（即模型 1）的研究结果表明，在流动人口中已离婚的人相较其他婚姻状况类别的人更容易出现抑郁情绪。模型 2 检验了社会经济状况、居住条件和社区设施等一系列因素，但这些因素都不显著。模型 3 检验了心理社会因素的预测作用，其中感知到的孤独感和自评抑郁状况呈现显著正相关（OR = 3.47；$P < 0.01$），而感知到的社会支持以及人际网络规模则无显著影响。模型 4 显示受歧视经历是出现抑郁状况的一个显著风险因素（OR = 2.88；$P < 0.01$）。模型 5 探讨了流动人口对上海以及上海人的印象和态度等一系列因素。结果显示"上海人乐于助人"（OR = 0.46；$P < 0.10$）以及"感知到的与上海人相同或较高的地位"（OR = 0.55；$P < 0.01$）这两项与抑郁状况均呈显著负相关，而"对上海有归属感"则与抑郁状况呈显著正相关（OR = 2.58；$P < 0.05$）。最终的多元分析模型（模型 6）包括了模型 2 至模型 5 中所有显著的变量，之前的受歧视经历由于在最终模型中不再显著而没有加入。在该模型中，感知到的孤独感和对上海有归属感与自评抑郁状况呈现显著的正相关。

表5   **影响自评抑郁状况的 Logistic 回归模型比值比（样本量 337）**

	Model 1	Model 2	Model 3	Model 4	Model 5	Model 6
年龄	0.96*	0.96	0.95**	0.96*	0.95*	0.93**
	(0.92—1.01)	(0.92—1.01)	(0.90—1.00)	(0.91—1.00)	(0.91—1.00)	(0.87—0.98)
男性	1.47	1.40	1.41	1.67	1.40	1.47
	(0.67—3.24)	(0.60—3.23)	(0.61—3.28)	(0.74—3.73)	(0.62—3.17)	(0.56—3.85)
已离婚(vs. 其他)	4.34*	4.20*	3.39	3.07	5.61*	3.99
	(0.81—23.17)	(0.78—22.65)	(0.52—22.07)	(0.55—17.09)	(1.00—31.47)	(0.57—27.85)
受教育程度(高中学历及以上 vs. 高中以下)		0.80				0.94
		(0.28—2.23)				(0.31—2.87)
个人年收入(四个等级)		1.14				1.26
		(0.76—1.69)				(0.79—1.99)
住房条件(八项指标)		0.99				1.07
		(0.81—1.21)				(0.85—1.34)
社区设施		1.01				1.09
		(0.87—1.17)				(0.92—1.30)
感知到的孤独感			3.47***			3.29***
			(2.04—5.90)			(1.88—5.75)
感知到的社会支持			1.31			1.34
			(0.67—2.54)			(0.66—2.72)
人际网络规模(≥10人 vs. <10人)			2.51			2.44
			(0.69—9.18)			(0.56—10.56)
受歧视经历(曾有过 vs. 从未)				2.88***		2.16*
				(1.31—6.32)		(0.87—5.35)

续表

	Model 1	Model 2	Model 3	Model 4	Model 5	Model 6
对上海有归属感(是 vs. 否)					2.58**	2.57*
					(1.08—6.16)	(0.95—6.94)
上海人乐于助人(是 vs. 否)					0.46*	0.47
					(0.19—1.12)	(0.18—1.24)
愿意与上海人交朋友(是 vs. 否)					1.40	1.91
					(0.53—3.72)	(0.61—5.99)
感知到的相对地位(低很多、低一些、相当或更高)					0.55**	0.69
					(0.32—0.96)	(0.36—1.33)

注：1. 95%置信区间在括号内标示。
　　2. $^*P<10\%$；$^{**}P<5\%$；$^{***}P<1\%$。

四　流动与心理健康：基于成都流动人口调查数据的分析

（一）被试和抽样程序

本研究的被试从一个针对中国四川省成都市流动人口健康需求和利用的项目招募，该项目于2008年9月到2009年7月实施。本项目中符合条件的被试需要同时满足以下三条标准：（1）没有成都市居民户口；（2）年龄必须在16岁及以上；（3）不是学生身份。

由于被试在城市社区中的边缘化状态和临时居住等原因，我们采用了同伴驱动抽样方法（RDS）来招募具有代表性的样本。RDS包含系列链条式推荐程序。具体而言，在考虑了性别、年龄、职业和居住地点后，我们总共选取了12个种子被试，并给予每个种子被试三张经过编码的优惠券来招募同伴。之后，我们招募并登记了持有有效优惠券并且符合本研究标准的流动人口作为被试。同时，每一位新加入的被试又会得到 3 张已编码的优惠券，用于招募他们的同伴。

　　以这种方法，最终总共招募了 1270 名被试，其中 1045 名被试是从农村流动到城市的流动人口，这部分被试组成了我们的样本。在武汉疾病预防控制中心的武侯区办公室，我们对这些被试进行了面对面的访谈，该地点位于市中心且公共交通便利。

（二）调查内容和指标

　　人口学变量。包括被试的年龄、性别、受教育水平、婚姻状况和收入等人口学特征指标。

　　流动特征。被试自我报告与流动相关的特征，包括流动时长和每天的工作时间。

　　抑郁症状。我们采用流调用抑郁自评量表（CES-D）测量被试的抑郁症状。该量表除了在普通人群中被广泛应用外，也被应用于流动人口群体（Alderete，Vega，Kolody and Aguilar-Gaxiola，1999）。该量表包含 20 个项目，被试需要对过去一周中每一种症状出现的频率进行评分。量表编制者 Radloff 建议用 16 分作为临界值来测查被试是否达到临床上的抑郁症状水平。

　　预测变量。包括工作满意度、本地人对自己的态度、城市适应、社会支持和负性生活事件等。

（三）分析结果

1. 样本特征

表6　　　　　　　　　　　　成都数据的样本特征

特征		
性别	男性 [N（%）]	499（47.8）
	女性 [N（%）]	546（52.2）
年龄	年龄（M ± SD）	32.6 ± 11.1

续表

特征		
受教育水平	文盲（%）	4.7
	小学（%）	20.8
	初中（%）	41.1
	高中（%）	21.2
	大学及以上（%）	12.2
婚姻状况	已婚（%）	60.3
	未婚（%）	36.7
	离异和丧偶（%）	3.0
流动性	流动时长（M ± SD）	82.4 ± 62.5（月）
	曾经流动过的城市数量（M ± SD）	2.2 ± 1.8
就业情况	月收入（M ± SD）	1258 ± 1161
	曾做过的工作数量（N）	3.8 ± 4.0
	每天的工作时间（M ± SD）	9.3 ± 2.3
职业特征	建筑业（%）	9.7
	制造业（%）	7.8
	餐饮和娱乐业（%）	15.0
	商业（%）	18.6
	服务业（%）	35.7
	办公室工作（%）	5.6
	失业（%）	7.6
自我报告的本地人对自己的态度	极其友好（%）	12.9
	友好（%）	37.8
	一般（%）	45.7
	不友好（%）	3.1
	极其不友好（%）	0.5
自评健康状况	极其好（%）	5.8
	很好（%）	29.1
	好（%）	26.2
	一般（%）	33.8
	不好（%）	5.1

续表

	特征	
	极其满意（%）	3.8
	满意（%）	35.2
工作满意度	一般（%）	48.6
	不满意（%）	11.1
	极其不满意（%）	1.3
城市适应	是（%）	97.6
	否（%）	2.4
抑郁症状	是（%）	23.6
	否（%）	76.4

2. 与成都流动人口的抑郁相关的影响因素

在本研究样本中，52%的被试为女性，被试的平均年龄为 32.6 岁（SD = 11.1）。大约 25%的被试的受教育水平为小学及以下，60.3%的被试已婚。约 24%的被试报告在过去一周中出现抑郁症状，约 65%的被试评价他们的身体健康为良好或者非常好。

如表 7 所示，女性流动人口比男性流动人口更可能出现抑郁症状，健康状况较好的流动人口出现抑郁症状的可能性更低。同时，较好的工作满意度与抑郁症状呈显著负相关。相比于那些有消极情绪的人，感觉本地人对自己友善的被试更少报告抑郁症状。

表7　　　　　　　抑郁相关影响因素的逻辑回归

变量	B	S. E.	Wald	df.	Sig.	Exp（B）
性别	− 0.333	0.160	4.358	1	0.037	0.717
自我报告的健康状况	− 0.405	0.082	24.205	1	0.000	0.667
城市适应	− 0.784	0.466	2.822	1	0.093	0.457
社会支持	− 0.015	0.009	3.044	1	0.081	0.985
工作满意度	− 0.320	0.108	8.827	1	0.003	0.726
态度	− 0.268	0.112	5.743	1	0.017	0.765
常数	0.510	0.620	0.676	1	0.411	1.665

五　讨论

在本章中，我们试图回答有关流动与农村流动人口心理健康关系的研究问题。多重分析结果表明，总体上看，农村到城市的流动对心理健康的一些指标存在消极的影响。同时，一些个体因素和环境因素中介了流动过程对心理健康的影响。这些结果在北京、上海和成都等多个中国城市流动人口数据中显示出了一致的特点。

首先，北京的数据基于对流动人口、农村居民和城市居民数据的比较，采用标准化的 SCL—90 心理健康测查量表，发现相对于流动人口流入地的城市居民，农村流动人口的心理健康状况较差。在控制了年龄、性别、婚姻状态、受教育水平、收入和感知到的一般健康状况后，这种差异仍然显著。同时，相对于流动人口流出地的农村居民，农村流动人口显示了更多的抑郁和精神病性症状。这些结果表明，流动经历或流动的生活方式可能会对中国农村流动人口的心理健康状况产生糟糕的影响。

其次，结果还表明一些潜在的影响因素可能导致了这种消极影响的发生，其中之一就是对农村流动人口的歧视，这种歧视深深地植根于中国文化和政策环境中。现有研究表明，对中国农村流动人口不同层面的歧视（如制度的、文化的、社会的和社区的）和不同形式的歧视（如偏见、拒绝、歧视）在个体和社会层面上同时存在（Li, et al., 2006a）。在他们的日常生活中，农村流动人口经历了被歧视的过程，这种歧视表现在就业机会、职业待遇、工作条件、正式的医疗保健和其他公共服务的获得上。在城市中生活的流动人口可能会由于他们的特征（如穿着、说话方式、口音和农民的习惯）而受到歧视，媒体所营造的农村流动人口的一般形象是贫穷、肮脏、无知以及有暴力倾向的（Li, et al., 2007）。同时，城市中犯罪率的上升和社会的不稳定性也常常归咎于农村流动人口的存在（Li, et al., 2007）。对农村流动人口的歧视源于社会和文化因素，包括二元化的户籍制度、本地居民和农村流动人口在社会经济方面的不平等性、缺少保护农村流动人口权利的法律法规，以及公众缺少对流动人口为城市发展所做出的贡献的认识等。

中国的户籍制度规定了一个清晰的社会身份，将农村流动人口与城市居民区分开，这是导致农村—城市地位不平等的最关键因素。当流动人口流动到城市时，由于农村身份的原因，在不具备城市户籍的情况下，他们不能在城市享受当地的社会服务和社会福利（Li, et al., 2006b）。实现就业和医疗保健的障碍增加了流动人口出现健康问题的易感性（Booysen and Summerton, 2002; Krueger, et al., 1990）。同时，户籍制度还造成了部分城市居民的优越感，使得他们形成优势的心理地位，对流动人口出现不信任和距离感，从而加剧了歧视的状况。

同时，北京数据的组内分析和中介分析均表明，部分流动人口对他们在城市的工作和生活有过高或过于乐观的流动前期待，而期待和现实之间的差距会导致流动人口产生心理问题。造成这种差距的主要原因之一是制度和个体层面的各种歧视，这些歧视在一定程度上阻碍了他们流动前愿望或期待的实现。大部分流动人口可能都会认识到，由于高就业竞争、高生活成本、低公共服务获得性以及缺乏职业技能，实现他们生活得更好的期待确实是一个挑战。北京研究中的中介作用分析表明，流动人口的受歧视经历会拉大他们的期待和现实之间的差距，进而导致更多的心理问题。这些结果部分支持了追求目标压力理论中有关期待差距和个体心理健康关系的观点（Zhang, Li, Fang and Xiong, 2009）。具体而言，流动人口对城市工作和生活的过分乐观或未实现的流动前的期待越大，他们越可能在城市里出现心理问题。

受歧视可以界定为消极社会体验的一个指标，指向于流动适应过程中出现的文化震惊。因此，本研究的数据部分支持了文化震惊理论。值得注意的是，歧视只是文化震惊体验的一个粗略的指标，未来需要有更好的文化震惊测量工具来评估适应问题的严重程度，以更准确地检验该理论。此外，上海和成都数据表明流动人口对城市和城市居民的态度和感知与他们的心理健康呈现复杂的关系。例如，流动人口感知到的平等或比城市居民有更高地位或在城市地区有更好的适应，与抑郁之间并无关联。同时，与城市的联结与抑郁风险呈现正相关而不是负相关。这一看似矛盾的发现，即与城市的联结是抑郁的危险因素，可能反映了一个人想要留在城市和想要融入城市生活的令人沮丧的差距，以及流动人口从法律和文化上被限制成为没有城市户籍的"城市居民"的这一现实。当流动人口无法与城市进行深度的联结，对长期生活在城市不感兴趣时，户籍和文化屏障对他或她来说就不会成为一个多严重的压力源，其他的常规适应问题可能更容易克服，因为对他们而言这些都是暂时的问题，早晚会变成无关紧要的事情。简而言之，感到与城市生活联结较少的流动人口可能会感受到较少的文化适应压力，由此使他们出现心理健康问题的风险降低，因为城市仅仅是他们生活轨迹的一个站点，而不是一个长久和非常渴望的目的地。但关于城市联结作用的更多信息在这些调查研究中非常有限，未来可能需要应用定性调查的方法，探索流动人口感知到的与城市的强联结或弱联结，以及导致城市联结和消极影响（如抑郁）之间出现正向关系的内在机制。

本研究也为社会隔离理论提供了实证支持，该理论认为流动包括社会和文化根除经历，因此导致了与原先社区的熟悉的社交网络的分离，并导致孤独感、疏离感和在流入社区的去社会化（Kuo，1976）。根据该理论，流动人口感知到的孤独感和社会支持，以及社交网络的规模会在相当程度上影响了他或她们的心理健康。在上海的研究中，感知到的孤独被证实是导致心理问题的最一致的预测变量，与抑郁呈现显著的正相关。但感知到的社会支持，以及在上海拥有 10 个或更多的亲密朋友或亲戚似乎没有什么影响，这些结果表明心理过程具有复杂关联的特点。

本研究存在以下几点不足。第一，尽管努力保证样本的代表性，但我们是以方便取样的方式在中国几个大城市的农村流动人口中进行抽样，由此限制了我们将本研究结果推广到中国其他地区的流动群体中。第二，横断数据无法得出因果推论的结果，需要采用追踪研究来探讨歧视经历、期待和现实之间的差距、文化适应和心理健康之间的因果关系。第三，流动前期待的数据是在流动后进行回溯性收集，可能存在回忆的误差以及受到流动后经历的影响。第四，一些测量量表，如三个期待与现实差距分量表存在内部一致性系数较低（Cronbach alpha ＜0.70）等问题。此外，本研究的一些测量工具没有在中国情景下进行标准化（如农村居民的收入等）。未来的研究应采用在心理测量学上更可靠的量表来提高研究的内部效度。

尽管存在以上的不足，本研究的研究结果对提升农村到城市流动人口的心理健康以及开展健康促进项目仍有重要的应用意义。第一，研究结果表明，应该通过打破农村和城市二元体制进行户籍制度改革，户籍是制度层面的对农村流动人口的社会歧视，导致了一系列的社会经济的不平等。近几十年来，为促进城市的发展，中国政府已经放宽了对人口迁移的限制。现在进行户籍制度改革的时机已经比较成熟，户籍应仅是居住的一个指标，而不应该是代代相传的一种长久状态。至少，应打破户籍和就业、受教育、住房和接受其他社会服务资格之间的联系，流动人口和城市居民应该有平等的就业、居住、医疗保健和接受其他社会服务的机会。此外，地方政府和大众媒体需要在城市居民中广为宣传农村流动人口为城市社会经济发展做出的贡献，改善公众对农村流动人口的态度，地方政府还应该制定政策以消除或减少对流动人口的社会歧视和偏见态度或行为。同时，教育公众认识到歧视对流动人口生活和社会适应的危害。建立反歧视的社会规范是非常重要的，而建立如居住平等、良好的工作条件以及合理的报酬等政策对保护流动人口的权利也非常必要。

第二，中国政府和相关组织应致力于改善流动人口的社会经济状况，改善他们在城市地区的生活和工作条件。流动人口家庭面临的经济困难和恶劣的生活环境会损害他们的心理健康。需要消除阻止流动人口在城市中受益的制度和文化障碍，为他们提供良好的生活条件以及就业和健康医疗机会。中国需要发展一个足够满足13亿人的健康医疗基础设施，这是一个巨大的挑战。当考虑到这一新兴的规模庞大的农村流动人口时，以上的挑战变得更加巨大。本研究强调提升该群体在城市地区可获得的医疗和健康服务的重要性，并强调需要针对流动人口的特点开展健康促进项目。

第三，本研究表明期待和现实之间的差距是歧视体验、客观歧视和心理困扰之间的重要中介变量，未来的心理健康促进工作应帮助农村流动人口在流动之前或流动过程中提升必要的职业技能。当地政府机构和社会需要为流动前的年轻农村居民，尤其是潜在的流动人口，提供充分的教育和技能培训。流动前的培训应关注培养有效的应对技能，帮助流动人口学习应对歧视带来的负面影响，并懂得如何在城市社区中获得更健康和更有成效的生活。流动前的培训还需要帮助流动人口熟悉城市地区的相关管理和政策事务以及社会规范，帮助他们树立在城市工作和生活的切合实际的目标，在流动前学习或提高必要的职业技能等。

第四，未来的健康促进活动需要帮助流动人口在城市地区主动地应对各种压力性的生活经历，以缓解这些经历对他们的心理健康和流动生活其他方面产生的消极影响。应该为流动人口——尤其是那些有抑郁或心理健康障碍症状的人——提供高质量且负担得起的专业咨询和心理支持服务。考虑到农村流动人口的个体特征与他们感知到的歧视经历、期待和现实之间的差距与心理健康状况显著相关，未来的健康促进工作需要针对不同性别和年龄的流动人口进行调整。

　　值得注意的是，目前，无论在国家还是地方层面均已对流动人口的住房、临时户籍或就业状况做出政策性的改变。这些改变是鼓舞人心的，但由于缺少有关这些改变效果的可靠数据，因此很难在一些特定的时间点上对这些改变的作用进行评价。未来的研究需要更深入考察各种法规和政策变化的可行性和有效性，以使政策调整所带来的益处最大化，切实提升农村流动人口的心理幸福水平。

参考文献

　　Alderete, Ethel. , Vega, William A. , Kolody, Bohdan. and Aguilar-Gaxiola, Sergio. 1999. "Depressive symptomatology: prevalence and psychosocial risk factors among Mexican migrant farmworkers in California." *Journal of Community Psychology*, Vol. 27, pp. 457 – 471.

　　Booysen, Frederik le R. and Summerton, Joy. 2002. "Poverty, risky sexual behavior, and vulnerability to HIV infection: evidence from South Africa." *Journal of Health, Population and Nutrition*, Vol. 20, No. 4, pp. 285 – 288.

　　Cohen, Sheldon. and Hoberman, Harry M. 1983. "Positive events and social supports as buffers of life change stress." *Journal of Applied Social Psychology*, Vol. 13, pp. 99 – 125.

　　Cohen, Sheldon, et al. 1985. "Measuring the functional components of social support." In I. G. Sarason and B. R. Sarason (eds.), *Social Support: Theory, Research, and Application*. Martinus Nijhoff, Hague, Holland.

　　Dogra, Nisha. , Karim, Khalid. and Ronzoni, Pablo. 2011. "Migration and its effects on child mental health." In Dinesh Bhugra and Susham Gupta (eds.), *Migration and mental health*. Cambridge University Press, New York.

　　Hovey, Joseph D. 2001. *Mental health and substanceabuse*. Migrant Health Issues Monograph Series. National Center for Farmworker Health, Buda, Texas.

　　Hyman, Herbert Hiram. 1942. *The psychology of status*. Columbia University Press, New York.

　　Kejing, Dai. 1991. "The life experience and status of Chinese rural women from observation of three age groups." *International Sociology*, Vol. 6, No. 1, pp. 5 – 23.

Krueger, Leigh E. , et al. 1990. "Poverty and HIV seropositivity: The poor are more likely to be infected. " *AIDS*. Vol. 4, No. 8, pp. 811 – 814.

Kuo, Wen. 1976. "Theories of migration and mental health: an empirical testing on Chinese-Americans. " *Social Science & Medicine*, Vol. 10, pp. 297 – 306.

Li, Xiaoming. , Stanton, Bonita. , Chen, Xinguang. , Hong, Yan. , Fang, Xiaoyi. , Lin, Danhua. , Mao, Rong. and Wang, Jin. 2006b. "Health indicators and geographical mobility among young rural-to-urban migrants in China. " *World Health & Population*, Vol. 8, No. 2, pp. 5 – 21.

Li, Xiaoming. , Stanton, Bonita. , Fang, Xiaoyi. and Lin, Danhua. 2006a. "Social stigma and mental health among rural-to-urban migrants in China: a conceptual framework and future research needs. " *World Health Popul*, Vol. 8, No. 3, pp. 14 – 31.

Li, Xiaoming. , Stanton, Bonita. , Fang, Xiaoyi. , Xiong, Qing. , Yu, Shuli. , Lin, Danhua. , Hong, Yan. , Zhang, Liying. , Chen, Xinguang. and Wang, Bo. 2009. "Mental health symptoms among rural-to-urban migrants in China: A comparison with their urban and rural counterparts. " *World Health & Population*, Vol. 11, No. 1, pp. 15 – 29.

Li, Xiaoming. , Zhang, Liying. , Fang, Xiaoyi. , Chen, Xinguang. , Lin, Danhua. , Mathur, Ambika. and Stanton, Bonita. 2007. "Stigmatization experienced by rural-to-urban migrant workers in China: Findings from a qualitative study. " *World Health & Population*, Vol. 9, No. 4, pp. 29 – 43.

McKelvery, Robert S. and Webb, John A. 1996. "Premigratory expectations and postmigratory mental health symptoms in Vietnamese Americans. " *American Academy of Child and Adolescent Psychiatry*, Vol. 35, No. 2, pp. 240 – 245.

Merton, Robert. 1957. *Social Theory and Social Structure*. Free Press, Glencoe.

Parker, Seymour. , Kleiner, Robert J. and Needelman, Bert. 1969. "Migration and mental illness: some reconsiderations and suggestions for further analysis. " *Social Science & Medicine*, No. 3, pp. 1.

Royston, Patrick. 2005. "Multiple imputation of missing values: update of ice. " *Stata Journal*, Vol. 5, No. 4, pp. 527 – 536.

Sellers, Sherrill. and Neighbors, Harold. 2008. " Effects of goal-striving stress on the mental health of black Americans. " *Journal of Health and Social Behavior*, Vol. 49, pp. 92 – 103.

Wang, Bo. , Li, Xiaoming. , Stanton, Bonita. and Fang, Xiaoyi. 2010. "The influence of social stigma and discriminatory experience on psychological distress and quality of life among rural-to-urban migrants in China. " *Social Science & Medicine*, Vol. 71, pp. 84 – 92.

Wen, Ming. , Fan, Jessie. , Jin, Lei. and Wang, Guixin. 2010. " Neighborhood effects on self-rated health, chronic conditions, and mental well-being among migrants and native residents in Shanghai, China. " *Health & Place*, Vol. 16, pp. 452 – 460.

Williams, Carolyn L. and Berry, John W. 1991. "Primary prevention of acculturative stress among refugees: application of psychological theory and practice. " *American Psychologist*, Vol. 46, No. 6, pp. 632 – 641.

Zhang, Jintao. , Li, Xiaoming. , Fang, Xiaoyi. and Xiong, Qing. 2009. "Discrimination experience and quality of life among rural-to-urban migrants in China: The mediation effect of expectation-reality discrepancy. " *Quality of Life Research*, Vol. 18, No. 3, pp. 291 – 300.

北京统计局:《北京市 2003 年外来人口动态监测调查公报》,2004 年, 北 京 统 计 信 息 网 (http: //www. bjstats. gov. cn/xwgb/tjgb/ dcgb/ 200605/t20060526_ 42166. htm)。

中国流动人口的生殖健康和服务利用状况

郑真真① 卢次勇② 陆丽明③

摘要 生殖健康（包括孕产健康）是流动人口健康的重要议题。本文简要回顾相关研究成果，包括城乡流动人口的生殖健康知识、现状、卫生服务利用和干预措施等。通过对三项调查的分析，本文重点介绍流动妇女的生殖健康、孕产保健及服务利用和流动男青年的避孕套使用情况。我们的调查发现，生殖健康服务中存在的常见问题是：（1）流动人口获得的生殖健康服务有限，他们在就医方面也缺乏主动性；（2）面向流动人口的服务资源相对不足；（3）流动人口缺乏生殖保健知识及信息。未来仍需要进一步研究和评估在改善流动人口生殖健康方面的政策改变及其他各种措施的影响。

一 研究背景

中国自 20 世纪 90 年代以来经历了大规模的劳动力流动，特别是1992 年后，相关政策从控制人口流动转变到鼓励农村剩余劳动力进城务工。20 世纪 90 年代以前，农村妇女迁移的主要原因是婚姻嫁娶；90 年代后有更多未婚女青年到需要大量劳动力的东部沿海城市的制造业工作。伴随着 21 世纪更多人加入劳动力流动大军，人口流动模式逐渐发生变化④。段成荣等（2008）将改革开放以来中国人口流动的变化趋势总结为：流

---

① 郑真真（zhengzz@ cass. org. cn）（通讯作者），中国社会科学院人口与劳动经济研究所。
② 卢次勇，中山大学流动人口卫生政策研究中心，中山大学公共卫生学院。
③ 陆丽明，中山大学流动人口卫生政策研究中心，中山大学公共卫生学院。
④ 近期发表的有关中国人口流动趋势的英文文献，可参见 Chan （2012）。

动人口的普遍化、流动原因的经济化、流动时间的长期化、流入地分布的沿海集中化、年龄结构的成年化、性别构成的均衡化、女性人口流动的自主化、流动方式的家庭化和学业构成的"知识化"。在21世纪的前10年间，妇女几乎占流动劳动力的一半，且越来越多妇女带着子女一起流动。

劳动力的流动推动了经济增长，流动人口增加了收入，他们在城市的工作经历也增强了自己的技能。但是，由于远离家乡和熟悉的生活社区，流动人口往往面临较高的风险，流动经历也对他们产生了某些负面影响（包括在健康方面的负面影响）。虽然流动人口健康在近10年逐渐受到关注，但很多研究数据仍来自90年代的调查。鉴于流动对健康的双重选择（健康者更有能力流动，而有健康问题的流动者更有可能提前返乡），似乎除了职业伤害之外，只有少数的流动人口真正有医疗卫生服务需求。政府以往对流动人口生殖健康的关注相对不足，而更注重在控制生育方面的管理。

生殖健康是指男性和女性的生殖系统及其功能和过程相关的健康状况，包括性生活、生育调节和母婴健康等。不同人群在不同生命周期的生殖健康服务需求有所不同。对未婚年轻人来说，最为重要的是具备基本的性与安全性行为的知识、能够意识到无保护性行为的风险，并能采取措施预防意外怀孕。对已婚夫妻来说，重要的是帮助他们在合适的时间生育健康的孩子，在不想要孩子时能够得到相应的避孕节育服务。对处于更年期的妇女，定期妇科检查则对生殖系统疾病的预防和早期诊断（如乳癌、宫颈癌）十分重要。

随着越来越多有关流动人口（尤其是年轻人）生殖健康问题的报道和研究出现，中国政府已开始高度关注这个问题。在中国政府致力于降低孕产死亡、实现全民享有生殖保健服务的千年发展目标的工作中，流动人口是工作的重点人群。在国家的妇女儿童发展纲要中，也特别提到了流动人口的健康问题。不过，迄今为止大多数工作均局限于对城市流动人口提供服务的临时项目或活动。尽管有些工作已初见成效，但是由于生殖健康服务体系的巨大城乡差异和流动人口在个人收入、健康信念、知识、实践及卫生服务利用方面的差异，现有努力似乎并未完全达到目的。流动人口的服务需求未得到满足和流动人口未能充分利用现有卫生服务的问题同时存在。

流动人口的生殖健康问题不是中国所独有的。《国际人口与发展大会行动纲领》（联合国人口基金，1994）中特别提及移民的生殖健康和权利，例如第 7 章 11 条指出："在世界上许多地方，流离失所者所得到的生殖保健服务有限，他们在生殖健康和权利方面可能受到特别严重的威胁。各种服务尤其必须顾及到妇女和青少年的特殊需要，照顾到他们常常所处的无能为力的境况……"但是，在流动模式发生变化和地方政策为满足流动人口生殖健康需求也在发生变化的背景下，中国更需要特别关注流动与健康的研究。我国每年都有相关的新政策公布或有新项目启动，同时随着时间的推移，城市公共服务也相继发生改变。而与十多年前相比，流动人口自身也在变化：当今的年轻外来务工人员受教育程度更高，兄弟姐妹更少，对未来的职业生涯和生活期望更高。我们需要开展更多的研究，更新知识，揭示新问题和差距。为此，本文试图通过对最近 10 年来相关文献的回顾和流动人口生殖健康调查数据的分析来探讨流动人口生殖健康和服务利用方面存在的问题。

　　本文首先进行简要的文献回顾，接着介绍数据和分析方法，然后揭示三项调查的主要发现，包括流动妇女的生殖健康状况、流动妇女孕产保健及服务利用、流动男性的避孕套使用这三个方面的内容。在全文小结之后，将对本研究的政策含义及未来研究重点进行讨论。

二　文献综述：流动人口的生殖健康研究

　　半个多世纪以来，中国通过户籍登记制度将农村与城市居民分为两个群体。户籍不仅定义了一个人的农业或非农身份，而且限定了一个人的居住地点。户籍与受教育机会、就业、住房、公共服务与社会福利、卫生服务等密切相关。城市居民和流动人口因户籍性质不同而享受不同的公共服务和社会福利，公共服务预算与设施往往只考虑城市户籍人口。中国的流动人口问题基本都是指户籍未发生相应变化的迁移者所面临的问题。

　　尽管城市比农村地区拥有更丰富的公共卫生服务和保健资源，规模庞大并不断增长的农村劳动力的流入仍然对城市服务体系构成了挑战。现有研究发现，因机制局限和其他各种原因，流动人口即使产生健康问题，也很少利用城市的医疗卫生服务。造成这个现象的主要原因包括：流动人口缺乏知识、信息、意识，服务提供者提供的服务不足或方式不当，但最为重要的是，缺乏有力的政策支持服务提供和鼓励服务利用（刘鸿雁等，

2004；姜秀花，2004）。也有研究表明，在相关知识、实践和服务利用方面，流动经历对流动人口的生殖健康也有积极影响（Tan, et al., 2006），这些积极影响产生了明显效果，尤其在近10年更为显著（李芬等，2010）。根据在学术刊物上发表的研究成果，下面将从流动人口相关知识、态度和行为、生殖健康状况、生殖健康服务利用以及干预措施几个方面进行文献综述。由于两性主要的生殖健康问题有所不同，而且与男性相关研究相比，有更多研究关注流动妇女，我们将对流动妇女和流动男性的研究分别进行综述。

（一）流动妇女的知识、态度和行为

一项对四川和安徽返乡流动人口的调查分析发现，流动经历对农村妇女的生殖健康有积极影响。返乡的流动妇女，尤其是曾到过大城市的妇女，与非流动妇女相比，更有可能自己选择或与丈夫商量选择避孕方法，她们对现代避孕方法有更多了解，且更有可能由医护人员接生（Chen, et al., 2010）。

不过，更多研究关注流动妇女生殖健康知识缺乏和保健意识淡薄的问题。对于为了增加收入而从农村到城市工作的流动人口来说，生殖健康问题显然不那么重要，社会和文化方面的城乡差异导致的限制与差距也往往起到负面作用。

Zheng等（2001）和王菊芬（1999）的研究主要关注流动妇女的避孕知识。未婚年轻人是女性流动人口的主体，她们在未受保护的性生活、非自愿妊娠和人工流产方面存在严重问题。一项比较广东、香港和台湾流动妇女的调查显示，广东流动妇女避孕知识的平均分（CKS）是三地中最低的（Ip, et al., 2011）。紧急避孕是对未保护性生活和避孕失败的补救措施，合理地采用该方法将降低意外怀孕风险。对广东（2003）和江苏（2007）相关城市40岁以下流动妇女的调查显示，被调查者缺乏避孕知识。以紧急避孕的知晓率为例，广东为46%（黄江涛等，2005），南京为34.6%（杭春燕、钱年华，2007）。另一项六省调查发现，不同婚姻状况的流动妇女对避孕知识的掌握有所不同；与已婚妇女（26.6%）相比，未婚妇女听说过紧急避孕的比例（45.9%）较高（刘鸿雁等，2004）。对避孕率达到85%以上的已婚妇女来说，她们的避孕需求几乎都能得到满足。事实上大多数夫妻使用长效避孕措施，如宫内避孕器等，所以不太担

心避孕失败。《2001 年国家计划生育/生殖健康调查》发现，只有 26.1%
的城市妇女听说过紧急避孕（农村妇女的该比例为 7.8%），对紧急避孕
知晓率最高的是 25—29 岁年龄组妇女，为 41.1%（潘贵玉，2002）。但
是，如果对使用紧急避孕药有消极态度，那么即使听说过也可能不会
使用。

有研究发现，因缺乏相关知识、信息和意识，流动妇女利用生殖健康
服务的可能性较低，而且可能对服务利用持消极态度。最为严重的问题是
未婚流动妇女的避孕措施使用率低。例如，一项对青岛流动务工妇女的调
查发现，有 46.4% 的未婚妇女在每次性生活时均未使用避孕措施（侯丽
艳等，2009），与之相对应的是，已婚流动人口长效避孕措施使用率高达
90%（王瑞平、武俊青，2009）。

（二）流动妇女的生殖健康状况

生殖道感染是年轻流动妇女的主要生殖健康问题。一项 1999—2000
年对 18 省的调查发现，与农村妇女相比，流动妇女衣原体感染可能性更
高（前者为 1.62%，后者为 4.79%），与城市妇女的 5.09% 相近（Wang,
et al., 2010）。其他研究发现，生殖道感染是流动妇女主要的生殖健康风
险之一（吴琼等，2007；胡晓云、王芳，2011）。尽管这些问题已被提出
近 20 年，目前仍缺乏有效的解决措施。

现有研究发现，与城市居民相比，流动妇女在生殖健康，特别是孕产
保健方面，总体状况相对较差。一项对上海户籍居民与流动人口孕产保健
的比较研究发现，1996—2005 年流动人口的孕产妇死亡率显著高于本地
居民，前者平均为 58.0/10 万，后者为 11.6/10 万；而且近 10 年流动人
口在孕产保健状况改善方面慢于户籍居民，前者从 54.7/10 万降低到
48.5/10 万，后者从 22.5/10 万降低到 1.6/10 万（Zhu, et al., 2009）。北
京与广州的统计数据分析也得到相同的结果。据分析，如果采取适当措
施，流动人口中的多数孕产妇死亡病例是可以避免的。

尽管妇幼保健状况有所改善，农村流动人口与城市户籍居民之间的差
距仍然存在。根据 1999—2008 年上海卫生调查，得益于孕产保健和产前
诊断等服务的改进，上海居民与流动人口的新生儿死亡率差距已在 10 年
间显著缩小，但流动人口的新生儿死亡率仍然高于上海户籍居民（李芬
等，2010）。为了进一步缩小差距，还需要提升流动人口的保健服务

利用。

（三）流动妇女的服务利用

研究发现，卫生服务利用率低——包括怀孕妇女对孕产保健服务的利用（刘英涛等，2006；高轶等，2008）——是流动妇女中的普遍现象。流动妇女的常规妇科检查率为30%—40%，低于城市居民（陈刚等，2006），而在常规检查中被查出有妇科疾病症状的流动妇女中，主动就医的比例更低。例如，上海的一项研究调查发现，在16—49岁曾做过体检的流动人口中，43.7%的人在最近三个月至少有一种生殖道感染，43.5%的人应就医而未就医（吴琼等，2007）。卫生服务利用欠缺的原因主要有经济条件限制和支付能力低、健康知识和意识缺乏、信息缺乏和交通不便，以及其他政策和体制的限制，如没有医疗保险等（牛建林，2014）。

（四）流动男性的生殖健康研究

最近10年来有更多研究开始关注流动男性的生殖健康问题。与流动妇女相似，流动男性的生殖健康知识了解十分有限（赵银珠等，2010），对健康风险及自我保护的意识差（杜鹃、潘绥铭，2007）。同时，流动男性对性行为持相对开放的态度，未保护性行为在未婚及已婚但妻子不在身边的流动男性中较为普遍。深圳的一项调查发现，53.6%的未婚流动男青年曾有未保护的性行为，其中26.5%曾导致女友怀孕（谢立春等，2005）。

赵银珠等（2009）和朱伟勇等（2008）发现，大部分年轻流动男性在性生活及生殖系统方面存在健康问题，但仅有少数人因此问题就医，未就医的主要原因是缺乏勇气和信息。与流动妇女相似，低收入和没有医疗保险是流动男性卫生服务利用的主要障碍。

（五）生殖健康教育干预的研究

近年来，流动人口的生殖健康问题在流入地受到更多关注，很多城市启动了面向流动人口的健康干预项目。现有文献多局限于健康教育与健康促进项目或活动，有关艾滋病预防的内容相对较多，主要目的在于提高认识、增加知识。

研究发现，健康教育干预增加了流动人口的避孕基本知识、艾滋病预防知识，加强了流动人口安全性行为的意识，显著地促进了避孕行为普及，特别是避孕套的使用（黄江涛等，2008；Lin, et al., 2010）。在未婚流动男性中开展的生殖健康教育干预及技术服务，对其避孕套使用的态度和行为改变及避免其意外怀孕都具有显著作用（He, et al., 2011）。在天津流动妇女中开展的儿童计划免疫健康促进项目，明显增进了她们对儿童免疫接种及服务提供政策的了解，也显著地提高了流动儿童疫苗接种率（陈妍等，2009）。

尽管城市在改善流动人口医疗卫生服务，包括生殖健康服务方面做了很多努力，随着流动人口数量的增长，政府对这方面的投入也在持续增加，但在全面满足流动人口卫生服务需求上仍存在实质性的巨大差距。不过，在目前，关于改进服务提供以及提高效率问题的研究较为有限。谢立春等（2010）曾评估深圳流动人口生殖健康工作的绩效，总结了服务覆盖在城市不同地区间存在的差异。评估发现，全市流动人口中平均有50%的流动人口接受过健康教育，60%了解相关的政策及服务信息，80%能说出两种及更多的避孕方法，80%具有艾滋病预防的相关知识，不到50%的人接受过免费的生殖健康常规检查。尽管75%的被调查者对他们接受的服务表示满意，但研究发现，一些地区的服务覆盖有待扩大，服务效率也有待提高，在这些方面仍需有更多投入（谢立春等，2010）。

下面将根据作者收集的几项调查数据，进一步介绍流动人口生殖健康状况，主要关注流动妇女自报的生殖健康、孕产保健及服务利用、流动男性的避孕套使用三个方面。虽然这三方面未能涵盖生殖健康的全部内容，但是对于流动人口这个群体而言，这些都是极为重要的健康问题。

三　数据与方法

本文使用了三套数据：一是在北京某区的两次流动人口调查（2005年和2011年），还有分别于2008年对广州的流动女性调查和2004年对北京的流动男性调查。以下简称为北京调查、广州调查和北京流动男性调查。这些调查具有共同特点和不足：（1）所有调查都采用了非随机抽样设计，这也是在流动人口抽样调查中，完整抽样方案或难以利用的共同局限；（2）每项调查都采取了针对特定目标人群的抽样策略，从而获得了相对令人满意的有代表性的样本；（3）每项调查的问卷设计均有分析框架和有效测量工具，从而有可能应用统计方法分析数据。因此，尽管这些调查在不同的地点和时间进行，但把它们综合起来，可以提供更多信息。与单项分析相比，也可展示更为全面的生殖健康状况。有关这三套数据的更详细介绍见附录1。

这三套数据的主要不足之处在于，由于调查设计不是服务于本文的研究目的，所以缺乏一些重要信息。此外，其中的两项调查只收集了流动人口信息，而未与本地居民对照。在可能的情况下，我们将参考其他资料来源进行分析比较。

本文针对这三套数据，主要应用了定量分析方法，同时也使用了一些定性资料进行分析，并与其他类似研究作比较。我们尤其关注关键变量之间的相关关系。我们将报告主要研究结果，而将具体技术分析附在附录2中。以下各部分的结果是以流动人口为中心，介绍特定流动人口群体的现状，发现健康风险和挑战，探索解决问题的服务或干预措施，考察流动人口的服务利用情况，并找出仍存在的差距和问题。

四　主要结果

（一）流动妇女自报的生殖健康状况和服务利用情况

广州调查收集了流动妇女自我报告的生殖健康状况和服务利用方面的信息。自报健康状况虽然在不少健康调查研究中应用，但因为这种方法只能反映调查对象主观认识到的生殖健康患病情况，不足以体现真实的生殖道感染患病率，在中国农村和其他国家的调查中都提到这个问题（如Kaufman, et al. , 1999；Bang and Bang，1989）。尽管自报症状不宜用于测量一个人群的真实患病率，但对发展中国家的生殖健康现状研究来说不失为一种低成本的有效信息来源（Gorbach, et al. , 1998；Maitra, et al. , 2001）。

广州调查发现，无论已婚还是未婚流动妇女都有较高的自报生殖道感染率，且在已婚人群中发现更高比例的生殖道感染症状（见表1）。23.1%的未婚被调查者曾有过一种生殖道感染症状，4.3%有过一种以上症状。与之相比，33.4%的已婚被调查者曾有过一种生殖道感染症状，6.8%出现过一种以上症状。未婚者和已婚者之间的差距有统计学意义。

在有生殖道感染症状的被调查者中，分别有 28.3% 的未婚妇女和 9.7% 的已婚妇女没有寻求医疗服务，未婚和已婚人群的差别具有统计学意义。

表1　　　　　　　　生殖道感染（RTI）症状的自报情况

项目	未婚		已婚		X² 值
	N	%	N	%	
阴道异常分泌物	57	6.9	97	18.8	45.012**
外阴瘙痒	51	6.1	29	5.6	0.152
阴部疼痛或灼烧感	18	2.2	17	3.3	1.623
阴部溃疡	0	0	2	0.4	1.142
月经异常	126	15.2	67	13	1.203
生殖器肿瘤	0	0	4	0.8	4.118*
阴道异常流血	7	0.8	12	2.3	5.062*
性交疼痛	7	0.8	7	1.4	0.826
其他症状	7	0.8	20	3.9	14.965**
无任何症状	605	72.8	308	59.8	24.623**
总计	878	105.7	563	109.3	NA

注：* 0.01 < P < 0.05，** P < 0.01，NA：不适用。

由于部分调查对象报告不止一项症状，故总计百分比大于 100%。

数据来源：2008 年广州调查。

对未婚者而言，最常见的处理症状的方法是自己买药（88 人，占 38.9%）。有 67 名已婚妇女选择了去性与生殖健康专科医院就诊，占已婚自报有症状被调查者的 32.4%。

广州调查问卷包括了 16 项关于生殖道感染知识的问题，其中有 9 项与计划生育有关，5 项与艾滋病有关，还有 1 项与性暴力有关。我们将正确的回答赋值为"1"，不正确或不确定的赋值为"0"。通过赋值加总得到每位被调查者的性与生殖健康知识得分，最高分为 16 分。调查结果为，已婚流动妇女的中位分数是 8 分，未婚的中位分数为 5 分。对这两个人群得分的非参数检验表明，已婚妇女有较高的性与生殖健康知识得分。不过，无论已婚还是未婚，她们获取生殖健康信息和服务的比例都不高。而未婚流动妇女自报的信息获取率远远低于已婚妇女。

进一步应用多变量统计方法分析与知识水平相关的影响因素，我们根据知识得分将被调查者分为低分组（得分≤中位分数）和高分组（得分＞中位分数），对知识得分进行多因素 Logistic 回归（见附录 2 的表B1）。年龄、受教育程度和自报生殖症状对已婚组和未婚组的性与生殖健康知识水平都有显著性影响。年轻妇女和教育程度高的妇女更可能得高分。无自报症状的被调查者得高分的可能性更小，这可能是双向的相互关联：一方面，有更多知识的人可能对自己的生殖健康问题有更强的意识；另一方面，意识到自己有症状的人可能会更主动去了解与此问题相关的知识和信息。

广州调查发现，流动人口较少接受卫生保健和性与生殖健康服务，以往的调查也发现类似问题（Lou, et al., 2004; Hesketh, et al., 2008）。另外，我们的调查还发现，流动人口的婚姻状况与他们获得卫生保健和性与生殖健康服务相关，这与在中国其他人群中的调查结果一致。无论处于定居状态或是流动状态，未婚妇女在性与生殖健康信息及服务获取方面显著不如同龄已婚妇女（Cui, et al., 2001; Tu, et al., 2004）。这可能是因为性与生殖健康服务主要面向已婚妇女，而未婚妇女往往不了解这方面的信息。此外，决策者、项目管理者、服务提供者以及未婚者的父母都有可能是面向未婚人群提供性与生殖健康信息和服务的障碍。总之，所有调查结果都显示，未婚流动人口处于性活跃期，但却缺乏应有的性与生殖健康服务。

在调查地点实施干预措施后，我们对基本干预措施（BIP）和扩展干预措施（EIP）的有效性进行了评估与比较。研究显示，干预措施对提高参与者的性与生殖健康知识、改变态度与相关行为都有积极影响。随访调查发现，干预后的性与生殖健康知识得分高于基线得分；未婚妇女的性与生殖健康态度得分在干预后显著上升（$P < 0.05$），已婚妇女在干预前后得分的差异无统计学意义。本研究还发现，某些性与生殖健康相关的行为在干预后发生改变。

（二）流动妇女孕产健康和卫生服务利用

由于流动人口的孕产妇死亡率和新生儿死亡率远高于城市居民，流动人口的妇幼健康问题已经得到卫生部门的重视。20 世纪 90 年代的研究发现，因城市医疗卫生服务花费相对高，流动妇女往往在怀孕后回到家乡进行孕产保健和分娩。近年来，为了提高住院分娩率、降低孕产死亡率，有些城市由政府指定医院向低收入家庭提供限价分娩服务，对这类项目的效果尚未见有评估研究。

北京调查中的孕产健康关键指标为接受孕期保健和住院分娩的比例。北京等城市的户籍居民在这两项指标上早已接近100%。在两次北京调查中，均向有子女的流动妇女询问了每个孩子的出生地点。比较2005年与2011年调查结果，我们发现最近几年有更多流动妇女在北京分娩。2005年调查中，只有18%的孩子不是出生在流动妇女的家乡，2000年之前出生的孩子该比例更低。而2011年调查发现，曾在北京分娩的比例在20—29岁流动妇女中占55%，在30岁及以上妇女中占25%。

根据2005年调查，2000—2005年流动妇女在北京住院分娩的比例最高，为96%。2000年前该指标为81%。在家乡生孩子的住院分娩率尽管逐渐上升，但明显较低（见表2）。2011年的调查结果显示，流动人口中第一个孩子在北京出生的住院分娩率为99%，第二个孩子为95%。

所有曾在北京分娩的妇女中，有97%说她们曾接受过孕期保健服务，该比例远远高于在家乡分娩的妇女（见表2）。妇女年龄与住院分娩高度相关，年轻妇女更可能在医院分娩。鉴于如此高的住院分娩率，这个指标已不宜作为分析城市地区居民与流动人口孕产保健差距的有效指标。

表2　　　　**流动人口的孕产保健**，2005年和2011年（%）

调查年份和孩次	在家乡出生		在北京出生	
	产前检查	住院分娩	产前检查	住院分娩
2005年第一个孩子	—	73.9	—	89.8
第二个孩子	—	67.2	—	80.3
2011年第一个孩子	79.2	83.7	96.8	98.6
第二个孩子	79.9	77.3	96.8	94.8

注：2005年调查得到的出生次数为903，其中81.9%在家乡出生，18.1%在外地出生。2005年的调查问卷中未询问妇女的产前检查情况；2011年调查中，自报的出生次数为1228，其中67.3%在家乡出生，31.7%在北京出生。

数据来源：2005年和2011年北京调查。

在基本卫生保健方面，2011年调查发现67.4%的流动妇女在过去两年里接受过常规体检，30岁以下妇女中接受过体检的比例为75.3%，30

岁及以上的比例为 60.6%。超过 67% 的妇女报告她们在过去三年内接受过妇科检查，高于全国调查结果的 55%（全国妇联、国家统计局，2011）。2011 年调查中，流动妇女从未做过妇科检查的比例低于 2005 年调查结果（分别为 35.2% 和 52.2%）。大多数被调查者表示愿意参加生殖健康检查（64.3%）和生殖健康讲座（58.9%）。表 3 列举了 2005 年和 2011 年调查中有关服务利用的结果，从总体上看，流动人口服务利用有明显增长。

表3　　　　　流动妇女在北京接受生殖健康/计划生育服务情况，
2005 年和 2011 年（%）

服务项目	2005 年				2011 年			
	接受过该项服务	服务费用			接受过该项服务	服务费用		
		全部自费	部分自费	全部免费		全部自费	部分自费	全部免费
购买/领取避孕药	6.7	20.6	17.6	61.8	23.5	26.2	8.4	65.4
购买/领取避孕套	23.3	16.6	14.9	68.5	40.9	20.7	5.6	73.6
妇科检查	24.7	44.6	14.5	41.0	44.6	64.3	16.0	19.7
人工流产	9.8	88.9	5.1	6.1	7.3	87.1	6.0	6.9
上环/取环	17.1	90.7	5.2	4.1	14.0	58.1	10.2	31.6
产前检查和保健	—	—	—	—	28.6	76.6	12.2	11.2
为子女接种疫苗	—	—	—	—	41.3	22.0	32.6	45.4

数据来源：2005 年和 2011 年北京调查。

我们在实地调研时了解到，随着 20 世纪 80 年代出生的年轻人加入流动人口的行列，流动人口的构成也发生了变化。相对于他们的父母和早期外出流动的青年，当前的年轻流动人口接受过更好的教育；他们的家庭经济状况要好于20年前的流动人口；他们拥有更多的健康知识，有更多信息渠道，例如互联网和手机；他们对城市生活期望更高；如果服务质量不能令人满意，廉价或免费对他们来说缺乏吸引力。他们不喜欢专门面向流动人口提供的服务，也不喜欢被称呼为"农民工"；他们更希望享有与本地居民相同的权益和服务。随着新生代流动群体的出现，研究项目、干预措施和服务体系需要相应地跟进和调整。

（三）流动男性避孕药具的使用

2004年北京调查中的大多数流动男性都知道避孕套（92.7%，包括已婚和未婚）。通过电视了解避孕套的占49%，与报纸杂志途径的比例相近；通过卫生或计划生育专业人员了解的占37%。表4为不同婚姻状况的避孕套知识概况，我们将未婚者分为有女友和无女友两个群体。从表4可见，与其他知识来源相比，有关避孕套知识的人际交流相对少，未婚无女友的流动青年对于何处获取避孕套了解较少。

表4　　　　　　　不同婚姻状况流动青年的避孕套知识（%）

	已婚 （n = 575）	未婚有女友 （n = 228）	未婚无女友 （n = 80）
知识来源			
电视	49.7	49.0	41.0
报纸杂志	28.7	37.5	19.2
卫生/计生人员	47.5	55.0	32.1
广告宣传	38.1	34.5	35.9
收音机	43.7	28.5	17.9
朋友	19.1	36.0	19.2
同事	6.9	5.0	1.3
家人/亲戚	16.1	25.0	15.4
雇主	4.1	3.0	
知识来源平均数	2.4	2.4	1.8
知道何处可得到避孕套			
药店	42.6	43.1	34.8
医院/计划生育诊所	30.8	46.3	18.9

续表

	已婚 （n＝575）	未婚有女友 （n＝228）	未婚无女友 （n＝80）
知识来源			
计划生育服务站	30.2	41.6	18.2
商店	17.6	12.5	10.6
单位计生部门	18.0	16.1	13.6
自动售货机	16.3	18.8	11.4
私人诊所	10.3	24.3	4.5
知道获得避孕套来源平均数	2.3	2.3	1.9
是否同意"正确使用避孕套可预防性病、艾滋病"			
同意	69.3	52.6	46.7
不同意	10.8	8.9	6.7
不清楚	19.9	38.5	46.7

数据来源：2004 年北京流动男性调查。

　　多变量回归分析结果（附录 2 表 B2）显示，婚姻状况、接触大众传媒程度、受教育程度和收入水平均与流动人口避孕套知识高度相关。当控制其他变量时，年龄有显著的影响，意味着对避孕套知识的掌握随时间推移有所改变。月收入不仅是经济能力的测量指标，同时也是职业地位的间接测量指标。个体经营、从事零售业或在管理和技术岗位就业的人往往收入较高。社会交往和教育在低收入与高收入组的作用有所不同。对流动人口而言，"几乎每天看报纸杂志"、婚姻状况和月收入起到更重要的作用。对本地居民而言，年龄和看电视不是显著的决定因素，教育的作用也与流动人口不同。接受过高中及以上教育的流动人口与较低教育水平群体相比，有更多的知识；而本地居民中，接受过大学或更高教育的群体才具有显著优势。婚姻状况和看报纸杂志情况对避孕套知识的作用在流动人口和本地居民中相类似。

　　本调查向已婚或未婚、有性生活经历的男性，询问了他们使用避孕套的情况。在未婚调查对象中，有 63.6% 有女友的男性曾经有过性经历，31.3% 的未婚无女友男性有过性生活。表 5 列举了流动人口避孕套使用的相关信息。

表5　　　　　　　　　流动人口中与避孕套使用有关的信息

分组（n 为本组总例数）	内容	百分比（%）
已婚，有性经历（n＝575）		97.9
未婚，有性经历（n＝308）		55.2
有性经历的人中曾使用过避孕方法（n＝697）		53.4
其中：	已婚，使用过避孕方法	60.7
	未婚，使用过避孕方法	25.9
曾用过避孕套（n＝648）	已婚，曾用过避孕套	49.7
	未婚，曾用过避孕套	25.2
首次使用避孕套时间（n＝332）	婚前	30.1
	婚后、首次怀孕前	30.7
首次性生活使用避孕套（n＝334）		
谁先建议使用避孕套（n＝335）	对方	41.9
	我自己	55.9
	其他人	2.2
使用频繁程度（n＝339）	每次都用	10.3
	有时用	38.1
	偶尔用	51.6
自己买过避孕套（n＝391）		63.9
购买时偏好什么品牌	国产的	44.5
	进口的	21.9
	无所谓	33.6
觉得价格是否贵	太贵	23.9
	能买得起	51.5
	不贵	24.6
获得避孕套途径（多选项）	商店	23.3
	药店	61.7
	自动售货机	24.0
	医院/计划生育诊所	48.3
	计划生育服务站	46.0
	私人诊所	18.6
	单位计生部门	25.2

数据来源：2004 年北京流动男性调查。

中国农村夫妻普遍在婚后不久就生育第一个孩子，生第一胎后常用的避孕方法为放置宫内节育器。避孕套往往作为过渡避孕方法临时使用。在曾用过避孕套的已婚流动人口中，42%的人报告他们在第一个孩子出生后首次使用。未婚有性经历的流动人口中，只有25%使用过避孕套。相对于流动人口而言，更高比例的本地男性在伴侣第一次怀孕前使用过避孕套（40.2%），也有更高比例的本地男性在第一次性生活时使用过避孕套（34.3%）。流动人口与本地居民的差异有统计学意义。

关于避孕套获得途径的问题是多选题，被调查者可选择所有可能的避孕套来源。调查结果显示，流动人口主要获得避孕套的途径是药店（61.7%），其次是医院的计划生育门诊（48.3%）或计划生育服务站（46.0%）；有24.0%的人选择了自动售货机，25.2%的人报告自己可从工作单位的计生部门获得避孕套。与流动人口相比，本地居民有更多途径获得避孕套，他们选择在工作场所获得避孕套的比例是流动人口的两倍。

多变量统计分析结果显示（附录2表B3），流动人口的避孕套使用与婚姻状况、年龄、避孕套知识、受教育程度和接触大众传媒程度相关。已婚男性使用避孕套的可能性是未婚男性的3倍；20—24岁男性使用避孕套的可能性更大；有更多避孕套相关知识的人使用避孕套可能性更大；在过去一个月里看电视的人使用避孕套的可能性大于从不看电视的。

流动人口购买避孕套的行为与月收入高度相关：流动人口中的高收入群体曾自己买避孕套的比例更高，而收入对本地居民的避孕套购买没有显著影响。对于本地居民而言，较高的受教育程度、经常看电视、有更多了解避孕套知识的来源的群体，往往更有可能购买避孕套。不过，应用Logistic回归分析发现，在控制了以上所有相关变量后，北京居民购买避孕套的可能性仍是流动人口的2倍。

对于"您是否会为了预防感染性病/艾滋病而使用避孕套？"这个问题，59.2%的流动人口回答"是"，而有更高比例的本地居民对这个问题选择了肯定的回答（69.8%），与流动人口相比差异有统计学意义。

无论是从服务提供还是服务方式来看，城市的计划生育服务与农村都不一样。政府已经强调以居住地为主提供计划生育服务，意味着城市计划生育机构要服务于流动人口，因而需要有更多面向流动男性的相关服务。从调查结果来看，与本地居民相比，流动人口在避孕套知识和避孕套的使用方面都更容易受到个人因素的显著影响，如婚姻状况、受教育程度、接触大众传媒、收入和从事职业等。因此，服务应该特别注意覆盖那些弱势群体，如未婚、受教育程度低和低收入者。除此之外，调查发现与本地居民相比，较低比例的流动人口可以从工作场所获得避孕套，这意味着城市服务网络的覆盖不足，特别需要关注有大量流动人口就业的私人小企业或个体经营者。

尽管政府机构和非政府组织以及国际组织都在针对降低流动男性，尤其是单身男性的健康风险方面做了大量工作，但对这些工作效果和影响的评价还比较欠缺。

五　结论和讨论

广州调查、北京调查和北京流动男性的调查结果，与已有的流动人口生殖健康调查研究结果基本一致。首先，流动人口在生殖健康的一些方面，如生殖道感染、孕产保健等，存在服务欠缺、服务利用不足的问题；其次，他们的服务资源也相对欠缺；最后，他们缺乏足够的生殖保健知识和信息。

同时，以上研究发现也显示了干预行动带来的变化。例如广州面向未婚流动妇女的健康促进干预措施有效增加了她们的健康知识，北京逐渐有更多的流动妇女利用公共卫生服务，尤其是年轻妇女；此外，大多数流动妇女在医院分娩，且几乎所有人都不同程度地接受过产前保健服务。

我们的研究结果也强调了流动人口的多样性。不同流动群体有不同的生殖健康问题，年龄、受教育程度、婚姻状况、个人经历和收入等因素对健康状况和服务利用有不同影响。因而在解决流动人口健康问题时，应当考虑到他们的不同特点。对新生代流动人口应给予特别关注，他们有更强的维权意识，对城市生活充满期待，对公共服务均等化有更强烈的需求。

流动人口健康问题得到政府部门的关注。2009 年 7 月，卫生部、财政部、国家人口和计划生育委员会共同提出了《关于促进基本公共卫生服务逐步均等化的意见》，就促进基本公共卫生服务逐步均等化的工作目标、主要任务、项目的实施开展以及经费保障等方面提出具体要求，定义了九类 21 个服务项目。2009 年 10 月，卫生部制定了《国家基本公共卫生服务规范（2009 年版）》。这些文件要求政府为本地居民提供基本公共卫生服务，包括为流动人口提供服务。尽管这些文件仅仅是原则而不是操

作指南，也就是说地方政府可根据当地情况具体落实，但文件明确定义了
流动人口的权利和地方政府的责任。在流动人口的主要流入地城市切实落
实这些文件精神后，预计流动人口的生殖健康状况会有更大改善。

2012 年 1 月，国家统计局宣布 2011 年中国城市居民数量有史以来首
次超过农村居民，人口流动是这一变化的主要原因之一。城市公共服务体
系——包括卫生服务体系——务必致力于解决规模巨大并且不断增长的城
市人口所带来的挑战。与此同时，正在进行的卫生体系改革可能有利于消
除障碍、促进流动人口的服务利用，例如有些试点地区在尝试城乡医疗保
障一体化。流动人口生殖健康的研究需要跟进流动人口本身的变化，同时
也需跟进一系列改革所带来的改变。

尽管近年来已经可以看到情况的改善，但目前既缺乏直接评估政策效
果的研究，又缺乏对一系列改进措施的贡献进行评价的研究。囿于可用数
据，这也是本研究的主要不足。本研究的另一个局限是，研究仅仅涉及生
殖健康的某些方面而不是全部，而且仅涉及流动人口中有限的人群。

参考文献

Bang, R. and Bang, A. 1989. "Commentary on a community-based ap-
proach　toreproductive health care." *International Journal of Gynecology and
Obstetrics*, No. 3, pp. 125 – 129.

Chan, Kam Wing. 2012. "Migration and development in China: trends,
geography and current issues." *Migration and Development*, Vol. 1, No. 2,
pp. 187 – 205.

Chen, Jiajian, Hongyan Liu, and Zhenming Xie. 2010. "Effects of rural-
urban return migration on women's family planning and reproductive health at-
titudes and behavior in Rural China." *Studies in Family Planning*, Vol. 41,
No. 1, pp. 31 – 44.

Cui N., Li M., Gao E., et al. 2001. "Views of Chinese parents on the
provision of contraception to unmarried youth." *Reproductive Health Matters*,
No. 9, pp. 137 – 145.

Gorbach, P. M., Hoa, D. T. K., Tsui, A. & Nhan, V. Q. 1998. "Repro-
duction, risk and reality: family planning and reproductive health in Northern

Vietnam. " *Journal of Biosocial Science*, No. 30, pp. 393 – 409.

He D. , Cheng Y. M. , Wu S. Z. , et al. 2012. "Promoting Contraceptive Use More Effectively Among Unmarried Male Migrants in Construction Sites in China: A Pilot Intervention Trial. " *Asia Pac J Public Health*, Vol. 24, No. 5, pp. 806 – 815.

Hesketh T. , Ye X. J. , Li L. , et al. 2008. "Health status and access to health care of migrant workers in China. " *Public Health Rep*, Vol. 123, No. 2, pp. 189 – 197.

Ip W. Y. , Chan M. Y. , Chan D. S. , et al. 2011. "Knowledge of and attitude to contraception among migrant woman workers in mainland China. " *J Clin Nurs*, Vol. 20, No. 11 – 12, pp. 1685 – 1695.

Kaufman, J. , Yan, L. , Wang, T. & Faulkner, A. 1999. "A study of field-based methods for diagnosing reproductive tract infections in rural Yunnan province, China. " *Studies in Family Planning*, No. 30, pp. 112 – 120.

Lin, Danhua, Li X. , Stanton B. , Fang X. , et al. 2010. "Theory-based HIV-related sexual risk reduction prevention for Chinese female rural-to-urban migrants. " *AIDS Educ Prev*, Vol. 22, No. 4, pp. 344 – 355.

Lu, Ciyong, et al. 2012. "Sexual and reproductive health status and related knowledge among female migrant workers in Guangzhou, China: a cross-sectional survey. " *European Journal of Obstetrics & Gynecology and Reproductive Biology*, No. 160, pp. 60 – 65.

Maitra. K. , Degraft-Johnson, J. , Sing, K. K. & Tsui, A. O. 2001. "Prevalence of self-reported symptoms of reproductive tract infections among recently pregnant women in Uttar Pradesh, India. " *Journal of Biosocial Science*, No. 33, pp. 585 – 601.

Tan, Lin, Zhenzhen Zheng, and Yueping Song. 2006. "Trade liberalization, women's migration and reproductive health in China". In Caren Grown et al. (eds), *Trading Women's Health and Rights*. Zed Books.

Tu X. , Cui N. , Lou C. , et al. 2004. "Do family-planning workers in China support provision of sexual and reproductive health services to unmarried young people?" *Bull World Health Organ*, No. 82, pp. 274 – 280.

Wang W. , Wei C. , Buchholz M. E. , et al. 2010. "Prevalence and risks for sexually transmitted infections among a national sample of migrants versus non-migrants in China." *Int J STD AIDS*, Vol. 21, No. 6, pp. 410 –415.

Zheng, Zhenzhen, Yun Zhou, Lixin Zheng, et al. 2001. "Sexual behavior and contraception use among unmarried young female migratory workers in 5 cities of China." *Reproductive Health Matters*, Vol. 9, No. 17, pp. 118 –127.

Zheng, Zhenzhen, et al. 2006. *Impact of Migration on Gender Relationships and Rural Women's Status in China*. Report submitted to UNESCO Beijing Office.

Zhu, Liping, Qin M., Du L., et al. 2009. "Comparison of maternal mortality between migrating population and permanent residents in Shanghai, China, 1996 –2005." *BJOG*, Vol. 116, No. 3, pp. 401 –407.

陈刚、吕军、张德英等:《流动人口妇女儿童卫生保健服务现状及对策研究概述》,《中国全科医学》2006 年第 7 期。

陈妍、陈德荣、李一等:《天津市红桥区流动人口育龄妇女免疫规划知识调查与健康教育效果评价》,《中国健康教育》2009 年第 2 期。

杜鹃、潘绥铭:《北京市男性流动人口艾滋病预防相关知识、行为调查》,《中国健康教育》2007 年第 12 期。

段成荣、杨舸、张菲等:《改革开放以来我国流动人口变动的九大趋势》,《人口研究》2008 年第 6 期。

高轶、乔春莉、胡花等:《非所在地户籍妇女产前保健服务利用现况研究》,《中国妇幼健康研究》2008 年第 5 期。

杭春燕、钱年华:《江苏首个"流动妇女"生殖健康调查报告提醒各地——她们不该被健康遗忘》,《新华日报》2007 年 12 月 17 日第 B06 版。

侯丽艳、邱红燕、赵永鲜等:《女性流动人口避孕现状》,《中国妇幼保健》2009 年第 24 期。

胡晓云、王芳:《1618 例流动人口妇女病普查结果分析》,《新疆医学》2011 年第 5 期。

黄江涛、余森泉、俞小英:《年轻女性流动人口生殖健康知识及需求调查》,《中国妇幼保健》2005 年第 2 期。

黄江涛、王奇玲、余森泉:《年轻流动人口妇女生殖健康宣教干预效果分析》,《广东医学》2008 年第 4 期。

姜秀花:《流动妇女计划生育与生殖健康权益保障情况调查》,《南方人口》2004 年第 4 期。

李芬、杜莉、金辉等：《1999—2008 年上海市早期新生儿死亡原因分析》，《中国妇幼保健》2010 年第 4 期。

刘鸿雁、汝小美、丁峰：《流动人口的生殖健康服务》，《人口研究》2004 年第 5 期。

刘英涛、陈刚、吕军等：《流动人口妇女孕产期保健服务利用状况分析》，《中国全科医学》2006 年第 7 期。

楼超华、沈燕、高尔生等：《未婚流动人口中性相关行为》，《生殖与避孕》2004 年第 1 期。

牛建林：《现阶段我国流动妇女健康研究综述》，载郑真真等《中国流动人口研究：健康与教育》，社会科学文献出版社 2014 年版。

潘贵玉主编：《2001 年全国计划生育/生殖健康调查数据集》，中国人口出版社 2002 年版。

全国妇联、国家统计局：《第三期中国妇女社会地位调查主要数据报告》，2011 年 10 月，北京。

王菊芬：《上海市流动人口未婚先孕妇女的性行为、避孕方法使用以及怀孕结果选择》，《人口研究》1999 年第 1 期。

王瑞平、武俊青：《流动人口避孕节育/生殖健康现况》，《中国计划生育学杂志》2009 年第 3 期。

吴琼、何纳、顾萍等：《上海市某区女性流动人口对性病艾滋病卫生服务利用的现状调查》，《中国健康教育》2007 年第 7 期。

谢立春、曾序春、钟于玲等：《流动未婚男青年生殖健康现状研究》，《中国性科学》2005 年第 11 期。

谢立春、孙美华、曾序春等：《深圳市流动人口生殖健康服务的绩效评价》，《中国计划生育学杂志》2010 年第 2 期。

赵银珠、万加华、张成超等：《青岛市男性流动人口性健康及影响因素研究》，《现代预防医学》2009 年第 16 期。

赵银珠、吴世仲、赵永鲜等：《男性流动人口生殖健康知识得分及影响因素分析》，《中国全科医学》2010 年第 13（3A）期。

周云、郑立新、郑真真：《流动人口中避孕套使用状况》，《中国生育健康杂志》2006 年第 4 期。

朱伟勇、徐乐凤、曾家琛等：《流动人口育龄男性生殖健康状况与精液质量分析》,《现代预防医学》2008 年第 4 期。

附录 1　三项调查数据介绍

广州调查

广州调查旨在了解广州当前流动妇女务工人员生殖健康状况、相关知识、相关信息及服务的利用情况。本调查在黄埔区 8 间工厂进行,由中山大学研究团队在 2008 年 7 月至 9 月实施(Lu, et al., 2012)。黄埔区是广州的主要工业所在地,拥有庞大的城乡流动人口。工厂样本从该地区的 32 间工厂随机选择。非国营及规模在 200—400 名流动妇女的工厂为入选标准。在所有的工厂中,合格的被调查对象标准为:(1)城乡流动妇女,年龄在 18—29 岁;(2)在本厂工作一个月以上;(3)本人给予口头知情同意。

自填问卷的设计参考了中国其他城市和亚洲发展中国家的相关研究。问卷包括五个部分:(1)一般人口学特征;(2)自我报告的生殖道感染症状和就医行为;(3)性经历和避孕情况;(4)生殖卫生服务利用;(5)性与生殖健康知识。调查实施由中山大学公共卫生学院经过培训合格的调查员负责,进行匿名问卷调查。1455 名流动务工妇女符合调查条件,其中 1346 人(92.5%)完成了问卷。被调查者的人口学特征见表 A1。

表 A1　　　　　　　　2008 年广州调查对象的人口学特征

变量	未婚		已婚		P (x^2 检验)	合计	
	N	%	N	%		N	%
工厂类型					0.001		
劳动密集型	756	91	494	95.9		1250	92.87
服务型	75	9	21	4.1		96	7.13
受教育程度					<0.001		
小学及以下	9	1.1	19	3.7		28	2.08
初中	389	46.8	360	69.9		749	55.65
高中或中专	293	35.3	104	20.2		397	29.49
大专及以上	140	16.8	32	6.2		172	12.78

续表

变量	未婚		已婚		P (x^2 检验)	合计	
	N	%	N	%		N	%
年龄（岁）					< 0.001		
18—21	465	56	14	2.7		479	35.59
22—25	291	35	128	24.9		419	31.13
26—29	75	9	373	72.4		448	33.28

数据来源：2008 年广州调查。

北京调查

北京的第一次调查旨在了解迁移经历对当前农村流动妇女的影响，了解她们的教育与培训需求，以及探索增强流动妇女能力的有效途径，包括健康行为（Zheng, et al., 2006）。该调查得到联合国教科文组织北京办公室的资助。调查于 2005 年 10 月在北京和成都各选择一个区，由中国社会科学院和四川社会科学院的研究团队负责实施。抽样设计为根据年龄、迁移阶段、婚姻状况和职业的配额抽样，调查对象为 15— 40 岁、在本地居住三个月以上的农村流动妇女。北京和成都的样本数分别为 1008 人和 623 人。在接受过培训的调查员帮助下，被调查者主要以自填方式完成问卷。与本文相关的信息包括：（1）人口、社会、经济特征；（2）迁移史；（3）婚姻与生育；（4）关于生育调节、艾滋病预防及避孕知识；（5）患病情况及卫生服务利用。

北京丰台区人口与计划生育局于 2011 年 11 月开展了第二次调查，由中国社会科学院研究团队提供技术支持。本次调查旨在了解流动人口公共服务需求，包括计划生育与生殖健康服务需求。调查问卷包括了 2005 年调查中相同的问题，采取了相同的配额抽样设计，不同的是将样本扩展到 16— 49 岁在北京生活一个月以上的男性和女性农村流动人口。2011 年调查样本为流动男性 1459 人，女性 1548 人。本文使用了北京 2005 年调查样本和 2011 年妇女样本进行比较分析。总样本为 2005 年 1008 人，2011 年 1548 人。两次调查对象的基本情况表 A2。

表 A2　　　　北京两次调查样本的基本特征，2005 和 2011 年（%）

	2011	2005		2011	2005
年龄组（岁）			婚姻状况		
15—19	7.1	7.4	未婚/未婚同居	28.0	23.8
20—24	19.1	20.2	已婚且与配偶同住	64.6	61.1
25—29	19.4	25.7	已婚但未与配偶同住	6.6	14.0
30—34	19.8	24.9	离婚/丧偶	0.7	1.1
35—39	16.4	18.8	工作状况		
≥40	18.3	3.0	批发零售业	30.0	27.8
受教育程度			居民服务和其他服务业	26.2	12.4
小学及以下	8.4	18.3	住宿餐饮业	16.2	30.4
初中	41.8	58.6	建筑业、交通运输业	2.5	3.0
高中/中专	28.4	19.6	其他	10.1	16.4
大专及以上	21.4	3.5	无工作	15.0	10.0

数据来源：2005 年和 2011 年北京调查。

北京流动男性调查

此调查早于其他两项调查，于 2004 年启动。当时全国统计数据显示，育龄人口的避孕套使用只占总避孕使用的 5.7%，流动人口中的艾滋病传播是个重要问题。流动男性避孕套使用情况的调查地点为北京某区，该区有流动人口规模约 90 万，占北京流动总人口的 1/4 左右。此调查是世界卫生组织资助的研究项目的一部分（周云等，2006）。本调查在该区 42 个乡镇街道中的 4 个街道进行，每个街道调查一组 40 岁以下男性，包括相似职业的流动人口和北京本地居民。被调查者在调查地点自填问卷，大多数在工作地点的会议室里。调查员负责介绍调查、检查自填问卷的质量和回答问题。调查获得总样本 1282 人，其中包括 885 名流动人口，397 名本地居民。问卷包括基本个人信息、有关避孕套知识及知识来源、避孕套和避孕药具使用的经历、有关获取安全套的问题、安全套使用态度等，多数问题为多选题。表 A3 为被调查者概况。

表 A3　　　　　　　　北京流动男性调查对象概况，2004 年（%）

特征		流动人口（n=885）	本地居民（n=397）
年龄组（岁）	<20	13.6	0.3
	20—24	24.3	11.3
	25—29	20.5	27.7
	30—34	23.1	24.3
	≥35	18.5	36.4
受教育程度	文盲	1.9	0.5
	小学	7.7	0.5
	初中	65.2	11.8
	高中/中专	21.4	38.4
	大专及以上	3.8	48.7
从事工作	工厂工人	1.3	6.9
	建筑工人	41.8	11.4
	餐饮服务	3.5	11.4
	个体经营	43.7	1.3
	管理人员	3.0	22.2
	技术人员	2.2	27.0
	公务员	0.2	1.1
	其他	4.3	18.8
婚姻状况	已婚	65.1	69.0
	未婚有女友	25.8	16.0
	未婚无女友	9.1	15.0
子女数量（个）（已婚者）	0	5.3	16.4
	1	62.5	82.4
	2	30.2	1.2
	≥3	2.0	
居住情况（当前共同居住者）	妻子或女友	37.1	55.0
	父母	3.2	16.6
	亲戚	3.7	1.0
	工友	17.7	6.1
	朋友或同乡	28.5	2.6
	独居	7.8	15.1
	其他	1.9	3.6

续表

特征		流动人口（n＝885）	本地居民（n＝397）
住房类型	单位/雇主提供的集体宿舍	49.6	15.0
	与雇主同住	4.2	2.6
	自租房	38.5	26.1
	自己的房屋	7.0	48.8
	其他	0.7	7.5
在北京居住时间（年）	中位数（4分位数）		3.2 (1.3, 5.2)

数据来源：2004年北京流动男性调查。

附录2　多变量统计分析结果

表 B1　　　　　　　　生殖健康低得分的多因素 Logistic 回归分析

项目	未婚（n＝831）			已婚（n＝515）		
	B	OR（95% CI）	P	B	OR（95% CI）	P
年龄	-0.27	0.72（0.62—0.89）	0.039	-0.16	0.85（0.52—0.96）	0.043
文化程度						
小学及以下[a]						
初中	-0.26	0.77（0.27—2.20）	0.068	-0.68	0.51（0.21—1.20）	0.122
高中或中专	-1.22	0.30（0.12—0.85）	0.024	-1.45	0.23（0.09—0.55）	0.011
大专及以上	-2.67	0.07（0.02—0.20）	<0.001	-2.59	0.05（0.02—0.14）	0.006
您是否获得过生殖健康相关信息？						
是[a]						
否	0.86	2.36（1.75—3.20）	<0.001	0.64	1.85（0.85—2.58）	0.232
您是否咨询过生殖健康问题？						
是[a]						
否	0.23	1.24（1.05—2.13）	0.032	0.52	1.32（0.92—1.82）	0.152
您是否有过性经验？						
是[a]						
否	0.52	1.89（1.22—2.31）	<0.001	-0.63	0.86（0.63—1.12）	0.123

续表

项目	未婚（n=831）			已婚（n=515）		
	B	OR（95%CI）	P	B	OR（95%CI）	P
您是否获得过生殖健康服务？						
是[a]						
否	0.27	1.31（0.86—1.99）	0.211	1.05	2.86（2.22—3.87）	0.001
您是否有生殖道感染症状？						
是[a]						
否	0.39	1.47（1.11—1.94）	0.006	0.31	1.36（1.04—1.78）	0.025

注:[a]: 参照组。

数据来源: 2008 年广州调查。

表 B2　　　　对避孕套知识和相关变量的线性回归分析（标准系数）

变量	流动人口（n=843）		本地居民（n=370）	
	B	P	B	P
年龄	−0.083	0.062	−0.087	0.187
已婚（参照组：未婚）	0.149	0.001	0.147	0.015
过去一个月内几乎每天看电视	0.075	0.050	0.019	0.720
过去一个月内几乎每天看报	0.157	<0.001	0.148	0.008
受教育程度（参照组：初中）				
小学及以下	−0.010	0.765	−0.066	0.187
高中	0.079	0.022	0.064	0.389
大专及以上	0.069	0.039	0.195	0.021
月收入	0.122	0.001	0.176	0.003
对回归模型 F 检验的 p – 值	<0.001		<0.001	
调整后的 R^2		0.117	0.143	

注: 避孕套知识由避孕套获得途径和对预防艾滋病知识的了解组成，为避孕套获得途径数与知道避孕套并了解其预防艾滋病功能的得分（满分为4分）相加。这种计算方法对后者赋予更多权重，因为避孕套一般仅被视为避孕方式。

数据来源: 2004 年北京流动男性调查。

表 B3　　Logistic 回归分析避孕套使用与其他变量之间的关系（n = 637）

变量	B	P	OR
已婚（参照组：未婚）	1. 139	< 0. 001	3. 123
年龄组（参照组：34— 40 岁）			
< 20	0. 533	0. 281	1. 704
20—24	0. 435	0. 149	1. 546
25—29	0. 519	0. 042	1. 681
30—34	0. 380	0. 118	1. 462
避孕套知识得分	0. 145	< 0. 001	1. 156
受教育程度（参照组：初中）			
小学及以下	− 0. 292	0. 346	0. 747
高中	0. 393	0. 068	1. 481
大专及以上	0. 890	0. 050	2. 436
看电视（参照组：从来不看）			
几乎每天看	0. 994	0. 001	2. 702
有时看	0. 826	0. 004	2. 283
看报纸（参照组：有时看）			
几乎每天看	− 0. 149	0. 499	0. 861
常数项	− 2. 083	0. 004	0. 125

模型的判断正确率：64. 2% ， − 2 Log likelihood = 785. 682 , Nagelkerke R^2 = 0. 175。

数据来源：2004 年北京流动男性调查。

中国人口流动与健康：一个经验分析[①]

刘国恩[②]　秦雪征[③]　潘　杰[④]　张术芳[⑤]

摘要　在中国的医疗卫生体系，流动人口是一个弱势的群体，他们的健康状况和对医疗服务的利用引起了政策制定者和研究人员越来越多的关注。利用2007—2010年的城镇居民基本医疗保险（URBMI）家庭调查数据以及2011年北京农民工就业和健康状况调查数据，我们对农民工的流动性选择和他们的健康状况之间的相互关系做了研究。结论表明，流动对健康有显著的影响：与城市的非流动人口相比，流动人口的健康状况较差。健康状况对流动也有显著的反向作用：健康状况越差，在北京的流动人口的返乡倾向越高。

一　引言

大量的文献表明，个体的健康状况与他（或她）的社会经济地位有关；一般社会经济地位越高，健康状况越好（Contoyannis and Jones, 2004；Feinstein, 1993）。在中国，户籍登记制度仍然是确立人们社会经济地位的决定性因素，因为人们获取公共服务和社会福利的资格通常与户籍

---

①　在此我们要特别感谢北京大学中国卫生经济研究中心流动人口与健康项目团队的全体人员，包括阮天悦、杨程、Tiffany Hsiao、陈益群、王丽娜、李冬美、范丽亚、Sam Krumholz、兰烯、樊敏杰，感谢他们的帮助。当然，所有文责作者自负。
②　刘国恩，北京大学光华管理学院。
③　秦雪征，北京大学经济学院。
④　潘杰，四川大学华西公共卫生学院。
⑤　张术芳，联合国社会发展研究所。

有关。如果一个中国人居住在他的户籍所在地之外，如农民工，那他就无法享受到当地居民所能享受的社会福利和公共服务。尽管这会抑制人口的流动，但是，过去20年来，农民从农村到城市的迁移仍然是持续增长的。根据中国国家统计局的数据①，从农村到城市的流动人口总数从1990年的2000万增长到了2009年的1.44亿。随着这个数字的增长，公众对流动人口的关注也逐渐增长，尤其是流动人口的健康、子女教育问题，以及在当地的社会服务享受情况。

通常认为，人力资本由两部分组成：教育和健康。由于农民工的受教育程度越来越低（国家人口计生委流动人口服务管理司，2010；翟振武等，2007），可以假设健康是保证他们找到工作的主要因素。但是，健康与流动状态之间的关系尚未明晰。另外，在城市的农民工保险覆盖率较低，这可能与其无法享受公共服务有关。而且，一些研究表明在流动性与健康和医疗服务使用之间存在负相关关系（Liang, et al., 2010；Song, et al., 2010）。但是这些关系很难解释。在下面的研究中，我们将使用一种全新的方法来确定流动对健康的影响以及健康对流动的反向影响。我们的研究将会为如何提高中国农民工的健康状况提供可行的政策建议。

二　研究背景

中国城市的农民工数量增长迅速，但是在当前的户籍制度下，农民工无法享受长期的社会保障和健康福利。关于农民工及其家人较差的居住环境和边缘化的社会地位，已经有一些中国学者做过深入研究（Biao, 2004；Wong, et al., 2007），但是，对于农民工的居住环境和生活方式对健康状况的影响程度还被没有很好的论证过。研究中国农民工的健康状况是十分有意义的，因为他们的健康状况很大程度上决定了他们对城市经济的贡献、对当地医疗服务提供者和社会福利项目造成的负担，以及对公共健康和卫生设施的潜在危害。如果农民工健康及其对当地公共服务和社会总福利的影响能够被更好地理解，那么户籍制度和医疗服务改革将能更有效地改善农民工的生活条件和健康状况，进而会减少对中国政治和社会的反向影响。

---

① 基于统计委员会的报告。

　　大多数关于人口流动和健康关系的现有研究都是着眼于国际流动。在这点上，我们的研究与以往不同，因为我们关注的是国内的人口流动，即在一个国家内部从农村到城市的流动。一些研究发现流动和健康及医疗服务使用之间的反向关系（Liang, et al.，2010；Song, et al.，2010）。他们将这些反向影响归因于农民工糟糕的居住环境和缺乏医疗服务的可及性（Biao, 2004）。不过，不能将这个反向关系解释为因果关系，因为流动和健康状况能够互相影响，而且不可观测的个体及环境特征会同时影响这两个变量。我们的研究尝试填补这个空白领域，运用工具变量法和面板数据来确定农民工的流动和健康之间的因果关系。为了使我们的分析更充实，在本文中我们列举了一些重要理论来更好地解释健康对流动、流动对健康的双向影响。

三　文献回顾

（一）流动对健康的影响

　　随着发达国家和发展中国家流动人口数量的不断增加，研究人员和政策制定者更加密切关注流动对健康的影响。现有的文献认为，流动可能会恶化流动人口的健康状况，主要通过三个基本渠道：在流动人口输入地，流动人口社会经济地位（Socio-Economic Status, SES）更低，医疗服务可及性更差，以及融入输入地城市的社会过程。

　　首先，流动人口较低的社会地位增加了他们的患病风险。此外，在住房、健康、教育、就业和社会服务等方面，流动人口常常无法享受到与当地人同等的权利（Litzinger, 2001）。因此，很多流动人口住宿条件环境及设施很差，缺乏对传染病的预防措施（Solas Gaspar and Silès, 1997；World Health Organisation Staff and Programme, 1996）。例如，Cantwell 等（1998）利用 1987—1993 年的美国肺结核（TB）数据以及 1990 年美国人口普查数据发现，较低的社会地位（SES），如拥挤的生活环境、低工资、贫困、缺乏公共援助、失业以及教育水平低下等，会导致流动人口之间肺结核（TB）传染的相对风险（RR）较高。而且，流动人口在输入地城市的边缘地位，加上输入地政府和居民的歧视和排斥也可能会导致流动人口的精神健康状况恶化（Caplan, 2007；Hovey, 2000）。

　　其次，流动人口在当地获取正规医疗服务的可及性受限。例如，有研究人员发现与美国本土人民相比，来自亚洲和太平洋岛的移民更有可能缺乏正规的医疗渠道，更可能面临缺医少药的问题（Frisbie, et al., 2001）。类似地，中国学者发现上海地区的本土居民和外来人口的医疗服务途径存在明显的不平等性（Zhan, 2002）。由于受社会排挤，流动人口可能无法有效地利用医疗卫生服务（Carballo, et al., 1998），更不可能享受到雇主提供的医疗福利（Liu, 2005）。此外，流动人口的医疗保险覆盖率也较低。例如，在美国的 1270 万墨西哥移民中，只有 45% 的人拥有医疗保险（Gonzalez-Block and de la Sierra-de la Vega, 2011）。而在美国，27.3% 的儿童移民无任何形式的医疗保险，主要原因是他们的父母无法找到提供保险的工作（Huang, 1997）。以上的研究表明，在许多城市，流动人口面临着严峻的医疗服务壁垒。

最后，流动人口融入新的城市也可能是影响他们健康的决定性因素。到达新城市后，他们的健康水平可能比本地人更好；但是，随着时间的推移，这些健康优势会逐渐消失（de Escobar, et al., 2000；Frisbie, et al., 2001；Landale, et al., 2000；McDonald, et al.）。融入输入地城市被认为是他们健康状况恶化的最主要因素，有两种不同的途径：第一，流动人口在输入地城市生活方式改变会导致健康状况恶化（Chen, 2011）。一些研究人员（Abraído-Lanza et al., 2005；Gee and Takeuchi, 2004）发现融入都市的生活方式会导致那些从农村迁移到城市的人们身体健康状况变差。例如，对拉美裔移民来说，更高程度地融入美国社会会引起积极健康行为急剧下降以及健康风险因素增加。Salant 等（2003）发现，对于亚洲移民来说，融入西方社会的生活方式会导致健康状况变差。Popkin 等（1998）利用美国国家青少年健康调查纵向研究的数据发现，与美国第一代移民相比，第二代和第三代移民的青少年肥胖患病率更高。由于医疗资源匮乏、在当地不良的健康行为和较差的生活方式，以及融入当地社会过程中所产生的精神焦虑等因素，导致外来人员健康状况变差（Noh, 2003）。在社会融合过程中，适应一个有着全新的信仰和日常生活体系（Rogler, et al., 1991），以及弱化的社会系统（Hovey, et al., 2002；Lu, 2010）的陌生社会，会使人们的压力增加，导致人们的健康状况恶化。不过，另有一些研究表明，更高的同化水平会使得精神疾病减少，因为高度同化的个人经历了较长时间的压力，可能会获得更多的社会支持（Chen, 2011）。

与上述文献相反，有相当多的研究表明，从死亡率和发病率的角度来说，流动人口一般会比当地人口更健康，也就是说流动对健康有正向的影响（Abraido-Lanza et al.，1999；Hummer, et al.，2007；Kleinman, et al.，1991；Singh and Siahpush，2001）。但是，这些研究发现是有局限性的，因为：第一，健康流动理论认为只有健康的人才会费尽千辛万苦从家乡迁移到一个新的地方；因此流动人口的平均健康水平要高于当地总人口的平均水平；第二，由于外来人员在输入地的边缘化地位以及有限的医疗服务条件，使得他们的死亡率和发病率可能会被低估；第三，当健康状况恶化时，流动人员更倾向于回到自己的家乡。总体而言，以上三个因素可能会导致对流动人口健康估计的向上偏误。

　　与大量对跨国流动人口的健康影响研究相比，很少有人将重心放在国内流动人口的健康状况上。直到现在，对于中国国内流动人口健康状况影响因素的学术研究还很少见。但是，由于中国农村劳动力转移规模空前宏大，对于中国的政策制定者和卫生机构来说，详细了解流动对人们健康状况的影响是很有必要的。因此，农村流动人口的健康状况开始吸引了越来越多学者的关注。例如，郭和刘（2001）以及李等（2009）发现农民工有很高的患流行病和传染病的风险。王（2002）得出结论认为，由于工作环境较差，流动工人很有可能罹患各种职业病。国际劳工组织（ILO）发现，2006年，外来务工女性的孕产妇死亡人数占整个城市孕产妇死亡人数的2/3，外来人口的死产儿数量是当地人的两倍（Tuñón，2006）。除了身体健康状况变差之外，中国流动人口患心理情感疾病的风险也很大。例如，通过对上海475个农民工进行分层随机抽样，Wong等（2008）发现25%的男性农民工和6%的女性农民工患有不同程度的精神疾病。基于全国性的样本，刘等（2011）发现23.7%的流动工人有抑郁症状，12.8%的人有确诊的抑郁症。而且，流动工人的抑郁症总发病率高于一般人群。由于融入新的社会环境、身份歧视、社会不平等，以及家庭破裂的压力，都可能导致流动人口的精神健康状况恶化。

　　而且，现有的研究发现中国流动人口获得医疗服务的途径受限。与本地人口相比，流动人口更难获得预防性健康检查项目（Thomas，1998），更不可能了解或者到高水平的医院就医（Wei, et al.，2010）。寻求基本医疗服务时也可能会面临社会和经济困难（Zheng, et al.，2001）。此外，医疗保险覆盖不足，导致自付医疗成本很高，进一步降低了流动人口获得医疗服务的可能性。赵等（2011）发现即使在无须保费的上海农民工医疗保险（SMWHI）实施后，也只有 36.5% 的上海农民工参保，仍然有 16.7% 的农民工没有任何保险。Peng 等（2010）发现，在北京有 94% 的农民工无本地医疗保险，由此导致的潜在高医疗成本限制了他们获取卫生服务。类似地，Hesketh 等（2008）发现在浙江只有 19% 的农民工拥有医疗保险，高昂的医疗成本是农民工获得医疗卫生服务的最主要障碍。

考虑到对中国流动人口健康状况的担忧、他们获得医疗卫生服务的限制，以及迁移对中国社会的潜在影响，很有必要全面考察中国的人口流动对健康状况的影响情况。

（二）健康对流动的影响

在这个问题的研究中，我们也会探讨农民工的健康状况对他们决定是否返乡的影响。迁移包括四个阶段：准备出发（在家乡）、出发途中（从家乡到目的地）、到达目的地、返乡（从目的地到家乡）。返乡是迁移的最后阶段，对这一阶段的大多数研究主要是对返乡决策影响因素的研究。有一些理论被用来解释为什么流动人口会从当前城市返回家乡。生命周期理论认为，返乡是人体老化过程的结果（Borjas and Bratsberg, 1994）。例如，人生的重大事件如退休和结婚可能会使农民工停止工作，返回家乡。人力资本理论认为，流动人口在当地城市无法生存会使得他们返乡（Caldwell, 1969）。这些返乡者通常是年长者，他们的受教育程度和（或）专业技能较低（Borjas, 1989；Newbold, 2001；Reyes, 1997）。网络理论认为，在当地城市无法建立一个社会网络会使得外来人员返乡，这个网络在流动人口适应和融入当地社会过程中起着至关重要的作用（Orrenius and Dallas, 1999）。劳动力市场分割理论认为，农民工返乡是因为他们无法进入当地城市的就业市场，因为本地户口是某些特定工作的先决条件（Lang and Smart, 2002）。投资理论认为，在当地城市获得的高级技能和收入使农民工可以返乡成为企业家或投资者（Ma, 2002；Murphy, 2002）。另有一些研究认为，家庭需求会促使农民工返乡，如回老家照顾生病的家人或老人，或者是在输入地城市实现自己的目标后衣锦还乡（Lee and Taehakkyo, 1980；Wang and Fan, 2006）。

但是，以上这些关于返乡的解释中，几乎没有考虑到健康对返乡的影响。健康可能会通过以下方式影响个体的返乡决策：第一，当他们的健康状况出现问题时，在当地城市沉重的医疗负担会促使流动人员返回家乡。

流动人员在寄宿城市的医疗保险覆盖率通常很低。例如，在美国的 1270 万墨西哥移民中，只有 45% 的人拥有医疗保险（González-Block, et al., 2011）；在美国的儿童移民中，有 27.3% 的人无任何形式的医疗保险（Huang, 1997）。因此，当出现严重的健康问题时，很多移民可能更倾向于返回家乡利用他们本地的保险项目；第二，在寄宿城市获得医疗服务的局限性也会促使生病的移民返回家乡。由于社会的排斥（Carballo, et al., 1998）或者信息缺乏（Newbold, 2005），许多移民无法有效利用当地的健康医疗服务。生病时外来人员也可能会返回家乡寻求家庭支持（Bai and He, 2002；Zhang, et al., 2007）。然而，由于移民大多出现在较发达地区，当地城市的医疗条件要优于移民自己的家乡。因此，一些生病的外来人员可能会选择继续留在当地城市以获得更先进的医疗服务和设备。

　　"三文鱼偏误效应"（Pablos-Mendez, 1994）理论认为，返乡人群的健康状况低于一般水平，并且已经在一些流动人群中得到体现。例如，基于在英国的中国移民的案例研究，Fong（2008）发现，当出现健康危机时，中国移民倾向于选择回中国永久居住。基于 1995 年和 2004 年搜集的南非农村的面板数据，Clark 等（2007）发现，返乡农民工的年度死亡率严重高于其他农民工。类似的倾向也出现在其他移民人群中，包括拉美裔移民（Abraido-Lanza, et al., 1999；Turra and Elo, 2008）、墨西哥移民（Ceballos and Palloni, 2010；Ullmann, et al., 2011），以及其他国家来的移民（Jasso and Rosenzweig, 1982；Van Hook and Zhang, 2011）。研究人员发现，与非流动人口相比，返乡的流动人群更可能患心脏病、精神疾病，以及滥用药物，死亡率也更高。在这次研究中，我们尝试着在现在有文献的基础上探讨随着健康状况的恶化，中国农民工返乡率是否会增加。从 20 世纪 80 年代开始，中国经历了大规模的农村劳动力转移。虽然城乡劳动力转移引起了社会的广泛关注，他们对返乡机制（从城市到农村）仍然缺乏理解，但这仍然是迁移过程中必不可少的一部分。经验研究表明，返乡行为在中国是非常普遍的。例如，基于在六个省份开展的农村家庭调查，Zhao（2002）发现整个流动人口的返乡率超过 38%。Liang 和 Wu（2003）发现从四川到广东的流动人口返乡率是 33%。Wang 和 Fan（2006）观察到来自四川和安徽的流动人口的返乡率是 28%。

　　正如以上所讨论的，健康状况恶化可能促进，也可能抑制中国的流动人口返乡。一方面，当他们的健康状况变差时，在当地城市求医过程中沉重的经济负担可能会促使外来务工人员回乡。只有一小部分流动人群拥有城镇医疗保险，他们大部人拥有的是新农合（NCRMS），这要求参保者在他们的户籍所在地接受医疗服务。新农合对异地就医的报销政策存在一定的歧视性，如报销率更低、报销周期更长。因此，为了避免造成家庭经济危机，在生病时流动人群可能会选择返乡。更进一步来讲，在当地城市就医的局限性以及对高水平医疗机构的缺乏认识，也可能会促使患病外来务工人员返乡治疗（Wei, et al. , 2010；Zheng, et al. , 2001）。另一方面，由于城市的医疗资源——如医疗专家和先进的医疗设备——更为充足，外来人员选择留在当地城市进行治疗可能会达到更好的治疗效果。由于外来人员受教育水平通常较低，身体健康就成了他们留在城市就业市场的最重要因素，所以对于农民工来说，如果他们希望继续留在城市工作，保持身体健康是非常必要的。因此城镇地区高质量的医疗资源会促使农民工留下来，而不是返回家乡。

从 2010 年开始，我国中央政府和地方政府致力于将流动人口纳入当地的城镇居民基本医疗保险（URBMI）和城市职工基本医疗保险（UEBMI）体系，这会降低外来人口的自付医疗成本，使得外来务工人员能负担得起城镇医疗服务支出。因此这可能会促使患病的外来人员更倾向于留在城市进行治疗而非返回家乡。为了检验这项改革政策的潜在影响，我们也会研究参加城镇保险是否会影响调查对象的返乡可能性。

在现有的文献中，有关健康对返乡影响的研究很少。我们的研究试图利用中国农民工的数据来填补这块空白。此外，为了进一步探索健康影响返乡决策的潜在机制，我们也会对参加新农合和城镇保险对流动人群返乡的影响进行探讨。

四　人口流动对健康的影响

（一）数据

本研究使用的数据来源于从 2007 年到 2010 年的城镇居民基本医疗保险（下文简称城居保）入户调查，该调查是由北京大学中国卫生经济研究中心（CCHER）完成的。城居保调查是在中国 9 个城市进行的跟踪式入户调查，包括内蒙古自治区包头市、湖南省常德市、四川省成都市、吉林省吉林市、浙江省绍兴市、福建省厦门市、青海省西宁市、新疆维吾尔自治区乌鲁木齐市和山东省淄博市，该调查自 2007 年起连续进行了五年。城居保调查涉及居民的一些和医疗保险相关的信息，包括性别、年龄、健康状况、医疗开支、医疗保险参保情况、满意率、经济状况、就医的经济负担、城镇居民对医疗服务的利用情况。从 79 个试点城市中按照人均GDP、总人口、人口密度、平均医院床位、2006 年城镇居民基本医疗保险和城镇职工基本医疗保险（下文简称城职保）的平均筹资成本以及平均医生数量这些标准选出了上述 9 个具有代表性的城市。

　　我们的分析分为两部分，在第一部分中，我们将描述人口流动对健康状况的影响；在第二部分，我们将把对象限定在所有 18 岁以上的受访者，并且排除了还是学生的受访者。

（二）方法

　　我们的估计方法是基于回归模型来研究人口的流动状况对他们的健康状况的因果效应。我们用 i 表示个体，j 表示家庭，t 表示年份，假定个人的健康状况由下述方程决定：

$$h_{ijt} = W_{jt}\beta_1 + X_{it}\beta_2 + migration_{ijt}\alpha + \eta_{jt} + u_{ijt} \tag{1}$$

其中，h_{ijt} 表示家庭 j 中的个体 i 在 t 年的健康状况，W_{jt} 和 X_{it} 分别表示家庭和个体特征，$migration_{ijt}$ 表示个体的流动状态，如果在外流动，则用 1 表示，否则用 0 表示。家庭特征 W_{jt} 中包括家庭的人均收入，个体特征 X_{i} 中包括性别、年龄、医疗保险参保情况、婚姻状况、民族、吸烟和喝酒行为。扰动项 η_{jt} 代表了所有其他影响个体健康并且不随时间变化的家庭异质性，如家族基因、价值观、宗教信仰，还有其他的一些对所有家庭成员有相同影响但不同家庭之间影响不同的因素。u_{ijt} 代表了影响个人健康状况的其他的未观测到的因素，这个模型中我们感兴趣的变量系数是 α。

　　假定个人的流动状态在控制了可观测到的变量之后是外生的，即没有逆向选择偏误，没有流动的反向效应，没有未观测到的同时影响健康和流动状态的因素，我们用 OLS 就可以得到参数一致的估计和无偏的标准差（Wooldridge，2009）。

　　如果存在逆向选择偏误和流动引起的反向效应，OLS 估计将是有偏和不一致的。但这种情况确实可能存在，因为健康是人力资本的重要来源，而人力资本显然会影响与就业相关的人口流动行为。人口流动状态不仅反映的是流动状态，更可能反映了流动之前的健康选择偏误。另外，健康状况的变化也可能会影响流动决策，在第五部分会详述。综上所述，流动状态可能不是外生的，因此估计结果不一定反映了准确的因果关系。为了解决这个问题，我们假设流动状态对所有随时间变化的特征包括 W_{jt}，X_{it} 和 η_{jt} 是外生的，使用两阶段最小二乘法（2SLS）来估计模型。

我们使用工具变量法（IV）来纠正潜在的偏误，用流动状态对所有工具变量回归之后的拟合值取代原值（Nelson and Olson，1978；Smith and Blundell，1986）。要准确地估计流动状态的系数，工具变量必须与流动状态相关且与其他影响健康的未观测到的因素不相关，因此我们可以使用社区居民流动人口比例作为工具变量。由于人的流动状态受到同群效应的影响（peer group effect），即人的流动行为受到其所在群体的其他人的影响，本地人口的流动状态会影响到个人的偏好。正是由于上述原因，我们认为社区的流动人口比例与个人的流动状态相关联。事实上，很多研究中都曾以区域性的指标作为个体变量的工具变量（Bhattacharya，et al.，2003；Card，1993；Currie and Cole，1993；Goldman，et al.，2001；Pan，et al.，2012；Sloan，et al.，2001）。根据这些以往的文献，我们认为个人的流动状态与其所在区域或群体的流动状况密切相关，因此在本文中采用社区的流动人口比例作为个人流动状态的工具变量。

社区的流动人口比例依年份按照如下公式计算：

$$Prevalence_{ijt} = \frac{1}{n} \sum_{i=1}^{n} migration_{cit}$$

其中，i 表示个人，c 表示社区，n 表示社区 c 的居民数量，$Prevalence_{ct}$ 表示社区 c 在 t 年的流动人口比例，我们就用构造的这个变量作为个人流动状态的工具变量。

在生成工具变量之后，人口流动状态对健康的影响可以通过两阶段最小二乘法得到，第一步回归方程如下：

$$migration_{ijt} = W_{jt}' \pi_1 + X_{it}' \pi_2 + \pi_0 Prevalence_{ijt} + v_{ijt} \tag{2}$$

其中，π_0 是第一步回归得到的效应，$Prevalence_{ijt}$ 是个体 i 所在社区的流动人口比例。给定 π_0，π_1 和 π_2 可以计算出流动状态的拟合值 $\widehat{migration}_{ijt}$，估计方程（3）就可以得到 IV 估计量：

$$h_{ijt} = W_{jt}' \gamma_1 + X_{it}' \gamma_2 + \widehat{migration}_{ijt} \alpha + \eta_{jt} + \xi_{ijt} \tag{3}$$

如果 $E\left(\widehat{migration_{ijt}}\,\eta_{jt}\right) = 0$ 且 $E\left(\widehat{migration_{ijt}}\,\xi_{ijt}\right) = 0$ ，2SLS 模型可以估计得到流动对健康影响效应的一致渐近有效估计。但是另一个可能使估计复杂化的情况是 $E\left(\widehat{migration_{ijt}}\,\eta_{jt}\right) \neq 0$ ，我们使用的 IV 是按照年份的社区流动人口率，如果这个变量反映了诸如文化价值观、宗教信仰以及健康行为这些未观测到的因素，即使 $migration_{ijt}$ 和 u_{ijt} 之间没有相关性，但 $\widehat{migration_{ijt}}$ 和 η_j 之间的相关性也会成为用 2SLS 估计方程（3）的一个问题。

变量 ω 的组内变换如下：

$$\widetilde{\omega_{ijt}} = \omega_{ijt} - \bar{\omega_j} + \bar{\omega} \tag{4}$$

其中 $\widetilde{\omega_j} = \frac{1}{n}\sum_{t=1}^{t}\omega_{ijt}$; $\bar{\omega} = \frac{1}{N}\sum_{j=1}^{n}\sum_{t=1}^{t}\omega_{ijt}$; n 代表家庭数量；N 代表该变量的个数。

方程（1）的组内变换如下：

$$\widetilde{h_{ijt}} = \widetilde{W_{jt}}\theta_1 + \widetilde{X_{it}}\theta_2 + \widetilde{migration_{ijt}}\alpha + \widetilde{u_{ijt}} \tag{5}$$

已存在的未观测到的家庭异质性特征 η_{it} 已经通过减法（ $\eta_{jt} - \bar{\eta}_{jt} = 0$ ）消除了，所以组内 2SLS 估计量能够通过以 $\widetilde{Prevalence_{ijt}}$ 为工具变量的两阶段最小二乘法得到。回归步骤如下（Baltagi，2008）：

$$\widetilde{migration_{ijt}} = \widetilde{W_{jt}}\pi_1 + \widetilde{X_{it}}\pi_2 + \pi_0\widetilde{Prevalence_{ijt}} + v_{ijt} \tag{6}$$

$$\widetilde{h_{ijt}} = \widetilde{W_{jt}}\gamma_1 + \widetilde{X_{it}}\gamma_2 + \widehat{\widetilde{migration_{ijt}}}\alpha + \xi_{ijt} \tag{7}$$

我们可以通过对方程（6）和方程（7）的 OLS 回归得到 α 的一致估计。但是一旦在方程（6）和方程（7）中存在异方差，两阶段 OLS 估计得到的标准差就是不一致的。我们使用 IV 估计中的 Pagan 和 Hall 异方差检验（Pagan and Hall，1983），结果拒绝了同方差的零假设，这种情况下我们得到的估计量是无效的，由此作出的统计推断也是不合理的，但估计的一致性却不会受到影响（Baum，et al.，2003）。

一种常见的能够得到有效估计量和合理标准差的解决方法是使用广义矩估计 GMM（generalized method of moments）。

第一阶段方程（6）的一阶条件如下：

$$\sum_{i=1}^{n} \begin{pmatrix} \widehat{W_{jt}'} \\ \widetilde{X_{it}'} \\ \widehat{Prevalence_{ijt}} \end{pmatrix} (\widetilde{migration_{ijt}} - \widehat{W_{jt}'}\pi_1 - \widetilde{X_{it}'}\pi_2 - \pi_0 \widehat{Prevalence_{ijt}}) = 0$$

$$(8)$$

同理，第二阶段最小二乘回归的一阶条件如下：

$$\sum_{i=1}^{n} \begin{pmatrix} \widehat{W_{jt}'} \\ \widetilde{X_{it}'} \\ \widehat{migration_{ijt}} \end{pmatrix} (\widetilde{migration_{ijt}} - \widehat{W_{jt}'}\pi_1 - \widetilde{X_{it}'}\pi_2 - \pi_0 \widehat{Prevalence_{ijt}}) = 0$$

$$(9)$$

定义 $z_i = (\widehat{W_{jt}'}, \widetilde{X_{it}'}, \widehat{migration_{ijt}}, \widehat{Prevalence_{ijt}})$ 和 $\delta = (\pi', \gamma', \alpha)$，两个矩条件如下所示：

$$m_1(z_i, \delta) = \begin{pmatrix} \widehat{W_{jt}'} \\ \widetilde{X_{it}'} \\ \widehat{Prevalence_{ijt}} \end{pmatrix} (\widetilde{migration_{ijt}} - \widehat{W_{jt}'}\pi_1 - \widetilde{X_{it}'}\pi_2 - \pi_0$$

$$\widehat{Prevalence_{ijt}})$$

$$(10)$$

$$m_2(z_i, \delta) = \begin{pmatrix} \widehat{W_{jt}'} \\ \widetilde{X_{it}'} \\ \widehat{migration_{ijt}} \end{pmatrix} (\widetilde{migration_{ijt}} - \widehat{W_{jt}'}\pi_1 - \widetilde{X_{it}'}\pi_2 - \pi_0$$

$$\widehat{Prevalence_{ijt}})$$

$$(11)$$

于是这个两步估计量即是解下列矩条件得到的 GMM 估计量

$$\frac{1}{n}\sum_{i=1}^{n} \begin{pmatrix} m_1(z_i, \delta) \\ m_2(z_i, \delta) \end{pmatrix} = 0$$

$$(12)$$

固定效应工具变量模型（FE－IV）的 GMM 估计控制了既影响健康又影响流动状态的未观测到的家庭因素，同时也控制了未观测到的随时间变化的影响流动状态的因素、逆向选择偏误以及流动状态效应的异方差性。

（三）结果

1．描述性统计

表 1 列举了样本的描述性统计，第 1 列描述了所有 18 岁以上成年人的样本概况，其他列按照流动状态分别描述相关的样本信息。大部分成年人的健康状况良好，健康状况为一般、比较好、非常好的比重分别为 34.7%、37.4% 和 18.0%。受访者平均年龄为 49.5 岁，其中 52.1% 为女性，82.9% 已婚，但只有 7.1% 的受访者是农村户口。由于我们的数据是面板数据，所以年龄随着年份增长，样本中的男性稍有增多。样本中有 2.3% 是残障人士，5.8% 是少数民族，18.6% 具有大学以上文化程度，大部分受访者文化程度较低，小学和初中文化程度的受访者比重分别是 22% 和 30.6%，26.5% 的受访者有正式工作，12.1% 的受访者有非正式的工作（临时工），9.9% 的受访者是个体户或自由职业者，还有 28.5% 和 22.0% 的受访者分别是退休和无业状态。受访者参加的医疗保险受其工作状况的影响，56.9% 的受访者参加了城职保，19.2% 的受访者参加了城居保——其参保对象包括无业人员，4.4% 的受访者参加了新农合，3.2% 的受访者享受公费医疗——这是国有企业员工和政府机关公务员才能享有的医疗保险。样本的人均月收入（剔除了物价上涨）为 3168 元，高于中国国家统计局在 2011 年公布的 21033 元的城镇居民人均年收入。

样本中的流动人口和当地人口差异很大：流动人口比当地人平均年龄小 5.7 岁左右，这在某种程度上也反映了健康状况，即流动人口的健康状况好于当地居民，两个群体的文化程度没有明显差别，由于更健康而且文化程度并没有劣势，流动人口的人均收入比当地居民的人均收入平均高 16.7%——和我们的预期一致，同时较少的流动人口属于低收入阶层（以低保来衡量），尽管流动人口有更高比例处于正式工作状态，参加城职保的比例却更低，一个可能的解释是当地的退休员工提高了城职保的参保率，但流动人口的未参保人数是当地居民的 2.47 倍这样一个事实反映了医疗保障体系中异地报销措施的不完善。

2. 基本回归结果

在这一部分我们将依照上文中所述的计量方法来估计流动状态对健康的影响，表2 的第1 列报告了健康状况对流动状态、年龄、性别、居住地、是否残障以及民族等个体特征变量的 OLS 估计结果，结果显示年龄非常显著，表明年龄越大，健康状况越差。受访男性的健康状况要比女性好，性别差异很显著，残障人士的健康状况显然更差，农村户口受访者的健康状况要好于城镇户口的受访者。已婚人士的健康状况优于单身人士，这与以往文献的结论相一致。最后，少数民族的健康状况要比汉族差。时间和城市虚拟变量的系数非常显著，表明存在区域和时间效应，不过这些效应并非我们感兴趣的，因此我们并未报告其估计结果。我们最关心的是流动状态虚拟变量的系数，估计的结果在1% 的水平上显著，这表明流动人口比非流动人口的健康状态要好 0.049 个单位，即健康状态标准差的 1.35% （0.049/3.621）。

正如我们在上文中所讲，OLS 结果反映了在多因素的环境下个人健康与其流动状态之间的关联性。但问题是，我们所估计的结果真的反映了流动状态对健康的因果效应吗？逆向选择和遗漏变量会导致估计的偏误，第2 列报告了用社区流动人口比例作为 IV 的估计结果，其他的控制变量的系数与 OLS 基本一致，流动状态的系数仍然为正说明流动状态对健康有正效应，系数由 0.049 增大到 0.110，但只在10% 的水平上显著。

但是 2SLS 估计可能存在流动状态与社区和家庭的价值观、宗教信仰以及健康行为这些因素的相关性，因此这个结果仍然可能是有偏的，我们进一步使用 GMM 来估计 FE – IV 模型。表2 的第3 列报告了估计结果，控制变量的系数与 OLS 和 IV 中的结果比较接近，但是流动状态对健康的效应却变为了负值。FE – IV 的结果说明流动状态会使个人健康状况下降 0.427 个单位，即健康状态标准差的11.8%。

为何 FE – IV 模型的 GMM 估计与 OLS 和 IV 估计的流动状态的效应是相反的？很可能是因为我们使用的工具变量是以年份为单位的社区流动人口比例，如果社区的流动人口比例与价值观、宗教信仰以及健康行为相关，2SLS 估计会因为工具变量的内生性而产生偏误，在消去家庭固定效应从而控制未观测到的既影响健康又影响流动状态的家庭效应，同时工具变量控制了未观测到的随时间变化的影响流动状态的其他因素，FE – IV 的 GMM 估计更能反映真实的流动状态对健康的影响。

3. 流动影响健康的机制

通过 FE－Ⅳ 模型我们可以估计在中国流动状态对健康的影响程度，在本小节我们将通过表 3 的报告结果来探究人口流动影响健康的机制。

表 3 的第 1 列是控制了年龄、性别、居住地、是否残障和民族之后的回归结果。与表 2 的第 3 列相同，在表 3 的第 2 列到第 5 列，我们加入了流动影响健康机制的可能相关变量，第 6 列包括了所有的相关变量。

第 2 列加入了一组文化程度的虚拟变量，代表了受访者受教育的最高水平。与我们的预期一致，文化程度越高，健康状况越好，这与以往的研究结论一致（Case, et al., 2005；Miguel and Kremer, 2004），教育可能会同时影响就业状况和收入水平，从而影响健康。我们又进一步加入工作状况和家庭收入情况，表 3 的第 3 列和第 4 列报告了相应的结果。从第 3 列我们可以看出无业人员和退休人员比有正式工作的受访者健康状况更差，但非正式工作者以及个体户和自由职业者与有正式工作的受访者的健康状况没有显著区别，第 4 列收入虚拟变量的估计结果证实了早已发现的收入对健康的正效应，即收入越高，健康状况越好（Jones and Wildman, 2008；Schultz, 1961）。我们最关心的是流动状态的影响，这几列加入不同的控制变量时其系数仅仅从 －0.427 变化为 －0.439 而已，说明教育、工作状况以及收入对健康的影响可能独立于流动状态对健康的影响，而不是通过影响流动状态间接影响健康状况。

我们在第 5 列加入了医疗保险虚拟变量（是否参加城居保、城职保、新农合和公费医疗），结果显示参加城职保、新农合的受访者健康状况与未参保者没有显著差别，而城居保、公费医疗参保者的健康状况比未参保者更差，这说明可能存在逆向选择效应，即健康状况越差，越有对参加城居保产生激励。我们无法解释公费医疗的影响，因为是否参加公费医疗不是自愿的行为。加入了医疗保险变量之后，流动状态的健康效应由 －0.427 降到了 －0.385，说明流动对健康的影响部分是由于医疗保险对健康的影响。这个结果启示我们如果现有的医保政策能够进一步完善流动人口参加当地医保体系的措施，将会显著改善这些流动人口的健康。

表 3 的第 6 列控制了上述的所有变量，它们解释了 3.2% 的流动效应，这说明不仅社会地位和医疗保险能够解释流动对健康的负效应，社会资本和心理因素也是流动对健康可能的影响途径。

4. 其他健康指标

在表 4 中，我们采用了 EQ-5D 分数来衡量健康状况、是否患有慢性病、过去两周患病次数，我们对包括和不包括控制上文所述表 3 中的控制变量分别估计流动的健康效应。

EQ-5D 是由 EuroQol 组织为了提供一种简便、通用的健康指标以用于临床和经济评估而发展出来的一种标准化健康状况指标（EuroQol 组织，1990）。它把健康分为五个维度：行动能力、自我照顾能力、日常生活能力、疼痛或不适以及忧虑或抑郁。每个维度有三个水平：没有任何问题，有些问题以及有严重问题。由于缺乏中国人口的参数，我们使用 Shaw 等（2005）和 Tsuchiya 等（2002）文章中的参数来计算个体的 EQ-5D 分数[1]。第 1—4 列报告了结果，表明流动对 EQ—5D 分数有显著的负效应，无论是用日本或美国的人口估计得到的参数都是如此。

我们同样估计了流动状态对慢性病和过去两周患病次数的影响，第 5—8 列的结果显示流动人口的慢性病患病率和过去两周患病次数要高于非流动人口。

总之，对各种健康指标的估计都说明了人口流动对其健康有负效应，模型中控制的变量越多，估计出的流动对健康的效应也就越小。

五　健康对人口流动的影响

在本文的第一部分，我们发现流动对农民工的健康有显著的负面效应，在这一部分，我们将研究另一个问题：健康状况是否会影响人口的流动？

（一）数据

本文所用数据来自 2011 年由北京大学经济学院开展的北京农民工就业和健康状况调查，有一百多名师生参与了这项调查，调查的受访者必须满足以下条件：1. 居住在北京，农村户口；2. 在北京有工作和正规的收入来源；3. 符合法定工作年龄（女性为 18—55 岁，男性为 18—60 岁），

---

[1]　Shaw 等（2005）和 Tsuchiya 等（2002）文章中的参数是对美国和日本的人口估计得到的。

调查使用多阶段整群抽样法。数据采集过程如下：首先，从北京市的所有市辖区中随机选出8个代表性区域：朝阳区、东城区、西城区、昌平区、石景山区、崇文区、海淀区和丰台区；其次，每个区域被进一步划分为街区，从中随机选出受调查的街区；最后在每个街区中以简单随机抽样法确定90个左右受访的农民工。调查员通过面对面的交谈即时记录下受访者的回答，问卷的问题涉及农民工的人口学和社会经济特征、健康状态、医疗卫生服务的利用以及返乡倾向。

在剔除掉有关键的人口统计和社会经济变量缺失的受访者样本之后，最终有632个农民工受访者的全部变量信息完整。表5显示了关键变量的描述性统计，为了更好地比较不同健康状况的受访者的差异，我们将整个样本根据自评健康状况分成两个子样本：在总样本的平均水平之上或者在总样本的平均水平之下（在下文中称为高健康组和低健康组）。我们首先来看看关键的指标：受访农民工的返乡倾向，该倾向以5分制来描述，其中1分表示从未考虑过返回家乡，5分表示强烈希望立即返回家乡。受访者的返乡倾向平均值为2.476，表明受访者的总体返乡倾向一般。出乎意料的是，高健康组的返乡倾向高于低健康组的返乡倾向，尽管差异不显著。受访者的自评健康状况（0—100分，越高表明越健康）平均值为80.386，显示总体健康水平良好，高健康组和低健康组的自评差异显著（高健康组和低健康组自评健康状况的平均分分别是91.885和70.820）。

受访人群的人口学特征如下：平均年龄为38.2岁，显示农民工群体较为年轻。高健康组比低健康组更年轻，说明随着年龄的增长健康状况在变差。52.8%的受访者是男性，高健康组比低健康组的男性比例稍高，受访者中97.3%是汉族，98.6%已婚。

受访人群的社会经济特征如下：受教育年限平均为8.8年，略低于9年义务教育水平，表明受访者群体的受教育程度较低，有意思的是，低健康组的平均受教育年限为9.0年，高于高健康组的平均受教育年限8.6年。77.1%的受访者有新型农村合作医疗保险（下文简称新农合保险），两个子样本之间在这点上没有显著差异。受访者的平均流动时间是10.4月，低健康组比高健康组的流动时间略长，暗示其健康风险更大（例如，较差的居住环境，心理压力以及分居或社会歧视）并导致其健康状况恶化。受访者的平均月工资是3090元，高健康组的平均月工资分别为3398.3元，高于低健康组，这说明越健康的人群竞争力越强，越容易得到高报酬的工作。此外，越健康的人越能承受长时间的工作，因此得到的报酬也越高。受访群体的平均拥有土地 5.3 亩，73.9% 的受访者与已经来京的配偶共同生活。受访者在前一年平均接受了 0.506 次健康检查，说明预防性医疗服务对于农民工来说仍然是个问题，这也许是因为大部分农民工原籍地的新农合保险对于异地医疗服务报销措施不完善（比如报销滞后，报销比例低），因此在京接受预防性医疗服务对外来务工人员而言会是一笔不小的经济负担。高健康组前一年比低健康组接受了更多的健康检查，表明预防性医疗服务对健康具有正面效应。

受访人群的人口学特征如下：平均年龄为 38.2 岁，显示农民工群体较为年轻。高健康组比低健康组更年轻，说明随着年龄的增长健康状况在变差。52.8% 的受访者是男性，高健康组比低健康组的男性比例稍高，受访者中 97.3% 是汉族，98.6% 已婚。

受访人群的社会经济特征如下：受教育年限平均为 8.8 年，略低于 9 年义务教育水平，表明受访者群体的受教育程度较低，有意思的是，低健康组的平均受教育年限为 9.0 年，高于高健康组的平均受教育年限 8.6 年。77.1% 的受访者有新型农村合作医疗保险，两个子样本之间在这点上没有显著差异。受访者的平均流动时间是 10.4 月，低健康组比高健康组的流动时间略长，暗示其健康风险更大（例如，较差的居住环境，心理压力以及分居或社会歧视）并导致其健康状况恶化。受访者的平均月工资是 3090 元，高健康组的平均月工资分别为 3398.3 元，高于低健康组，这说明越健康的人群竞争力越强，因而越容易得到高报酬的工作。此外，越健康的人越能承受长时间的工作，因此得到的报酬也越高。受访群体的平均拥有土地 5.3 亩，73.9% 的受访者与已经来京的配偶共同生活。受访者在前一年平均接受了 0.506 次健康检查，说明预防性医疗服务对于农民工来说仍然是个问题，这也许是因为大部分农民工原籍地的新农合保险对于异地医疗服务报销措施不完善（比如报销滞后，报销比例低），因此在京接受预防性医疗服务对外来务工人员而言会是一笔不小的经济负担。高健康组前一年比低健康组接受了更多的健康检查，表明预防性医疗服务对健康具有正面效应。

（二）方法

返乡倾向被分为 5 档，1 表示受访者从未考虑过返回家乡，5 表示受访者希望立即返乡，数值越高，返乡倾向越强。按照以往卫生经济文献的惯例，我们使用自评健康来测量受访者的总体健康水平，分值从 0 分到 100 分，高分值表明更健康，这种主观评分方法被广泛使用作为个人健康水平的指标（Hadley and Waidmann，2006）。

我们将使用以下两种计量方法估计模型（2）。

1. 最小二乘法（OLS）。返乡决策是离散变量，对于离散变量常用的有序 probit 等离散选择模型来估计，但是 Ferrer-i-Carbonell 和 Frijters（2004）还有一些文献指出对于心理测量的指标，传统的 OLS 模型与离散选择模型估计得到的结果近似，但是 OLS 模型可以得出更精确的标准误，并且在边际效应的计算上更为直观。因此我们使用 OLS 模型估计，回归方程如下：

$$Y_i^* = \alpha_0 + \alpha_1 \, hsco_i + \alpha_2 \, X_i + \mu_0 \tag{13}$$

其中 i 表示农民工个体，Y_i^* 表示返乡决策，值为从 1 到 5 的整数，$hsco_i$ 表示受访者的自评健康状况，分值范围是 0—100。X_i 代表了个人的人口和社会经济特征，包括年龄、性别、受教育年限、民族（少数民族）、婚姻状况、流动时间、工资、农村的亲戚数量、子女是否在当地就读小学或中学、原籍地的农田数量、是否与配偶共同生活以及是否参加了新农合保险。μ_0 是未观测到的扰动项，其中我们感兴趣的是 α_1，其符号和统计显著性决定了自评健康状况对返乡决策的边际效应。

2. 有序 probit 模型。返乡倾向是有序离散变量，根据经济学文献的惯例，我们使用有序 probit 模型来估计，其原理如下：

$$Y_i^* = \alpha_0 + \alpha_1 \, hsco_i + \alpha_2 \, X_i + \mu_0 \tag{14}$$

$$\Pr(Y_i = 1 \mid hsco, X_i) = \Pr(Y_i \leq 1 \mid hsco, X_i) = F(1 - \alpha_1 hsco - \alpha_2 X_i)$$

$$\Pr(Y_i = 2 \mid hsco, X_i) = \Pr(1 < Y_i \leq 2 \mid hsco, X_i) = F(2 - \alpha_1 hsco - \alpha_2 X_i) - F(1 - \alpha_1 hsco - \alpha_2 X_i)$$

……

$$\Pr(Y_i = 5 \mid hsco, X_i) = \Pr(> 5 \mid hsco, X_i) = 1 - F(5 - \alpha_1 hsco - \alpha_2 X_i)$$

Y_i^* 是未观测到的潜变量，代表了受访者的返乡倾向，为从 1 到 5 的整数。Y_i 的观测值代表了 Y_i^* 的两个临界值之间的值，Y_i^* 的概率分布可以用 F（·）来表示，一个非线性联结函数，代表了随机变量 u_0 的累积分布函数。如果 F（·）表示标准正态分布，有序 Probit 模型就适用于我们的模型估计，在此假设下，我们使用极大似然法（MLE）估计 α_1，并且用样本平均值计算自评健康状况对返乡概率的边际效应（marginal effect at the mean），如果 α_1 显著并且为负值，说明健康状况越差的农民工返乡倾向越高。

3. 工具变量法（Instrumental Variable）。尽管有序 Probit 模型和 OLS 回归可能会反映健康状况和返乡倾向之间的联系，但由于内生性问题，无法直接显示因果关系。返乡倾向与健康状况可能同时受某些未观测到的因素影响，如年龄、性别、婚姻状况等，因此健康状况 hsco 可能是内生的，此外，反向因果关系也可能导致估计结果出现偏误，为了解决内生性问题，我们采用工具变量来估计方程。有效的工具变量应该与内生的解释变量高度相关并且与扰动项不相关，我们采用前一年的健康检查的次数作为自评健康状况的工具变量，健康检查次数代表了对医疗服务的使用，与个人健康状况高度相关，而且在控制模型（2）的其他变量不变的条件下，健康检查次数应该不直接影响到受访者的返乡概率，因此我们选择的工具变量符合工具变量选取的标准。对变量内生性的 Hausman 检验表明使用 IV 估计方程更合理，在 IV 新方法下，原模型（2）变换为以下形式：

$$\begin{cases} Y_i = \alpha_0 + \alpha_1\, hsco_i + \alpha_2\, X_i + \mu_0 \\ hsco_i = \beta_0 + \beta_1\, healthexa_i + \beta_2\, X_i + \mu_1 \end{cases} \tag{15}$$

其中，healthexa 代表了个人在前一年的健康检查次数，尽管 OLS 在估计离散选择模型时也很有效，我们仍然采用有序 Probit 模型来估计，有序 Probit 模型是非线性的，为了加入工具变量，我们使用了广义矩估计法（Generalized Method of Moments）。与模型（2）类似，α_1 是我们感兴趣的关键参数，代表了自评健康状况对返乡概率的影响，参数 α_1 如果显著并且为负是与我们的预期相吻合的。

（三）结果

表 5 是模型（2）的回归结果，其中 1—3 列分别代表 IV – GMM 模型，有序 Probit 模型和 OLS 模型，由于有序 Probit 模型和 OLS 模型可能存在内生性问题，下文的讨论都是基于 IV – GMM 估计的结果。从表 5 可以看出，自评健康状况对受访者的返乡倾向具有显著的负效应，即健康状况越好的返乡倾向越低，健康状况越差的返乡倾向越高。这种现象的出现可能源于以下一些原因：农民工为了避免经济负担，可能会尽量避免使用当

地的医疗服务，正如文献综述中所说，当外来务工人员遇到紧急的健康问题时，会面临如下困境：一方面当地的医疗服务质量往往高于他们的原籍地，因此在当地就医较有利于康复；另一方面，由于新农合保险的（异地）报销政策的不完善，如异地报销比例低等，会给农民工造成不小的经济负担。我们估计的结果表明，第一，当受访者患病时，为了避免造成更大的经济负担，他们会回到原籍地；第二，当患病时，原籍地的亲戚朋友能够给予受访者帮助；第三，较差的健康状况会降低受访者的竞争力和工资水平，使得他们放弃当前工作的机会成本降低。此外，社会歧视也会使得受访者在健康状况下降时尽量避免去当地的医疗机构就诊，而是返回原籍地就医。

在人口学特征中，年龄对返乡倾向有显著的负效应，因为长者更需要原籍地家人的照料，在其他流动人口的研究中也有相似结论（Zhao，2002；Massey，1987；Sharda，1984）。性别和民族对返乡倾向的影响并不显著，已婚者比单身者的返乡倾向要低39.3%，但这种效应并不显著。

从社会经济特征来讲，教育程度对返乡倾向有显著影响，多接受一年教育将降低返乡概率9.2%，这与以前的教育程度提高会增加返乡概率的研究结论相矛盾（Zhao，1999）。根据劳动力市场分割理论，外来人口往往从事对教育程度要求不高的工作，受过良好教育的外来务工人员在城市中往往较难找到合适的工作。如今这种状况开始改善，只要受过良好教育，即使是农村户口的外来人员也能在当地找到体面且收入不菲的工作，相对较高的机会成本降低了他们的返乡倾向。结果显示参加新农合保险的农民工愿意返回农村，尽管这种效应不显著，但毕竟说明新农合保险对流动有"回拉"效应：参保者更愿意居住在新农合保险覆盖的地区。与Massey（2007）和Zhao（2006）的文章的结论类似，受访者在当地的时间越长，就越不愿意返回原籍地，在当地多居住一年会降低其返乡概率3.4%。Massey对这种现象给出了一种可能的解释：一方面居住时间的增加会使从外地来的农民工比初到时更适应当地的环境；另一方面居住时间的增加也会拓展他们的人际关系网，所以居住时间的增加会降低返乡的概率。高收入者因为相应的高机会成本放弃当地工作返乡的概率较低。受访农民工拥有的土地多少对返乡概率没有显著影响，可能是因为近些年来中国农村地区的土地租赁市场和劳动力市场越来越活跃（Kung，2002），这使得即使在农忙时期农村外出打工者也不必返乡。最后还有一点值得注意，受访者的配偶来京会显著降低他们的返乡概率，说明夫妻分居也是人口流动决策的一个重要因素。

　　为了更好地研究不同特征的受访者的健康状况对返乡倾向的影响，我们把全部样本按照年龄、性别、总流动时间以及工资分成子样本。表 6 显示，尽管 hsco 的估计结果都是负值，男性流动人员的系数绝对值要小于女性群体，即在健康状况下降相同程度下，外来务工人员中男性比女性更不愿意返乡，原因可能有以下两个方面：一方面男性往往是家庭的主要收入来源，即使健康状况下降也不得不继续工作以供养家庭；另一方面，男性收入通常高于女性，因此辞职返乡的机会成本更大，而且由于他们的教育程度不高，为了维持在城市中现有的高收入工作，一旦健康状况下降他们会在城市中寻求更好的医疗服务。

　　表 6 表明 45 岁以上农民工群体的健康状况对返乡倾向有负效应，但是 16—30 年龄组和 31—45 年龄组中未发现该效应，可能的原因在于农民工群体多在劳动密集型行业就业，因此年龄越大的工资可能越低，因而返乡的机会成本越低，造成年长的群体返乡概率要高过年轻的群体。年轻人的另一个优势在于受过良好教育并且可以通过互联网或其他新渠道获取医疗服务甚至自我医疗，因此降低了当他们健康状况下降时的返乡概率。

　　表 7 展示了在外流动时间不同的受访者群体相应的返乡倾向也不同。那些来当地超过半年的受访者自评健康状况下降一点会增加 4.6% 的返乡倾向，但是来城市不到半年的受访者群体健康状况的下降似乎不影响返乡决策。工作经验对收入提高的作用不大以及长期的夫妻分居带来的心理压力也会促使农民工返乡。此外，我们也发现健康状况的下降对不同收入的受访者返乡倾向的影响不尽相同（2000 元以下；2000—5000 元；5000 元以上），工资越高，返乡倾向越低——这符合我们的预期，高机会成本使得这些受访者不会轻易放弃当前的工作。

　　（四）讨论

　　反向流动是人口流动过程的重要部分，学术研究越来越关注人口反向流动的原因。尽管生命周期理论、人力资本理论和劳动力市场分割理论对此均给出了可能的解释，但是很少有人关注健康状况对人口流动的影响。健康状况进入返乡决策方程是因为外来务工者对当地医疗机构有限的可及性会给其带来不小的经济负担，寻求家庭成员的供养以及不良的健康状况对就业的负面影响也会促使其考虑返乡。以往的研究中尚未明确健康状况对返乡决策究竟有多大程度的影响，本文的贡献在于发现了中国流动务工人员群体中健康对反向流动的影响。

本文的研究显示健康状况与返乡倾向的决策负相关，健康状况越是良好，越倾向于留在当地城市，反之则倾向于返乡。返乡群体（与未返乡群体相比）的健康状况更差，更年长，教育程度更低，分居比例更高，在外流动时间更长。更进一步的研究表明；在健康状况下降相同程度的情况下，女性、高工资的外来务工者返乡倾向更高。我们发现45岁以上农民工群体的健康状况下降对返乡倾向有负面影响，45岁以下未发现有显著影响。来当地时间超过半年的农民工健康状况下降会显著提高其返乡倾向，来当地不满半年的农民工健康状况下降对返乡倾向无显著影响。

自20世纪80年代中期，中国开始经历劳动力由农村往城市流动的进程，流动务工人群如今已占到中国总人口的10%——在下一个十年该指标预期会进一步提高。流动务工人员中的很多人从事着有害健康的高风险工作，这个脆弱的群体却被当地的医疗和社会保障体系所排斥。我们发现，当健康状况下降时，农民工会倾向于返乡，特别是年长者、女性、低收入者、长期流动在外地者。要解决这个问题，就必须把农民工群体纳入医疗和社会保障体系之中，完善新农合保险的异地报销制度，同时加大城镇居民基本医疗保险和城镇职工基本医疗保险的覆盖面，不仅将大病和住院纳入医疗保险报销范围之内，而且也要逐步将门诊纳入医疗保险报销范围之中，改进现有的医疗保险制度不仅仅使农民工受益，也将对中国经济长期的发展和稳定发挥不可替代的积极作用。

六　结论及政策含义

本文的研究不仅发现了健康和流动之间的因果关系，同时还揭示了其相互作用的机制，让我们更好地理解影响流动人口（和当地居民）的健康以及影响人口流动或返乡决策的因素。当前中国正在进行医疗体制改革，我们希望本文能给政府制定医疗卫生政策从而提供更加公平有效的医疗卫生服务、改善国民健康，最终达到合理配置人力资本带来一些启示。

参考文献

Abraído-Lanza A. F. , Chao MT, Gates CY. 2005. "Acculturation and cancer screening among Latinas: results from the National Health Interview Survey. " *Annals of Behavioral Medicine*, No. 29, pp. 22 – 28.

Abraido-Lanza A. F. , Dohrenwend BP, Ng-Mak DS, Turner JB. 1999. "The Latino mortality paradox: A test of the 'salmon bias' and healthy migrant hypotheses. " *American Journal of Public Health*, No. 89, pp. 1543 – 1548.

Bai N. , He Y. 2002. "Return or go out? Studies on return migration of rural laborer in Anhui and Sichuan. " *Soc Res*, No. 3, p. 6478.

Baltagi B. 2008. *Econometric Analysis of Panel Datas.* John Wiley & Sons, New York.

Baum C. F. , Schaffer ME, Stillman S. 2003. "Instrumental variables and GMM: Estimation and testing. " *Stata Journal*, No. 3, pp. 1 – 31.

Bhattacharya J. , Goldman D. , Sood N. 2003. "The link between public and private insurance and HIV – related mortality. " *Journal of health economics*, No. 22, pp. 1105 – 1122.

Biao X. 2004. "Migration and Health in China: Problems, Obstacles and Solutions. " *Asian Metacentre Research Paper Series*, No. 17.

Borjas G. J, Bratsberg B. 1994. *Who leaves? The outmigration of the foreign-born.* National Bureau of Economic Research.

Borjas G. J. 1989. "Immigrant and emigrant earnings: a longitudinal study. Economic inquiry. " No. 27, pp. 21 – 37.

Caldwell J. C. 1969. "African rural-urban migration. " *The movement to Ghana's towns.*

Cantwell H. , Devery R. , Stanton C. , Lawless F. 1998. "The effect of a conjugated linoleic acid on superoxide dismutase, catalase and glutathione peroxidase in oxidatively-challenged liver cells. " *Biochemical Society transactions*, No. 26, p. S62.

Caplan S. 2007. "Latinos, acculturation, and acculturative stress: A dimensional concept analysis. " *Policy, Politics, & Nursing Practice*, No. 8,

pp. 93 – 106.

Carballo M, Divino JJ, Zeric D. 1998. "Migration and health in the European Union." *Tropical Medicine & International Health*, No. 3, pp. 936 – 944.

Card D. 1993. *Using geographic variation in college proximity to estimate the return to schooling*. National Bureau of Economic Research.

Case A, Fertig A, Paxson C. 2005. "The lasting impact of childhood health and circumstance." *Journal of health economics*, No. 24, pp. 365 – 389.

Ceballos M, Palloni A. 2010. "Maternal and infant health of Mexican immigrants in the USA: the effects of acculturation, duration, and selective return migration." *Ethnicity & Health*, No. 15, pp. 377 – 396.

Chen J. 2011 "Internal migration and health: re-examining the healthy migrant phenomenon in China." *Soc Sci Med*, No. 72, pp. 1294 – 1301.

Clark SJ, Collinson MA, Kahn K, Drullinger K, Tollman SM. 2007. "Returning home to die: Circular labour migration and mortality in South Africa." *Scandinavian Journal of Public Health*, No. 35, pp. 35 – 44.

Contoyannis P, Jones AM. 2004. "Socio-economic status, health and lifestyle." *Journal of health economics*, No. 23, pp. 965 – 995.

Currie J, Cole N. 1993. "Welfare and child health: the link between AFDC participation and birth weight." *The American Economic Review*, pp. 971 – 985.

de Escobar GM, Obregón MÍJ, del Rey FE. 2000. "Is neuropsychological development related to maternal hypothyroidism or to maternal hypothyroxinemia?" *Journal of Clinical Endocrinology & Metabolism*, No. 85, pp. 3975 – 3987.

EuroQol Group. 1990. "EuroQol—a new facility for the measurement of health-related quality of life." *Health Policy*, No. 16, pp. 199 – 208.

Feinstein J. S. 1993. "The relationship between socioeconomic status and health: a review of the literature." *The Milbank Quarterly*, pp. 279 – 322.

Fong V. L. 2008. "The other side of the healthy immigrant paradox: Chinese sojourners in Ireland and Britain who return to China due to personal and familial health crises." *Cult Med Psychiatry*, No. 32, pp. 627 – 641.

Frisbie WP, Cho YT, Hummer RA. 2001. "Immigration and the health of

Asian and Pacific Islander adults in the United States. " *American Journal of Epidemiology*, No. 153, pp. 372 – 380.

Gee GC, Takeuchi DT. 2004. "Traffic stress, vehicular burden and well-being: a multilevel analysis. " *Soc Sci Med*, No. 59, pp. 405 – 414.

Gliber M. 1997. *Migration and health in France*. Country reports on migration and health in Europe. Bonn: Wissenschaftliches Institut der Ärtze Deutschlandse V, pp. 106 – 155.

Goldman DP, Bhattacharya J, McCaffrey DF, Duan N, Leibowitz AA, Joyce GF, Morton SC. 2001. "Effect of insurance on mortality in an HIV-positive population in care. " *Journal of the American Statistical Association*, No. 96, pp. 883 – 894.

González-Block M. , Vargas-Riaño E. , Sonela N. , Idrovo A. , Ouwe-Missi-Oukem-Boyer O. , Monot J. 2011. "Research capacity for institutional collaboration in implementation research on diseases of poverty. " *Tropical Medicine & International Health*, Vol. 16, No. 10.

Gonzalez-Block M. A. , de la Sierra-de la Vega LA. 2011. "Hospital utilization by Mexican migrants returning to Mexico due to health needs. " *BMC Public Health*, No. 11.

Hadley J. , Waidmann T. 2006. "Health insurance and health at age 65: implications for medical care spending on new Medicare beneficiaries. " *Health Services Research*, No. 41, pp. 429 – 451.

Hesketh T. , Jun Y. X. , Lu L. , Mei W. H. 2008. "Health status and access to health care of migrant workers in China. " *Public Health Reports*, No. 123, pp. 189 – 197.

Hovey JD. 2000. "Psychosocial predictors of acculturative stress in Mexican immigrants. " *The Journal of Psychology: Interdisciplinary and Applied*, No. 134, pp. 490 – 502.

Hovey R. C. , Trott J. F. , Vonderhaar BK. 2002. "Establishing a framework for the functional mammary gland: from endocrinology to morphology. " *Journal of mammary gland biology and neoplasia*, No. 7, pp. 17 – 38.

Huang F. Y. 1997. "Health insurance coverage of the children of immigrants in the United States. " *Matern Child Health J*, No. 1, pp. 69 – 80.

Hummer R. A. , Powers D. A. , Pullum SG, Gossman GL, Frisbie WP. 2007. "Paradox found (again): Infant mortality among the Mexican-origin population in the United States. " *Demography*, No. 44, pp. 441 – 457.

Jasso G. , Rosenzweig MR. 1982. "Estimating the emigration rates of legal immigrants using administrative and survey data: The 1971 cohort of immigrants to the United States. " *Demography*, No. 19, pp. 279 – 290.

Jones A. M. , Wildman J. 2008. "Health, income and relative deprivation: Evidence from the BHPS. " *Journal of health economics*, No. 27, pp. 308 – 324.

Kleinman J. C. , Fingerhut L. A. , Prager K. 1991. "Differences in infant mortality by race, nativity status, and other maternal characteristics. " *Am J Dis Child*, No. 145, pp. 194 – 199.

Landale N. S. , Oropesa RS, Gorman BK. 2000. "Migration and infant death: Assimilation or selective migration among Puerto Ricans?" *American Sociological Review*, pp. 888 – 909.

Lee O. J. , Taehakkyo S. 1980. *Urban-to-rural return migration in Koreas.* Seoul National University Press, Seoul.

Li S. H. , Huang H. , Cai Y. , Xu G. , Huang F. R. , Shen X. M. 2009. "Characteristics and determinants of sexual behavior among adolescents of migrant workers in Shangai (China) . " *BMC Public Health*, No. 9.

Liang W. , Song J. , He L. , Zhang X. 2010. "Study on demand and utilization of health service for migrant workers in Tai-yuan. " *Chinese Health Resources*, No. 13.

Lin D. , Li X. , Wang B. , Hong Y. , Fang X. , Qin X. , Stanton B. 2011. "Discrimination, perceived social inequity, and mental health among rural-to-urban migrants in China. " *Community mental health journal*, No. 47, pp. 171 – 180.

Litzinger RA. 2001. "Contesting Citizenship in Urban China: Peasant Migrants, the State, and the Logic of the Market. " *American Ethnologist*, No. 28, pp. 247 – 248.

Liu Z. Q. 2005. "Institution and inequality: the hukou system in China. " *Journal of Comparative Economics*, No. 33, pp. 133 – 157.

Lu Y. 2010. "Rural-urban migration and health: Evidence from longitudinal data in Indonesia. " *Social Science & Medicine*, No. 70, pp. 412 – 419.

Ma Z. 2002. "Social-capital mobilization and income returns to entrepreneurship: the case of return migration in rural China. " *Environment and Planning*, No. 34, pp. 1763 – 1784.

Massey D. S. 1987. "Understanding Mexican Migration to the United States. " *American Journal of Sociology*, pp. 1372 – 1403.

Miguel E, Kremer M. 2004. "Worms: identifying impacts on education and health in the presence of treatment externalities. " *Econometrica*, No. 72, pp. 159 – 217.

Murphy R. 2002. *How migrant labor is changing rural China*. Cambridge University Press, Cambridge.

Nelson F. , Olson L. 1978. "Specification and Estimation of a Simultaneous-Equation Model with Limited Dependent Variables. " *International Economic Review*, No. 19, pp. 695 – 709.

Newbold B. 2005. "Health status and health care of immigrants in Canada: a longitudinal analysis. " *Journal of Health Services Research & Policy*, No. 10, pp. 77 – 83A.

Newbold B. 2001. "Counting Migrants and Migrations: Comparing Lifetime and Fixed interval Return and Onward Migration. " *Economic Geography*, No. 77, pp. 23 – 40.

Noh J. D. 2003. "Exact scaling properties of a hierarchical network model. " *Physical Review*, No. 67.

Orrenius P. M. , Dallas FRBo. 1999. "The Role of Family Networks, Coyote Prices and the Rural Economy in Migration from Western Mexico: 1965 – 1994s. " *Federal Reserve Bank of Dallas*.

Pablos-Mendez A. 1994. "Mortality among Hispanics. " *JAMA: the journal of the American Medical Association*, No. 271, pp. 1237 – 1238.

Pagan A. R. , Hall A. D. 1983. "Diagnostic tests as residual analysis. " *Econometric Reviews*, No. 2, pp. 159 – 218.

Pan J. , Qin X. , Liu G. G. 2012. "The impact of body size on urban employment: Evidence from China. " *China Economic Review*.

Peng W. , Lee M. , Heeter C. 2010. "The Effects of a Serious Game on Role— Taking and Willingness to Help. " *Journal of Communication*, No. 60, pp. 723 – 742.

Popkin MK, Lurie N. , Manning W. , Harman J. , Callies A. , Gray D. , Christianson J. 1998. "Changes in the process of care for Medicaid patients with schizophrenia in Utah's Prepaid Mental Health Plan. " *Psychiatric Services*, No. 49, pp. 518 – 523.

Qiu P. Y. , Caine E. , Yang Y. , Chen Q. , Li J. , Ma X. 2011. "Depression and associated factors in internal migrant workers in China. " *Journal of Affective Disorders*, No. 134, pp. 198 – 207.

Rogler L. H. , Cortes D. E. , Malgady R. G. 1991. "Acculturation and mental health status among Hispanics: Convergence and new directions for research. " *American Psychologist*, No. 46, p. 585.

Salant T. , Lauderdale D. S. 2003. "Measuring culture: a critical review of acculturation and health in Asian immigrant populations. " *Social Science & Medicine*, No. 57, pp. 71 – 90.

Schultz T. W. 1961. "Investment in human capital. " *The American Economic Review*, No. 51, pp. 1 – 17.

Shaw J. W, Johnson J. A. , Coons SJ. 2005. "US Valuation of the EQ – 5D Health States: Development and Testing of the D1 Valuation Model. " *Medical Care*, No. 43, pp. 203 – 220.

Singh G. K. , Siahpush M. 2001. "All-cause and cause-specific mortality of immigrants and native born in the United States. " *Am J Public Health*, No. 91, pp. 392 – 399.

Sloan F. A. , Picone G. A. , Taylor Jr D. H. , Chou SY. 2001. "Hospital ownership and cost and quality of care: is there a dime's worth of difference?" *Journal of health economics*, No. 20, pp. 1 – 21.

Smith R. J. , Blundell R. W. 1986. "An Exogeneity Test for a Simultaneous Equation Tobit Model with an Application to Labor Supply. " *Econometrica*, No. 54, pp. 679 – 685.

Solas Gaspar O. , Silès D. 1997. *Migration and Health in Spain.* Country Reports on Migration and Health in Europe, compiled on behalf of the Commission of the European Communities. A. Huismann, C. Weilandt and A. Geiger. Bonn, WIAD.

Song J. , Leng M. , Meng F. , Rong C. 2010. "The Empirical Research in the Situation of the Migrant Workers' Health Services Utilization. " *Chinese Primary Health Care*, No. 24, p. 2.

Thomas J. 1998. "HIV/AIDS in China: migrant population, drug injection responsible for increased transmission. " *AIDS link: Eastern, Central & Southern Africa*, No. 12.

Tsuchiya A. , Ikeda S. , Ikegami N. , Nishimura S. , Sakai I. , Fukuda T. , Hamashima C. , Hisashige A. , Tamura M. 2002. "Estimating an EQ – 5D population value set: the case of Japan. " *Health Economics*, No. 11, pp. 341 – 353.

Tuñón M. *Internal labour migration in China: Features and responses*. Beijing, ILO, Apr 2006.

Turra C. M. , Elo I. T. 2008. "The impact of salmon bias on the Hispanic mortality advantage: New evidence from social security data. " *Population Research and Policy Review*, No. 27, pp. 515 – 530.

Ullmann S. H. , Goldman N. , Massey D. S. 2011. "Healthier before they migrate, less healthy when they return? The health of returned migrants in Mexico. " *Social Science & Medicine*, No. 73, pp. 421 – 428.

Van Hook J. , Zhang W. W. 2011. "Who Stays? Who Goes? Selective Emigration Among the Foreign-Born. " *Population Research and Policy Review*, No. 30, pp. 1 – 24.

Wang W. W. , Fan C. C. 2006. "Success or failure: selectivity and reasons of return migration in Sichuan and Anhui, China. " *Environment and Planning A*, No. 38, pp. 939 – 958.

Wang Z. 2002. "Why migrant labour dominates the catering industry. " *Shanghai Labour Security*, No. 3, pp. 27 – 28.

Wei X. L. , Pearson S. , Zhang Z. X. , Qin J. M. , Gerein N. , Walley J. 2010. "Comparing Knowledge and Use of Health Services of Migrants From Rural and Urban Areas in Kunming Gity, China. " *Journal of Biosocial Science*, No. 42, pp. 743 – 756.

Wong D. F. K. , He X. , Leung G. , Lau Y. , Chang Y. 2008. "Mental health of migrant workers in China: prevalence and correlates. " *Social psychiatry and psychiatric epidemiology*, No. 43, pp. 483 – 489.

Wong D. F. K. , Li C. Y. , Song H. X. 2007. "Rural migrant workers in urban China: living a marginalised life. " *International Journal of Social Welfare*, No. 16, pp. 32 – 40.

Wooldridge J. M. 2009. *Introductory Econometrics: A Modern Approachs.* South Western, Cengage Learning.

World Health Organisation Staff, Programme GT. 1996. *Groups at Risk: Who Report on the Tuberculosis Epidemic.* Global Tuberculosis Programme, World Health Organization.

Zhang Z. , Zhou Y. , Lu S. , Chen Y. 2007. "Return migration of rural laborer from western China: causes and strategies. " *Stat Res*, No. 24, pp. 9 – 15.

Zhao D. , Rao K. , Zhang Z. 2011. "Coverage and utilization of the health insurance among migrant workers in Shanghai, China. " *Chinese Medical Journal-Beijing*, No. 124, p. 2328.

Zhao Y. 2002. "Causes and consequences of return migration: recent evidence from China. " *Journal of Comparative Economics*, No. 30, pp. 376 – 394.

Zheng Z. , Zhou Y. , Zheng L. , Yang Y. , Zhao D. , Lou C. , Zhao S. 2001. "Sexual behaviour and contraceptive use among unmarried, young women migrant workers in five cities in China. " *Reproductive Health Matters*, No. 9, pp. 118 – 127.

郭子宏、刘绍书等:《昆明市五华区社区流动人口疾病谱分析》,《中国社区医学》2001 年第 3 期。

国家统计局:《中国统计年鉴 2011》,中国统计出版社 2011 年版。

国家人口计生委流动人口服务管理司:《中国流动人口生存发展状况报告》,《人口研究》2010 年第 34 期。

翟振武、段成荣、毕秋灵:《北京市流动人口的最新状况与分析》,《人口研究》2007 年第 31 期。

表1 描述性统计

	Total	non-migrant	migrant
health	3.621	3.615	3.743
	(0.921)	(0.922)	(0.879)
health_ 1（very poor）	0.014	0.014	0.009
	(0.116)	(0.117)	(0.096)
health_ 2（poor）	0.085	0.087	0.059
	(0.279)	(0.281)	(0.236)
health_ 3（general）	0.347	0.349	0.314
	(0.476)	(0.477)	(0.464)
health_ 4（good）	0.374	0.372	0.414
	(0.484)	(0.483)	(0.493)
health_ 5（very good）	0.180	0.179	0.204
	(0.384)	(0.383)	(0.403)
age	49.540	49.810	44.070
	(15.710)	(15.640)	(16.220)
female	0.521	0.521	0.529
	(0.500)	(0.500)	(0.499)
disable	0.023	0.023	0.010
	(0.149)	(0.151)	(0.099)
uebmi	0.569	0.580	0.362
	(0.495)	(0.494)	(0.481)
urbmi	0.192	0.198	0.073
	(0.394)	(0.398)	(0.260)
ncms	0.044	0.038	0.161
	(0.204)	(0.191)	(0.367)
fmi	0.032	0.032	0.023
	(0.175)	(0.177)	(0.150)
uninsure	0.142	0.133	0.328
	(0.349)	(0.340)	(0.470)
rural	0.071	0.052	0.445
	(0.256)	(0.223)	(0.497)
primary	0.220	0.219	0.238
	(0.414)	(0.414)	(0.426)

续表

	Total	non-migrant	migrant
junior	0.306	0.305	0.325
	(0.461)	(0.460)	(0.468)
senior	0.287	0.288	0.263
	(0.452)	(0.453)	(0.440)
college	0.186	0.187	0.171
	(0.389)	(0.390)	(0.377)
married	0.829	0.829	0.839
	(0.376)	(0.376)	(0.368)
divorce/widow	0.088	0.089	0.062
	(0.283)	(0.284)	(0.241)
minority	0.058	0.058	0.061
	(0.234)	(0.234)	(0.240)
income	3168.700	3144.200	3668.600
	(4090.000)	(4063.700)	(4564.700)
formal	0.262	0.265	0.201
	(0.440)	(0.442)	(0.401)
informal	0.121	0.120	0.149
	(0.326)	(0.324)	(0.356)
selfem	0.099	0.092	0.238
	(0.298)	(0.289)	(0.426)
retire	0.285	0.291	0.170
	(0.452)	(0.454)	(0.376)
unem	0.220	0.219	0.227
	(0.414)	(0.414)	(0.419)
dibao	0.080	0.083	0.027
	(0.272)	(0.276)	(0.161)
Observations	101750	96269	4722

表 2   基本回归结果

VARIABLES	(1) OLS	(2) IV	(3) FE-IV
migrant	0.049 ***	0.110 *	− 0.427 ***
	[0.013]	[0.059]	[0.165]
age（30 ~）	− 0.079 ***	− 0.077 ***	− 0.074 ***
	[0.010]	[0.010]	[0.013]
age（40 ~）	− 0.271 ***	− 0.267 ***	− 0.231 ***
	[0.011]	[0.011]	[0.013]
age（50 ~）	− 0.499 ***	− 0.496 ***	− 0.395 ***
	[0.011]	[0.011]	[0.013]
age（60 ~）	− 0.687 ***	− 0.684 ***	− 0.567 ***
	[0.011]	[0.012]	[0.015]
age（70 ~）	− 0.836 ***	− 0.833 ***	− 0.700 ***
	[0.013]	[0.014]	[0.018]
age（80 ~）	− 0.858 ***	− 0.855 ***	− 0.734 ***
	[0.023]	[0.024]	[0.029]
female	− 0.089 ***	− 0.089 ***	− 0.084 ***
	[0.005]	[0.005]	[0.005]
disable	− 0.563 ***	− 0.563 ***	− 0.362 ***
	[0.021]	[0.021]	[0.023]
rural	0.029 ***	0.013	0.082 ***
	[0.011]	[0.019]	[0.031]
married	0.042 ***	0.040 ***	− 0.043 ***
	[0.011]	[0.011]	[0.013]
divorce/widow	− 0.010	− 0.012	− 0.064 ***
	[0.015]	[0.016]	[0.019]
minority	− 0.027 **	− 0.026 **	− 0.022
	[0.012]	[0.012]	[0.023]
Cities dummies	Yes	Yes	Yes
Year dummies	Yes	Yes	Yes
Observations	100991	100991	100991

注：（1）***、**和*分别表示1%、5%和10%的置信水平；

（2）方括号中的数值表示稳健标准误。

表 3 内在机制

	（1）	（2）	（3）	（4）	（5）	（6）
	Health	Health	Health	Health	Health	Health
migrant	-0.427***	-0.435***	-0.427***	-0.439***	-0.385**	-0.413**
	[0.165]	[0.165]	[0.164]	[0.165]	[0.163]	[0.163]
junior		0.046***				0.042***
		[0.010]				[0.010]
senior		0.081***				0.074***
		[0.011]				[0.011]
college		0.112***				0.099***
		[0.013]				[0.014]
edumiss		0.214***				0.209***
		[0.069]				[0.069]
informal			0.001			0.010
			[0.010]			[0.010]
selfem			0.008			0.015
			[0.011]			[0.012]
retire			-0.077***			-0.072***
			[0.010]			[0.011]
unem			-0.098***			-0.076***
			[0.010]			[0.011]
income2				0.054***		0.048***
				[0.012]		[0.012]
income3				0.079***		0.071***
				[0.013]		[0.013]
income4				0.134***		0.123***
				[0.014]		[0.014]
income5				0.150***		0.136***
				[0.016]		[0.016]
dibao				-0.044***		-0.042**
				[0.017]		[0.017]
uebmi					0.003	-0.020*
					[0.010]	[0.010]

续表

	(1)	(2)	(3)	(4)	(5)	(6)
	Health	Health	Health	Health	Health	Health
urbmi					-0.059 * * *	-0.063 * * *
					[0.011]	[0.011]
ncms					0.003	0.008
					[0.018]	[0.018]
fmi					-0.037 * *	-0.064 * * *
					[0.018]	[0.019]
Basic controls	Yes	Yes	Yes	Yes	Yes	Yes
Observations	100991	100991	100991	100991	100991	100991

注：(1) * * *、* *和*分别表示1%、5%和10%的置信水平；

(2) 方括号中的数值表示稳健标准误；

(3) 基本控制变量包括了表2中的所有控制变量。

表4　　　　　　　　　　　　　　　其他健康指标

	(1)	(2)	(3)	(4)	(5)	(6)	(7)	(8)
	EQ5D - US	EQ5D - US	EQ5D - JP	EQ5D - JP	chronic	chronic	sick	sick
migrant	-0.181 * * *	-0.185 * * *	-0.232 * * *	-0.227 * * *	0.365 * * *	0.345 * * *	0.840 * * *	0.821 * * *
	[0.039]	[0.039]	[0.051]	[0.051]	[0.083]	[0.082]	[0.090]	[0.088]
Basic controls	Yes	Yes	Yes	Yes	Yes	Yes	Yes	Yes
Futher controls		Yes		Yes		Yes		Yes
Observations	37422	37422	37422	37422	99713	99713	100958	100958

注：(1) * * *、* *和*分别表示1%、5%和10%的置信水平；

(2) 方括号中的数值表示稳健标准误；

(3) 基本控制变量包括了表2中的所有控制变量；

(4) 其他相关控制变量包括受教育水平、收入以及医疗保险指标。

表5   描述性统计

Variable	Definition	Full	Above	Below
migration	Return decision	2. 476	2. 502	2. 455
		[0. 957]	[1. 003]	[0. 917]
hsco	Self-rated health status	80. 386	91. 885	70. 820
		[14. 492]	[5. 195]	[12. 678]
age	Age in years	38. 184	37. 990	38. 345
		[9. 433]	[9. 589]	[9. 312]
male	1 if male	0. 528	0. 547	0. 513
		[0. 500]	[0. 499]	[0. 501]
han	1 if Han People	0. 973	0. 969	0. 977
		[0. 162]	[0. 175]	[0. 151]
eduyear	Schooling years	8. 837	8. 603	9. 032
		[3. 020]	[2. 866]	[3. 133]
married	1 if married	0. 986	0. 979	0. 991
		[0. 119]	[0. 143]	[0. 093]
nrcms	1 if participate NRCMS	0. 771	0. 770	0. 771
		[0. 421]	[0. 422]	[0. 421]
outtime	Cumulative length of migration (month)	10. 406	10. 249	10. 537
		[6. 804]	[7. 122]	[6. 536]
wage	Wage (yuan)	3090. 396	3398. 258	2834. 290
		[6407. 705]	[9102. 911]	[2505. 451]
land	Land endowment (mu)	5. 331	5. 247	5. 400
		[6. 471]	[6. 314]	[6. 608]
with_ spouse	1 if live with spouse	0. 739	0. 725	0. 751
		[0. 440]	[0. 447]	[0. 433]
healthexa	Number of health exams in previous year	0. 506	0. 564	0. 458
		[0. 649]	[0. 686]	[0. 614]
observations		632	287	345

注：（1）"高"和"低"分别表示受访者自评健康状况高于或低于总样本平均水平的子样本；

（2）方括号中的数值表示稳健标准误。

表6　　　　　　　　　　　　回归结果

	Oprobit	OLS	IV – GMM	First-stage
hsco	– 0. 004	– 0. 004	– 0. 083 *	—
	[0. 003]	[0. 003]	[0. 049]	—
age	– 0. 007	– 0. 005	– 0. 015 *	– 0. 111
	[0. 005]	[0. 004]	[0. 008]	[0. 068]
male	0. 069	0. 043	0. 249	2. 774 * *
	[0. 093]	[0. 081]	[0. 181]	[1. 250]
han	– 0. 138	– 0. 105	– 0. 378	– 3. 435
	[0. 264]	[0. 230]	[0. 397]	[3. 569]
eduyear	– 0. 065 * * *	– 0. 055 * * *	– 0. 092 * * *	– 0. 528 * *
	[0. 015]	[0. 013]	[0. 031]	[0. 207]
married	0. 233	0. 211	– 0. 393	– 7. 555
	[0. 367]	[0. 314]	[0. 524]	[4. 874]
nrcms	0. 133	0. 096	0. 125	0. 76
	[0. 103]	[0. 089]	[0. 147]	[1. 397]
outtime	– 0. 030 * * *	– 0. 025 * * *	– 0. 034 * * *	– 0. 105
	[0. 007]	[0. 006]	[0. 011]	[0. 089]
wage	– 6. 63e – 06	– 5. 63e – 06	4. 15e – 06	1. 244e – 04
	[6. 66e – 06]	[5. 83e – 06]	[7. 08e – 06]	[9. 04e – 05]
land	– 0. 002	– 0. 002	– 0. 005	– 0. 058
	[0. 007]	[0. 006]	[0. 009]	[0. 090]
with_ spouse	– 0. 318 * * *	– 0. 282 * * *	– 0. 286 *	9. 67e – 05
	[0. 103]	[0. 089]	[0. 158]	[1. 390]
healthexa	—	—	—	1. 897 * *
	—	—	—	[0. 918]
Constant	—	3. 729 * * *	11. 590 * *	98. 079 * * *
	—	[0. 524]	[4. 855]	[7. 133]
Observations	632	632	632	632

注：（1）* * *、* * 和 * 分别表示1%、5%和10%的置信水平；

（2）方括号中的数值表示稳健标准误。

表7 子样本回归结果

	gender			age	
	female	male	16 – 30	31 – 45	> 45
hsco	– 0. 139	– 0. 053	0. 85	– 0. 094	– 0. 048 * *
	[0. 114]	[0. 044]	[8. 147]	[0. 070]	[0. 022]
obs	298	334	167	299	150

注：（1）＊＊表示 5% 置信水平；

（2）方括号中的数值表示稳健标准误。

表8 子样本的回归结果

	outtime		wage		
	≤6 month	> 6 month	< 2000	2000 – 5000	> 5000
hsco	1. 874	– 0. 046 *	– 0. 072	– 0. 061	– 0. 012
	[22. 254]	[0. 027]	[0. 053]	[0. 043]	[0. 032]
obs	202	430	208	378	46

注：（1）＊表示 10% 的置信水平；

（2）方括号中的数值表示稳健标准误。

中国农村留守儿童身心健康研究①

赵苗苗②　李晓铭③　林丹华④　孟庆跃⑤　李　慧⑥

摘要　随着中国城乡差异的不断扩大和城市化进程的不断加速，大量农民离开家乡到城市寻找就业机会，导致大量儿童与父母分离并留守在农村，该群体被称为留守儿童。据 2011 年全国妇女联合会报告表明，全国的农村留守儿童已超过 6100 万，该群体的身心健康值得社会各阶层关注。父母外出务工对农村留守儿童身心健康的影响是积极还是消极的呢？本研究选取中国宁夏和广西两地的留守儿童为研究样本，旨在通过比较留守儿童（包括双留守儿童、单留守儿童）与非留守儿童的身心健康差异，探索父母外出务工对留守儿童身心健康的影响，以及影响该群体身心健康的关键个体和环境因素。

本研究的数据来源于 2010 年在宁夏固原市进行的横断面调查和在广西玉林市进行的 6 个月的追踪调查。宁夏的横断面调查共收集了 1474 名农村小学生的信息（包括 661 名留守儿童和 813 名非留守儿童），广西的追踪调查包括 897 名农村中小学生（其中包括 403 名留守儿童和 485 名非留守儿童，9 名儿童未提供父母流动相关信息）。本研究采用描述性分析、单因素方差分析、二分类 Logistic 回归和多元线性回归进行数据分析。

①　本研究所用数据来源于国家社会科学基金资助的"社会转型期外来农民工文化适应问题、影响机制及干预研究"研究项目（资助项目号：08CSH028）和美国中华医学会资助的"中国贫困地区卫生体系能力建设与妇幼健康研究"研究项目（资助项目号：09 – 947）。

②　赵苗苗，山东大学卫生管理与政策研究中心。
③　李晓铭，美国韦恩州立大学医学院预防研究中心。
④　林丹华（danhualin@ bnu. edu. cn）（通讯作者），北京师范大学发展心理研究所。
⑤　孟庆跃，北京大学中国卫生发展研究中心。
⑥　李慧，山东大学卫生管理与政策研究中心。

与非留守儿童相比，在身体健康方面，宁夏和广西留守儿童的卫生服务可及性较差、常见病的患病种类较多、过去四周患病的可能性较大。在心理健康方面，留守儿童的生活满意度、学习满意度和幸福感都较低，孤独感水平较高。双留守儿童比单留守儿童的身心健康状况都更差。家庭社会经济状况、儿童劳务负担状况和儿童的累积留守时间与留守儿童的身体健康显著相关。追踪研究结果表明，未来定向和所获得的社会支持可以预测留守儿童的心理健康。

在中国农村地区，父母外出务工对留守儿童健康起着消极的影响，应在这些儿童（尤其是双留守儿童）中开展积极有效的健康促进和健康干预措施以提高他们的身心健康水平。

一　研究背景

（一）父母外出务工及其对中国留守儿童的影响

随着近 30 年来中国经济持续高速的增长，不断扩大的城乡收入差距和快速的城镇化进程导致大量农村劳动力向城市转移，然而受户籍和教育制度以及城市里高生活成本的限制，农民工不得不把他们的孩子留在农村老家，这就催生了大批农民工与其子女两地分离的现象。这些父母双方或一方从农村流动到其他地区，孩子留在户籍所在地农村，并因此不能和父母双方共同生活的 17 周岁及以下的未成年人被称为"留守儿童"（中华全国妇女联合会，2008）。根据全国妇联 2013 年的最新报告，我国农村留守儿童数量达到 6100 多万，约为 2000 年留守儿童人数的 3 倍（中华全国妇女联合会，2013）。随着留守儿童数量的急剧增长，父母外出务工对儿童身心健康的影响也越来越引起学术界和社会大众的关注。

大量研究发现父母外出务工对留守儿童身体健康具有负面的影响。例如，我国一项研究显示留守儿童健康状况显著地差于非留守儿童，而且母亲外出打工的留守儿童在所有儿童中的健康状况最差（宋月萍、张耀光，2009）。另一项在中国广东的调查发现，留守儿童比非留守儿童有更多的健康危险行为，如不吃早饭、吸烟和过度饮酒等（Gao, et al. , 2010）。此外，一些关于移民与儿童健康的研究也发现，移民家庭中的儿童获得的预防性健康投入较少（如母乳喂养和疫苗接种）（Hildebrandt, et al. ,

2005），也存在营养不良等问题（Carballo，et al.，1998），这些问题随着儿童年龄的增长将对他们的健康产生负面的影响。然而，也有一些研究得出了不一致的结论。例如，我国的研究发现留守儿童的家庭比非留守儿童的家庭经济状况更好，因而他们比非留守儿童有更多的寻医行为，能较好地使用卫生保健服务（宋月萍、张耀光，2009），类似的现象也同样出现在亚洲其他国家的研究中（Nguyen，et al.，2006）。可见，父母外出务工对留守儿童身体健康的作用尚不明确，需进一步深入的研究。

与身体健康研究相比，更多的留守儿童研究关注其心理健康问题，其中绝大部分研究认为父母外出务工对儿童的心理健康发展有负面影响（Bryant，2005；Wen and Lin，2012）。国内外的研究均表明，留守儿童可能经历着各种心理健康问题和行为问题，例如抑郁、焦虑、孤独和行为问题等（范方、桑标，2005；范兴华等，2009；Magwaza，1994；任宁、沈莉，2008）。同时，他们的生活满意度和幸福感普遍较低（范兴华等，2009；高健，2010；刘宾、欧阳文珍，2010）。但也有一些研究发现了不一致的结果。如一些研究发现留守儿童与非留守儿童在特定的心理健康问题上（如问题行为、学校满意度和幸福感）的差异不具有统计学意义（胡心怡等，2008；易雯静、吴明霞，2010；张丽芳等，2006），另一些研究表明父母外出务工仅对留守儿童的心理健康有微弱的影响（Gao，et al.，2010）。除了研究结果不一致的问题之外，大部分留守儿童心理健康研究还缺乏坚实的理论模型作为研究的基础，一些研究结论来自个案访谈或描述性分析，而针对留守儿童心理发展特征及其相关影响因素的追踪研究极少。虽然有个别的追踪研究探讨了父母外出务工对留守儿童的长期影响，但主要关注点集中在儿童的受教育问题上（Giannelli and Mangiavacchi，2010；Jampaklay，2006），并未从儿童健康的角度开展追踪研究。因此，本章中，我们首先构建父母外出务工对留守儿童健康影响的理论模型，以此作为研究的基础。本章包括两个研究，一是针对留守儿童身体健康的横断面研究，二是针对留守儿童心理健康的追踪调查，旨在通过这两个研究全面探讨父母外出务工对留守儿童身心健康的影响。同时，我们也将探讨一些重要的个体和环境变量在父母外出务工与儿童健康关系中的作用。

（二）理论框架

1. 依恋理论

我们基于依恋理论开展父母外出务工与留守儿童身心健康关系的研究。依恋理论认为，儿童早期形成的与照料者之间的依恋关系对其一生都有着巨大的影响，若儿童在幼年时期失去与母亲或主要照料者的依恋关系，将对其一生的发展产生不利的影响（Bowlby, 1969, 1982）。近年来，研究者更加关注儿童与其主要照料者之间的依恋关系质量，认为儿童与父母依恋关系的质量对其心理健康和社会适应有着显著的影响（Armsden and Greenberg, 1987; Gooesens, et al., 1998; Wilkinson, 2004）。同时，以依恋理论为基础的研究都强调父母与子女的分离对儿童依恋关系质量的重要影响（Allen, et al., 1996; Schoppe-Sullivan, et al., 2007）。尽管父母外出务工能使留守儿童在物质条件方面有所受益，但父母监护和支持的缺失可能导致亲子关系和儿童心理出现问题，从而对儿童的长期发展带来负面效应（Giannelli and Mangiavacchi, 2010）。另外，已有研究结果表明，儿童与父母依恋关系的质量因他（她）与父母分离时的年龄不同而有所差异，越早与父母分离，亲子依恋关系质量越差（Woodward, et al., 2000）。因此，父母与子女的分离，尤其是在儿童这一人生发展关键时期的亲子分离，会影响亲子依恋关系质量，进而影响孩子的身心健康。

2. 影响儿童身体健康的因素

儿童健康决定因素理论框架是研究儿童身体健康影响因素比较重要的理论之一（Mosley and Chen, 1984），研究者通过对发展中国家儿童生存状况的研究，将影响儿童健康的因素进行了详细分类，包括儿童遗传学、社会经济等因素，以及对儿童健康直接投入等因素（如母亲相关因素、环境污染、营养不良情况、受伤和个人疾病预防控制等）。基于此框架，研究者们将影响儿童健康的因素总结为三大类：个体遗传因素、家庭环境因素和社区环境因素。个体遗传因素决定了儿童健康的初始存量，家庭环境决定了父母对儿童健康的经济投入和教养行为投入，而社区环境中基础设施的配备、卫生服务的可及性和医疗服务价格等也能够影响家庭对儿童健康的投资（Schultz, 1984; Behrman, 1996）。父母外出务工所带来的家庭经济资源和教养行为的改变可能影响留守儿童的健康状况。

3. 影响留守儿童身心健康的因素

依恋理论已经证明儿童早期与父母分离是一个重要的压力源，该压力源对儿童身心健康的影响可以从社会生态理论视角加以理解和解释（Bronfenbrenner，1979）。全球范围内有关父母流动对儿童健康影响的研究发现，社会经济地位、未来定向、照料者特征和社会支持等因素可能缓解或加重父母外出务工对留守儿童身心健康的影响。

（1）社会经济状况（Social Economic Status，SES）。社会经济状况包括家庭收入、父母受教育程度和父母的职业等。家庭战略理论认为，外出务工的首要目标是改变家庭收入，从而减少家庭的经济风险并提高家庭经济水平（Stark and Bloom，1985）。包括中国在内的大部分发展中国家的国内劳动力转移都是受经济驱使（Antman，2012；Cortes，2011），外出务工者通过汇款的形式降低他们留守子女的贫困水平（Skeldon，1997，2003；Adams and Page，2005）。家庭社会经济状况影响儿童健康包括两种模式：一种是中介模式，认为家庭社会经济地位对儿童健康的影响不是直接的，而是家庭社会经济地位的变化导致家庭资源获取能力、父母期望、教养方式等发生改变，进而影响儿童健康（Chen，2004）。另一种是调节模式，认为中介影响并非适用所有儿童，某些儿童的个体特征（如人格特质）和环境特征（如家庭冲突和社会支持）会调控着此过程（Goodman，et al.，2003；Chen，et al.，2006）。

（2）未来定向。未来定向是儿童对未来生活的积极态度，包括未来期望、希望感和未来控制（张丽芳等，2009），它是提升儿童心理健康和心理适应、降低健康风险行为最重要的保护性因素之一，尤其是对留守儿童等处境不利的儿童而言。缺少未来定向将导致儿童出现学习失败、违法行为、物质滥用以及高危性行为等突出问题（林丹华等，2011）。

（3）照料者特征。当父母流动到城市务工时（特别是父母双方均外出务工），照顾孩子的责任转移到父母之外的照料者——比较常见的是祖父母或其他亲戚身上（Tan，et al.，2010）。国内外研究均表明，非父母的照料者在农村留守儿童的日常照顾中发挥非常重要的作用（Tan，et al.，2010）。可见，照料者影响着留守儿童的健康，不同类型的照料者会对儿童的健康状况产生不同的影响，如被年长照料者照顾的儿童可能有更多的未被满足的情感需要（Yeoh and Lam，2006）。还有一些研究者认为照料者的知识和态度显著地影响留守儿童的健康状况（Tan，et al.，2010）。

（4）社会支持。当父母外出务工时，来自非家庭成员的支持（包括亲戚、邻居、学校老师和其他社区成员）会对儿童的幸福感和健康发展发挥至关重要的作用（胡心怡等，2008）。国内外的研究均表明，社会支持是影响儿童发展的重要环境因素，但现有研究发现留守儿童得到的社会支持特别是他们感知到的社会支持显著地少于非留守儿童（罗静等，2009）。而且，已有研究表明社会支持影响留守儿童的幸福感、心理健康和社会适应，但这些研究多为横断面研究，无法从动态和纵向的角度考察社会支持在其中的作用。

4. 父母外出务工与留守儿童健康关系的理论模型

基于依恋理论（Bowlby，1969）、社会生态理论（Bronfenbrenner，1979）和儿童健康决定因素理论（Mosley and Chen，1984），我们构建了父母外出务工对留守儿童健康影响的综合理论模型（见图1）。该模型假设，父母外出务工对儿童健康的影响会因其父母流动方式的不同（一方外出或双方外出）、亲子分离时间长短以及亲子分离时儿童年龄的不同而存在差异，而且其影响会受到一些个体和环境因素的中介或调节作用。我们相信，该理论模型有助于我们动态地从儿童、照料者、家庭和环境的视角，全面地了解父母外出务工对儿童身心健康的综合影响，该理论也用于指导以下研究问题的提出和研究方法的确定。

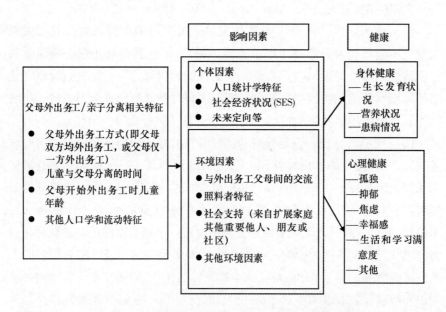

图1 父母外出务工与留守儿童健康关系的综合模型

（三）已有研究不足与研究目标

近年来，国内外关于留守儿童的研究呈逐年增长的趋势，尽管已有研究对父母外出务工与儿童健康之间的潜在关系提供了大量的证据，但仍对一些研究问题未能做出很好的回答。第一，对于留守儿童与非留守儿童之间的健康差异，现有研究得到了一些不一致的结论。例如，有些研究发现单留守儿童比非留守儿童的生活满意度更高（范兴华等，2009），也有研究发现双留守儿童的孤独感比其他儿童更强（孙晓辉等，2010），还有一些研究发现留守儿童与非留守儿童的孤独感差异无统计学意义（周宗奎等，2005）。第二，很多研究从"静态"的视角研究留守儿童问题，将其作为一个整体来分析，而忽略了他们在父母不同流动特征下的差异性（如父母是一方还是双方外出务工、亲子分离时儿童的年龄、亲子分离的时间长短、与父母联系的频率以及主要照料者的特征等），未来的研究应更多地考虑父母流动的相关特征所带来的差异，并从"动态"的视角开展留守儿童健康问题研究。第三，很少有研究在留守儿童的生活背景下研究父母流动对其健康的影响，也未能系统地考察个体因素和环境因素在其中的中介和调节作用。第四，现有研究多为横断面研究，因此无法在父母外出务工和留守儿童健康之间建立确切的因果关系。

本章基于在中国农村留守儿童中开展的两项调查研究，试图在一定程度上弥补以往研究的不足，并系统地探讨父母流动对留守儿童身心健康的预测作用。本研究中对"留守儿童"的界定是"年龄不超过18岁，其父母双方中至少有一方外出务工且一年中至少有半年在外务工"，其他所有儿童在本研究中被界定为"非留守儿童"。同时基于一些研究中发现的父母外出务工的方式与留守儿童健康之间的密切关系（高亚兵，2008），我们在本研究中将儿童类型划分为三种：父母双方均外出务工的留守儿童（以下简称"双留守儿童"）、父母中仅一方外出务工的留守儿童（以下简称"单留守儿童"）和"非留守儿童"，如此划分不仅能探索留守儿童与非留守儿童之间的健康差异，也可以挖掘不同类型留守儿童之间的健康差异。两项调查研究均在2010年进行，第一项是在宁夏回族自治区开展的针对留守儿童身体健康状况的横断面研究，第二项是在广西壮族自治区开展的针对留守儿童心理健康状况的追踪研究，通过以上两项研究旨在回答以下研究问题：（1）不同类别的儿童（双留守儿童、单留守儿童和非留守儿童）在人口统计学特征上是否存在差异？
（2）在横断面研究和追踪研究中，留守儿童和非留守儿童的身体健康和
心理健康是否都存在差异？（3）一些关键的个体因素和环境因素是否可
以预测留守儿童的身心健康？

二　宁夏的横断面研究

（一）数据与方法

1. 调查对象与抽样方法

留守儿童身体健康研究的数据来源于 2010 年在宁夏回族自治区固原
市对农村儿童的横断面调查研究，根据固原市人口的民族分布、留守儿童
比例以及各地区的经济发展状况，我们选取了原州区、西吉县和彭阳县作
为样本地区。首先按照分层随机抽样的方法抽取了 7 所小学，并在各个小
学内以整群抽样的方法共调查了 2017 名小学生。然后在距离每所小学较
近并能涵盖本校 80% 学生的村庄进行家庭调查，调查对象为住在样本村
庄里，并在学校参加了儿童调查的小学生的家长（包括父母或其他最亲
密的监护人）。最终在符合抽样条件的 1198 户家庭中有 1125 户的学生家
长自愿参加了我们的家庭调查，与 1474 名参加儿童调查的小学生相匹配。
因此我们以个人和家庭信息都完备的这 1474 名小学生作为研究对象，其
中包括 661 名（占 44.84%）留守儿童和 813 名（占 55.16%）非留守
儿童。

2. 调查程序和质量控制

此调查包括儿童调查和家庭调查两部分。首先在学校进行儿童调查，
由小学生回答儿童问卷并接受身体检查，同时我们根据学校登记的学生信
息选出符合条件的样本村庄为家庭调查做准备。然后由班主任老师通知来
自样本村庄的小学生，请他们的父母或其他关系最亲密的监护人按照自愿
原则到学校或就近的村卫生室参加家庭调查。为了鼓励学生家长参加调
查，调查组为调查对象准备了价值 10 元的小礼物。儿童调查和家庭调查
中的调查对象都在调查前签署了知情同意书。

问卷由调查对象自填，并经调查员仔细检查合格后回收。对于年龄较
小的儿童（如小学一、二年级的学生）和不能读写的家长，则由调查员
为其朗读和解释各个问题和选项，给予必要的帮助。尤其是对年龄较小的

儿童，考虑到他们的理解能力有限，为了让他们能够准确理解问卷的内容，我们在正式调查前进行了预调查以检测问卷的适用性，并根据预调查的结果编制了调查手册，以确保调查员们以统一的、儿童能够理解的和无导向性语言的方式向调查对象解释各个问题和选项。儿童的身体检查由专业训练的调查员按照统一的标准进行检查和记录。

3. 测量指标

在儿童调查中，我们调查了小学生的人口学特征、父母外出务工方式以及他们的生活状况和健康状况。在儿童身体检查中，专业调查员测量了小学生的生长发育状况（包括身高和体重）、五种儿童常见病的发生情况（包括近视、沙眼、龋齿、脊柱弯曲和腿型）。在家庭调查中，从儿童的父母或其他监护人调查了儿童所在家庭的社会经济状况和家庭背景特征，以及儿童在最近四周内的患病情况。具体的调查指标如下。

（1）人口学特征：通过调查儿童获得其性别、年龄、民族、兄弟姐妹以及劳务负担情况。父母或其他监护人报告他们的家庭信息，如家庭人口数量、家庭过去一年的收入、父母及其他监护人的受教育情况。儿童的社会经济状况（SES）得分分别由其父亲、母亲的受教育程度（是否为初中及以上）和家庭经济状况（是否为中等及以上）综合计算得出，SES综合得分的范围在0—3之间，得分越高代表社会经济状况越好。

（2）父母外出务工特征（留守特征）：首先询问所有儿童他们的父母是否外出务工，对于肯定回答者，继续追问父母外出务工状况，包括父母开始外出务工时他们的年龄、父母外出务工的累积时间以及他们留守在家的主要照料者等。

（3）环境特征：包括居住县、居住地类型、卫生服务可及性（即以最常用的方式到达最近的卫生服务机构所花费的时间）等信息，该部分信息由儿童的父母或其他监护人提供。

（4）健康特征：儿童的身体健康指标包括生长发育状况、营养状况、常见病的患病情况以及过去四周里的患病情况。体重、身高、常见病患病情况由专业调查员在儿童体检时予以记录，儿童的生长发育和营养状况由按照 WHO 的标准计算得出的"年龄别身高 Z 评分"和"年龄别体质指数[①]Z 评分"来衡量（WHO，2007），儿童过去四周的患病情况由父母或

---

① 体质指数 BMI ＝体重（kg）/身高^2（m^2）。

其他监护人提供。

4. 统计分析

采用描述性分析、方差分析和卡方检验等方法分析不同类型儿童的人口学特征差异、父母外出务工特征差异和身体健康状况差异等。根据上述儿童身体健康的四个方面，采用主成分分析方法计算得出儿童的综合身体健康状况得分。根据儿童综合身体健康状况的二分类指标，采用二分类 Logistic 回归分析儿童身体健康状况与父母外出务工以及与其他关键个体因素和家庭因素之间的关系。以上所有假设检验以 $\alpha = 0.05$ 为检验水准，统计分析软件为 SPSS 16.0。

（二）结果

1. 样本特征

表 1 展示了宁夏样本中农村儿童的人口统计学和背景特征。宁夏样本中共有双留守儿童 198 名（占 13.43%），单留守儿童 463 名（占 31.41%），非留守儿童 813 名（占 55.16%）。在全部样本中，女生数量略多于男生；儿童平均年龄为 10.54 岁（年龄范围在 5—15 岁）；汉族儿童所占比例比回族儿童少 11.54%。对比三组不同类型的儿童，两组留守儿童中均为男生比例高于女生，与非留守儿童组不同；留守儿童平均年龄低于非留守儿童，且双留守儿童平均年龄最小；留守儿童中回族儿童构成比低于非留守儿童，且以单留守儿童组回族儿童占比最低。

在全部样本中，儿童的家庭规模平均为 5.24 人；绝大部分儿童有至少一个兄弟姐妹（平均有 1.63 个兄弟姐妹），留守儿童兄弟姐妹数平均多于非留守儿童，且三组中双留守儿童平均拥有的兄弟姐妹数最多。儿童所在家庭 2010 年人均收入平均为 4357.42 元，所有儿童的父母受教育程度都很低，其平均受教育年限分别为 5.74 年（父亲）和 3.37 年（母亲）。与非留守儿童相比，留守儿童所在家庭的收入明显偏低，母亲受教育年限更少，家庭社会经济状况更差。

绝大多数单留守儿童由其父母中留守的一方照顾，双留守儿童的主要照料者则以其祖父母为主，留守儿童主要照料者的受教育程度显著低于非留守儿童的主要照料者。在劳务负担方面，与非留守儿童和单留守儿童相比，双留守儿童中有更大比例的儿童需要承担较重的劳务负担。在卫生服务可及性方面，全部儿童以最常用的方式到达卫生服务机构所用的时间平均为 14.64 分钟，64.27% 的人能在 10 分钟以内到达。其中，单留守儿童的卫生服务可及性最差，非留守儿童的最好，双留守儿童居中。

表 1　　宁夏样本中农村儿童的人口统计学特征 [N（%）或 $\bar{X}$ ±SD]

	全部儿童	双留守儿童	单留守儿童	非留守儿童	F/χ^2	P 值
样本数 N	1474 (100)	198 (13.43)	463 (31.41)	813 (55.16)		
性别						
男	733 (49.73)	104 (52.53)	248 (53.56)	381 (46.86)	6.013	0.049
女	741 (50.27)	94 (47.47)	215 (46.44)	432 (53.14)		
年龄	10.54 ± 1.99	10.00 ± 1.85	10.43 ± 1.95	10.73 ± 2.02	11.874	<0.001
民族						
汉	634 (44.09)	86 (44.33)	233 (52.01)	315 (39.57)	19.585	<0.001
回	800 (55.63)	107 (55.15)	215 (47.99)	478 (60.05)		
其他民族	4 (0.28)	1 (0.52)	0 (0.00)	3 (0.38)		
家庭人口数（个）	5.24 ± 1.38	5.31 ± 1.41	5.15 ± 1.25	5.28 ± 1.44	3.644	0.162
兄弟姐妹						
无	52 (3.54)	13 (6.57)	9 (1.94)	30 (3.70)	8.838	0.012
有	1419 (96.46)	185 (93.43)	454 (98.06)	780 (96.30)		
兄弟姐妹数量（个）	1.63 ± 0.89	1.82 ± 1.07	1.62 ± 0.85	1.59 ± 0.86	7.992	0.018
家庭经济状况						
好	369 (25.03)	38 (19.19)	93 (20.09)	238 (29.27)	19.163	0.004
一般	368 (24.97)	48 (24.24)	129 (27.86)	191 (23.49)		
差	368 (24.97)	53 (26.77)	120 (25.92)	195 (23.99)		
很差	369 (25.00)	59 (29.80)	121 (26.13)	189 (23.25)		
人均收入（元）	4357.4 ± 4766.3	3772.4 ± 4375.8	3880.0 ± 4444.7	4772.3 ± 4994.2	13.630	0.001
父母受教育年限						
父亲	5.74 ± 3.97	5.66 ± 3.56	5.48 ± 3.90	5.91 ± 4.10	2.344	0.310
母亲	3.37 ± 3.84	3.34 ± 3.54	2.84 ± 3.52	3.68 ± 4.05	11.963	0.003
社会经济状况 SES	1.26 ± 0.97	1.15 ± 0.94	1.20 ± 0.94	1.32 ± 1.00	5.474	0.065
主要照顾者						
父母	1252 (84.94)	0 (0.0)	439 (94.82)	813 (100.0)	1300.85	<0.001
（外）祖父母	183 (12.42)	167 (84.34)	16 (3.46)	0 (0.0)		

续表

	全部儿童	双留守儿童	单留守儿童	非留守儿童	F/χ^2	P 值
其他	39 (2.65)	31 (15.66)	8 (1.73)	0 (0.0)		
主要照顾者受教育程度						
小学及以下	1063 (73.11)	150 (78.13)	351 (76.47)	562 (69.99)	23.315	<0.001
初中	304 (20.91)	38 (19.79)	94 (20.48)	172 (21.42)		
高中及以上	87 (5.98)	4 (2.08)	14 (3.05)	69 (8.59)		
受教育年限（年）	3.51±3.96	3.07±3.50	2.98±3.66	3.92±4.18	15.631	<0.001
儿童的劳务负担						
重	518 (38.31)	88 (49.44)	159 (36.72)	271 (36.57)	10.736	0.005
轻	834 (61.69)	90 (50.56)	274 (63.28)	470 (63.43)		
卫生服务可及性						
差（>10 分钟）	526 (35.73)	75 (37.88)	183 (39.52)	268 (33.05)	5.846	0.054
好（≤10 分钟）	946 (64.27)	123 (62.12%)	280 (60.49)	543 (66.95)		
到达最近的卫生服务机构的时间（分钟）	14.64±16.25	14.11±14.46	15.80±15.53	14.10±17.03	7.761	0.021

注：分类变量的描述为样本数及其构成比；连续变量的描述为均值和标准差（$\bar{X}$±SD）。

　　表2 描述了宁夏样本中农村留守儿童的留守相关特征。通过调查我们发现，超过40%的留守儿童在6岁以前就与外出务工的父母分开，双留守儿童开始留守的平均年龄小于单留守儿童；全部留守儿童的累积留守时间平均为2.73年，单留守儿童中有一半儿童的父母外出务工时间在1年以内，但双留守儿童中有60%的儿童的父母外出务工时间超过1年。

表2　宁夏样本中农村留守儿童的留守相关特征 [N（%）或 $\bar{X}$±SD]

	全部留守儿童	双留守儿童	单留守儿童	F/χ^2	P 值
样本数 N	661（100）	198（29.95）	463（70.05）		
开始留守年龄					
较小（0—5 岁）	266（42.16）	105（53.57）	161（37.01）	18.695	<0.001
中等（6—10 岁）	324（51.35）	86（43.88）	238（54.71）		

	全部留守儿童	双留守儿童	单留守儿童	F/χ^2	P 值
较大（>10岁）	41（6.50）	5（2.55）	36（8.28）		
平均年龄	6.12±3.02	5.50±2.85	6.41±3.05	3.494	0.001
累积留守时间					
≤1年	288（46.23）	73（37.63）	215（50.12）	10.466	0.005
2—5年	257（41.25）	98（50.52）	159（37.06）		
≥6年	78（12.52）	23（11.86）	55（12.82）		
平均留守年限	2.73±2.72	2.79±2.43	2.71±2.84	-0.387	0.699

注：分类变量的描述为样本数及其构成比；连续变量的描述为均值和标准差（ $\bar{X}$ ±SD）。

2. 留守儿童与非留守儿童的身体健康差异

儿童身体健康的测量从四个维度进行，包括我们在2.1.3节所描述的儿童生长发育状况（X_1）、营养状况（X_2）、常见病的患病种类数（X_3）和过去四周患病的情况（X_4）。经主成分分析，我们得到儿童的综合身体健康状况评分，其计算公式如下所示：

综合身体健康评分 = $0.260 × zX_1 + 0.223 × zX_2 + 0.166 × zX_3 + 0.272 × zX_4$。

全体儿童的综合身体健康评分范围在-2.51~1.98，越高的得分代表越好的身体健康状况；并以全体儿童综合身体健康得分的中位数为界，将儿童的身体健康状况划分为两类：好和差。如表3所示，结果表明留守儿童的身体健康状况差于非留守儿童，差异有统计学意义。而在三组儿童中，双留守儿童的身体健康状况最差，身体健康差的儿童在双留守儿童中的比例分别比其在单留守儿童和非留守儿童中的比例高18.47%和14.22%。具体来说，尽管三组儿童的生长发育和营养状况相近，两组留守儿童中患有两种及以上常见病的比例高于非留守儿童组；双留守儿童过去四周的患病率（85.86%）比单留守儿童（64.58%）和非留守儿童（62.24%）高出20多个百分点。

表3   宁夏样本中三组农村儿童的身体健康差异 [N（%）或 $\bar{X}$ ±SD]

	全部儿童	双留守儿童	单留守儿童	非留守儿童	F/χ^2	P 值
样本数 N	1474（100）	198（13.43）	463（31.41）	813（55.16）		
生长发育状况						
年龄别身高 Z 评分	-0.85±1.17	-0.84±1.05	-0.86±1.06	-0.84±1.26	0.029	0.986
营养状况						
年龄别体质指数 Z 评分	-0.54±1.21	-0.46±1.05	-0.56±1.22	-0.55±1.24	0.487	0.615
常见病患病种类数						
4—5	25（1.70）	0（0.00）	12（2.60）	13（1.60）	21.416	0.002
2—3	482（32.74）	72（36.36）	165（35.71）	245（30.17）		
1	605（41.10）	72（36.36）	166（35.93）	367（45.20）		
0	360（24.46）	54（27.27）	119（25.76）	187（23.03）		
四周患病情况						
患病	975（66.15）	170（85.86）	299（64.58）	506（62.24）	45.216	<0.001
未患病	499（33.85）	28（14.14）	164（35.42）	307（37.76）		
综合身体健康状况						
差	736（50.00）	128（64.65）	233（50.43）	375（46.18）	21.759	<0.001
好	736（50.00）	70（35.35）	229（49.57）	437（53.82）		
综合身体健康评分	0.01±0.49	-0.16±0.49	-0.01±0.47	0.07±0.49	18.360	<0.001

注：分类变量的描述为样本数及其构成比；连续变量的描述为均值和标准差（ $\bar{X}$ ±SD）。

3. 影响留守儿童身体健康的因素分析

采用二分类 Logistic 回归模型探索父母外出务工、儿童的人口统计学特征和背景特征与儿童身体健康之间的关系，二元综合身体健康指标为因变量（0＝好，1＝差），自变量如表4所示。针对不同类型的儿童我们分别构建了四个回归模型。

表4　　　　　　　宁夏样本中农村儿童身体健康的影响因素

	模型1（全部儿童）OR	模型2（留守儿童）OR	模型3（双留守儿童）OR	模型4（单留守儿童）OR
儿童类型				
非留守	1.00	—	—	—
单留守	1.07	1.00	—	—
双留守	1.47 *	1.31	—	—
性别				
男	1.00	1.00	1.00	1.00
女	1.42 * *	1.58 * *	1.58	1.58 *
年龄	0.44 * * *	0.45 * * *	0.42 * * *	0.47 * * *
民族				
汉	1.00	1.00	1.00	1.00
回	1.15	1.12	1.60	1.05
家庭人口数	0.99	1.01	1.34 *	0.92
兄弟姐妹数量	1.24 * *	0.99	1.09	0.97
社会经济状况 SES	0.87 * *	0.79 * *	0.53 * *	0.87
儿童的劳务负担				
轻	1.00	1.00	1.00	1.00
重	1.33 * *	1.61 * *	1.51	1.52 *
卫生服务可及性				
好	1.00	1.00	1.00	1.00
差	0.99	1.20	1.83	1.09
开始留守年龄				
较小（0—5 岁）	—	1.00	1.00	1.00
小（6—10 岁）	—	0.94	0.41 *	1.21
较大（＞岁）	—	0.68	1.39	0.59
累积留守时间				
≤1 年	—	1.00	1.00	1.00

	模型 1 （全部儿童） *OR*	模型 2 （留守儿童） *OR*	模型 3 （双留守儿童） *OR*	模型 4 （单留守儿童） *OR*
2—5 年	—	1.01	0.91	0.96
≥6 年	—	0.44**	0.28*	0.46**
主要照顾者受教育程度				
小学及以下	—	—	1.00	—
初中	—	—	2.57	—
高中及以上	—	—	0.96	—
样本数 N	1299	559	163	393

注：$*P < 0.05$，$**P < 0.01$，$***P < 0.001$。

模型 1 的研究对象为宁夏样本中所有农村儿童，自变量纳入儿童类型、人口统计学和背景特征指标。回归结果显示：父母外出务工与儿童的身体健康有显著的相关性，在所有人口统计学和背景特征保持不变的情况下，双留守儿童身体健康状况较差的可能性是非留守儿童的 1.47 倍。同时，对于全部农村儿童来说，性别、年龄、兄弟姐妹数量、家庭社会经济状况和儿童劳务负担都与其身体健康有显著的相关关系，女孩、年龄较小、兄弟姐妹数量较多、家庭社会经济状况较差或劳务负担较重的儿童都更有可能表现出较差的身体健康状况。

模型 2 的研究对象为全部留守儿童，自变量在模型 1 的基础上增加两个留守相关特征：开始留守年龄和累积留守时间。回归结果显示：除性别、年龄、家庭社会经济状况和儿童劳务负担外，累积留守时间更长的留守儿童更有可能表现出较好的身体健康状况。类似的现象也在开始留守时年龄较大的留守儿童中存在，但开始留守年龄与留守儿童身体健康的相关关系并不具有统计学意义。另外，虽然双留守儿童身体健康状况较差的可能性是单留守儿童的 1.31 倍，但未能发现在父母外出务工方式和留守儿童身体健康之间存在相关性（$P > 0.05$）。

模型 3 和模型 4 是分别以双留守儿童和单留守儿童为研究对象构建的回归模型。对于双留守儿童来说，年龄、家庭人口数量、家庭社会经济状况、开始留守年龄和累积留守时间都与儿童身体健康有显著的相关性。对于单留守儿童来说，性别、年龄、儿童劳务负担和累积留守时间与其身健康有相关性。

在此四个模型中均未发现民族和卫生服务可及性与儿童身体健康有相关关系（$P > 0.05$）。

三　广西的追踪研究

（一）数据与方法

1. 调查对象与抽样方法

本研究通过一项时隔 6 个月的追踪研究来探讨留守儿童与非留守儿童的心理健康差异以及影响留守儿童心理健康的重要因素。研究样本取自广西壮族自治区玉林市两个县的两所小学和两所中学。共有 1257 名农村儿童和青少年参加基线调查（W1），978 名调查对象参加 6 个月后的追踪调查（W2）。剔除基线调查和追踪调查中数据缺失 30% 以上的调查对象后，897 名农村儿童和青少年同时参加了基线调查和追踪调查。本研究的有效样本为 897，其中有 403 名是留守儿童（包括 227 名双留守儿童和 176 名单留守儿童），485 名是非留守儿童，9 名儿童因未提供父母流动相关信息而无法确定是否留守儿童。

比较有效样本（897 名）与流失样本（279 名）在诸多人口学变量（包括性别、年级、父母受教育水平以及家庭经济地位等）上的差异，结果发现两样本在所有变量的差异均没有统计学意义。同时我们也未发现信息漏失的迹象。因此，随机缺失（MAR）假设被认为是可信的。

2. 调查过程

本研究选取留守儿童所占比例较高的两所小学和两所中学。在征得校长的允许后，16 名调查人员（包括当地一名大学教师以及 15 名在读研究生）为学生详细介绍本研究的内容和目的，并邀请同意参与研究的学生签署知情同意书。筛选留守儿童的标准与宁夏研究一致。本研究中的非留守儿童样本同样取自这几所学校。符合调查标准并签署知情同意书的学生完成一个自我评估问卷。在问卷作答过程中，调查人员用当地方言为低年级的学生提供必要的解释和帮助。

3. 测量指标

（1）人口学特征：所有被调查对象都提供性别、年龄、父母受教育水平以及家庭经济状况等信息。与宁夏研究一样，本研究的综合社会经济地位（SES）分数范围在 0—3 之间，分数越高，代表社会经济地位越好。

（2）父母外出务工特征：询问留守儿童关于他们父母外出务工经历的相关信息，包括父母开始外出务工时他们的年龄、父母外出务工的累积时间、主要照料者的类型与受教育水平，以及主要照料者对留守儿童的态度（如你觉得照料你的人有多喜欢你）。

（3）未来定向：未来定向由三个问卷组成，包括未来打算、未来希望以及未来控制问卷（Whitaker, et. al., 2000）。未来打算问卷包括 7 个项目，5 点评分，1 表示一点也没把握，5 表示非常有把握。未来希望问卷包括 4 个项目，4 点评分，1 表示不可能，4 表示一定会。未来控制包括 7 个项目，4 点评分，1 表示非常不同意，4 表示非常同意。

（4）社会支持：儿童感知的社会支持使用 Zimet 等人编制的多维感知社会支持问卷（Zimet, et al., 1988），主要包括家庭支持、朋友支持、教师支持和重要他人支持四个方面，共有 16 道题。每道题有 5 点评分，1 表示非常不同意，5 表示非常同意。在统计分析时计算总分，分数越高表示感知到的社会支持越多。

（5）心理健康：心理健康指标包括生活满意度、学习满意度、孤独感以及主观幸福感。生活与学习满意度分别由一道题测查。孤独感采用儿童孤独感量表（汪向东等，1999），包括 24 道题，5 点评分，1 表示总是正确，5 表示一点都不正确。其中 8 道题不参与计分，将其他 16 道题（其中 10 道题反向计分）计算总分后得到孤独感的分数，分数越高，代表孤独感越高。主观幸福感采用牛津版主观幸福感量表（Hills and Argyle, 2002）测量，包括 8 道题，6 点计分，1 表示完全不符合，6 表示完全符合，分数越高表示幸福感越高。

4. 统计分析

首先，采用卡方检验和方差分析（ANOVA）探讨三类农村儿童（双留守儿童、单留守儿童和非留守儿童）在人口学特征上的差异以及两类留守儿童在父母外出务工特征上的差异。其次，采用 ANOVA 探讨三类儿童在基线调查（W1）和追踪调查（W2）中满意度、孤独感和幸福感上的差异，以及父母外出务工相关变量在 W1 满意度、孤独感和幸福感上的差异。最后，采用分层回归分析探讨控制了 W1 重要人口学变量以及外出务工相关变量后，未来定向和社会支持对留守儿童心理健康的即时作用和滞后作用。所有统计分析采用 SPSS 16.0 完成。

（二）结果

1. 样本特征

如表5所示，该样本平均年龄为14.09岁，留守儿童的平均年龄高于非留守儿童的年龄。比起双留守儿童（4.11%）和单留守儿童（5.99%），非留守儿童（11.35%）母亲的受教育水平相对较高。此外，三组儿童在家庭收入上的差异没有统计学意义。

表5　　　　广西样本的人口学特征 [N（%）或 $\bar{X}$ ±SD]

	总体	双留守儿童	单留守儿童	非留守儿童	F/χ^2	P 值
N	897（100）	227（25.31）	176（19.62）	485（54.07）	185.41	<0.001
性别						
男生	420（47.51）	114（50.67）	83（47.16）	223（46.17）	1.26	0.53
女生	464（53.70）	111（49.33）	93（52.84）	260（53.83）		
年龄	14.09±1.40	14.59±1.14	14.16±1.46	13.84±1.42	22.61	<0.001
学校						
小学	294（33.11）	27（11.89）	53（30.11）	214（44.12）	78.14	<0.001
中学	594（66.89）	200（88.11）	123（69.89）	271（55.88）		
父亲受教育水平						
小学或更低	339（39.65）	84（37.84）	75（44.12）	180（38.79）	6.33	0.18
中学	420（49.12）	118（53.39）	80（47.06）	222（47.84）		
高中或以上	96（11.23）	19（8.60）	15（8.82）	62（13.36）		
母亲受教育水平						
小学或更低	428（50.71）	121（55.25）	84（50.30）	223（48.69）	12.39	<0.05
中学	345（40.88）	89（40.64）	73（43.71）	183（39.96）		
高中或以上	71（8.41）	9（4.11）	10（5.99）	52（11.35）		
家庭经济状况						
较好	16（1.91）	3（1.38）	2（1.22）	11（2.41）	4.79	0.57
中等	652（77.80）	174（79.82）	133（81.10）	345（75.66）		
差	155（18.50）	36（16.51）	28（17.07）	91（19.96）		
很差	15（1.79）	5（2.29）	1（0.61）	9（1.97%）		
社会经济地位	0.94±0.69	0.91±0.60	0.91±0.63	0.97±0.75	0.92	0.40

注：若无特别注明，分类变量描述的是样本数量和构成比，连续变量用平均数和标准差表示（ $\bar{X}$ ±SD）。

表6呈现出两类留守儿童在父母外出务工相关特征（即留守相关特征）上的差异。父母开始外出务工时，双留守儿童的年龄比单留守儿童更小。而且双留守儿童父母外出务工的累积时间比单留守儿童更长。双留守儿童的主要照料者是他们的祖父母或其他亲戚，这些主要照料者中大部分人的受教育水平低于单留守儿童的照料者。

表6　　留守儿童的留守相关特征 [N（%）或 $\bar{X} \pm SD$]

	双留守儿童	单留守儿童	F/χ^2	P 值
父亲外出务工时的年龄	6.01 ± 4.97	7.51 ± 5.43	7.76	0.006
母亲外出务工时的年龄	6.63 ± 5.04	9.28 ± 5.97	17.04	<0.001
父亲外出务工时长（年）				
≤1	61 (28.50)	64 (54.24)	22.55	<0.001
2—5	31 (14.49)	15 (12.71)		
≥6	122 (57.01)	39 (33.05)		
母亲外出务工时长（年）				
≤1	67 (31.46)	35 (49.30)	15.01	0.001
2—5	39 (18.31)	19 (26.76)		
≥6	107 (50.23)	17 (23.94)		
与父亲联系的频率				
从不	6 (2.76)	3 (2.40)	0.06	0.97
偶尔	81 (37.33)	46 (36.80)		
总是	130 (59.91)	76 (60.80)		
与母亲联系的频率				
从不	5 (2.31)	3 (4.23)	1.98	0.37
偶尔	74 (34.26)	29 (40.85)		
总是	137 (63.43)	39 (54.93)		
主要照料者				
父母	—	143 (91.08)	282.11	<0.001
（外）祖父母	134 (75.71)	12 (7.64)		
其他人	43 (24.29)	2 (1.27)		
主要照料者的受教育水平				
小学及以下	82 (50.93)	56 (34.58)	9.22	=0.01

续表

	双留守儿童	单留守儿童	F/χ^2	P 值
初中	62 (38.51)	79 (48.77)		
高中及以上	17 (10.56)	27 (16.67)		
主要照料者的态度				
不好	43 (21.50)	27 (17.76)	0.76	0.38
好	157 (78.50)	125 (82.24)		

2. 心理健康状况

（1）三类农村儿童的心理健康差异

根据表 7 发现，基线和追踪调查中三类儿童在心理健康水平上的差异呈现了相似的趋势。具体而言，无论是基线还是追踪调查，双留守儿童的生活满意度和主观幸福感均低于其他两组儿童，非留守儿童的学习满意度高于其他两组儿童。同时，在基线研究中，双留守和单留守儿童的孤独感高于非留守儿童。

表7　　　　W1 和 W2 中三类农村儿童的心理健康差异（$\bar{X}$ ±SD）

	W1 基线调查				W2 追踪调查			
	生活满意度	学习满意度	主观幸福感	孤独感	生活满意度	学习满意度	主观幸福感	孤独感
双留守儿童	3.33±0.96	3.14±1.03	3.99±0.74	3.46±0.49	3.35±0.97	3.04±1.11	3.96±0.79	2.19±0.62
单留守儿童	3.54±1.06	3.07±1.06	4.15±0.77	3.52±0.48	3.49±1.05	3.09±1.04	4.04±0.74	2.23±0.64
非留守儿童	3.70±1.05	3.35±1.17	4.13±0.80	3.38±0.63	3.71±1.09	3.39±1.17	4.14±0.81	2.13±0.65
F	10.01***	5.23**	3.13*	4.62*	9.14***	8.36***	4.09*	1.64

注：$^*P<0.05$，$^{**}P<0.01$，$^{***}P<0.001$。

（2）基线调查中留守相关变量与心理健康的关系

表 8 显示，在留守儿童样本中，父亲外出务工时间超过 5 年的儿童的生活满意度和学习满意度最低，与父母或母亲保持定期联系的儿童生活满意度和主观幸福感最高。同时，主要照料者的特征也与留守儿童的心理健康有关。主要照料者为父亲或母亲的留守儿童的生活满意度和主观幸福感最高，主要照料者态度好的儿童生活满意度和主观幸福感也最高。而主要照料者受教育水平较低（小学或以下）的儿童孤独感最高。

表8   基线调查中留守相关变量与心理健康的关系（$\bar{X} \pm SD$）

	生活满意度	学习满意度	主观幸福感	孤独感
父亲流动时间（年）				
≤1	3.57 ± 0.94 *	3.24 ± 1.06	4.02 ± 0.75	3.51 ± 0.49
2—5	3.39 ± 1.04	3.28 ± 1.11 *	4.17 ± 0.72	3.43 ± 0.51
≥6	3.29 ± 0.98	2.93 ± 1.01	4.03 ± 0.76	3.48 ± 0.48
与父亲联系频率				
从不	2.89 ± 1.05	3.00 ± 1.23	3.51 ± 1.11	3.32 ± 0.87
经常/有时	3.17 ± 0.99	3.17 ± 1.09	3.93 ± 0.79	3.55 ± 0.42
总是/经常	3.57 ± 0.95 **	3.10 ± 1.02	4.12 ± 0.70 **	3.47 ± 0.51
与母亲联系频率				
从不	3.12 ± 1.36	3.25 ± 1.28	3.29 ± 1.15	3.35 ± 0.80
经常/有时	3.06 ± 0.99	3.00 ± 1.07	3.94 ± 0.84	3.47 ± 0.41
总是/经常	3.51 ± 0.98 **	3.16 ± 1.03	4.13 ± 0.69 **	3.45 ± 0.55
主要照料者				
父母	3.66 ± 1.07 ***	3.17 ± 1.10	4.16 ± 0.81 *	3.49 ± 0.49
（外）祖父母	3.34 ± 1.01	3.15 ± 1.03	4.08 ± 0.70	3.50 ± 0.56
其他人	3.18 ± 0.97	3.00 ± 1.05	3.90 ± 0.89	3.44 ± 0.44
主要照料者的受教育水平				
小学及以下	3.29 ± 1.07	3.20 ± 1.10	4.06 ± 0.79	3.58 ± 0.44 ***
初中	3.49 ± 1.00	3.04 ± 0.97	4.09 ± 0.74	3.49 ± 0.51
高中及以上	3.62 ± 1.06	3.00 ± 1.08	4.09 ± 0.79	3.26 ± 0.52
主要照料者的态度				
不好	3.06 ± 0.98	2.94 ± 0.92	3.81 ± 0.78	3.50 ± 0.51
好	3.55 ± 0.99 ***	3.11 ± 1.07	4.12 ± 0.79 **	3.48 ± 0.49

注：*P < 0.05，**P < 0.01，***P < 0.001。

3. 个体和环境因素与留守儿童的心理健康

多层回归分析结果显示（见表9），在基线分析（W1）中，在控制了重要人口学变量（性别和年龄）以及外出务工相关变量（父亲、母亲外出务工时长以及主要照料者的受教育水平）后，未来希望和社会支持能够显著地预测留守儿童的生活满意度，社会支持和未来控制能够预测学习满意度。未来打算、未来控制和社会支持能够预测主观幸福感。在滞后分析中，W1 的未来打算能够预测 W2 的生活满意度；W1 的社会支持和未来打算能够预测 W2 的学习满意度；W1 的未来打算能够预测 W2 的主观幸福感；W1 的未来打算和未来希望能够预测 W2 的孤独感。

表 9　未来定向和社会支持与心理健康的关系

路径	B	β	△R²	R²
横断面分析				
W1 生活满意度				
性别	−0.03	−0.02		
年龄	−0.16	−0.20***	0.06***	0.06
父亲流动时长	−0.05	−0.08		
母亲流动时长	−0.02	−0.03		
主要照料者的受教育水平	0.05	0.04	0.02	0.07
W1 社会支持 — W1 生活满意度	0.24	0.20***	0.04***	0.11
W1 未来希望 — W1 生活满意度	0.21	0.13*	0.02*	0.13
W1 学习满意度				
性别	0.07	0.03		
年龄	−0.21	−0.25***	0.08***	0.08
父亲流动时长	−0.12	−0.22*		
母亲流动时长	0.03	0.05		
主要照料者的受教育水平	−0.07	0.06	0.03*	0.11
W1 社会支持 — W1 学习满意度	0.27	0.21***	0.05***	0.16
W1 未来控制 — W1 学习满意度	0.25	0.15**	0.02**	0.18
W1 主观幸福感				
性别	−0.04	−0.03		
年龄	−0.10	−0.16**	0.02*	0.02
父亲流动时长	−0.01	−0.03		
母亲流动时长	−0.00	−0.01		
主要照料者的受教育水平	−0.05	−0.05	0.00	0.02
W1 未来打算 — W1 主观幸福感	0.29	0.27***	0.13***	0.15
W1 社会支持 — W1 主观幸福感	0.18	0.20***	0.04***	0.19
W1 未来控制 — W1 主观幸福感	0.15	0.12*	0.01*	0.20

续表

路径	B	β	△R²	R²
滞后分析				
W2 生活满意度				
性别	-0.07	-0.03		
年龄	-0.11	-0.13*	0.03*	0.03
父亲流动时长	-0.18	-0.33**		
母亲流动时长	0.14	0.27*		
主要照料者的受教育水平	0.16	0.14*	0.05*	0.07
W1 未来打算 —W2 生活满意度	0.28	0.20**	0.04**	0.11
W2 学习满意度				
性别	-0.05	-0.02		
年龄	-0.17	-0.18**	0.04**	0.04
父亲流动时长	-0.25	-0.40**		
母亲流动时长	0.16	0.26*		
主要照料者的受教育水平	0.01	0.01	0.06**	0.10
W1 未来打算 — W2 学习满意度	0.25	0.16*	0.03**	0.13
W1 社会支持 — W2 学习满意度	0.21	0.14*	0.02*	0.15
W2 主观幸福感				
性别	-0.10	-0.06		
年龄	-0.07	-0.12+	0.01	0.01
父亲流动时长	-0.05	-0.13		
母亲流动时长	0.04	0.11		
主要照料者的受教育水平	0.01	0.01	0.01	0.02
W1 未来打算 — W2 主观幸福感	0.37	0.35***	0.12***	0.14
W2 孤独感				
性别	0.05	0.04		
年龄	-0.04	-0.07	0.00	0.00
父亲流动时长	-0.02	-0.05		
母亲流动时长	0.04	0.12		
主要照料者的受教育水平	0.04	0.05	0.01	0.01
W1 未来打算 — W2 孤独感	-0.19	-0.29**	0.09***	0.09
W1 未来希望 — W2 孤独感	-0.17	-0.16*	0.02*	0.11

注：在回归分析中，在控制了人口学变量以及 W1 流动相关变量之后，未来打算、未来希望、未来控制以及社会支持作为自变量进入逐步回归分析。B 指未标准化的回归系数，β 指标准化回归系数，R² 指多元决定系数，△R² 指 R² 改变量。没有统计学意义的变量未在本表中呈现。
*P<0.05，**P<0.01，***P<0.001。

四　讨论

本研究通过横断面和追踪调查发现，与非留守儿童相比，留守儿童的身体及心理健康均较差，具体表现为：留守儿童可获得的健康服务较少，患有常见病的种类数较多，过去一个月内生病的可能性较大，整体身体健康状况较差。此外，留守儿童的生活满意度、学习满意度和主观幸福感均较低，孤独感较高。这些结果表明留守儿童的身体和心理健康状况均比非留守儿童差，该结果与已有研究一致。可见，父母外出务工对留守儿童的健康发展有消极的影响，未来的研究应给予这一群体更多的关注（范方、桑标，2005；马丽霞等，2008）。

本研究对全面、深入了解父母外出务工对儿童身心健康和发展的影响有重要的意义。

首先，本研究发现，比起单留守儿童，双留守儿童开始留守的年龄较小、留守经历更长。大部分双留守儿童主要由受教育水平较低的祖父母或亲戚抚养。在三类农村儿童中，双留守儿童在过去一月内的患病率最高，孤独感水平也最高，生活满意度和学习满意度最低。这些结果在一定程度上说明双留守儿童得到的支持有限，且身心健康状况更差，政府和社会各界应给予这个特殊的留守群体更多的支持和关注。

其次，研究发现父母外出务工时间与留守儿童的心理健康呈显著的负相关。与其他留守儿童相比，留守时间在6年或以上的留守儿童更少与父母联系，生活满意度、学习满意度和幸福感都更低。该结果说明父母外出务工可能弱化父母与孩子之间的联结与交流，并使父母支持减少。父母外出务工对儿童发展的不利影响与已有的研究结论一致（高慧斌，2010）。因此，未来的研究需要开发全面且有针对性的预防干预方案来帮助父母采用有效的教养策略以增强亲子之间的关系，并降低亲情缺失对儿童发展的不利影响。

最后，本研究还发现主要照料者的特征对留守儿童的心理健康有重要的影响。父亲或母亲是主要照料者的留守儿童，他们的生活满意度和主观幸福感比由祖父母或其他亲戚抚养的儿童高，而由其他亲戚照料的留守儿童的心理健康状况最差，这些结果与高亚斌的研究（高亚兵，2008）一致。本研究还发现照料者态度较好的儿童有较高的生活满意度和主观幸福感，照料者受教育水平较低的儿童有较高的孤独感。可能的原因是，低教育水平、高龄和消极的态度限制了照料者的教养知识、认识和教养能力，导致他们无法与孩子进行良好的互动沟通，无法很好地接纳孩子的情绪，也无法为孩子提供有效的教养方式（高慧斌，2010）。这些结果说明照料者高质量的教养方式能够在一定程度上缓解父母外出务工带来的消极影响。因此，未来的研究在探讨留守儿童发展问题时，应高度重视主要照料者的角色并为他们提供有效的教养方法指导。

本研究的另一个重要意义是，同时从横断面研究和追踪研究的角度探讨与留守儿童身心健康有关的个体因素（如未来定向、儿童劳务负担）和环境因素（如社会支持）的影响作用。

宁夏横断面调查的结果发现，儿童劳务负担与留守儿童的身体健康呈显著的负相关。较重的劳务负担是导致留守儿童尤其是双留守儿童与非留守儿童身体健康差异的重要因素。已有的其他研究也同样发现父母外出务工会增加儿童参与劳务活动的频率和强度（叶敬忠等，2006），因此适当减轻留守儿童的劳务负担可能有利于改善他们的身体健康状况。

宁夏的研究结果还发现，家庭社会经济地位与留守儿童的身体健康有显著的正相关，该结论与其他亚洲国家研究中发现的移民或外出务工父母为家庭提供的汇款有利于促进孩子的教育、营养和健康的发现一致（高慧斌，2010；Wen and Lin，2012）。但与其他研究不同的是，本研究发现在宁夏农村地区，父母外出务工并未使留守儿童家庭的社会经济地位发生本质的改变，留守儿童家庭的平均收入仍然低于非留守儿童家庭。也就是说，与非留守儿童相比，留守儿童处于较低的社会经济地位，再加上较重的劳务负担以及缺乏父母的陪伴与照料，这些不利的处境使得他们的身体健康更容易受到威胁或不利的影响。在本研究中，父母缺失对儿童健康的消极作用更加显著，未来的研究需要更多地探讨在不同的社会背景下，父母外出务工与家庭社会经济地位和留守儿童健康之间的因果关系。

此外，广西的基线分析和纵向分析均发现，未来定向是影响留守儿童生活满意度、学习满意度、主观幸福感和孤独感的重要因素。该结果与已有研究基本一致，已有研究已发现未来打算、未来希望和未来控制对不同的易感人群和普通人群的心理健康均具有显著的预测作用（张丽芳等，2009；Seginer and Halabi-Kheir，1998）。本研究发现未来控制与基线调查中的学习满意度和主观幸福感有关；未来希望与基线调查中的生活满意度有关，与追踪调查中的孤独感有关；未来打算能够显著地预测基线调查和追踪调查中的主观幸福感，以及追踪调查中的生活满意度、学习满意度和孤独感。这些研究结果说明未来的干预研究需要帮助留守儿童积极展望未来，提高心理弹性、坚持乐观和坚强的信念以面对不良的处境。

　　社会支持也是促进留守儿童积极发展的一个重要的保护性因素。本研究发现社会支持能够显著预测基线调查中的生活满意度和主观幸福感，以及基线和追踪调查中的学习满意度，该结果也与已有研究一致（赵景欣等，2008）。越来越多来自不同文化背景的研究均表明社会支持网络能够促进处境不利或易感儿童的心理发展。因此，未来的研究需要探索并帮助留守儿童构建全面、有效的社会支持系统以促进他们更好的发展。

　　本研究也有一些不足之处。第一，本研究的样本仅取自两个经济相对落后的省份地区（中国北部的宁夏和南部的广西），尽管本研究已做了很多努力以确保样本的代表性，但将该研究结论推广和应用到其他社会环境（如经济发达地区）时还需谨慎。第二，本研究中所用的关键心理健康变量均由儿童自我报告所得，未来的研究可以从父母、主要照料者、老师和同伴等多个角度收集儿童的心理健康信息，以提高信息的准确性和全面性。第三，学校是影响留守儿童发展的重要环境，但本研究并没有探讨学校特征对留守儿童身心健康的影响，今后的研究需要将其考虑进来，如探讨是否寄宿、师生关系和同伴关系对留守儿童心理需求的影响等。第四，本研究没有分类识别留守儿童的健康问题，未来可以在这一领域进行深入的研究，以便于为有不同健康问题的儿童提供有针对性的服务和指导。

五　结论

　　尽管存在一些不足，本研究的发现仍然有很重要的理论和实践意义。第一，研究结果能够帮助政府和当地社区认识到父母外出务工对留守儿童健康发展的不利影响，这有利于针对留守儿童（尤其是双留守儿童）的健康促进和健康干预策略的提出和有效实施。第二，留守儿童的主要照料者和外出务工的父母需要接受相关的培训，以提升他们的教养知识，改善其教养技能，同时也帮助在外务工父母与留守儿童之间建立远程的良好的亲子沟通模式。第三，本研究发现关键的个体因素（如未来定向）以及环境因素（如社会支持）与留守儿童心理发展之间存在密切的关系，能很好地提升我们对儿童心理发展相关因素的认识。未来的研究应进一步探索这些保护性因素的作用——该作用是针对缓解父母外出务工对儿童健康产生的消极影响而言的,并探讨这些因素如何相互作用改变留守儿童的发展与适应轨迹。第四,本研究也启示我们,虽然留守儿童处于较不利的环境中,但他们中的很多人仍在巨大的压力下表现出积极的发展结果和较高的心理弹性。未来的研究应从心理弹性的视角关注父母外出打工对留守儿童身心健康行为的影响。可以预计,基于心理弹性的研究将是未来留守儿童领域研究的一个重要发展方向。

参考文献

Adams Jr., Richard H. and Page, John. 2005. "Do international migration and remittances reduce poverty in developing countries?" *World Development*, Vol. 33, pp. 1645 – 1669.

Allen, Joseph P., Hauser, Stuart T., Borman-Spurrell, Emily. 1996. "Attachment theory as a framework for understanding sequelae of severe adolescent psychopathology: An 11-year follow-up study." *Journal of Consulting and Clinical Psychology*, Vol. 64, No. 2, pp. 254 – 263.

Antman, Francisca M. 2012. *The Impact of Migration on Family Left Behind.* http://ftp.iza.org/dp6374. pdf, Accessed on 10th November 2011.

Armsden, Gay C., and Greenberg, Mark T. 1987. "The inventory of parent and peer attachment: Individual differences and their relationship to psychological well-being in adolescence." *Journal of Youth and Adolescence*, Vol. 16, No. 5, pp. 427 – 454.

Behrman, J. R. 1996. "The impact of health and nutrition on education." The World Bank Research Observer, Vol. 11, No. 1, pp. 23 – 37.

Bowlby, John MD. 1969. "Attachment and loss." Vol. 1, Attachment, New York: Basic.

Bowlby, John MD. 1982. "ATTACHMENT AND LOSS: Retrospect and Prospect." *American Journal of Orthopsychiatry*, Vol. 52, No. 4, pp. 664 – 678.

Bronfenbrenner, U. 1979. *The ecology of human development: Experiments by nature and design.* Harvard University Press, Cambridge, MA.

Bryant, John. 2005. *Children of International Migrants in indonesia, Thailand, and the Philippines: A Review of Evidence and Policies Unicef.* Innocenti Working paper 40, IDS, revised May. http: //globalnetwork. princeton. edu/ bellagio/bryant _ international _ migrants. pdf, accessed on 10th November 2011.

Carballo, Manuel, Jose Julio Divino and Damir Zeric. 1998. "Migration and health in the European Union. " *Tropical Medicine and International Health*, Vol. 3, No. 12, pp. 936 – 944.

Chen, Edith. 2004. "Why socioeconomic status affects the health of children: A Psychosocial Perspective. " *Current Directions in Psychological Science*, Vol. 13, No. 3, pp. 112 – 115.

Chen, Edith, Martin, Andrew D. and Matthews Karen A. 2006. "Socioeconomic status and health: Do gradients differ within childhood and adolescence?" *Social Science & Medicine*, Vol. 62, No. 9, pp. 2161 – 2170.

Cortes, Patricia. 2011. *The Feminization of International Migration and its effects on the Children Left behind: Evidence from the Philippines.* http: //fmwww. bc. edu/ec – j/semf2011/paper2. pdf, Accessed on 10th November 2011.

Gao, Yang, Li Ping Li, Jean Hee Kim, Nathan Congdon, Joseph Lau and Sian Griffiths. 2010. "The impact of parental migration on health status and health behaviours among left behind adolescent school children in China. " *BMC Public Health*, Vol. 10, No. 56, pp. 1 – 10.

Giannelli, Gianna Claudia and Mangiavacchi, Lucia. 2010. "Children's Schooling and Parental Migration: Empirical Evidence on the ' Left Behind ' Generation in Albania. " *LABOUR Special Issue: in Honour of Maria Concetta Chiuri*, Vol. 14, s1. 76 – 92.

Goodman, Elizabeth, Huang Bin, Wade, Terrance J. and Kahn, Robert S. 2003. "A multilevel analysis of the relation of socioeconomic status to adolescent depressive symptoms: Does school context matter?" *The Journal of Pediatrics*, Vol. 143, No. 4, pp. 451 – 456.

Goossens, Luc, Marcoen, Alfons, Hees, Sofie van, and Woestijne, Odile van de. 1998. "Attachment style and loneliness in adolescence. " *European*

Journal of Psychology of Education, Vol. 13, No. 4, pp. 529 – 542.

Hildebrandt, Nicole, David J. McKenzie, Gerardo Esquivel and Ernesto Schargrodsky. 2005. "The Effects of Migration on Child Health in Mexico." *Economía*, Vol. 6, No. 1, pp. 257 – 289.

Hills, Peter and Argyle, Michael. 2002. "The Oxford Happiness Questionnaire: a compact scale for the measurement of psychological well-being." *Personality and Individual Differences*, Vol. 33, No. 7, pp. 1073 – 1082.

Jampaklay, Aree. 2006. "Parental absence and children's school enrolment: evidence from a longitudinal study in Kanchanaburi, Thailand." *Asian Population Studies*, Vol. 2, No. 1, pp. 93 – 110.

Magwaza, AS. 1994. "Migration and psychological status in South African black migrant children." *The journal of genetic psychology*, Vol. 155, No. 3, pp. 283 – 288.

Mosley, W. Henry and Lincoln C. Chen. 1984. "An Analytical Framework for the Study of Child Survival in Developing Countries." *Population and Development Review*, Vol. 10, Supplement, pp. 25 – 45.

Nguyen, Liem, Yeoh, Brenda, S. A. and Toyota, Mika. 2006. "Migration and the well-being of the 'left behind' in Asia." *Asian Population Studies*, Vol. 2, No. 1, pp. 37 – 44.

Schoppe-Sullivan, Sarah J., Mangelsdorf, Sarah C., Haight, Wendy L., Black, James E., Sokolowski, Margaret Szewczyk, Giorgio, Grace and Tata, Lakshmi. 2007. "Maternal discourse, attachment-related risk, and current risk factors: Associations with maternal parenting behavior during foster care visits." *Journal of Applied Developmental Psychology*, Vol. 28, No. 2, pp. 149 – 165.

Schultz, T. Paul. 1984. "Studying the Impact of Household Economic and Community Variables On Child Mortality." *Population and Development Review*, Vol. 10, Supplement, pp. 215 – 235.

Seginer, Rachel and Halabi-Kheir, Hoda. 1998. "Adolescent passage to adulthood: future orientation in the context of culture, age, and gender." *International Journal of Intercultural Relations*, Vol. 22, No. 3, pp. 309 – 328.

Skeldon, R. 1997. "Rural-to-urban migration and its implications for poverty alleviation." *Asia-Pacific Population Journal*, Vol. 12, No. 1, pp. 3 – 16.

Skeldon, R. 2003. *Migration and migration policy in Asia: a synthesis of selected cases. Paper presented at the regional conference on Migration, Development and Pro-Poor Policy Choices in Asia.* 22 – 24 June, Department of International Development, UK.

Stark, Oded and Bloom, David E. 1985. "The new economics of labour migration." *American Economic Review*, Vol. 75, pp. 173 – 178.

Tan, Cai, Luo, Jiayou, Zong, Rong, Fu, Chuhui, Zhang, Lingli, Mou, Jinsong and Duan, Daihui. 2010. "Nutrition knowledge, attitudes, behaviours and the influencing factors among non-parent caregivers of rural left-behind children under 7 years old in China." *Public Health Nutrition*, Vol. 13, No. 10, pp. 1663 – 1668.

Wen, Ming and Lin, Danhua. 2012. "Child Development in Rural China: Children Left Behind by Their Migrant Parents and Children of Nonmigrant Families." *Child Development*, Vol. 83, No. 6, pp. 120 – 136.

Whitaker, Daniel J., Miller, Kim S. and Clark, Leslie F. 2000. "Reconceptualizing adolescent sexual behavior: Beyond did they or didn't they." *Family Planning Perspectives*, Vol. 32, No. 3, pp. 111 – 117.

Wilkinson, Ross B. 2004. "The Role of Parental and Peer Attachment in the Psychological Health and Self-Esteem of Adolescents." *Journal of Youth and Adolescence*, Vol. 33, No. 6, pp. 479 – 493.

Woodward, Lianne, Fergusson, David M. and Belsky, Jay. 2000. "Timing of Parental Separation and Attachment to Parents in Adolescence: Results of a Prospective Study from Birth to Age 16." *Journal of Marriage and the Family*, Vol. 62, No. 1, pp. 162 – 174.

WHO (World Health Organization). 2007. *Growth Reference Data for 5-19 years.* www. who. int/growthref/en/, accessed on 20 June 2011.

Yeoh, Brenda S. A. and Lam, Theodora. 2006. *The Costs of (IM) Mobility: Children Left Behind and Children Who Migrate With A Parent.* http: // www. unescap. org/esid/GAD/Events/RegSem22 – 24Nov06/Papers/Brenda-Yeoh. pdf, accessed on 10 November 2011.

Zhang, Jintao, Zhao, Guoxiang, Li, Xiaoming, Hong, Yan, Fang, Xiaoyi, Barnett, Douglas, Lin, Xiuyun, Zhao, Junfeng and Zhang, Liying. 2009.

"Positive future orientation as a mediator between traumatic e vents and mental health among children affected by HIV/AIDS in rural China." *AIDS CARE*, Vol. 21, No. 12, pp. 1508 – 1516.

Zimet, Gregory D, Dahlem, Nancy W., Zimet, Sara G., and Farley, Gordon K. 1988. "The Multidimensional Scale of Perceived Social Support." *Journal of Personality Assessment*, Vol. 52, No. 1, pp. 30 – 41.

范方、桑标:《亲子教育缺失与"留守儿童"人格、学绩及行为问题》,《心理科学》2005 年第 28 卷第 4 期。

范兴华、方晓义、刘勤学、刘洋:《流动儿童、留守儿童与一般儿童社会适应比较》,《北京师范大学学报》(社会科学版) 2009 年第 5 期。

高慧斌:《留守儿童心理发展研究略论》,《河北师范大学学报》(教育科学版) 2010 年第 12 卷第 4 期。

高健:《农村留守儿童自我意识状况及影响因素分析》,《中国健康心理学杂志》2010 年第 18 卷第 1 期。

高亚兵:《不同监护类型留守儿童与普通儿童心理发展状况的比较研究》,《中国特殊教育》2008 年第 7 期。

胡心怡、刘霞、申继亮、范兴华:《社会支持、应对方式对湖南省留守儿童幸福感的影响》,《心理研究》2008 年第 1 卷第 4 期。

林丹华、徐颖、李晓铭、方晓义:《家庭环境危险性、未来定向与农村青少年的吸烟行为》,《中国特殊教育》2011 年第 5 期。

刘宾、欧阳文珍:《家庭环境危险性、未来定向与农村青少年的吸烟行为》,《陇东学院学报》2010 年第 21 卷第 3 期。

汪向东、王希林、马弘:《心理卫生评定量表手册》(增订版),中国心理卫生杂志社 1999 年版。

罗静、王薇、高文斌:《中国留守儿童研究述评》,《心理科学进展》2009 年第 17 卷第 5 期。

马丽霞、赵冬梅、王广新、刘东平、钱建华、喻支霞:《农村留守儿童的生活质量状况及其影响因素分析》,《中国儿童保健杂志》2008 年第 16 卷第 5 期。

任宁、沈莉:《小学农村留守儿童孤独感现状研究》,《中国健康心理学杂志》2008 年第 16 卷第 7 期。

宋月萍、张耀光:《农村留守儿童的健康以及卫生服务利用状况的影响因素分析》,《人口研究》2009 年第 33 卷第 6 期。

孙晓军、周宗奎、汪颖、范翠英:《农村留守儿童的同伴关系和孤独感研究》,《心理科学》2010 年第 33 卷第 2 期。

叶敬忠、王伊欢、张克云、陆继霞:《父母外出务工对留守儿童生活的影响》,《中国农村经济》2006 年第 1 期。

易雯静、吴明霞:《留守儿童社会适应研究》,《哈尔滨学院学报》2010 年第 31 卷第 1 期。

张丽芳、唐日新、胡燕、徐德淼:《留守儿童主观幸福感与教养方式的关系研究》,《中国健康心理学杂志》2006 年第 14 卷第 4 期。

赵景欣、刘霞、申继亮:《留守青少年的社会支持网络与其抑郁、孤独之间的关系——基于变量中心和个体中心的视角》,《心理发展与教育》2008 年第 24 卷第 4 期。

中华全国妇女联合会:《全国农村留守儿童状况研究报告》,2008 年(http://www. women. org. cn/allnews/02/1985. html)。

中华全国妇女联合会:《中国农村留守儿童、城乡流动儿童状况研究报告》,2013 年,中国网 (http://www. china. com. cn/news/txt/2013 -05/18/content_ 28862083_ 2. htm)。

周宗奎、孙晓军、刘亚、周东明:《农村留守儿童心理发展与教育问题》,《北京师范大学学报》(社会科学版) 2005 年第 1 期。

长距离外出的农民工是否从新型
农村合作医疗同等受益①

易红梅②　张林秀③　Scott Rozelle④　陈　雯⑤

摘要　虽然近年来中国在提高医疗保险覆盖率方面取得了巨大的成效，但农民工在参加和利用医疗保险方面仍然面临着许多挑战。本文的主要目标是评价长距离外出的农民工是否公平地从新型农村合作医疗享受到了与留守农村劳动力同样的利益。基于对三轮农户调查数据的描述性和多元统计分析，我们发现，调查期间，长距离外出的农民工人数快速增长，同时由于超长时间的工作等原因，该人群面临很高的健康风险。虽然新型农村合作医疗的参合率逐年上升，但与留守农村劳动力相比，由于制度设计等原因长距离外出的农民工被纳入新型农村合作医疗的比例仍然较低。我们的研究还表明，与留守农村劳动力相比，长距离外出的农民工患病时对医疗服务的利用率更低，并且他们往往选择在新型农村合作医疗的非定点医疗机构就医。这也部分解释了为什么该人群从新型农村合作医疗报销的比例低于留守农村劳动力。总体而言，与留守农村劳动力相比，长距离外出的农民工从新型农村合作医疗中受益更少，自付医疗支出所占的比例也就更高。

---

①　感谢中国国家自然科学基金青年基金项目（项目编号：71103171）对本研究的资助。
②　易红梅，中国科学院地理科学与资源研究所农业政策研究中心。
③　张林秀（lxzhang. ccap@ igsnrr. ac. cn）（通讯作者），中国科学院地理科学与资源研究所农业政策研究中心。
④　Scott Rozelle，斯坦福大学 Freeman Spogli 研究所。
⑤　陈雯，中山大学流动人口政策研究中心，中山大学公共卫生学院医学统计与流行病学系。

一　前言

在中国，由农村到城市的农民工数量逐年上升。随着经济及城乡一体化的发展，越来越多的农村劳动力来到城市寻求更好的生活。统计数据显示，中国的农民工数量已由 1989 年的 3 千万增至 2011 年的 2.53 亿 ［Li，2008；National Bureau of Statistics of China (NBSC)，2012］。农民工具有很高的流动性，具体体现在两个方面：一是由于他们需要在春节和农忙时返乡，因此该人群并不在工作地长期居住；二是这些工人频繁地更换工作地点和工作单位 (Li, et al., 2012)。

城乡间的流动虽然改善了流动人口的经济水平，但也很大程度地影响了他们的健康。总体来看，离乡的流动人口比流入地和流出地的居民更加健康 (Palloni and Morenoff, 2001；Lu and Qin, 2014)。良好的健康状况提高了生产力，也带来了更高的收入 (Lee, 1982；Schultz, 2002)。但苑会娜 (2009) 针对北京的农民工的研究发现，他们的健康状况随着时薪的增加而降低。这种现象可能与恶劣的工作环境 (姚洋, 2001；Li, et al., 2007；Hesketh, et al., 2008)、长期加班 (辜胜阻等, 2007；Zhu, 2009)、社会地位低下 (McDonald and Kennedy, 2004) 和流动导致的抑郁 (Findley, 1988；Arifin, et al., 2005) 有关。

此外，农民工对卫生服务的利用程度很低。Mou 等人 (2009) 的研究显示，深圳农民工过去两周应就诊未就诊率高达62%。在那些就诊的农民工中，与有医疗保险的人相比，没有医疗保险的人更倾向于去私人诊所就医。一些学者 (Biao, 2005；Hesketh, et al., 2008) 认为经济因素是造成该现象最主要的原因。中国发展研究基金会 (2005) 也指出由于医疗保险的保障力度有限，农民工即便有医疗保险，水平也很低，只能利用有限的医疗卫生服务。农民工在医疗保险的可及性方面处境复杂。官方统计数据显示，截至 2012 年年底，新型农村合作医疗 (以下简称"新农合")、城镇职工基本医疗保险、城镇居民基本医疗保险覆盖了超过95%的人口 ［National Development and Reform Commission (NDRC)，2012］。根据现有政策，农民工应该被新农合或者城镇职工基本医疗保险所覆盖。具体而言，新农合通常以县为单位，向农村居民提供医疗保障，而城镇职工基本医疗保险的参保对象则为城镇职工 (Xinhua, 2011)。但现实情况是，虽然农民工拥有农村户口，可以参加新农合，但他们的工作地点（城市）却很少有新农合定点医疗机构（通常在县内）。此外，他们很少与雇主签订有关医疗保险的合同（Demurger, et al., 2009），通常也不能享受城镇职工基本医疗保险。

此前的研究表明，大部分农民工在流入地没有任何的医疗保障。浙江省的一项调查显示，农民工与城镇职工的医疗保险的参保率分别为19%和68%（Hesketh, et al., 2008）。即使是在一些有专门针对农民工的医疗保险制度的城市，农民工的参保率仍然不到五成，而且雇主往往更愿意为在工厂里相对较好的岗位工作的工人提供医疗保险（Mou, et al., 2009）。另一项在上海的研究发现，农民工与当地职工医疗保险的参保率分别为14%和79%（Feng, et al., 2002）。

虽然流动人口的参保率还很低，但数据显示，在农民工中新农合的覆盖率越来越高。Zhang等人（2010）对全国性代表数据的分析发现，由于外出流动而不购买新农合的比例由2004年的12%上升至2010年的24%。虽然农民工数量众多且面临很高的健康风险，但目前针对农民工是否从医疗保险中同等地受益的研究还十分有限。Qiu等人（2011）基于一份横截面调查数据的分析发现，在2006年，相对于常住农村人口，农民工通过新农合得到报销的比例更低。但该研究没有将长距离外出的农民工与短距离外出（仅在县内流动）的农民工区分开来。在以县为统筹单位的新农合体制下，这两类农民工在新农合的可及性和从新农合的受益程度方面都有着许多不同之处。Mou等人（2009）比较了深圳市农民工医疗保险体系制度对农民工的影响，结果发现，患病时，有医疗保险的农民工更倾向于寻求医疗服务。总体而言，现有研究存在的最大不足是几乎没有人评价在县外打工的农民工是否公平地从新农合中受益。

本文旨在了解农民工对医疗卫生服务的需要，探讨长距离外出的农民工是否公平地与其他农村劳动力一样从新农合受益。由于新农合以县为统筹单位，本研究将只关注长距离外出的农民工。我们对长距离外出的农民工的定义为：16—64岁，一年内在户口所在县以外地区居住6个月或以上的农村劳动力。与之相对应的，我们将除上述人口之外的农村劳动力人群定义为留守农村劳动力。针对以上目标，我们设立了三个具体的研究目标。首先，我们会描述中国农村人口流动的趋势，评估长距离外出的农民工对医疗卫生服务的需要；其次，比较长距离外出的农民工与留守农村劳动力在新农合参合率方面的差异；最后，我们会评价长距离外出的农民工在医疗卫生服务利用方面是否能公平地享受到新农合带来的利益。基于上述信息，我们将就如何改进新农合制度，以便更好地满足长距离外出农民工的医疗卫生服务需要提出政策建议。

根据上述目标，本文构成如下：第二部分将对研究所用的数据进行介绍；第三部分将阐述农村劳动力的流动状态及其对医疗卫生服务的需要；在第四部分中，比较长距离外出的农民工与留守农村劳动力在新农合参合率上的差异并展示长距离外出的农民工能否在新型农村合作医疗中同等地受益；最后一部分会对全文进行总结。

二　数据

本文使用的数据来自中国科学院农业政策研究中心与美国斯坦福大学联合收集的三轮农户调查数据。该调查分别于 2005 年、2008 年和 2012 年开展，收集的是调查前一年的信息。据我们所知，目前尚没有其他研究从农户层面如此系统全面地长期收集农村居民外出情况及其医疗卫生服务利用的信息。本研究为比较长距离外出的农民工和留守农村劳动力能否在新型农村合作医疗中同等地受益提供了契机。

第一轮调查于 2005 年 4 月开展，通过分层随机抽样，调查组在全国 5 个省（江苏、四川、山西、吉林、河北）随机选取了 100 个村作为样本村。具体的抽样过程为：首先，我们在中国主要的生态农业区中随机选取了上述 5 个省份。其次，我们将每个省下属的所有县按照人均工业总产值从高到低进行排序。Rozelle（1996）提出人均工业总产值是反映生活和发展潜力的有力指标，通常比农民人均纯收入这一统计指标更加可靠。再次，我们按照排列好的顺序随机地从每个省选取 5 个县。之后，我们在每个县中按照上述相同的步骤选取了镇和村。最后，调查组根据每个村的花名册和调查员自己搜集的未在花名册上的农户列表，在每个村随机地选取 8 个家庭作为调查对象。最终，我们共对 3221 人进行了调查（平均每户家庭 4 人），其中 2260 人（70%）满足我们对农村劳动力的定义（见表1）。

2008 年 4 月，我们展开了第二轮调查。本轮调查回访了第一轮调查的省、县、镇、村和农户。不同的是，本轮调查在每个村选取了 20 个农户作为调查对象（8 个农户是第一轮调查中调查过的农户，另外有 12 个农户是从 2005 年获得的每个村的花名册中再次随机抽取的)。描述性统计显示，2005 年抽取的 8 户和 2012 年抽取的 12 户在基本特征上的差异没有统计学意义。第二轮调查采用了和第一轮一样的调查工具。如果第一轮调查的农户因外出、去世等原因未能追踪到，我们会按照第一轮调查中抽取样本的方法重新抽取一个农户作为替代①。本次调查中有 86% 的农户同时接受了两轮调查。加上重新补充的样本，第二轮一共调查了 2000 户农户，共计 8264 人，其中 5889 人（71%）是农村劳动力（见表 1）。2012 年 4 月，我们开展了第三轮调查，调查方案和 2008 年的第二轮调查相同。在 2008 年接受过第二轮调查的农户中，84% 参加了本轮调查。加上重新补充的样本，本轮调查中，我们一共调查了 2028 户农户，共计 8517 人，其中，5950 人（70%）是农村劳动力。

表1 　　　　　　　　　　　样本基本信息

	2004	2007	2011
农户数	800	2000	2000
后续随访到的比例（%）	N. A.	86	84
个人	3221	8264	8517
其中农村劳动力的比例（%）	70.2	71.3	69.8

注：N. A.：缺乏该数据
资料来源：作者调查。

本研究的农户调查包括三个模块的内容。农户调查的大部分问题均由户主回答；涉及户内其他家庭成员的信息，如果该成员在家则由该成员本人回答，如果不在，则由户主或者户主的配偶代为回答。在第一个模块，我们收集了所有农村劳动力在调查前一年参与劳动的情况，包括是否干活，如果不干，为什么；如果干，是否干农活，是否有非农工作；如果从事非农工作，我们收集了他/她所从事的最主要的非农工作②的详细情况，如工作地点、在这个岗位上的工作时间（月）、每个月工作的天数和居住方式。同时，我们也收集了包括年龄、性别、教育程度和与户主的关系等

---

① 如果被调查农户只是在县内迁移，那么调查员会尽力找到该家庭并做调查。
② 如果被调查者从事两份及以上非务农工作，则根据每份工作的时长判断哪份为主要的非务农工作。

在内的人口学特征变量。

　　在第二个模块，我们收集了农户所有家庭成员在调查前一年医保参保情况、健康状况、医疗服务需求和利用等方面的资料。具体而言，我们询问了被访农户每个家庭成员在调查前一年是否患过病、如果患过病采取了什么应对措施（门诊求医、住院或不采取任何措施）、医疗支出及其来源等信息。调查时，调查员会明确告知被访者医疗支出只包括与医疗服务和药品相关的支出，不包括求医相关的其他费用，如交通费、餐费等。在最近的两轮调查中，我们收集了过去一年中每个家庭成员最严重的一次患病的详细资料。

　　在第三个模块中，我们询问了每个农户的房产信息。早前的研究表明，相较于其他资产，当农村居民有能力时，其更倾向于投资房产（Secondi，1997；De Brauw and Rozelle，2008）。因此，房产可以作为衡量农户家庭经济条件的指标。在这个模块中，我们询问了每户所拥有的房产数量，以及被调查时每处房产的估价。

　　此外，我们还对相应的新型农村合作医疗办公室和乡镇卫生院进行了调查，收集了报销制度的相关资料，包括如果农民工在其工作地就医，是否可以通过新型农村合作医疗报销及如何报销。

三　农村劳动力流动趋势、对医疗卫生服务的需求及参合情况

　　我们的数据显示，越来越多的农村劳动力长距离外出打工。2004年，长距离外出农民工占所有农村劳动力的13.8%。2011年，这一比例增加至21.1%，年均增长率高达7.6%并且统计显著（见表2）。根据第六轮全国人口普查的数据，我们推算，全国有4.66亿农村劳动力[①]（Population Census Office and NBSC，2012）。由于我们的调查没有包括全家集体迁移的农村劳动力，这意味着中国长距离外出的农民工至少有1亿人。

――――――――――

　　① 估计的农村劳动力人数 = 15—64岁人口总数（4.69亿）－15岁以上学生的人数（3百万）。

表 2　　　　　　　农村劳动力的流动趋势（2004—2011 年）

	2004		2007		2011	
	人数	比例（%）	人数	比例（%）	人数	比例（%）
长距离外出农民工	312	13.8	1092	18.5	1253	21.1
留守农村劳动力	1948	86.2	4797	81.5	4697	78.9
总的农村劳动力	2260	100.0	5889	100.0	5950	100.0

资料来源：作者调查。

　　总体而言，长距离外出的农民工比留守劳动力更加健康。2004 年、2007 年和 2011 年，分别有 51.4%、30.9% 和 45.8% 的长距离外出农民工自报在一年中患病，分别比留守农村劳动力的患病率低 26.5%、32.6% 和 27.7%。这一发现与其他研究的结论一致（Hesketh, et al., 2008）。

　　但因为从事高强度的工作，长距离外出农民工面临很高的健康风险。2004 年，长距离外出农民工的自报工作时长为每个月 261 小时，是国家法定工作时长（每周 5 天，每天 8 小时）的 1.48 倍。2007 年，这一指标略有增长（263 小时），到 2011 年，每月工作时长虽降低至 250 小时，但仍然是国家法定工作时长的 1.42 倍。也就是说如果长距离外出农民工每个月平均工作 22 天，他们每天就需要工作 11.4 个小时；如果他们每个月工作 30 天（完全不休息），每天也要工作 8.3 个小时。

　　因此，虽然长距离外出农民工的健康状况在一开始比留守农村劳动力和城镇劳动力要好，但在一段时间之后他们的健康状况很可能会比其他人更差。很多像老刘（在北京收废品）一样的长距离外出农民工，即使在外出打工时相对同村的留守劳动力更为健康，但随着在外打工时间的延长，健康状况越来越差，甚至丧失了对未来的信心。老刘很快就要满 50 岁了，离开家乡河南开封已经超过 10 年。据他所述，在他的家乡，为了生活得好一点，只要身体还可以的人都外出到城市打工了。最早，他在一个建筑工地打工，有一份稳定的收入，但是两年前，因为严重的腰肌劳损，他只能开始做拾荒者。现在，他和他的家人在北京的郊区租了一间小屋，每天早上 5 点左右他就要出门，骑上三轮车去收废品，一直到晚上 10 点才能回家。尽管如此，老刘的腰痛还是越来越严重了。他很担心自己可能因为身体状况的恶化而不能继续工作，从而无法维持在北京的生计。事实上，他的身体状况令他也很难再回到老家干农活儿。

　　由于对医疗保险有着极大的需求，农民工对新农合的参合率逐年提高。在被调查地区，2004 年，只有 24% 的样本县实行了新农合，到 2007 年，所有被调查地区均实行了新农合，同时，这些年，新农合的参合率也有很大程度的提升，2004 年有 82.1% 的农村劳动力参加了新农合，2007 年，这一比例上升了 90.7%。特别值得强调的是，长距离外出农民工的参合率从 2004 年的 68.4% 增长到了 2007 年的 85.0%，而留守农村劳动力的参合率仅增长了 7.2 个百分点（ = 92.0% − 84.8%）（见图 1）。但是，从历年的增长趋势可见，在经历第一阶段的快速增长后，2007—2011 年，参合率增长的趋势已经放缓。

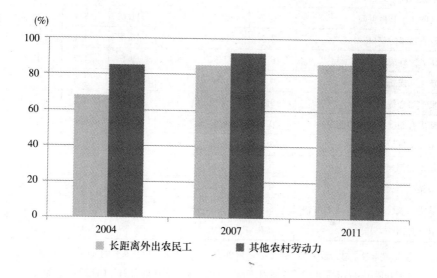

资料来源：作者调查。

图 1　长距离外出农民工与留守农村劳动力参加新农合情况（2004—2011 年）

　　虽然长距离外出农民工的新农合参合率在近年来有大幅增长，但其仍然低于其他农村劳动力。2004 年、2007 年和 2011 年两类农村劳动力参合率的差异分别为 6.4 个、7.0 个和 7.3 个百分点（$P < 0.01$）。我们的研究表明，15.3% 的长距离外出农民工因参加了其他医疗保险而未参加新农合（表 3，第 3 行，第 3 列）。我国有近 1 亿的长距离外出农民工，他们中的 85.9% 参加了新农合，剩余的 14.1% 的人中，只有 2.2% 的人购买了其他

医疗保险（ = 14.1% × 15.3%），也就是说有 11.9%（约 1.22 千万）的长距离外出农民工没有任何的医疗保险。

表3 新农合覆盖地区农民自我报告的未参加
新农合的原因，2004 年、2007 年、2011 年

原因	长距离外出农民工（%）			留守农村劳动力（%）		
	2004 (n = 30)	2007 (n = 156)	2011 (n = 176)	2004 (n = 73)	2007 (n = 368)	2011 (n = 319)
合计[a]	100.0	100.0	100.0	100.0	100.0	100.0
个人原因	20.0	52.6	68.7	43.8	61.7	66.7
已购买了其他保险	6.7	5.8	15.3	11.0	8.7	13.2
没有村里的户口	3.3	38.5	40.3	16.4	35.1	36.5
认为家庭成员不会生病	6.7	3.9	8.0	9.6	11.7	10.3
新生儿或新婚	0.0	0.6	0.0	0.0	2.5	2.0
负担参合费用	3.3	3.9	5.1	6.9	3.8	4.9
新农合制度方面的原因	80.0	38.5	23.9	34.3	19.0	17.2
不在本村工作	66.7	33.3	19.9	15.1	10.3	8.0
报销比例太低	0.0	0.0	1.1	6.9	2.5	4.3
报销手续太复杂	0.0	2.6	0.6	8.2	3.0	2.5
认为新农合基金的管理不可靠	13.3	2.6	2.3	4.1	3.3	2.4
其他原因[b]	0.0	9.0	7.4	21.9	19.3	16.1

注：[a]. "未参合总人数"为在新农合已覆盖地区，选择不参加新农合的人数。

[b]. 其他原因包括不属于"个人原因"和"新农合制度方面的原因"的三类常见原因：（1）被调查对象患有严重疾病不愿意参合；（2）家庭成员中有人是医生；（3）被调查对象太忙，错过了参合的时间等。

资料来源：作者调查。

在某种程度上，上述参合率的增长可能是由于政策制度的完善而引起的。在我们的研究中，我们调查了不参加新农合的原因。原因可分为两类，一类是劳动力自身的原因，例如对新农合的不了解（见表3）；另一类是新农合制度设计的不完善。2004 年，34.3% 的留守农村劳动力因为新农合制度的问题（如在较远的地方打工、补偿比例低、报销程序繁复等）而没有参合。但在 2007 年和 2011 年，该比例下降到了 19.0% 和

17.2%（表3，第8行，第5、6列）。在长距离外出的农民工中，该比例也从2004年的80.0%下降到2011年的23.9%（表3，第8行，第1、3列）。但是长距离外出农民工和其他农村劳动力的差距依然存在。

四　医疗服务利用和新农合参合者自付医疗费用

（一）统计描述

虽然长距离外出农民工比留守农村劳动力更加健康，但在患病时他们却更少利用医疗卫生服务。2004年，84%的长距离外出农民工和85%的留守农村劳动力生病后曾就诊（见表4）。2011年，留守农村劳动力在患病时就诊的比例仍然比长距离外出的农民工高出3个百分点，并且这一差异在5%的统计水平上显著。造成该现象的原因有很多，例如长距离外出的农民工可能有更高的机会成本、更难到达医疗机构、更倾向于自我医疗。

表4　　　　　长距离外出农民工与留守农村劳动力医疗卫生
服务利用及报销情况的比较

	长距离外出农民工			留守农村劳动力		
	2004	2007	2011	2004	2007	2011
样本人数（N）	65	928	1076	408	4415	4376
患病后，就医的比例（%）	0.84	0.95	0.94	0.85	0.94	0.97
就医后，发生的医疗费用（元）	589	1107	1510	708	1200	1720
门诊患者	589	810	660	447	654	835
住院患者	N. A.	4490	8397	3904	5925	8697
就医后，得到报销的患者的比例（%）	0.10	0.09	0.14	0.25	0.22	0.27
就医后，实际报销比例（%）	0.02	0.02	0.04	0.03	0.05	0.08
门诊患者	0.02	0.02	0.02	0.03	0.04	0.05
住院患者	N. A.	0.08	0.21	0.07	0.15	0.31
最近一次患病时，在新农合定点医疗机构就医的比例（%）	N. A.	0.50	0.55	N. A.	0.65	0.78

注：N. A.：缺乏该数据。

资料来源：作者调查。

　　但是一旦就诊，长距离外出农民工医疗支出并不比留守农村劳动力低。2004 年、2007 年和 2011 年长距离外出的农民工平均每年的医疗费用分别为 589 元、1107 元和 1510 元（见表 4）。相比之下，留守农村劳动力分别花费 708 元、1200 元和 1720 元（见表 4），两者相比较，差异无统计学意义（$P > 0.10$）。可能的原因是长距离外出的农民工除非生病严重，否则不会去医院就诊，而推迟就医的结果是需要花费更多的医疗费用。

　　我们的研究还表明，长距离外出的农民工在利用医疗卫生服务后，从新农合得到报销的可能性更低。2004 年，利用过医疗卫生服务的长距离外出的农民工中，只有 10% 的人得到报销（见表 4）。2007 年和 2011 年该项比例分别为 9% 和 14%。相比而言，2004 年、2007 年和 2011 年，留守农村劳动力受益比例分别为 25%、22% 和 27%，差异均有统计学意义。

　　此外，长距离外出的农民工和留守农村劳动力之间最大的差异在于，前者就诊后实际报销的比例更低。如果我们只计算那些从新农合中得到报销的人，2011 年长距离外出的农民工实际报销得到的医疗费用占总医疗费用的 31%（实际报销比例），在留守农村劳动力中该比例为 30%，差异没有统计学意义。但如果我们将所有利用过医疗卫生服务的参合人员都计算在内，2004 年长距离外出的农民工的实际报销比例只有 2%（表 4，第 7 行），2011 年该比例为 4%。同期，留守农村劳动力的实际报销比例从 3% 上升至 8%，在基数和增幅上都更高（表 4，第 7 行）。从医疗支出的类型来看，门诊花费的实际报销比例在长距离外出的农民工和留守农村劳动力之间的差异没有统计学意义（表 4，第 8 行）。虽然新农合对住院花费的报销比例更大，但 2011 年长距离外出的农民工住院花费的实际报销比例比留守农村劳动力低了 10 个百分点（31%—21%）（$P < 0.01$）。也就是说，长距离外出的农民工自付的医疗费用比留守农村劳动力更多，尤其是在住院花费方面。

　　造成该差异的原因，可能是长距离外出的农民工多在新农合非定点的医疗机构就诊。调查结果显示，2007 年和 2011 年，在最近一次患病时，长距离外出农民工中分别只有 50% 和 55% 的人到新农合定点的医疗机构就诊（见表 4）。相比之下，留守农村劳动力中这一比例分别为 65% 和 78%（见表 4）。其中一个主要原因是长距离外出的农民工在外地工作，而新农合定点医疗机构却主要设立在他们的家乡县内，所以对这部分长距离外出的农民工而言，这些医疗机构遥不可及。而根据新农合政策，没有在指定医疗机构就诊就不能得到报销。此外，即便他们在家乡外的新农合定点医疗机构就医，能够得到的报销比例也十分低（Yi, et al., 2009）。

（二）多因素分析

因为描述性统计分析只展示了两个变量之间的简单相关关系，我们运用了多元回归分析来识别长距离外出的农民工是否同等地从新农合受益。我们运行了两个模型，第一个基本模型控制了区县和调查年限两类虚拟变量，第二个模型（全模型）除控制区县和调查年限两类虚拟变量外，还控制了个人和家庭的基本情况。因变量是被调查对象患病后是否寻求医疗卫生服务、自付医疗费用的比例（=1－新农合实际报销比例），以及被调查对象最近一次患病时，是否在新农合定点医疗机构就医。

模型1的结果显示，相比留守农村劳动力，长距离外出农民工从新农合受益更少。虽然两类人群都参加了新农合，但长距离外出农民工在患病时更少利用医疗卫生服务（少1.9个百分点）（表5，第1列），他们的自付的医疗支出比例比留守农村劳动力多3.6个百分点（表5，第3列）。最近一次患病时，长距离外出农民工更少在新农合定点医疗机构就医（少22.1个百分点）（表5，第5列）。这些结果与之前的统计描述结果相吻合。

表5　　　　　　长距离外出对患者自付医疗支出比例的影响

	患病时是否就医		自付医疗费用的比例		最近一次患病时，是否在新农合定点医疗机构就医	
	(1)	(2)	(3)	(4)	(5)	(6)
长距离外出农民工（是=1, 否=0）	-0.019**	-0.004	0.036***	0.027***	-0.221***	-0.210***
	(0.010)	(0.010)	(0.006)	(0.006)	(0.026)	(0.027)
年龄（岁）		0.004**		-0.002**		0.001
		(0.002)		(0.001)		(0.004)
年龄的平方（岁）		-0.000**		0.000**		-0.000
		(0.000)		(0.000)		(0.000)
性别（男性=1, 女性=0）		-0.011**		0.001		0.009
		(0.004)		(0.003)		(0.011)

续表

	患病时是否就医		自付医疗费用的比例		最近一次患病时，是否在新农合定点医疗机构就医	
	(1)	(2)	(3)	(4)	(5)	(6)
是否上过学（是=1，否=0）		0.002		-0.009*		-0.003
		(0.008)		(0.005)		(0.018)
中共党员（是=1，否=0）		-0.012		-0.012		0.019
		(0.011)		(0.009)		(0.023)
自认为健康状况差（是=1，否=0）		0.021***		0.009**		0.020
		(0.006)		(0.005)		(0.018)
住院（是=1，否=0）		0.047***		-0.191***		0.182***
		(0.004)		(0.009)		(0.018)
中产农户		-0.005		-0.006		0.023
		(0.008)		(0.005)		(0.019)
富有农户		0.014*		-0.006		0.008
		(0.008)		(0.005)		(0.020)
县虚拟变量	是	是	是	是	是	是
调查年份虚拟变量	是	是	是	是	是	是
常数项	0.814***	0.723***	0.975***	1.053***	0.845***	0.754***
	(0.037)	(0.052)	(0.010)	(0.023)	(0.043)	(0.088)
调查人数#	7135	7106	6753	6726	5117	5096
R-squared	0.054	0.064	0.042	0.177	0.107	0.126

注：①# 2004 年的数据中排除了来自 18 个当时没有被新农合所覆盖的县的调查对象。

②纳入回归分析的对象都参加了新农合。

③因为 2004 年为收集个人最近一次患病时就诊的详细信息，因此列（5）和（6）的分析只利用了 2007 年和 2011 年的调查数据。

④括号内为稳健性标准误。

⑤* $P < 0.10$；** $P < 0.05$；*** $P < 0.01$。

全模型显示尽管核心自变量的系数变小，但是结果与模型 1 的结果一致。长距离外出的农民工仍然比留守农村劳动力更少利用医疗卫生服务，但回归系数不具统计学意义（表5，第2列）。一旦利用医疗卫生服务，长距离外出的农民工将比留守农村劳动力多支付2.7个百分点的自付医疗费用（$P < 0.01$）（表5，第4列）。最近一次患病时，长距离外出农民工更少在新农合定点医疗机构就医（少21个百分点）（表5，第6列）

　　全模型的结果还显示在年轻的时候，随着年龄的增加，被调查对象利用医疗卫生服务的可能性增加，但48岁以后，这种效应就发生了逆转（表5，第2列），可能是由于农村劳动力在他们年轻时更愿意在健康人力资本上做投资。在自付医疗费用比例的回归模型中（表5，第4列），年龄和自付医疗费用比例之间呈二次曲线关系（U型）。年龄与自付医疗费用比例之间的负向关系可能是由于年轻的农村劳动力随着年龄的增加，对新农合报销政策的了解越来越多，因此实际报销的比例更高。但到达一定年龄后，他们发生慢性疾病的可能性增加，而新农合对这些疾病产生的医疗费用不提供报销（Jing, et al., 2013），因此他们自付的医疗费用比例升高。

　　和我们假设的一样，全模型的结果还显示男性的农村劳动力在患病时更少利用医疗卫生服务。一个可能的解释是由于女性农村劳动力的平均收入水平只有男性的3/4（Magnani and Zhu, 2012；Xiu and Ganderson, 2012），因此男性在利用医疗卫生服务上有更高的机会成本。受过教育的农村劳动力自付医疗费用的比例更低，可能是由于他们对新农合报销政策的理解程度更高。健康状况差的农村劳动力利用医疗卫生服务的可能性更大，自付的比例也更高。住院病人自付医疗费用的比例比门诊病人低19.1个百分点，也更倾向于在新农合指定医疗机构就医（高18.2个百分点）。该现象与新农合以保大病为主，住院报销比例更高的政策相符合（Yi, et al., 2009）。虽然家庭房产的价值对生病后是否就诊有积极的影响，但对被调查对象自付医疗费用的比例和他们对医疗机构的选择并没有影响。

　　最后，我们使用了多重填补的方法来处理缺失值的问题（见表6）。在我们的样本中，长距离外出务工者的数据更可能缺失，而我们现有的结果是基于现有观测值得出的，因此该结果不能外推至所有调查对象。虽然多重填补不能完全重现缺失数据的原貌，但通过分析，我们可以确定研究结果对缺失数据的敏感程度。虽然我们在表6中展示了多重填补后的分析结果，但为了简便起见，我们不对分析结果进行深入讨论。实际上，多重填补的分析结果与之前的多元回归分析的结果大致相同：即使参加了新农合，长距离外出的农民工仍然比留守农村劳动力更少利用医疗卫生服务，自付医疗费用的比例更高，更少去新农合定点医疗机构就医。也就是说，长距离外出的农民工没有公平地从新型农村合作医疗制度中受益。

表6　　　　长距离外出对患者自付医疗支出比例的影响——多重填补法分析结果

	患病时是否就医		自付医疗费用的比例		最近一次患病时，是否在新农合定点医疗机构就医	
	(1)	(2)	(3)	(4)	(5)	(6)
长距离外出农民工（是=1，否=0）	-0.019**	-0.005	0.034***	0.024***	-0.169***	-0.142***
	(0.008)	(0.009)	(0.006)	(0.006)	(0.021)	(0.023)
年龄（岁）		0.004***		-0.002**		0.003
	(0.001)		(0.001)		(0.004)	
年龄的平方（岁）		-0.000**		0.000**		-0.000
	(0.000)		(0.000)		(0.000)	
性别（男性=1，女性=0）		-0.012**		0.002		0.001
	(0.005)		(0.004)		(0.013)	
是否上过学（是=1，否=0）		0.002		-0.008		0.001
		(0.008)		(0.005)		(0.018)
中共党员（是=1，否=0）		-0.012		-0.011		0.021
		(0.010)		(0.007)		(0.022)
自认为健康状况差（是=1，否=0）		0.021***		0.010*		0.024
		(0.007)		(0.005)		(0.017)
住院（是=1，否=0）		0.048***		-0.191***		0.192***
		(0.009)		(0.006)		(0.019)
中产农户		-0.004			-0.007	0.017
		(0.006)		(0.004)		(0.015)
富有农户	0.014**		-0.006		0.007	
		(0.006)		(0.004)		(0.016)
县虚拟变量	是	是	是	是	是	是
调查年份虚拟变量	是	是	是	是	是	是

续表

	患病时是否就医		自付医疗费用的比例		最近一次患病时，是否在新农合定点医疗机构就医	
	(1)	(2)	(3)	(4)	(5)	(6)
常数项	0.814***	0.728***	0.978***	1.048***	0.801***	0.679***
	(0.016)	(0.033)	(0.013)	(0.023)	(0.033)	(0.091)
调查人数#	7162	7160	7162	7160	6809	6807

注：①# 2004 年的数据中排除了来自于 18 个当时没有被新农合所覆盖的县的调查对象。

②纳入回归分析的对象都参加了新农合。

③因为 2004 年为收集个人最近一次患病时就诊的详细信息，因此列（5）和列（6）的分析只利用了 2007 年和 2011 年的调查数据。

④括号内为稳健性标准误。

⑤* $P < 0.10$；** $P < 0.05$；*** $P < 0.01$。

⑥填补次数 = 20 次。

五　讨论与结论

本文通过对三轮农户调查数据的分析，评价了长距离外出的农民工是否与留守农村劳动力一样公平地从新农合受益。我们的研究结果发现，在中国农村，越来越多的农村劳动力迁移到户口所在区县以外的地方。这些长距离外出的农民工由于超长时间的工作而面临很高的健康风险。虽然该人群参加新农合的比例逐年上升，但与留守农村劳动力相比，其参合的可能性仍然较低，主要原因在于新农合政策制定中存在的不足（长距离外出的农民工不在户籍所在县工作）。我们的研究还发现，在参合人员中，与留守农村劳动力相比，长距离外出的农民工患病时对医疗服务的利用率更低，并且他们往往选择在新农合非定点的医疗机构就医，因为新农合指定的定点医疗机构通常都在他们的家乡，对这部分长距离外出的农民工来说，这些医疗机构是遥不可及的。这也部分解释了为什么该人群在新型农村合作医疗报销的比例低于留守农村劳动力。简而言之，与留守农村劳动力相比，长距离外出的农民工在新型农村合作医疗中受益更少，自付医疗费用的比例更高。

鉴于农民工在中国经济发展中的重要作用，为他们建立一个整合的医疗保险制度非常必要且意义重大。在过去的几十年中，人口流动是中国经济的一个主要推动力，在将来，这种人口流动趋势会进一步加速（Young，2000；Knight，et al.，2011）。然而，现有的医疗保险制度不能为农民工提供服务，主要是因为保险制度在不同地区的分割，在将来的改革中，促进不同地区保险体系的整合迫在眉睫。

本文的贡献之一是结合了中国社会保障体系区域分割的特点，将离开家乡（县）工作6个月或更长时间的农村劳动力定义为长距离外出的农民工。事实上，在中国，很多社会保障体系，包括新农合，都是以县为单位建立的，这些社会保障体系在各县之间独立运行。然而，在以往的研究中，研究者都没有把这个问题考虑在内。

最后，我们需要正视这篇文章存在的一些不足之处。本研究在农村开展调查带来两个不足，一是我们没有办法调查到那些举家迁移到县外的人。基于Salmon偏倚的假设（Lu and Qin，2014），本研究的样本不能充分代表那些更加健康的长距离外出的农民工。因此，我们可能低估了长距离外出的农民工在新农合中的受益情况。二是农民工的信息是由他们的家庭成员（主要是户主）报告的，除非农民工患了大病，否则家庭成员对其在外地的医疗卫生服务利用情况都不太了解。虽然数据填补的分析结果显示，研究结果对于缺失数据仍然稳健，但今后的研究应该从流入地和流出地同时开始调查。

参考文献

Biao, X. 2004. *Migration and health in China：problems，obstacles and solutions.* http：//www. childmigration. net/files/AMCRP17. pdf，accessed on February 2014.

Chen, C. , H. Lucas, G. Bloom, S. Ding. 2010. *Internal Migration and Rural/Urban Household in China：Implications for Health Care.* http：//www. chronicpoverty. org/uploads/publication _ files/chuanbo _ et _ al _ health. pdf, accessed on February 2014.

Démurger S, Gurgand M, Li S, et al. 2009. "Migrants as second-class workers in urban China? A decomposition analysis." *Journal of Comparative Economics*, Vol. 37, No. 4, pp. 610 – 628.

Feng W. , Zuo X. , Ruan D. 2002. "Rural migrants in shanghai：living under the shadow of socialism. " *International Migration Review*, Vol. 36, No. 2, pp. 520 – 545.

Hesketh T. , Jun Y. X. , Lu L. , et al. 2008. "Health status and access to health care of migrant workers in China. " *Public Health Reports*, Vol. 123, No. 2, pp. 189 – 197.

Knight J. , Deng Q. , Li S. 2011. "The puzzle of migrant labour shortage and rural labour surplus in China. " *China Economic Review*, Vol. 22, No. 4, pp. 585 – 600.

Li H. , Li L. , Wu B. , et al. 2012. "The end of cheap Chinese labor. " *The Journal of Economic Perspectives*, Vol. 26, No. 4, pp. 57 – 74.

Li, S. 2008. *Rural Migrant Workers in China*: *Scenario, Challenges and Public Policy*. Policy Integration and Statistics Department, International Labor Office, Geneva.

Li X. , Zhang L. , Stanton B. , et al. 2007. "HIV/AIDS-related sexual risk behaviors among rural residents in China: potential role of rural-to-urban migration. " *AIDS Education and Prevention*, Vol. 19, No. 5, pp. 396 – 407.

Mou J. , Cheng J. , Zhang D. , et al. 2009. "Health care utilisation amongst Shenzhen migrant workers: does being insured make a difference?" *BMC Health Services Research*, Vol. 9, No. 1, p. 214.

Nuwayhid I. A. 2004. "Occupational health research in developing countries: A partner for social justice. " *American Journal of Public Health*, Vol. 94, No. 11, pp. 1916 – 1921.

Qiu P. , Yang Y. , Zhang J. , et al. 2011. "Rural-to-urban migration and its implication for new cooperative medical scheme coverage and utilization in China. " *BMC public health*, Vol. 11, No. 1, p. 520.

Feng W. , Ren P. , Shaokang Z. , et al. 2005. "Reproductive health status, knowledge, and access to health care among female migrants in Shanghai, China. " *Journal of biosocial science*, Vol. 37, No. 5, pp. 603 – 622.

Rozelle S. 1996. "Stagnation without equity: patterns of growth and inequality in China's rural economy. " *The China Journal*, No. 35, pp. 63 – 92.

Xinhua. "8m more people to have health insurance in 2011. " *China Daily*. http: //www. chinadaily. com. cn/china/2011npc/2011 – 03/09/content_

12144029. htm, Accessed on October 13, 2011.

Yi H. , Zhang L. , Singer K. , et al. 2009. "Health insurance and cata-strophic illness: a report on the New Cooperative Medical System in rural China. " *Health Economics*, Vol. 18, Supplement 2, pp. 119 – 127.

Young A. 2000. "The razor's edge: Distortions and incremental reform in the People's Republic of China. " *The Quarterly Journal of Economics*, Vol. 115, No. 4, pp. 1091 – 1135.

辜胜阻、郑凌云、易善策:《新时期城镇化进程中的农民工问题与对策》,《中国人口、资源与环境》2007 年第 1 期。

姚洋:《社会排斥和经济歧视:沿海农村地区移民的现状》,北京大学国家发展研究院,工作文件,编号:E2001005,2001 年。

苑会娜:《进城农民工的健康与收入——来自北京市农民工调查的证据》,《管理世界》2009 年第 8 期。

中国发展研究基金会:《中国人类发展报告 2005:追求公平的人类发展》,中国对外翻译出版公司 2005 年版。

中国国家统计局:《中国新生代农民工的数量、结构和特征》,2011 年 10 月 9 日(http: //www. stats. gov. cn/tjfx/fxbg/t20110310_ 402710032. htm)。

回家：中国湖北和四川的
伤病返乡农民工[①]

陈传波[②]　　丁士军[③]　　Sarah Cook[④]　　Myra Pong[⑤]

摘要　本文运用大样本问卷调查与深度访谈研究了伤病返乡农民工自身状况及其伤病返乡对家庭和农村社区的影响。在样本地区（湖北和四川的4个县），约4%的家庭有因严重伤病而返乡的农民工，其中一半丧失了劳动能力。他们伤病后不能继续外出务工，又因面临较高的医疗和生活成本且无人照料不得不选择返乡。约80%的伤病返乡者曾住过院，平均住院时间超过1个月，通常在务工地急救或确诊后返乡治疗或康复。工伤患者的急救成本通常由雇主支付，部分人讨价还价还能获得一些补偿，但雇主对疾病患者不承担任何救治责任。返乡后的治疗和照料几乎完全依靠家庭，正规社会保障如工伤保险、新型农村合作医疗、医疗救助和农村最低生活保障所提供的支持都极其有限。只能靠积蓄和借贷来维持医疗费用和日常生计，因缺钱而难以持续治疗的现象较

---

①　本文数据源于欧盟第六轮科技合作框架计划支持的 POVILL 项目（http：//www. povill. com／en_ index. aspx），由中南财经政法大学组织农户调查，卫生部卫生经济研究所和四川大学华西医学中心等也参加了农户调查。国家自然科学基金（资助号：71373271，71073164和71173239）为本文的数据分析提供了部分资助。本文作者受邀参加了美国地理学会年会（2009 年 3 月 20—27 日），中国流动人口研究国际研讨会（2010 年 11 月），香港大学和社会科学与医学杂志社联合举办的亚洲卫生系统改革国际会议（2011 年 12 月），在这些会议上报告和讨论了本文的研究发现。特别感谢 Gerald Bloom、Henry Lucas、白南生、Jennifer Holdaway、Cindy Fan、黄宗智、温铁军、汪三贵、李实和赵延东等对本文的支持和建议。

②　陈传波，中国人民大学农业与农村发展学院副教授。

③　丁士军（dingshijun2006@ aliyun. com）（通讯作者），中南财经政法大学公共管理学院教授。

④　Sarah Cook，联合国社会发展研究所（UNRISD）主任。

⑤　Myra Pong，最近刚在英国发展研究所（IDS）完成论文并获得博士学位。

为常见。伤病返乡农民工家庭往往老弱病残成员多而劳动力少，3/4 的家庭负债，平均负债高达 2 万元。在伤病返乡农民工样本群体中，约有 30% 的伤病返乡者康复后再次外出；23% 不能外出但可在家乡务农或做小生意；15% 只能从事家务劳动；24% 失去了生活自理能力，只能依赖家人，通常是老年人；还有 8% 已经去世。这些研究发现对于现行非正规的劳动用工体制及城乡和地区行政分割的社会保障体系改革具有重要的政策含义。

一　引言

　　城乡移民复杂的健康效应问题已得到了人们广泛的认识，对移民健康问题的研究日益深入（Sander，2007；Zimmerman，et al.，2011），返乡移民的健康问题同样受到大量关注（Clark，et al.，2007；Ullmann，et al.，2011）。这些研究围绕移民是否更健康展开了争论（Hu，et al.，2008）。中国国内城乡移民主要是农民工，其规模增长很快，2002 年跨乡镇外出半年即以上的达到了 1 亿人，2012 年达到了 1.6 亿人（NBS，2012）。农民工的健康问题日益受到重视，特别是流行病、精神健康、生殖健康、职业病和工伤问题（Zhan，2002；Pringle and Frost，2003；Zheng and Lian，2005；Strand，et al.，2007；Wong，et al.，2008；刘玉兰，2011；郭青和张春曦，2008；刘衍华等，2008）。一些研究观察到中国也存在"健康移民效应"（Healthy Migrant Phenomenon）（Hu，et al.，2008；Chen，2011）。中国城乡之间的"健康移民效应"体现在两个方面：一方面，越健康越年轻越可能外出到城市找工作，老弱病残更可能留在农村老家；另一方面，因伤病需要家庭照料或社区支持者更可能返乡（白南生、何宇鹏，2002）。换言之，农村老家是一个输出健康，输入伤病之所（Hu，et al.，2008）。

　　农民工伤病后返回他们相对偏远闭塞的农村老家，便淡出公众视野。然而，无论是对于医疗资源配置还是对农民工家庭冲击来说，他们的治疗和照料负担问题都具有重要的政策含义（Clark，et al.，2007；Chen，et al.，2010）。本文聚焦于伤病返乡农民工，研究其伤病返乡过程及返乡对家庭生计的影响。主要的研究问题包括：为什么伤病后要返乡？如何获得医疗服务？谁提供日常照料？在多大程度上获得了正规社会保障？伤病对家庭生计有何影响？

二　分析框架

返乡是城乡人口流动过程中的一个重要阶段，是在特定环境下的一个复杂过程，有时可能与健康相关（International Organization for Migration，2008）。事实上，移民过程中的不同影响因素（动因、类型、外出期限、合法身份等）都可能导致健康脆弱性并影响到移民的健康状况（Davies，et al.，2010）。Zimmerman 等（2011）认为移民的四个阶段（外出前、旅途中、在目的地及返乡）各有不同的健康权衡，其中对健康状况有重要影响的阶段包括：外出前老家的疾病模式和病原体；旅途中携带病原体穿越不同流行性疾病区可能发生的交叉感染；在目的地的健康效应（非传染病、精神健康及健康的社会经济影响）；返回到资源稀缺的地方生存维艰，患残疾和慢性病需要持续的治疗却又难以获得或无力支付充分的治疗费用。特别是，当前的政策和社会保障项目与伤病返乡的移民需求之间存在严重的错位，亟待在国际和国内层面采取多部门策略来应对移民健康问题（Davies，et al.，2011）。

流动人口（城乡移民）健康问题可以被视为一个连续的多阶段进程，可按症状、诊断、护理、咨询和治疗等来分类（Chrisman，1977）。在每个阶段患者都会面临与伤病相关的特定类型的问题。为了调查这些问题，与特定的社会和文化背景相契合的疾病口述史可以作为有用的分析工具，它能抓住病人的经历以及与疾病相关的多个维度的问题（Farmer，1994；Hök，et al.，2007；Men，et al.，2012）。

基于上述讨论特别是 Men 等（2012）的框架，本文聚焦于伤病返乡的五个阶段以及伤病对家庭生计的影响。如表1所示，这五个阶段分别是伤病返乡、医治、筹措资源、家庭负担和家庭生计变化。下文的分析将按这五个阶段依次展开。

表1 伤病返乡的五个阶段

	阶段		相关问题
1	发病与治疗	伤病返乡	健康状况恶化 难以获得务工地的医疗服务和保障 缺乏家庭成员支持
2		医治	医疗质量变化 高昂医疗开支
3	短期影响	筹措资源	正规社会保障有限 难以获得资源支付医治开支
4		家庭负担	缺乏照料者 高依赖性 缺乏土地 负债累积
5	中长期影响	家庭生计变化	家庭消费的变化 依赖他人帮助生产 丧失生活自理能力 养家糊口的家庭成员去世

三 数据与方法

本文数据源于 POVILL 项目①在中国湖北和四川两省四个县的两轮调查。2007 年 2 月至 4 月先进行了大规模的快速问卷调查，根据调查结果抽取"大病户"后，于 2007 年 7 月至 10 月再对"大病户"进行了深度访谈。本项目中的"大病户"是指如下三种情形之一：1. 近一年农户每劳动力平均住院费超 1000 元；2. 近一年农户每劳动力平均住院费不足 1000 元，但每劳动力平均门诊费超过 1000 元；3. 近一年农户每劳动力平均住院费和门诊费均不足 1000 元，但有家庭成员因病不能正常活动超过 3 个月。

---

① 本文数据来自欧盟第六轮科技合作框架计划项目（POVILL project，项目编号 INCO - CT - 2005 - 517657，网址：http://www.povill.com/en_ index.aspx）。本文第一、二作者及中南财经政法大学组织了农户调查，中国卫生经济研究所和四川大学华西医学中心也参加了农户调查。

（一）样本地区

选取湖北省（中国中部）的红安县和孝昌县和四川省（中国西部）的富顺县和阆中市，这4个县（市）均属于较贫困的地区。

（二）抽样程序

采用两阶段抽样方法，第一阶段为大规模快速问卷调查，第二阶段为深度访谈。

1. 大规模快速问卷调查

在每个样本县，采用分层随机抽样方法，每个县随机抽取3个乡，每个乡随机抽取10个村，每个村随机抽取100户。4个县的总样本为12000户。

大规模快速问卷调查发现，样本地区的国内城乡移民规模相当大，导致农村常住人口主要是15岁以下（占20%）或50岁以上（占47%）人口；20—29岁人口中80%的男性和62%的女性至少有半年不在村里，他们主要是进城农民工。根据受访者自我报告的健康状况，外出人口与留守人口健康状况差异明显，留守人口健康状况较差的百分比要比外出人口健康状况较差的百分比高15%，自我评价健康状况的差异则随着年龄增长而增大（详见附表1）。

2. 深度访谈

根据大规模快速问卷调查结果和给定的"大病户"标准，从12000户中识别出2600个"大病户"，再从2600户中抽取600户，其中在每个县的调查村内分别随机等距抽取，共150户。对600个"大病户"进行深度访谈。深度访谈由具有社会科学和公共卫生背景的专家执行，通常每户用一天的时间进行访谈。

访谈内容按照患者的"疾病口述史"从三条时间线展开：疾病或症状的发展过程线、医治过程及医治费用筹集过程线、伤病对家庭生计长期影响过程线。通过与受访者共同重建疾病历程，深入挖掘疾病发展、求治过程及其生计影响三者之间复杂的互动关系。

600个深访"大病户"样本共有2727个家庭成员，其中41.4%曾经外出过，20—39岁人口有87%曾是外出农民工。在曾经外出人口中，有29.3%返乡在家，返乡农民工中有64%年龄超过40岁（详见附表2）。

深度访谈样本中有330名返乡农民工。健康相关因素（如自身生病、返乡照料家人，生育）是导致他们返乡的主要原因，其中34%为伤病返乡（详见附表3）。

3. 伤病返乡者样本

先对600个"大病户"深度访谈记录进行文本阅读，从中识别出110个伤病返乡"大病户"，这些住户都有家庭成员曾经外出务工，并且在外期间患过大病或发生过严重工伤事故，患病或受伤后都曾经返回或正在农村老家。先在Word软件中通过标签或加小标题的方式进行文本阅读，同时将关键变量整理成Excel数据表格进行定量分析。

四　结果

伤病返乡人员是农村留乡人口"大病"人员的重要组成部分。如果按照上述600个"大病户"中就有110名伤病返乡者家庭来推算，估计研究样本地区全部2600个"大病户"中约有477户有伤病返乡的家庭成员，约占研究地区全部调查户（12000户）的4%。进一步推算，因110个伤病返乡者案例中约有一半伤病返乡者不能再从事生产劳动（详见下文家庭生计变化分析部分），估计研究地区约有2%的农户有因严重伤病返乡且不再能从事生产劳动的家庭成员。

（一）伤病返乡

1. 伤病返乡者特征

伤病返乡农民工中，女性只占16%（见表2），且都小于40岁；1/3的男性伤病返乡者年龄在50岁及以上，且年龄越大，伤病发生率越高。在全部外出劳动力中，40岁及以上者只占14%（见附表1），但这一年龄段发生伤病者却占全部伤病案例的51%。多数伤病返乡者曾经外出务工多年，85%的伤病返乡者外出务工两年及以上，50%以上的伤病返乡者累计外出时间超过五年。伤病发生于最近三年的占75%，最近一年的占56%。

表2　　　　　　　伤病返乡者特征的描述统计（n＝110,%）

变量		男	女	合计
年龄（岁）	15—19	3.3	5.6	3.6
	20—29	14.1	38.9	18.2
	30—39	21.7	55.6	27.3
	40—49	28.3	0.0	23.6
	>49	32.6	0.0	27.3
外出年限（年）	<2	12.8	25.0	14.9
	2—5	30.8	50.0	34.0
	6—10	25.6	12.5	23.4
	>10	30.8	12.5	27.7
行业	建筑业	52.2	16.7	46.3
	制造业	31.1	77.8	38.9
	服务业	16.7	5.6	14.8
伤病类型	工伤	39.1	5.6	33.6
	交通事故	4.4	5.6	4.6
	精神疾病	6.5	16.7	8.2
	身体疾病	50.0	72.1	53.6
样本量		92	18	110

　　超过半数的男性伤病返乡者曾在建筑行业务工，78%的女性伤病返乡者曾在制造行业工作。伤病的类型多种多样，其中一半为损伤，一半为疾病。约1/3为工伤，交通事故损伤占5%，精神类疾病占8%。男性更容易遭遇损伤，女性患疾病的比率更高。

　　建筑业中的损伤较为常见，这与该行业劳动密集、缺乏防护和中国多为高层建筑等特征有关。骨折最为常见，此外还有内脏受损和下背骨折等。建筑相关的许多活动如搬砖运砂等都是重体力活，为赶工期连续超负荷工作，易患腰椎间盘突出症。制造业的伤残多为长时间单调工作、注意力不集中而导致的手指被切等。交通事故是造成农民工伤病的另一重要罪魁祸首，农民工多集中居住在人口密集的城乡结合部，缺乏公共交通服务，许多交通事故与摩托车相关。拾荒的老年人易患肺结核和肝炎等传染性疾病。刚外出的年轻人则可能在被抢、被吓、被打、被克扣工资、被歧视或在遭遇家庭暴力时引发精神失常。

2. 因丧失劳动能力或在外医疗开支过高而返乡

在110名伤病返乡者中，有47%称返乡是因为家里有人照料，37%认为在外开支更高，8%称在外医疗不便，6%更信任家乡医生，只有2%称返乡治疗可以获得报销。

打工已经成为中国贫困地区农户一种较普遍的谋生方式。一般的急性病发作，如果能在十天半个月内恢复，打工者不会返乡。只要疾病不发展到影响在外工作，他们就会坚持下去，甚至有一些农民工在外出前就已经知道患病，但只要不影响干活，也可能选择外出。A2（代码，指某位具体的伤病返乡者，下同），外出前就已经患肝病，但因不影响干重活，他并不在意，仍外出到山东挖金矿，2个孩子随其在外上学，妻子也随同外出，专职照料全家生活。在山东打工5年后因病情恶化，不能再打工，只得返乡。

伤病返乡者要么是因损伤需要较长期时间的休养，要么是因慢性疾病影响在外的工作。农民工进城就是为了务工赚钱，在外生病后若不能很快康复，不仅没了收入，还要支付较高的现金生活成本。在外不仅需要租房住，生活开支也需要现金支出，现金只出不进，难以长期维持。H10，本已举家进城买房，但生病后，没有了收入，觉得在市区什么东西都要买，只得回到老家，依靠仍留在老家的父母维持生活。

相对于所熟悉和信任的家乡医院和医生，他们往往觉得务工地城市的医疗费用更贵，也更不方便。当预期在外医疗成本与返乡医疗成本之差高于往返路费时，他们就可能选择返乡。K9，外出12年，和妻子、儿子、妻兄在一起打工，一家三口在昆明租房生活。因突患重症胰腺炎，手术费要上万元。打听到家乡医疗只要几千块钱，便坐飞机（机票费1400元）回老家看病。

大多数农民工远离亲人，独自在外，生病时无人照料。对于那些刚外出的年轻孩子，有些事情还不会独自处理，父母通常会敦促他们赶快回家。有些年轻的外出务工人员更愿意在外面治疗，他们觉得回家治疗不太方便。但是，家里的父母希望他们回家治，因回家能得到更好的照料。B12，"家里要求我回去治疗，他们担心我做完手术后休息不好，会对以后的生育有影响。的确，我在外面打工很辛苦，早上8点上班，直到晚上12点才下班。但是，我觉得家里治疗也不方便，因为交通不太好。"

（二）医治

1. 务工地急救

当打工者发生工伤事故时，雇主通常负责有限的急救。一般老板害怕"死人"，多会立即施救，但救治往往止于不出人命。有 9 名伤病返乡者称他们未治好就被迫出院了。出院原因包括：没钱住院（4 人）；老板劝说、不让住院或要求出院（6 人）；老板不再支付医疗费而被医院请出（2 人）；包工头逃走，没钱而被医院请出（1 人）；正好赶上过年，在城里无亲无故，工友都回家了，无人照顾而出院（4 人）；在家乡医院也可能因农忙时节无人照顾而提前出院（1 人）；觉得医院环境不好、技术不行而提前出院（1 人）等。

打工者伤病事件发生后，也有少数没有得到及时救治。未及时救治的原因包括：一是因出事故的地点远离医院；二是单人加夜班，事故后难以被发现（D10，一个冬夜在建筑工地值班，从二楼踏空摔到地下室，从昏迷中醒过来，既爬不起来，手机又没有信号）；三是从下级医院一级一级转诊（小医院往往不敢接受伤病严重者，耽误时间）；四是所受内伤没有马上发现；五是老板为节约医疗费寻找便宜医院，甚至从较好条件的医院向较差条件的医院转。I3，"先到县医院，要预交一万元，老板嫌太贵了，没交。又到市医院，同样要一万元。又到镇医院，同样是一万元。最后才送到县中医院，只要两千元就可以，此时已经过了两个多小时。中医院技术不行，我的腿一直是肿的。两次吐血，差点死掉了。"

2. 返乡后长期治疗

伤病者在务工地的治疗多为损伤后的急救，或者重大疾病的前期检查。急救之后或经检查确认患大病后，大多数伤病者便返乡治疗。只有 8% 返乡后未再进一步医治，只是在家休养。返乡后的平均医疗费用达 14673 元，中值 7025 元，最高达 123000 元。

伤病者返家后的治疗费用往往不菲，但治疗却不尽如人意。G6，脊椎骨折，住院 90 天后因老板不再支付医疗费用被医院强行请出。被迫回到家乡县医院治疗，进去就做头部 CT 检查，花费 700 元（患者自认为完全没有必要，因为他是脊椎骨折，大脑清醒）。住不起院，就在城里租房（每月 200 元租金）。请中医上门做针灸，每天 10 元钱。治疗 3 个月后无效，又到乡镇医院住院 3 个月（共花 8000 多元），仍然没有好转。此时，获赠的 17000 元已经花光，就再也没有治疗了。"前年，我弟媳买了脑络通，一个疗程 127 元。上面写一天喝三次，我怕一天喝三次，一下子就喝完了，所以每天就喝一次。以前身上从来不发热的，喝后觉得身上可以发热了，有点冷热知觉了。但一个疗程喝完后，家里没钱，就再没有去买了。"

癌症治疗的花费最高，尤其是化疗。精神病的特点是长期吃药，而精神病院多是市场化运作，只要送到精神病院或康复医院就很贵。

3. 病急乱投医，治疗不连续

由于经济条件有限，伤病返乡农民工求医往往具有如下两个特点。第一，先从相对便宜的医疗机构开始。通常先在村里或者私人诊所治疗，治疗一段时间觉得无效或恶化，再转到乡镇卫生院。如果再恶化，再转到县医院或更大的医院。I7，在私人诊所治疗，两个月之间差不多看了十五次医生，无效，最后被送到县医院全面检查，结果是肾功能衰竭和肝功能损害伴疱疮，抢救无效死亡。

第二，口耳相传，但求有效。他们往往在一个地方治疗一阵子，一旦听说另一个地方有效，马上便转换到另一个地方。高度自由的医疗市场固然使他们可以灵活选择，但同时也使得治疗缺乏连续性。D4，患慢性乙肝 4 年多，看病无数次，患病后返乡到市医院住院 11 天，出院时带中药回家吃了 3 个月；2003 年转氨酶升高，黄疸加重。听村里的人说邻县中医院效果好，就去住院 16 天，花费 5346 元。出院后在该县个体医生诊所吃他熬的糖浆 9 个月，花了 10800 元。治疗后指标都转阴了，但仍不能够干农活。2005 年 5 月自购葵花牌护肝片吃了两个月，花费 90 元。2005 年 7 月开始一直到调查当时，在本乡某个体医生中西医结合治疗，共花 3942 元，其中车费 1760 元。

4. 迷信治疗，浪费钱财

伤病返乡者因为没钱治病或久治不愈，就可能选择用迷信（或皈依宗教）的方式治疗。迷信治疗包括信仙姑、信算命先生、信基督甚至相信保健品，也有的认为是房子风水不好而建新房或者弃新房不住。

C8，丈夫患癫痫病。四年前她丈夫突然生病，眼睛翻白。家里没钱医治，还欠外债。他们就去求神拜佛。"结果好了。这次他犯病，我又去了'师傅'那里。'师傅'声称病人掉了魂，让我回来后每天喊上 100 声，叫了一个星期，无效。又请'师傅'到家画符，烧香，驱鬼。我们搬进新房一年多一点就出了这种事，新屋风水不行。""人在病的时候什么都相信。"

B4，"我是当过兵的，其实也不信迷信。但是孩子的病一直这样，万一那东西灵验呢？我经常听邻居、亲戚和朋友说这里的仙姑灵验，或者那里的仙姑好，听了我就会去。医院是明码标价，而迷信则是：信他，就多给点钱。每次至少也是百八十块，回来后还要按仙姑的指示买这买那，又要花一两百块。县里的庙啊、仙姑啊，我都去过。光河南就跑了两趟。现在人都疲劳了（孩子的病也没见好转），就不再信它了。"

C7，治病8年，病急乱投医。"身体越治越垮，整天像个活死人一样。村里有人告诉我妈，没信耶稣，我才会生病。"

H15，患癌症后化疗5次，头发都掉光了。"吃乡镇上推销的保健品才恢复如初"。芦荟矿物晶营养餐141元/盒，健怡茶176元/盒，高纤乐141元/盒。"我的病全靠这个药。但是我现在没有钱，快吃不起了。感谢保健品公司，给了我很好的身体，虽然花了钱，但人好了。"

I3，花了11万元在城里给儿子买了房。"我估计我那个房子没有买好，就把家里的运气给弄坏了。算命的说我49岁时有一劫，我也信这个东西，可是还是马虎了"。

5. 自我治疗与无钱治疗的痛苦

许多农民工生病时，有钱就看，无钱就不看。他们往往是身体转好一点就又会出去打工，实在撑不住了就再回来。当农民工发生伤病而不治疗时，往往难以通过医疗支出衡量伤病的严重程度。不能及时有效地医治也会导致病情恶化。他们往往必须承受生理和精神的双重折磨。此外，单身或老年人生病，通常也会因经济原因选择不治疗。

B1，五年前查出腰椎间盘突出。"医生要我赶紧做手术，要5000块钱，可我只有2000块。向兄弟借也没有借到，就没做成手术。4年来我就只能躺在床上，由老母亲照顾。她到处去捡破烂，供家里买米和治病。去年起我的肚子就胀得厉害，一顿饭还吃不到一碗，经常便秘。买1.7元的便乃通吃，现在便乃通基本上没有效果了，但换别的药又没有钱，就只能一直吃"。

I1，在受访的9个月前住院，大腿打上钢板。后来因没钱住院，里面的钢板一直都没有取。"我拄个棍棍走一两分钟也要歇一会儿。到菜园弄菜都要好半天。穿裤子、上厕所也都不方便。我也不知道以后该怎么办。"

6. 高昂救治开支

伤病者的救治开支主要包括医疗费用和交通生活费[①]。不同于其他许多研究只考察一年或者最后一次住院费用，本研究考察伤病返乡者从伤病发生开始，到调查时点为止的全部现金支出（未做物价调整）。某一年或一次的费用或许不高，但是因为长期反复治病，治疗相关费用累积起来，相对于农民的纯现金收入就相当昂贵。伤病返乡者治疗的住院天数、医疗费用及交通生活费用统计见表3。

表3   伤病返乡者治疗的住院天数、医疗费用及
交通生活费用统计

变量	样本	均值	中值	最小值	最大值
总住院天数（天）	88	36	22	3	270
在务工所在地住院天数（天）	44	29	20	1	120
返乡住院天数（天）	61	31	16	1	180
总医疗支出（元）	110	23732	12000	370	159500
医药费用（元）	110	22383	11080	360	134500
交通生活费（元）	110	1350	300	0	25000
在务工地医疗支出（元）	53	18639	8000	300	130000
返乡医疗支出（元）	102	14673	7025	90	123000
返乡住院开支（元）	61	13866	6000	400	95293
在务工地交通生活支出（元）	39	2711	1000	16	25000
返乡交通生活支出（元）	41	1076	400	10	7400

伤病返乡者平均医疗相关开支高达23732元，中值为12000元，最高的花费159500元。伤病返乡者医疗费用平均现金开支是当年农民人均纯收入的8倍，是当年农民人均生活消费现金支出的13倍，是当年人均医疗保健开支的148倍（中国农村住户调查，2007）[②]。

---

① 在一些案例中，因医疗次数多、费用高，交通费和生活费相比就显得不值一提，为弄清复杂的医疗花费，交通费和生活费统计并不完全，也有少数受访者只记得总的花费，这样交通生活费就可能包含在医疗费中。

② 据国家统计年鉴，2006年湖北和四川农村居民家庭人均纯收入分别为3419元和3002元，人均生活消费现金支出为2100元和1816元，其中食品消费现金支出687元和676元，医疗保健消费现金支出172元和160元。

　　从医疗相关总开支来看，花费在 5000 元以下的伤病返乡者占 22%，5000 元至 10000 元的占 19%，10000 元至 20000 元的占 27%，20000 元至 50000 元的占 21%，50000 元至 100000 元的占 7%，100000 元以上的占 4%。在花费 50000 元以上的 13 名伤病返乡者中，有 5 名为损伤，8 名为重大疾病（癌症、尿毒症、白血病、肝硬化、红斑狼疮等）。这 13 名伤病返乡者平均医疗相关开支为 96486 元，最少的花费也在 2000 元以上。医疗费用较少的伤病返乡者仅 1 名。B1，47 岁，单身，花费 360 元。6 年前患腰椎间盘突出症，无钱住院。曾买过一台 300 元的电疗器用了一个月。"主要的治疗方式是泡药酒喝，一服 10 块钱的方子泡一年的酒不换。"

　　80% 的伤病返乡者曾经住过院。住过院的伤病返乡者平均住院时间为 36 天，最多的住院达 9 个月。40% 的住院者是曾经在务工地住院治疗，平均住院 29 天，最长住院 4 个月。55% 的伤病返乡者返乡后才住院，平均住院 31 天，最长住院半年。为了尽可能省钱，他们普遍都会提前出院。出院前开好药水，找村里诊所的医生再吊针消炎一周左右。

　　伤病返乡者在外的生活和交通费要远高于返乡后的生活和交通费用。在外平均总的生活和交通费达 2711 元，中值为 1000 元；而返乡后的平均生活和交通费只有 1076 元，中值 400 元。伤病返乡者在家住宿无须现金开支，而在外求医养病，需要租房居住①，这是一笔不菲的开支。B11，在上海吃中药半年，租房花费 5000 元。在武汉化疗时也是租房，房租为每月 250 元。K6，在广东坐骨折断，既无钱治疗又不能动，无法返乡，只好在务工地租房 3 个月，房租和水电费共花费 1100 元。

　　当伤病返乡者在远离家乡或伤病严重需要使用救护车时，往返务工地和家乡的交通费用就会很高。F3，工作时从二楼摔下，急救时必须使用人工吸痰器。从广州请救护车，随车护士帮忙吸痰接痰。经 13 个小时回老家所在市医院，车费 5000 多元。D10，摔伤后不能动弹，包车从辽宁返回武汉，车费 2000 多元。C1，车祸受伤后从新疆回湖北，路费花费 3000 元。B11，在上海工作，患鼻癌后往返武汉、上海及老家住院十多次，花费车费 2000 多元。F3，坐飞机从云南飞四川，花费 1400 元。除上述几位伤病返乡者的交通费用较高外，其余 17 位伤病返乡者交通费开支

---

① 据 2011 年全国农民工统计监测，2010 年外出农民工在务工地购房仅占 0.9%。

平均为 291 元，中值 300 元，最少 16 元，最多 750 元。

（三）筹措资源

伤病返乡者需要筹集大量资金用于后期治疗。他们的筹资来源主要包括雇主急救支付、运用储蓄、通过正规和非正规借贷、依靠医疗保障制度补偿、减少家庭生活消费和变卖家庭财产、通过孩子辍学来减少开支等。伤病返乡者可获得的正规医疗保障主要有工伤保险、新型农村合作医疗、贫困医疗救助和最低生活保障等[①]。然而，这些制度普遍存在着设计上的缺陷，在实际的执行中也存在许多问题。许多情况下，医疗费用的补偿水平偏低，无法起到真正的保障作用，并且只有少部分人能够获得较高补偿。本研究所有伤病返乡者获得的各种医疗补偿情况如表 4 所示。

表 4　　　　　　　伤病返乡者获得的各种医疗保障（补偿）情况

来源	样本量（个）	补偿率（%）	均值（元）	中值（元）	最小值（元）	最大值（元）
新型农村合作医疗	27	32.9	2474	800	10	15486
工伤保险	3	2.7	116666	100000	80000	170000
医疗救助	4	3.6	2500	2500	2000	3000
农村最低生活保障	11	10.0	333	240	20	1200
雇主支付急救费用	33	30.0	21090	10000	500	131000
雇主赔偿	13	11.8	11064	9250	400	36500

1. 工伤急救费用主要由雇主承担，赔偿需讨价还价

充分的工伤赔偿显然有利于保障工伤患者的后期康复治疗，但是绝大多数工伤患者未获得工伤保险赔偿。2003 年修改的《工伤保险条例》将农民工纳入工伤保险范畴，但是，农民工参保率一直很低，建筑业的参保率就更低[②]。即使农民工参保，获得补偿也十分不容易，往往要通过

---

① 近年来农民工也可参加城镇医疗保险，但在本文研究的 110 个案例中，没人提及曾获得过城镇医疗保险的补偿。

② 2010 年雇主或单位为农民工缴纳工伤保险、医疗保险和失业保险的比例分别为 24.1%、14.3% 和 5.3%，其中工伤风险高的建筑行业仅为 16.6%、6.5% 和 1.4%（国家统计局农村司，2011）。

诉讼。

　　在伤病返乡者中有 36 名属于工伤事故，仅有 3 例获得工伤保险赔偿，其中 2 例还是通过法律诉讼才获得。在余下的 33 个工伤案例中，急救费用多由雇主支付，平均每例支付急救医疗费为 21090 元，最高为 131000 元，最低为 500 元。工伤事故案例中有 16 例由雇主全额支付医疗开支，另外 20 例的在外急救费用由雇主支付，但返乡后继续治疗费用由家庭自行承担，家庭承担的医疗开支占其全部医疗开支的 57%。

　　在交通事故案例中，肇事方支付了约一半的医疗费用，家庭承担了另一半医疗费用。除工伤事故和车祸外，其他（包括工作场所之外或工作时间之外的）损伤和任何疾病，雇主均不承担医疗责任。

　　当发生工伤事故后，在和雇主协商工伤后期治疗费用和生活费用赔偿问题上，农民工是弱势群体，协商（或讨价还价）的过程可能是非常艰难的。一些人不知道有赔偿这件事，从未想过要赔偿；一些人觉得老板平时待人不错，主动放弃索要赔偿；一些人与老板是亲戚，称不好意思索要赔偿；还有的老板出事后就跑掉了，受害者求偿无门。

　　农民工通常要通过激烈的讨价还价才能获得赔偿，赔偿时还要与老板签订免责合同，约定以后的任何医疗费用都不得再找老板赔偿。农民工往往因为担心什么也得不到而被动地签这种所谓的免责合同。A1，"老板没有给我买工伤保险，事前也没有和我签合同。不懂劳动法，也不知道要老板赔多少。他当时给我 12000 块，要和我签（免责）合同，合同约定如果以后发生任何事情都不要找他。当时只想，如果我不签的话，他连 1 万多块也不会给我，我就签了"。也有的称自己不懂法，也不知道应该索赔多少，更没有想到会有这么严重的事情。有时承诺的赔偿无法完全兑现。F2，"（约定）赔付 8 万。（但是）他们给了一部分，到现在还欠 3 万多"。

　　工伤患者和老板的争议往往是通过"私了"的方式解决，雇主和农民工可能都不愿意找律师或打官司。B14，"后来找老板要赔偿和补贴，老板只想出 5000 元，经过讨价还价，最后协商签应给 8500 元，算是一次性了断。这钱去了两次才拿到，头一次一分也没拿到，车费都是自己的。我哥说再不给就要投诉他了，这才拿到钱。我们也不想找律师，太麻烦。反正咱是一个农民，他给多少钱就给多少钱，他给你一点都不错了。上面是好，可下面不一定好，就这样了"。G7，为获得 23000 元的赔偿共花了 5740 元的费用。"我先到医院开证明，又到司法鉴定所鉴定，车费要 140

元，鉴定费和诉讼费 600 元。然后和律师一起去上海找老板。他愿意私了，我和律师在那里待了 3 天，花了 2000 多元，又付了 2000 元律师费。一个月后上海又要我证明材料的原件，我亲自把原件送到那里又花了1000 元"。

　　两个工伤患者请求劳动局的帮助。一个 10 级伤残的工伤患者向当地劳动局咨询政策，并获得 6 个月工资的赔偿。另一个工伤患者向劳动局投诉后，替他说话的当班同事和主管人员被炒掉了工作。C3，"厂里说我不该给劳动局打电话，相关的主管人员被炒了，说他们帮我说话，同班的同事也被开除了，说他们操作不当。（在同一工厂打工的）妻子工资比以前低了，从 1200 元减至 1000 元，她干了几天就没干了"。当出现工伤事故后，政府的劳动管理部门会找老板解决问题。有时候，农民工还会主动为老板开脱。E9，"民警让我去做一个法医鉴定，说这样可以给打我的人定罪。我考虑了几天时间，想着大家（包括肇事的包工头）都是出来打工的，都是民工，日子都苦，他也不是有意的。再说了他坐几年牢，对我也没有什么好处"。有的工伤患者可能通过威胁向媒体曝光工伤时间来获得老板的赔偿。D8，"去找政府劳动部门的事被老板知道了，老板除了付医药费，还付了 12000 元的误工费和生活费，3000 元陪护工人的误工费，以及 8000 元取钢钉的医疗费"。"我们找公司的经理要公司付药费，不答应，要他们付一半也不答应，我说你不付，我就打电话给电台，经理这时态度才有所转变"。

　　有时候，工伤事故患者可能遭遇到老板的暴力或欺骗手段。G6，"我老婆去找老板，他根本不理她，后来还把她打了一顿，被打后回到医院还挂了针"。I1，"老板看我不能干活，就派人送我上火车回家，骗我说给了我一万多块钱在我的包里面。他还说让我不要打开看，说火车上人多。我上车后打开一看，根本就没有钱"。E2，"包工头说工地上没有人照顾我，说把我送回家里，如果还有什么不舒服他再出钱让我看病，还说会经常来看我，给我赔偿生活费。我当时想包工头说得这么好，就答应了他。结果，我回家没几天，那个包工头就跑了，他连工资都没有跟我们这帮人结就跑了"。

　　有的工伤患者会借钱去和老板打工伤事故的官司。他们往往指望官司赢了再还债和支付律师费，可是农民工总是弱势群体，打官司往往失败。一旦官司失败，就会因此负债累累。F3，在事故中摔伤，医疗相关费用先后花了101431元。后来打官司也失败了，未获得赔偿。"我的大儿子从去年农历8月23日开始一直在广州打官司，听说打了3次官司都赢了，最后在中级法院打的那一场输了。今年农历的8月20日，我的大儿子又向高级法院申请，听说3个月以后才有结果。我们刚开始官司一直都是赢的，后来输了。打官司的钱还不都是我的儿子自己出！我也不知道要出多少钱。我只知道儿子向高级法院交了3000块钱"。L4，工伤事故发生后老板同意赔偿，但是双方在金额上不一致。"出了院，我喊砖厂解决，那就成了打官司的形式。7月11日，他（老板）就喊我不要打官司了，跟我解决一点钱。解决的时候说的是4000块钱，结果腊月初五他就拿了3100块钱。他说扣了900块钱的生活费。我去劳动局告，劳动局就喊我到自贡市去评定一个残疾等级。厂里又要申诉，他的意思就是说，如果不私下解决的话，到时候还要收拾我们。他要重新打官司。他还说如果他的官司打赢了，我一分钱都拿不到"。

2. 新型农村合作医疗补偿极低

新型农村合作医疗制度（以下简称新农合）是一种具有普惠性的农村基本医疗保险制度，主要通过个人缴费和政府财政补贴共同筹集资金来补偿农村居民疾病治疗的开支（Wagstaff, et al., 2007）。新农合对伤病返乡人员的医疗费用补偿水平很低。本研究执行调查时，样本县中有3个已实行新农合，但是只有32.9%的伤病返乡者获得了报销补偿，平均报销2474元，约占总医疗成本的10.9%。平摊到所有伤病返乡者身上仅为814元，占他们全部医疗支出的3.7%。

新农合报销补偿低的主要原因包括：调查地区新农合刚建立起来，只有住院才能获得补偿，当年未参加新农合者、医疗费用手续不全者、未按规定从基层医疗机构向上层机构转诊者、非本地户籍者等都只能获得很低的补偿或者不能获得任何补偿。在打工地住院的44名伤病返乡者只有5名获得了补偿；在伤病返乡后在当地住院的61个案例中也只有24例获得补偿。I7，刚从云南嫁到四川，因为"我是云南人，那时户口没迁过来，所以全家就我不能参加农村合作医疗，因而也不能获得任何报销"。B3，未缴费参加新农合不能报销。A6，用假身份证外出打工，伤病后在外就医不能回乡报销。B4，没有获得乡医院的同意而在外住院，不能报销。"乡医院不愿开证明，我为这事情跑了好几趟都不行。一分钱都没有报，乡医院就想我们在它那边看"。要想在上级医院获得报销，还必须一级一级从下向上转诊。先到镇卫生院，办了转院手续才能转到县医院，到县医院才能转到地区医院。D2，"要是这样转，病人都死了。我们家离地区医院比县医院近，但这样就不行，报销不了"。

新农合实行资金的县级统筹，当时执行的是低起步的政策。调查县（市）都是贫困县（市），由于政府和农民资金有限，报销比例和封顶线就比较低，而起付线则比较高，外地医院报销比例远低于本地医院报销比例。所有这些都给伤病返乡者的医疗补偿造成困难。B2，患脑膜炎晕倒在浙江打工车间，在务工地市医院住院费用只报销了6.6%；在浙江省医院的费用只报销了9.8%；在家乡的县医院住院费用则报销了37%。

新农合报销补偿政策对因工伤和交通事故等发生的损伤不予补偿。这主要是基于工伤者的医疗费用已由工伤保险或雇主承担和交通事故的医疗费用已由肇事方承担的认识。实际上工伤和交通事故造成的损伤具有长期性的后果，需要长期的医疗服务，而这种长期性特征往往并没有在工伤保险或交通事故肇事方赔偿中得到足够补偿。许多伤病返乡者不得不因为无钱而中止治疗或转而寻求便宜的或非正规的治疗，造成对伤病返乡者身体及其家庭生计的长期影响。

3. 贫困医疗救助只是象征性的

贫困医疗救助制度是民政部门设立的以帮助贫困人口大病治疗资金为目的的救助制度。该制度不具有普惠性，能够获得医疗救助的伤病返乡者比例非常低，获得的救助金额也很少，两个调查省的贫困医疗救助封顶金额均为3000元每户。许多伤病返乡者根本不知道有这种医疗救助制度。而且在实际的执行中，贫困户的认定标准往往由村干部主观决定。

在所有的伤病返乡者中，只有4名患者获得过贫困医疗救助。B11，癌症患者，有一位在乡镇民政办公室工作的邻居，在他的协助下才获得3000元贫困医疗救助。B8，白血病患者，在找镇民政办公室申请办理"特困证明"时获知有贫困医疗救助项目，患者申请后，直到去世后其家庭才获得3000元的救助。K6，精神病患者，将母亲砍伤，家里无钱医治，镇政府将患者送到精神病院医治3个多月，花了2000多元。村干部说用的是"贫困医疗救助金"。H8，肝腹水患者，获得2000元救助金。A5，写了贫困医疗救助申请书，"交上去之后，没有听到任何消息。现在是一个'关系'社会，没有关系就不行。我们自己也不认得民政办公室的人，就没有人跟你办。过年的时候，村里过来就给了我20块钱慰问金。"

4. 应急主要靠借贷，未偿还的借贷占家庭支付医疗费用的一半

伤病患者的临时应急措施主要是通过借贷获得看病的费用。较普遍的借贷方式是积点钱就还债，有点事就举债，家庭往往一直处于债务链条中。A2，"我觉得借钱就像拉抽屉一样，有时抽出来有时送回去"。伤病返乡者的家庭因治病开支而负债的占 56%，平均借贷余额为 13868 元，中值为 6250 元，最多达 100000 元。兄弟姐妹之间的借贷最为普遍，家庭的私人借贷往往涉及数代之间的兄弟姐妹。家庭借贷越多越难以通过继续借贷来缓解困境，因为越穷就越难以获得借贷。

5. 农村最低生活保障制度保障水平极低

农村最低生活保障制度为伤病返乡者提供了一定程度的生活保障，但是其保障程度远远不够。农村最低生活保障制度是从特困户救助制度发展而来，2007 年在全国建立，本项目研究时期正是该制度初步建立的时期，110 个伤病返乡者样本户中有 11 人获得农村最低生活保障救助，平均救助额为 333 元，最低仅 20 元，最高达 12000 元。

临时救济和固定救济是农村最低生活保障制度的两种形式。临时救济多在春节时发放。G3，特困户，过年时村干部给 20 元救济金。固定救济一般是每人每月 10 元至 100 元救济金。B1，瘫痪，由高龄且眼睛不太好的老母亲照顾，村里有邻居在镇民政办公室工作，帮助他申请农村最低生活保障金，获得每月 100 元的最低生活保障救济。G6，瘫痪，由老母亲照料，还有 13 岁的女儿上学。获得每月 50 元的最低生活保障金后，维持家庭生活仍然相当困难。

还有些伤病返乡者讲述了他们试图申请获得农村最低生活保障但没有成功的无奈。I1，工伤导致下肢残疾，丧失劳动能力，申请农村最低生活保障救济失败。"我现在生活的米、油、菜是哥嫂给我的，衣服也都是哥嫂给我的。我如果能跑能跳，我也不会这样啊！我也不是好吃懒做的人，只是我实在是没法啊。过年的时候村里给我送了一壶油和 30 斤米。哥嫂想帮我办个残疾证或是'五保户'，都办不到啊！说是我的年龄不够。唉！我实在是腿不能干活，才找国家的，不然我办个残疾证干啥子嘛！" B5，精神疾病患者，家里还有患精神疾病的儿子，申请农村最低生活保障救济失败。"（家里）失火后一无所有，连换洗的衣服都没有。向县民政局及相关领导写了求助信，但是乡里就给了一床被子。乡里不让上访，

不许到上面要。我是过不下去才上访，你下面解决不了，又不让上面知道，真正没有办法"。

（四）家庭负担

伤病返乡者的治疗和照料需求给他们在农村的家庭带来了沉重的负担。许多家庭可能同时有两个大病患者，这就给有限的家庭资源使用带来巨大压力；几乎所有的伤病返乡者的家庭都有其他依赖人口需要支持，使得患者伤病治疗难以维持；不能及时和进一步治疗的后果可能使患者的长期活动能力受到限制，严重影响家庭的生活质量；伤病返乡直接减少了家庭的劳动力供应，使农户再生产能力受到打击；在很多情况下，借债可能是他们唯一的处理办法，因此负债成为伤病返乡者家庭的明显特征。

1. 其他家庭成员也患病

在伤病返乡者家庭中，约1/4的伤病返乡者家庭中其他家庭成员同时患大病。在贫困的农村地区，家庭中有两个或两个以上成员患大病意味着家庭有限的资源会更少地分配给每一位患大病的家庭成员。在这些家庭中，伤病返乡者的医疗开支显著降低。如果家中有孩子患病，伤病返乡者身为父母的，则其自身医疗开支会更少。伤病返乡者家庭中如果其他家庭成员也患大病，则用于伤病返乡者的医疗开支平均为14683元（中值为11880元）；若没有其他家庭成员患大病，则伤病返乡者的医疗开支平均为27159元（中值13104元），约是前者的2倍。B20，务工时摔伤了腰，用中草药医治了十多年，共花费8000元。他的妻子患有胃病，治疗花费13000元，儿子和女儿也因病花费了20000元，他自己只用便宜的中草药医治，但因治了十多年"不断根"，累计花费仍达8000元。

2. 缺乏劳动力且家庭依赖人口多

伤病返乡者的家庭多数为有较高依赖性的家庭。家庭中的孩子、老人和大病患者不仅需要资金，还需要大量的身体照料。将15岁以下和65岁以上人口定义为依赖人口，在有伤病返乡者的家庭中，95%的家庭至少有1个依赖人口。在这些家庭中，有1个依赖人口的家庭占33%，有2个依赖人口的家庭占35%，有3个及以上依赖人口的家庭占26%；最多的一户有5个人口需要照料；60%以上的家庭有2个以上依赖人口。

劳动人口的伤病必然导致家庭依赖人口增加，劳动力减少。有1/4

左右的家庭中伤病返乡者本人是唯一劳动力，在他们恢复劳动能力之前，家庭只能依赖 65 岁以上的老人、病人甚至是孩子的劳动；40% 左右的家庭只有 1 个劳动力。在这些没有或只有 1 个劳动力的伤病返乡患者家庭中，平均依赖人口是 3 个人；过半数的家庭有 3 个及以上的依赖人口；20% 的家庭有 4 个依赖人口；最多的依赖人口达到 5 个人。B13，患肝炎、肠梗阻、肝血管瘤等多种疾病，几次需要住院都因为没有钱而不能住院；妻子刚做完心脏手术，家里还有 3 个孩子在上学。L7，患脑血栓，有 3 个年幼的孩子，58 岁的老伴一个人要照料 4 个人的生活。H12，患肝炎已 20 年，本已分家，生病后重新与 72 岁的父亲合成一家，由父亲照料。"家里穷，两个哥哥结婚晚，更轮不上我，等他们结完婚我就病了，更结不了。要不是生病的话，我就可以劳动挣钱，日子有法过。"外出打工者也有将孩子带到务工地一起生活的。这种情况下孩子往往需要专人照看，夫妻俩可能就只有一人能打工，因此攒下的钱就极为有限。A2，"自 2000 年到山东莱芜挖金矿 5 年，2 个孩子在山东上学，老婆在家专门带孩子。我每月工资 1200 元。在外生活各项开支大概每月 1 千多，每月只能剩下 200 多块。我患病后住院就花费 7000 元。回家路费 750 元，最终只带回 3500 元"。

在农村老家的老年人生活往往花费不多。顾虑到家庭的经济来源有限，一些高龄老年人生病后也不会积极治疗。但家里老人去世后丧葬费往往是一笔较大的开支。近些年农村开始推行火葬，违者重罚。火葬的费用也成为农民的一种负担。K10，村里最穷户，工伤后小便失禁，长期靠年老的父亲照料和治病。父亲去世后，"想到把父亲火葬太残忍，就土葬了，这样还交了 1.5 万元罚款"。

3. 近 3/4 的伤病返乡者有家庭负债，平均负债 2 万元

本文研究地区为贫困地区，农户收入较低，家庭收支常常处于"紧平衡"之中。一旦家庭遇到伤病、建房、婚丧嫁娶、子女教育等需要较大开支的事情，自身的积蓄往往不够，需要借债。此外，农户还可能因经商不成功等导致家庭负债。74% 的伤病返乡者家庭在调查时点有尚未清欠的负债，平均家庭债务近 20000 元；一半以上家庭的债务超过 20000 元；最多的借贷达 120000 元。这些贷款多来源于私人，只有 10% 的农户向银行贷款。农户从银行获得的贷款金额远小于私人的借贷金额，平均仅 8000 多元，最多为 30000 元；但是，银行贷款利息往往较高，对农户压

力更大。

农户家庭借贷越多，就越难以继续通过借贷来缓解困境，因为越穷就越难以获得借贷。G6，"我们成了'四不依'家庭，亲戚朋友很少救济我们，和亲戚的走动也不多，你家里穷，别人就不和你交往。这些年，我也是一年一年的熬。你家里这样，别人也不愿意借钱给你，怕你没有钱还给他们，我们也尽量不向别人家里借钱。借钱产生的压力使家庭气氛紧张，借了又没有钱还，搞得家里每个人都心里不愉快，彼此之间经常不和气"。

4. 伤病返乡者中精神类疾病患者破坏性更大，照料负担更重

通常精神类疾病患者如果犯病会造成更加严重的后果。一方面，患者本人无法工作，加上治疗精神类疾病的药物往往导致患者丧失劳动能力；另一方面，他们往往需要专人照料，从而减少家庭的劳动供给。B5，儿子在外务工时因工资拖欠纠纷而精神错乱；妻子也重病在身。这位父亲既要忙地里的农活，还要照顾几个病人，这超出了其能力。儿子曾三度放火，烧毁了自己的家，烧了村里的树林，最后还烧伤了自己。K6，"2005年4月，女儿在家里拿着菜刀，还拿着电筒，盯着我，她用刀砍了我，砍了三刀，右手大拇指砍了，头上和腹部也砍了，腹部砍得最凶。我喊邻居送我到镇卫生院，那里看不好，又转院，花了500元，没钱住不下去，第二天就回来了。腹部和头上都砍到血管了，她自己也不晓得，我控制不住她。我请派出所的人把她关起来，派出所的人也没有关，我有两个月不能做农活。第二天，镇政府把她送到安溪精神病医院，医了3个多月，花了2000多块钱，这些钱都是镇政府出的（村干部说这家是贫困医疗救助户），2005年7月，她回来后好些了，在家里能做饭洗衣服，就是每天白天都要睡觉，上午睡到10点，下午睡到4点"。

（五）家庭生计变化

本文按照实际调查中村干部对农户经济状况的分类标准将样本农户分为富裕、一般和贫困三类。在按照前述"大病户"标准选取进行深度访谈的600个农户中，伤病返乡者的家庭贫困发生率为38%，没有伤病返乡者的家庭贫困发生率为30%。而在全部大规模快速调查的12000个农户中，贫困发生率则为20%。伤病返乡者的家庭贫困发生率几乎为大规模快速调查农户平均值的一倍。在伤病返乡者的家庭中，因病返乡者家庭

贫困发生率高达42%，因伤返乡者家庭贫困发生率为31%。

表5　　　　　　　　　　　　不同类型农户的贫富分布

	非伤病返乡户	大病返乡户	工伤返乡户	总样本
富裕户百分比（%）	11.9	6.5	5.1	15.4
中等户百分比（%）	58.4	51.6	64.1	64.2
贫困户百分比（%）	29.7	41.9	30.8	20.4
样本量	490	68	42	12000

　　工伤和大病可能导致劳动能力丧失或死亡。在本文研究的110个伤病返乡者家庭中，8%的伤病返乡者家庭出现了劳动力死亡；暂时性丧失劳动能力的伤病返乡者家庭占47%；永久性丧失劳动能力的伤病返乡者家庭占45%。暂时性丧失劳动能力者经过一段时间的治疗和恢复，可能再次外出务工或在家务农，生计可能缓慢恢复。伤病对他们的经济影响主要体现在家庭因病负债更多，他们需要更辛苦劳作，以使生活水平尽快恢复，但他们的劳动能力却因伤病而不如以前那么强。永久丧失劳动能力者的家庭生活则很难恢复到以前状态，其对家庭经济的影响往往比死亡对家庭的经济影响更大。尤其是当伤病患者需要其他家庭成员提供持续照料的情况下，家庭的生计方式将被迫发生改变：要么家庭因耗尽资金，负债累累而不能再从事高收益的活动；要么在外打工的其他家庭成员不得不返乡，照料患病的家人。对那些唯一的劳动力因伤病永久性丧失劳动能力的家庭，如果有未成年的孩子，就可能导致孩子辍学外出务工（通常14岁或15岁即外出）；如果孩子太小暂时不能外出，家庭也可能不得不指望他们长大成年后外出务工还债。对那些没有孩子的伤病返乡者，唯一能依靠的往往只有他们年迈的父母，但这种依靠面临的最大困境是：父母去世后，他们怎么办？

　　本研究的110个伤病返乡者中，30%的在经过治疗恢复后选择再次外出务工；23%的不能再次外出了，只能在家务农或者从事小的生意活动维持生计；15%的已经不能从事生产活动了，只能在家里干一些家务活；24%的连家务活也已经不能干了，生活都难以自理；还有8%的已经去世。

　　1. 伤病返乡使家庭丧失务工收入

　　外出务工活动是许多农户主要的现金收入来源。若家庭唯一的外出务工者因伤病返乡，整个家庭就可能丧失了获得现金收入的机会。在农户有两个及以上外出务工者的情况下，伤病返乡者的大病也往往需要照料，影响到其他家庭成员外出务工经商机会，许多情况下是患者的家人放弃在外务工来提供照料。A8，患病后由在外务工的姐姐照料 2 个月，姐姐误工损失估计 8000 多元。B2，患病后弟弟从广东赶到浙江照料 18 天。B12，伤病返乡后，由本来在外务工的父母双双回乡陪同照料。B17，生病后治疗花费 10 多万元，父亲本来是包工头，因支付医疗开支后无钱承包工程而回家，为了照料病人，只能半工半农。当然也有例外的情况。C4，因工伤住院，老板安排在本厂打工的妻子照料他，照料期间还提供一定的工资。

2. 再次外出务工，但收入不如从前

伤病返乡者在治疗恢复后只要身体状况许可，一般会再次外出务工。在本研究 110 户 30% 的样本中，平均误工时间为 8 个月；误工 3 个月及以上的占 84%；误工半年及以上的占 54%；误工一年以上的占 26%；而误工时间最长者 3 年以后才能再次外出务工。再次外出务工者大部分已基本康复，但是因为伤病，他们的劳动能力明显要弱一些，工资也普遍比过去低，甚至找工作也更困难。A1，"做事也不如以前了，反应也比以前迟钝，做事比较慢，在外面做事，别人都不想要我。去年到武汉打工，别人每天给 70 块钱，我只有 60 块钱一天"。

也有少数伤病返乡者虽仍然伤病在身，无奈迫于家庭生计，选择再次外出务工。G3，10 年前在广州从事建筑工作时双腿骨折，曾住院 4 个月，出院时被定为三级残废。去年妻子又摔伤，腰椎骨骨折，花费 23260 元。两个女儿外嫁，老两口单独生活。为了还债不得不再次去海南修马路。不然的话，"没办法养活一家人"。C6，患精神疾病，经治疗缓解后，不敢让她单独外出，家里安排 17 岁的妹妹陪她一起再次外出务工。

3. 在老家做小生意或就近务工

伤病返乡往往使得家庭的生计方式不得不重新安排。一些伤病返乡者失去从事重体力活的劳动能力或者不能从事以前的技工工作，只能选择一些轻便的但是报酬较低的工作；有的还利用伤病补偿款建房或开小商店维持生计；有的家庭成员为了照料患者不得不就近打短工，或采取半工半农的方式，农忙时回家，忙完又到外面去务工。C3，在外打工开热压机器多年，工伤致右手指被截，伤残 6 级，获赔 100000 元。他用 70000 元建房，10000 元在家附近开了小商店，月收入 300 元。C5，2 个孩子上学。伤病返乡后投资 40000 元办厂，经营收入能够改善家庭生计。L5，伤病后不能干重活，就借款在村里开了个商店，并照顾孙子。"我干不得什么活路，开个小店，去年还亏了 500 元，主要是孙子吃零食吃亏的。商店虽然不赚钱，但可以让孙子们少到外面买了吃，如果不开商店，他们的花销还要多一些"。B17，包工头，儿子患肝病，为治病欠债 70000 元，无钱再承包工程。为陪孩子看病也无法外出，只能在县城打零工，收入锐减。D2，妻子患乳腺癌晚期，母亲患痴呆症，女儿读初中，患乙肝也无钱治，全家只靠丈夫一人养活和照料。只能在家附近打短工、做小生意。"去年买了一辆旧车收棉花卖。但工商部门不准做棉花生意，没收了一车棉花。今年又借钱做收谷子和棉花的小生意。小生意赚不了多少钱，大生意又没本钱"。

4. 在家务农，重农活还要请工

伤病返乡者往往在不得已的情况下才会从事农业生产或农业打工活动来维持生计。这主要是由于从事农业生产的收益很低，农户不愿意依赖农业维持生计。一些伤病返乡者也会在附近寻找农业短工的机会，但是，这往往只限于农忙季节才会有工作机会。K7，"家里也没喂猪，因为收的粮食都不够家里人吃。现在一家人都出去帮人家打谷子，50 块钱一挑田，不过也就这几天还能挣点钱，这几天一过就没有了"。一些患者不能再干重体力活，农业生产的收获季节就只能请工。由于农村用工成本上升，这往往又是不划算的。A4，返乡后种 2 亩地，请工花去 300 元。"再添 200元买米和菜来办请工那几天的生活开支，这些开支加起来就够全年的口粮了"。有的伤病返乡者会选择抛荒部分耕地，只种一点地保证口粮。E2，腰摔伤，不能去打鱼，少收入 2000 元；家里一半的地荒了，另一半请人耕，3 亩田请工要 240 块钱。

5. 家人外出务工

伤病返乡者家庭的其他成员在许多情况下不得不外出务工挣钱，而这些成员往往就是家里的老弱妇幼成员。B14，外出打工摔伤后体力下降，就再也不能外出了。只能在家里干些较轻的农活。妻子不得不外出务工，而他留在家里务农，照料孩子。有的伤病返乡者会让孩子辍学外出务工。H14，包工头，因患腰椎间盘突出症和病毒性脑膜炎而返乡，妻子也有胃病。家里依靠 3 亩地和养猪维持生计。14 岁的儿子初中没毕业就外出打工学厨师。学习阶段每个月 200 元工资只能顾着自己，没有办法贴补家里。K7，独子，与同为独生女的妻子结婚后，全家在外务工，岳父母在家种地。妻子患肝癌后，从未外出过的岳父母也双双外出务工，赚钱为女儿治病。在花费 40000 多元治疗后还是不幸去世。"她的死对我的影响很大，我都快成神经病了。这件事对岳父母影响更大，他们就她一个孩子。我们自己的 2 个孩子都还小，不知道妈妈的死意味着什么。现在经济上有很大压力，生活方面我们都是吃稀饭，下咸菜。今年谷子又不好，日子得慢慢过，慢慢熬。我打算通过打工来还账。如果娃儿读书成绩好我会考虑支持他们继续读，不行的话，初中毕业就出去打工"。B13，患肝炎、肠梗阻和肝血管瘤，一直不敢住院。家里有 3 个小孩，妻子又刚做过心脏手术。因病欠债 15000 元。"来看望我的人都劝我说，现在只能望着小孩以后长大了出去打工挣钱了"。

6. 病无所靠：风烛残年的父母还能靠几年

伤病返乡者对农户家庭生计的影响可能是由于发生在不同的家庭生命周期阶段而带来不同的后果。婚前发生的伤病往往造成伤病返乡者难以成家，可能造成老无所依和病无所靠的困境。婚后发生的伤病则可能导致伤病返乡者的婚姻破裂，患者成为单亲家庭。家庭主要劳动力的伤病可能导致孩子辍学而外出务工。孩子结婚前发生的伤病可能使家庭陷入贫困，影响到孩子成家。老年父母的伤病可能不得不依靠自己，更多地采取拖或保守治疗。单身或家庭破裂的伤病返乡者多由风烛残年的老年父母照料，而老年父母本来就需要别人的照料，子女的伤病返乡给他们带来超过其承受能力的压力。一些照料伤病返乡者的老年父母常常说，"我死后，他怎么办呢？"

一些伤病返乡者的照料重任落到老年父母身上。G6，伤病返乡后一直躺在床上不能动弹，离婚后女儿跟妈妈走了。"我母亲 64 岁了，患有风湿，腿经常疼，也越来越不行了，她每天不仅要忙地里的事情，还要照顾我，给我洗澡，喂我吃饭"。B1，腰椎间盘突出症，瘫痪在床 4 年，依靠 82 岁的老母亲捡破烂维持生活。后来老母亲眼睛也看不见了，不能再捡垃圾，但是仍然照料着他的生活。"生病之后，很少有人来我家里玩，朋友都没有了。我根本就不能动，吃饭都只能靠母亲送到手边，我自己不能洗澡，需要母亲帮我擦。脚也几年都没有洗了"。老母亲说，"我走了以后，他只能渴死、饿死"。B5，家里有两个患精神病儿子，还有一个患重病刚做手术的妻子。"我 63 岁了，每天早上四点多就起床，扫地，烧火，喂猪、放牛。七点吃完早饭下地干活，11 点多回家吃午饭，喂猪，休息一会儿。下午 2 点又下地，直到 6 点回家做饭喂猪喂牛。忙不过来，田只种了一季"。D7，患腰椎间盘突出症，由 62 岁的父母照顾生活。母亲说，"我有时做的菜不合他胃口，他就发脾气。他腰疼，家里生活也不好，看什么都不顺眼，总爱吼。我们为着他有病，都忍着，不跟他急。万一我们两个都死了，他怎么办？"

7. 独子无后的恐惧

计划生育政策带来了农村家庭子女数量显著下降，许多家庭只有一个儿子，有的家庭只有一个女儿。一些伤病返乡者及家庭担心没有后代传承。C7，患肺结核病 9 年，3 年前返乡，27 岁仍未婚。"爸妈总唉声叹气，爸每天借酒消愁，妈愁得头发花白。治病 8 年，病急乱投医，身体越治越垮，整天像个活死人一样。怕传染别人，不怎么与人交往。以前谈过几个朋友，她们不知道我的病情。我想，自己生病受苦何必要去害她们呢，就都推了"。K10，贫困户，外出打工时被塌方所埋，被救出来后不能控制小便。为控制炎症，睾丸和输精管先后被切除。儿子 27 岁仍娶不上媳妇，其妻因此患上抑郁症，数次自杀。"从我出事后，老伴的心情一直不好。现在只有我们家房子最差，娃儿又找不到媳妇，心里着急，时间长了，她就患上了抑郁症，觉得活着没有什么意思，就想去死。平常她很少说话，经常一个人发愣。儿子在外谈过好几个对象，听说我们家里有两个病人，就都没有谈了。以后也没有什么打算，我没有规划，身体差看不好的，也没有能力规划了。老婆就是考虑多了得的抑郁症。我看不想还好一些"。

五　结论与讨论

中国正处于社会经济转型时期，大量农村劳动力为了改善生活水平而进城务工。本文关注因伤病返乡的农民工及其伤病对家庭和农村带来的影响。

其一，已有文献对伤病农民工是否更可能返乡以及伤病农民工有多大比例返乡仍然存在争议（白南生、何宇航，2002；Hu, et al., 2008），本文的研究提供了伤病农民工更有可能返乡的进一步证据。外出务工者因伤病返乡现象在其他国家也存在，如 Clark 等（2007）对南非的研究发现，在城市患病后返乡以便获得照料甚至"等死"的移民趋于增长。Ullmann 等（2011）在墨西哥的研究发现，返乡移民患心脏病、精神异常、肥胖症和吸烟的比例比非移民高。这些研究都支持所谓的"三文鱼偏误"（Salmon bias）假说，即健康恶化时移民返回老家（如 Abraído-Lanza, et al, 1999；Palloni and Arias, 2003）。

其二，本文的研究发现也支持"伤病返乡导致农村留守人口承受了更重的负担，伤病返乡者给农村家人及其所在社区带来了资源和劳动供给双重压力"的观点。如前所述，在 110 个伤病返乡者案例中，有 8 个已经去世，24 个丧失了生活自理能力，完全依赖家人照料。这些家庭对当地的卫生资源配置也造成了显著的影响。

其三，本文也为伤病返乡者给家庭生计所造成的长期负面影响提供了经验证据。本文从三个方面考察了伤病返乡者给家庭生计和当地社区造成的影响：医疗成本、家庭负担和生计变化。伤病返乡者所在家庭在获取医治经费时面临着巨大的困难。例如，除工伤患者能获得部分雇主补偿外，其他情形如患疾病或返乡后无法从雇主那里获得补偿。许多伤病返乡者不得不依赖非正规的借贷渠道，正规的保障项目如新农合、大病医疗救助项目等对伤病返乡者的支持极为有限。伤病返乡者家庭面临劳动力短缺的问题，基本上只能靠家庭成员来提供照料。这些发现与其他因病致贫的研究发现一致。如克拉克等（Clark，2007）对南非伤病返乡者的研究发现，伤病导致外源收入减少（汇款萎缩），医疗支出增加（医疗和丧葬费用），因照料产生家庭其他劳动力收入损失的机会成本。其他的研究也有类似发现，如干次郎（Kenjiro，2005）对比了柬埔寨农作物受灾与疾病对生计的影响，发现因病导致卖地而陷入困境的比例远高于作物灾害。

这些发现对于中国城乡卫生服务和社会服务都有重要的政策含义。从卫生服务和资金支持体系来看，以上的研究发现提出了一些需要进一步探索的重要问题：卫生服务应该平等地覆盖农村人口和城市人口吗？农村社会保障项目是否应该将那些在外地工作的成员全部纳入？现行的农村低保制度应不应该为伤病返乡者提供更多的支持？应该如何改进外出务工人员的工作条件和劳动保护？在农村地区，应该为那些伤病返乡者提供什么样的改进生计的机制？

目前，相关社会福利和服务项目的改进是一个需要特别关注的话题。

首先，无论是政策制定者还是研究人员都意识到，外出务工者仍然面临恶劣的工作条件。应该采取行动来改进其工作环境，预防疾病和工伤的发生。其次，各种健康/卫生照料项目都必须改进其获得途径和覆盖范围。例如，从工伤保险项目来看就存在严重的问题，其对外出务工农民工的覆盖范围仍然有限。应该加强和改进项目的执行，以保证农民工能够得到工伤保险赔偿。为了保护和提高农村生产力，农村社会保障项目应该与城镇的社会保障项目相衔接，建立起统一的社会保障体系。针对新农合而言，阎竣和陈玉萍（2010）的研究指出，根据新农合支付和补偿比例情况来看，中年人群实际上变成了项目的净受益者，而老年人则变成了净贡献者，其原因可能在于伤病返乡或返乡住院分娩等占用了大量的医疗资源。本文的研究发现清楚地表明，新农合对外出务工者的覆盖尤其是对工伤的覆盖仍然是一个重要的问题，中国发展地区差异性的存在又使得问题更加复杂。大病医疗救助项目必须扩大覆盖面，为伤病返乡者和真正需要的人群提供支持。至于农村最低生活保障制度，显然应该为伤病返乡失去劳动能力者全部提供最低生活保障，但贫困地区需要更多转移支付来提高其保障标准。最后，在农村地区生活的老年人、儿童和年轻人实际上为伤病返乡者既提供身体照料，又提供资金帮助，但是这将对照料者自己的生活造成重要影响。因此，社会福利和保护项目应该对农村社会的这部分人群给予更多关注。

本研究的发现还进一步地强化了以下观点：人们对外出务工和健康之间的关系，尤其是务工者返乡的健康问题的认识还十分欠缺。然而，本研究只解释了两省四县那些伤病返乡者以及他们对农村家庭的依赖情况。本研究所用的受访人员自我报告的疾病信息可能存在回忆偏倚和选择偏倚，这常常会存在于此类利用访谈的健康信息进行的研究中（Fabricant and Harpham，1993）。虽然如此，本文对研究发现的仔细分析和解释仍然提供了有用的信息，这些信息可以用于今后对伤病返乡对农村家庭生计影响的后续深入研究。未来值得深入研究的领域可能包括：1. 将伤病返乡者与身体健康的返乡者进行比较，分析其对农村家庭生计的不同影响；2. 将伤病返乡者与伤病未返乡者进行比较，分析其对农村家庭生计的不同影响。

参考文献

Abraído-Lanza, Ana F. , Bruce P. Dohrenwend, Daisy S. Ng-Mak and J. Blake Turner. 1999. "The Latino mortality paradox: A test of the 'Salmon bias' and healthy migrant hypotheses. " *American Journal of Public Health*, Vol. 89, No. 10, pp. 1543 – 1548.

Chen, Chuanbo, Henry Lucas, Gerald Bloom and Shijun Ding. 2010. *Internal Migration and "Rural/Urban" Households in China: Implications for Health care.* POVILL Paper. http: //www. chronicpoverty. org/uploads/publication_ files/chuanbo_ et_ al_ health. pdf (accessed November 2, 2013) .

Chen, Juan. 2011. "Internal migration and health: Re-examining the healthy migrant phenomenon in China. " *Social Science & Medicine*, Vol. 72, pp. 1294 – 1301.

Chrisman, Noel J. 1977. "The health-seeking process: An approach to the natural history of illness. " *Culture, Medicine and Psychiatry*, Vol. 1, pp. 351 – 377.

Clark, Samuel J. , Mark A. Collinson, Kathleen Kahn, Kyle Drullinger and Stephen M. Tollman. 2007. "Returning home to die: Circular labour migration and mortality in South Africa. " *Scandinavian Journal of Public Health*, Vol. 35 (Supplement 69): pp. 35 – 44.

Davies, Anita A. , Anna Basten, Chiara Frattini. 2010. "Migration: A social determinant of the migrants' health. " *Euro Health*, Vol. 16, No. 1, pp. 10 – 12.

Davies Anita A. , Rosilyne M. Borland, Carolyn Blake, Haley E. West. 2011. "The dynamics of health and return migration. " *PLoS Med*, Vol. 8, No. 6, p. e1001046. doi: 10. 1371/journal. pmed. 1001046.

Fabricant, Stephen J. and Trudy Harpham. 1993. "Assessing response reliability of health interview surveys using reinterviews. " *Bulletin of the World Health Organization*, Vol. 71, pp. 341 – 348.

Farmer, P. 1994. "AIDS-talk and the constitution of cultural models. "

Social Science and Medicine, Vol. 38, No. 6, pp. 801 – 810.

Hok, Johanna, Caroline Wachtler, Torkel Falkenberg and Carol Tishelman. 2007. "Using narrative analysis to understand the combined use of complementary therapies and bio-medically oriented health care. " *Social Science and Medicine*, Vol. 65, pp. 1642 – 1653.

Hu, Xiaojiang, Sarah Cook and Miguel Salazar. 2008. "Internal migration and health in China. " *The Lancet*, Vol. 372, No. 9651, pp. 1717 – 1719.

International Organization for Migration. 2008. *Migration and Health: IOM's Programmes and Perspectives-Towards a Multi-Sectoral Approach.* Standing Committee on Programmes and Finance SCPF/12. Geneva: International Organization for Migration.

Kenjiro, Yagura. 2005. "Why illness causes more serious economic damage than crop failure in rural Cambodia. " *Development and Change*, Vol. 36, No. 4, pp. 759 – 783.

Men, C. , B. Meessen, M. van Pelt, W. Van Damme, and H. Lucas. 2012. " 'I wish I had AIDS' : A qualitative study on access to health care services for HIV/AIDS and diabetic patients in Cambodia. " *Health, Culture and Society*, Vol. 2, No. 1, pp. 22 – 39.

Palloni, Alberto and Elizabeth Arias. (2004) . "Paradox lost: Explaining the Hispanic adult mortality advantage. " *Demography*, *Vol.* 41, No. 3, pp. 385 – 415.

Pringle, Tim E. and Stephen D. Frost. 2003. "The absence of rigor and the failure of implementation: Occupational health and safety in China. " *International Journal of Occupational and Environmental Health*, Vol. 9, No. 4, pp. 309 – 316.

Sander, Monika. 2007. *Return Migration and the "Healthy Immigrant Effect.* " SOEP Papers on Multidisciplinary Panel Data Research No. 60, Berlin.

Strand, Mark, Xiaobing Wang, Xiaoqin Duan, Kristen Lee, Alex Wang, Yanqing Li, Jinxi Ni and Guangming Cheng. 2007. "Presence and awareness of infectious disease among Chinese migrant workers. " *International Quarterly of Community Health Education*, Vol. 26, No. 4, pp. 337 – 353.

Ullmann, Silvia H. , Noreen Goldman and Douglas S. Massey. 2011.

"Healthier before they migrate, less healthy when they return? The health of returned migrants in Mexico. " *Social Science & Medicine*, Vol. 73, pp. 421 –428.

Wagstaff Adam, Magnus Lindelow, Jun Gao, Ling Xu and Juncheng Qian. 2007. *Extending Health Insurance to the Rural Population: An Impact Evaluation of China's New Cooperative Medical Scheme.* World Bank Policy Research Working Paper No. 4150, Washington, DC.

Wong, Daniel Fu Keung, Xuesong He, Grace Leung, Ying Lau and Yingli Chang. 2008. "Mental health of migrant workers in China: Prevalence and correlates. " *Journal of Social Psychiatry and Psychiatric Epidemiology*, Vol. 43, No. 6, pp. 483 –489.

Zhan, Shaokang, Zhenwei Sun and Erik Blas. 2002. "Economic transition and maternal health care for internal migrants in Shanghai, China. " *Health Policy and Planning*, Vol. 17 (Supplement), pp. 47 –55.

Zheng, Zhenzhen and Pengling Lian. 2005. *Migrant Workers' Health Susceptibility.* Paper presented at the 25th International Conference on Population and Development, France, July.

Zimmerman Cathy, Ligia Kiss and Mazeda Hossain. 2011. "Migration and health: A framework for 21st century policy-making. " *PLoS Medicine*, Vol. 8, No. 5, p. e1001034. doi: 10. 1371/journal. pmed. 1001034.

白南生、何宇鹏:《回乡,还是外出?——安徽四川二省农村外出劳动力回流研究》,《社会学研究》2002 年第 3 期。

郭青、张春曦:《我国农民工法定传染病报告的监测分析与控制策略探讨》,《中华疾病控制杂志》2008 年第 6 期。

刘衔华、罗军、刘世瑞、周恒彩:《在岗农民工及留守农民心理健康状况调查》,《中国公共卫生》2008 年第 8 期。

刘玉兰:《新生代农民工精神健康状况及影响因素研究》,《人口与经济》2011 年第 5 期。

国家统计局农村社会经济调查司,《中国农村住户调查年鉴》(英文版)(China Yearbook of Rural Household Survey),中国统计出版社 2010 年版。

国家统计局:《2011 年我国农民工调查监测报告》,http://

www. stats. gov. cn/tjfx/fxbg/t20120427_ 402801903. htm（accessed 2 November 2013）。

国家统计局：《中华人民共和国 2012 年国民经济和社会发展统计公报》，http：//news. xinhuanet. com/politics/2013 – 02/23/c_ 114772758. htm（accessed November 2，2013）。

阎竣、陈玉萍：《老年人多占用了医疗资源吗?》，《管理世界》2010年第 5 期。

附　录

附表1　　　　在乡与外出人口年龄结构与健康自评统计

年龄组	该年龄组人口占全部人口百分比（%）（N = 50357）	该年龄组中外出人口占全部外出人口百分比（%）（N = 17034）	该年龄组中在乡人口占全部在乡人口百分比（%）（N = 33323）	该年龄组中外出人口占该年龄组全部人口百分比（%）	该年龄组中外出人口健康状况自评为"差"的人口占该年龄组人口百分比（%）	该年龄组中在乡人口健康状况自评为"差"的人口占该年龄组人口百分比（%）
0—14	15. 9	7. 6	20. 2	16. 1	8. 3	11. 0
15—19	9. 2	15. 5	5. 9	57. 1	5. 9	10. 8
20—29	14. 9	35. 5	4. 4	80. 5	6. 8	16. 8
30—39	15. 0	27. 9	8. 4	62. 8	13. 6	29. 0
40—49	12. 8	9. 6	14. 4	25. 4	23. 2	38. 0
50—59	15. 3	3. 1	21. 5	6. 9	31. 1	48. 3
60 +	17. 0	0. 9	25. 2	1. 8	42. 7	56. 4
合计	100. 0	100. 0	100. 0	33. 8	11. 3	36. 1

注：在乡人口指在调查时点前一年在家乡的时间超过 6 个月者。

附表 2　　　　　　　　　　深度访谈 600 户样本外出情况统计

年龄组	全部人口百分比（%）	曾经外出人口年龄构成百分比（%）	当前外出人口年龄构成百分比（%）	返乡人口年龄构成百分比（%）	外出人口占该年龄组人口百分比（%）	返乡人口占该组曾经外出人口百分比（%）
0—14	16.9	0.1	0.1	0.0	0.2	0.0
15—19	9.1	8.1	11.3	0.6	37.1	2.2
20—29	13.9	29.9	36.5	13.9	89.4	13.6
30—39	15.1	31.2	35.3	21.5	85.7	20.1
40—49	12.2	14.5	11.5	21.8	49.4	43.9
50—59	17.3	11.4	4.9	27.2	27.3	69.8
60 +	15.5	4.7	0.4	15.1	12.5	94.3
合计	100.0	100.0	100.0	100.0	41.4	29.3

附表 3　　　　　　　　调查人口中未外出或返乡的原因统计

原因	从未外出者选择该原因的百分比（%）	返乡者选择该原因的百分比（%）
年纪太大	32.51	21.52
伤病	15.76	33.61
照料家庭成员	14.78	23.03
生育	4.43	10.3
难以找到工作	2.46	3.64
婚嫁	0	1.52
创业	0	0.91
其他	30.05	5.48
样本量（户）	203	330

中国的迁移与健康：解决流动人口医疗卫生服务政策目标与现实的差距

王　健① 郑　娟② 王　朋③ 齐　力④

摘要 目前仍有约 2 亿流动人口的医疗没有得到有效保障或虽有制度安排却难以落实。本研究综述了当前流动人口医疗保险覆盖现状，比较了16 个城镇中流动人口医疗保险模式，归纳出四种模式的共性、优点和缺点。一是以深圳市为代表的运行上独立于城镇职工基本医疗保险的"农民工医疗保险模式"。优点是缴费负担较轻，涵盖了门诊和住院医疗；缺点是不是所有的农民工都能参保。医保关系难以转移和接续到其他医疗和社会保险体系。二是上海为代表享受包括医疗、工伤、养老在内的三种保险的"综合医疗保险模式"。优点是将农民工纳入城镇职工保险体系；缺点是医保关系难以转移和接续到其他医疗和社会保险体系。三是"纳入型模式"，有文献称为扩展的医疗保险模式，代表城镇有北京和成都。农民工基本上与城镇职工享受同等医疗待遇。优点是形成统一的保险体系；缺点是难以在其他地方实施。四是以新型农村合作医疗为基础的，代表城镇有浙江嘉兴。即使农民工不在家乡工作，也能参加新型农村合作医疗。优点是有效地解决农民工流动性大、统筹账户无法随农民工流动而转移等系列问题。缺点是在家乡以外产生的医疗费用必须返回家乡才能报销。应首先建立满足流动人群需要的、负担得起的、方便的医疗保健服务体系。

---

① 王健，山东大学卫生管理与政策研究中心，山东大学公共卫生学院，教授。
② 郑娟，山东大学公共卫生学院，博士研究生。
③ 王朋，中山大学流动人口卫生政策研究中心，硕士。
④ 齐力（lqi@ agnesscott. edu）（通讯作者），艾格尼丝斯科特学院经济系，副教授。

一　背景

在过去几十年，中国完成了破纪录的发展，从计划经济到市场经济体制的巨大变化不仅带来了极大的经济增长，而且引起了深刻的制度和社会变迁。中国特殊的经济增长方式引发了近代史上最为庞大的人口流动。在中国经济改革的最早阶段，政府在人口流动上采取了严格的控制手段。在旧的户籍制度下，农村居民想迁入城镇获得城镇居民地位，从而获得仅提供给城镇户籍居民的福利，如医疗保险和养老金等，几乎是不可能的。20世纪80年代后期，第一波大的迁移浪潮随着大量农民到沿海城镇打工而开始、根据卫计委流动人口司发布的《中国流动人口发展报告》对"流动人口"定义，流动人口指的是离开户口所在地，跨乡（镇、街道）居住半年以上的人口，包括农村户籍流动人口和城镇户籍流动人口。

根据流动人口对城镇工作的融入程度，可以进一步将他们分为三类：第一，准城镇居民，他们有稳定工作和住处。除了户籍种类之外，这些流动工人基本上和城镇居民没有什么不同。第二，季节性工人，他们大多数人在农村和城镇间季节性穿梭流动，主要在农闲时去附近的城镇寻找工作机会。以上两类流动人口很少改变他们实质的长期居住地。第三，短期流动人口，这是本研究关注的核心，是指相对于季节性工人，那些离开家乡到城镇工作较长时间的人。这个群体构成了中国流动人口的大多数。他们在劳动密集型产业寻找工作，就工作和收入来说，面临着很大的不确定性，因此流动更加频繁。许多公共政策将这类弱势群体作为关注对象。

2011年中国的城镇有2.3亿流动人口，这个数目还将继续增加，到2050年预计有3.5亿农村居民迁移到城镇（国家人口和计划生育委员会流动人口服务管理司，2010）。

流动工人是整个流动人群的主要部分。凌莉和岳经纶等（2011）指出中国流动人口这一弱势群体通常不具备城镇户籍，在医疗服务和医疗保险使用方面面临着相当大的阻碍。

最近的一项研究发现流动工人卫生服务利用率要远低于当地居民。在流动工人当中，11%的人在生病的时候从来没有寻求过医疗服务，65%的人选择自我医疗。尽管有24%的人选择就医，但是这其中有48%的人是到私人诊所（大部分没有执照）或基层卫生组织就医。只有在面临严重疾病时，这些来自农村的流动工人才会被迫寻求医疗服务，而此时他们主要选择的是相对于其他医疗机构昂贵得多的三级医疗单位。在那些需要住院的流动工人中，30%的人拒绝治疗，23%的人选择回家乡或其他地方医疗，原因是他们支付不起昂贵的医疗费用。从1980年到2006年，个人年均医疗费用从14151元增加到51215元，远远超过流动人口的支付能力，结果是导致了较差的医疗服务可及性。缺乏适当的医疗保险是限制流动人口医疗服务利用的主要原因（吴明，2004）。

　　开始，系统地提供社会福利并解决流动人口医疗保健需求的公共政策就落后于流动工人的快速迁移。例如，2003年的"非典"极大地暴露了中国的卫生政策在服务这一弱势群体时存在的缺陷。最近，中央和地方两级政府做出了很大努力去制定新的政策，逐步为流动工人提供包括医疗保险在内的社会保障和福利。尽管在理论上，这些政策能够实现全面覆盖，但是在当前的卫生体系中，流动人口医疗保险基金的管理、医疗费用的实际报销率以及医疗卫生服务的实际利用率依然存在很大的问题。

　　本文首先从系统的角度，对当前中国旨在满足流动人口医疗保健需要的政策目标进行概述。紧接着在第二部分，介绍一些被地方政府采纳的具体的、典型的流动人口医疗保健服务模式。在文章的第三部分，我们比较了不同模式的特征，同时讨论了不同模式的优缺点。第四部分阐述了在政策执行过程中的成功之处以及存在的问题，同时找出了良好的政策愿景与流动人口实际医疗服务供给和医疗服务利用之间存在的差距。第五部分基于青岛流动人口医疗保健服务利用的调查数据，为上述提出的政策目标和实际利用之间的差距提供了经验证据。最后，我们提出了政策建议，桥接政策目标与实际利用中的差距，从而更好地为流动人口服务。

二　解决流动人口医疗保健需求的国家政策目标

　　当前，一方面流动人口在收入上远远少于城镇本地居民；另一方面大多数卫生服务设施也主要是为城镇本地居民服务，甚至大部分政府卫生支出，同其他社会保障措施一样，也主要为高收入群体服务。在中国，流动人口的确面临各种与卫生相关的问题。他们通常在不健康或有害的环境中工作，具有较高的职业伤害风险。更为糟糕的是，这些流动人口很少有机会参加医疗保险，从而造成了卫生服务利用的巨大障碍。中国的新医疗保险体制的目标是利用三大保险制度覆盖所有居民，分别是新型农村合作医疗制度覆盖农村居民、城镇居民基本医疗保险制度覆盖城镇未就业人群、城镇职工基本医疗保险制度覆盖城镇就业人群。在理论上，尽管上述三种保险将会实现全覆盖，但实际上那些来自农村的流动人口在将他们的新农合转变为任一种城镇保险类型时都面临巨大困难。研究表明流动人口通常由于不具有医疗保险（费用必须自付）（刘传江、程建林，2008），结果耽误了治疗时机，导致疾病恶化，造成更差的健康和经济后果。

伴随着满足流动人口卫生和医疗保健需要的不断努力，国务院颁布了一些重要的政策指向性文件，这些文件成为地方政府卫生服务模式形成的基础。

2006年，国务院颁布了《关于解决农民工问题的若干意见》5号文件，将解决农民工社会安全问题作为国家级目标。这个文件将医疗保健和医疗保险作为流动人口最为急迫的需要之一，并且要求地方政府将解决流动工人工伤保险和大病医疗保险放在优先位置，进而最终将他们纳入当地社会保障体系。

国家政策指导方针考虑到流动工人的低收入，建议降低他们的保险费用以激发流动工人和他们的雇主的参保积极性。实际上，国务院的政策目标是基于三大医疗保险分别设置的。首先，对于工伤保险，由雇主负责参保费和保险费。对于那些没有参加工伤保险的流动工人，他们的雇主有责任支付工伤赔偿。文件特别强调了那些高危行业如建筑采矿业的工人参加工伤保险的重要性。其次，对于医疗保险，国务院将大病医疗保险作为首要的目标。文件要求，地方政府在设置保险费用水平时，雇主要承担大部分费用而流动工人支付比较小的比例。大病医疗计划的主要目标是保障流动人口在城镇的住院医疗。同时文件要求应当为那些选择回家乡治疗疾病的流动工人报销相应的医疗费用。最后，除了工伤保险和大病医疗保险，文件同时建议地方政府将那些在城镇长期稳定工作的农民工纳入城镇职工基本医疗保险。

这个2006年的文件指出为流动工人设计社会保障体系的重要性。尽管这并不是当前最紧迫的问题，政府仍将继续探索为流动人口提供费用低、便携性好的社会保障的可能性。

第二个重要的文件是国务院2009年颁布的《关于深化医药卫生体制改革的意见》。这个文件比2006年的文件更加细致。在随后颁布的

《2009—2011 深化医药卫生体制改革实施方案》中，国务院明确了总体改革目标，即建立覆盖全体农村和城镇居民的基本医疗卫生体系，提供安全的、有效的、方便的并且可支付的医疗服务。

文件指出，那些与雇主签订了劳动合同并且建立了稳定的劳动关系的流动工人应当被纳入城镇职工基本医疗保险。雇主应该在医疗保险费用上做出实质性的贡献。那些没有被纳入城镇职工基本医疗保险的流动工人可以参加户籍所在地的新农合或工作所在地的城镇居民基本医疗保险。

文件进一步规定地方政府对新农合和城镇居民基本医疗保险每人每年的财政补贴提高到 120 元。文件要求三大医疗保险在住院报销比例要逐渐提高，由此提高保险的福利水平。另外，最高支付限额也有所提高，城镇职工基本医疗保险和城镇居民基本医疗保险最高支付限额分别提高到本地职工和居民年均收入的 6 倍，同时新农合的最高支付限额提高到当地农民年均收入的 6 倍。

就保险基金管理而言，文件要求保险基金的结余应维持在合理水平。具体来说，新农合基金在当年的结余率不应该超过 15%，累计结余率应该不超过当年所筹集基金额的 25%。基金相应的管理机构每年应该发布基金使用情况以提高公共透明度。

以上文件都表明政府在解决流动工人社会保障和医疗保健问题方面的决心。表 1 给出了国务院总结的 2006 年 5 号文件和 2009 年医改文件在政策框架方面的主要不同点。可以明显看出，2009 年，政府在逐步将流动工人整合进统一的卫生体系框架中（即新农合、城镇职工和城镇居民医疗保险），而不是制定临时的具体的规则或为流动人口设置单独的医保政策（如 2006 年文件中提出的具体的工伤保险政策）。

表1　　　　国务院 5 号文件与新医改方案中农民工社会保障政策比较

比较内容	政策比较		
	国务院 5 号文件（2006）	新医改方案（2009）	政策差异
保障范围	优先解决工伤和大病医疗保障，逐步解决养老保险	建立覆盖城乡全体居民的基本医疗保障体系（实现基本医疗保险全覆盖）	到 2009 年，新的政策将把农民工纳入统一的医疗保险体系，不再单独制定农民工的医疗保障政策

续表

比较内容	政策比较		政策差异
	国务院5号文件（2006）	新医改方案（2009）	
筹资水平	总原则是低标准进入，渐进式过渡。工伤保险由用人单位缴纳，大病医疗保障主要由用人单位缴纳。养老保险力求低费率、广覆盖、便转移	农民工根据就业稳定情况选择参加城镇职工、城镇居民、户籍所在地新农合中的一种。筹资方式按具体参保险种类确定	到2009年，筹资机制根据三种基本的保险种类而定，不再区分农民工
补偿内容和范围	重点解决农民工住院医疗保障问题	逐步提高住院报销比例；逐步扩大门诊范围和比例；增加最高支付限额	到2009年，门诊费用也加入基金支付范围，门诊和住院的报销比例将增加
基金使用	无具体内容	医保基金以收定支、收支平衡、略有结余，提高保险待遇	

国务院的这些文件为地方政府建立自己的流动工人医疗保险政策打下了基础。我们将在第三部分介绍这些地方模式。

三　各地流动人口医疗保险模式

在中央政府政策的指引下，各地纷纷探索和创新了各种农民工医疗保险模式，我们对16个城市的农民工医疗保险政策进行调研。表2从缴费机制、保险待遇和基金管理方面列举了每个城市的医疗保险特征。在每个城市名称的下面，我们还提供了该城市一些基本的经济和社会信息，如2011年流动人口占总人口的比例（M/P）以及2011年的人均收入GDP①。我们在表2中将这些政策总结为四种模式。

---

　　① 数据来源于密歇根大学中国数据中心（http：//chinadatacenter. org/default. aspx）以及各个城镇的官方网站。

表 2　　　　　　　　　　各地流动人口医疗保险模式

城市	缴费机制	补偿待遇
纳入城镇职工基本医疗保险模式		
北京 M/P：50% 收入：80394 元	用人单位按全部职工缴费工资基数之和的 9% 缴纳基本医疗保险费。职工按本人上一年月平均工资的 2% 缴纳基本医疗保险费	统筹基金报销比例在 80%—97%。取决于医疗机构类型和产生的医疗费用的数目
南京 M/P：35% 收入：75802 元	用人单位按在职职工工资总额的 9% 缴纳；在职职工按本人工资收入的 2% 缴纳。每人每月 4 元大病互助保险费	根据费用分段计算基金支付比例（50%—80%），封顶线以上由大病互助基金给予定额补助
武汉 M/P：30% 收入：6600 元	用人单位按本单位职工缴费基数之和的 8% 缴纳；职工按本人上年度月平均工资的 2% 缴纳	一级、二级、三级医疗机构统筹基金报销比例分别为 88%、85%、82%
成都 M/P：21% 收入：48511 元	单位按全部职工工资总额的 7.5% 缴纳；职工按本人上月工资的 2% 缴纳	三级医院、二级医院、一级医院、社区卫生服务中心报销比例分别为 85%、90%、92%、95%
重庆 M/P：35% 收入：34500 元	用人单位按职工工资总额的 8% 缴纳，职工个人按本人缴费工资的 2% 缴纳基本医疗保险费	①起付标准以上至 5000 元：45 岁以下在职职工支付 70%，45 岁以上支付 75%，退休人员支付 85% ② 5000—10000 元：分别是 75%、80%、90% ③10000 元至支付限额：分别是 80%、85%、95%

续表

城市	缴费机制	补偿待遇
杭州 M/P：20% 收入：8000 元	单位按当月全部职工工资总额的 11.5% 缴纳；在职职工按本人上年度月平均工资的 2% 缴纳	①起付标准至 2 万元（含）：三级、二级、其他、社区医疗机构，退休前和退休后分别是 76%、82%；80%、85%；84%、88%；86%、92% ②2 万元以上至 4 万元（含）：三级、二级、其他、社区医疗机构，退休前和退休后分别是 82%、88%；85%、90%；88%、92%；90%、94% ③4 万元以上至 18 万元（含）：三级、二级、其他、社区医疗机构，退休前和退休后分别是 88%、94%；90%、95%；92%、96%；92%、96%
蚌埠 M/P：N. A. 收入：22219 元	用人单位按本单位上年度全部在职职工工资总额的 8% 缴纳；职工个人按本人上年度月平均工资的 2% 缴纳	①起付标准至 1 万元（含 1 万元）：三级、二级、一级医疗机构，在职和退休人员报销比例分别是 85%、88%；88%、90%；93%、95% ②1 万元以上：三级、二级、其他、社区医疗机构，退休前和退休后分别是 90%、92%；94%、95%；98%、98.5%
无锡 M/P：24% 收入：82560 元	用人单位按在职职工上月缴费工资总额的 8% 缴纳；职工个人按本人上月缴费工资的 2% 缴纳	①参保人员住院医疗费用按"分段计算、累加支付"的办法支付。5000 元以下（含 5000 元）统筹基金支付 80%；5001 元至 1 万元（含 1 万元）统筹基金支付 84%，1 万元以上统筹基金支付 88% ②退休人员在统筹段个人自理部分按在职职工自理部分的 50% 计算
综合保险模式		
上海 M/P：35% 收入：82560 元	由用人单位承担，以保险基数 12.5% 的比例缴纳综合保险费，基数以农民工的总人数乘以上年度全市职工月平均工资的 60% 计算	起付线以上封顶线以下：综合保险基金承担 80%，个人承担 20%

城市	缴费机制	补偿待遇
宁波 M/P：62% 收入：85478 元	用人单位承担。其中大病医疗保险缴费基数为统筹地上年度在岗职工月平均工资的 60%，缴费比例由统筹地政府确定，最高不超过 3%，其中市级统筹区域缴费比例为 2.5%。每人每月 5 元重大疾病医疗救助金	①全市上年职工社会平均工资 2 倍以下（含 2 倍）部分，统筹基金支付 80% ②全市上年职工社会平均工资 2 倍以上至 4 倍以下（含 4 倍）部分，统筹基金支付 85% ③年度内特殊病种门诊①医疗费累计在 1600 元以上部分，统筹基金支付 80%

农民工医疗保险模式

城市	缴费机制	补偿待遇
深圳 M/P：80% 收入：11502 元	保险费 12 元，单位缴纳 8 元，个人缴纳 4 元	市内一、二、三级医院统筹基金支付比例分别为 95%、90%、80%，市外医院 70%
郑州 M/P：N. A. 收入：56086 元	用人单位负担，每人每年缴费标准为本市上年度在岗职工年平均工资的 0.8%	统筹基金支付比例为：一类定点医疗机构 80%，二类定点医疗机构 75%，三类定点医疗机构 70%
广州 M/P：38% 收入：96860 元	用人单位按上年度本市单位职工月平均工资的 1.2% 缴纳保险费，个人不缴纳	统筹基金的支付比例为城镇职工基本医疗保险相应标准的 80%（城镇职工：一级医院为 90%；二级医院为 85%；三级医院为 80%）
东莞 M/P：63% 收入：72000 元	缴费基数为上年度全市职工月平均工资。住院部分单位缴费费率 2%，门诊部分 0.3%，个人 0.5%，财政补贴 0.2%	①住院费：基金按 95% 核付 ②特定门诊医疗费：按 60% 核付 ③门诊待遇标准：参保人发生符合医保门诊药品目录、诊疗项目、医疗服务设施范围及支付标准等规定的基本医疗费，基金按 60% 核付

---

①　门诊特殊病种包括恶性肿瘤放化疗、慢性肾功能不全（失代偿期）透析治疗、异体器官移植抗排异治疗等。

续表

城市	缴费机制	补偿待遇
洛阳 M/P：N. A. 收入：36000 元	医疗保险费由用人单位，按照当地上年度在岗职工（年、月）平均工资的 2% 左右缴纳	①起付标准至 5000 元：职工和退休人员，统筹基金支付比例分别 80% 和 85% ②5000 元以上至 1 万元：职工和退休人员，统筹基金支付比例分别是 85% 和 90% ③1 万元以上至最高支付限额：职工和退休人员，统筹基金支付比例分别是 90% 和 92%
合肥 M/P：32% 收入：48768 元	用人单位为农民工缴纳医疗保险费基数为合肥地区上年度职工月平均工资，缴费比例为 2%	一级及以下、二级、三级医疗机构统筹基金支付比例分别是 94%、92%、90%

注：N. A.：缺乏该数据。

资料来源：样本地区地方政府官方网站政策信息。

　　下面我们不分析这些城市医疗保险政策的细节内容，而是以每种模式的代表城市为例详细地讨论四种模式。

　　第一种模式是"农民工医疗保险模式"，代表城市是广东省深圳市。深圳市从 2003 年 3 月开始实施"深圳社会医疗保险政策"。深圳市居民可以参加四种类型的医疗保险（各种保险统筹基金分开管理），即综合医疗保险、住院医疗保险、农民工医疗保险和少年儿童住院及大病门诊医疗保险。农民工参加农民工医疗保险，同时也被鼓励参加综合医疗保险和住院医疗保险（肖瑶、潘华峰等，2010）。2005 年 3—12 月，约 124 万农民工参加了医疗保险（凌莉、岳经纶等，2011）。该市医疗保险缴费机制比较简单：保险费为每月 12 元，其中用人单位缴纳 8 元，剩余 4 元由农民工个人缴纳。这项保险政策不仅包括住院医疗也包括门诊医疗。在市内一级、二级和三级医疗机构住院的起付标准为 100 元、200 元和 300 元。市外支付 400 元。市内一级、二级和三级医疗机构住院最高报销比例分别是 95%、90% 和 80%，市外为 70%。

　　第二种模式是"综合医疗保险模式"，代表城市为上海市。根据《上海市外来从业人员综合保险暂行办法》，保险类别包括工伤（或者意外伤害）、住院医疗和老年补贴三种。保险费用全部由用人单位承担。用人单位按照缴费基数 12.5% 的比例缴纳综合保险费。用人单位缴纳综合保险费的基数是其使用外来从业人员的总人数乘以上年度全市职工月平均工资的 60%。无单位的外来从业人员独自承担保险费用。保险待遇包括每月 20 元的医药补贴。住院医疗费用的起付标准为上年度全市职工年平均工资的 10%。连续缴费满一年以上的，享受住院医疗待遇的最高额为上年度全市职工年平均工资的 4 倍。起付标准以上的部分，综合保险基金承担 80%，外来从业人员承担 20%。

　　第三种模式是"纳入型模式"，有文献称为扩展的医疗保险模式（凌莉、岳经纶，2011），代表城市有北京市和成都市。其他农民工较多的省份如广东省、浙江省和江苏省也采取这种模式。这种模式的根本在于将农民工纳入城镇职工医疗保障体系，这意味着农民工在工伤保险、住院保险等方面基本上与城镇职工享受同等医疗待遇。在成都市，职工以本人上月工资的 2% 缴纳保险费，用人单位以全部职工工资总额的 7.5% 缴纳保险费，对于用人单位来讲这个比例每年将会增加一个百分点，到 2014 年达到 7.5%。住院起付标准在社区卫生服务中心、一级医院、二级医院和三级医院分别是 160 元、200 元、400 元和 800 元。最高支付限额为成都市上年职工年平均工资的 4 倍。住院支付比例在社区卫生服务中心、一级医院、二级医院和三级医院分别是 95%、92%、90% 和 85%。

　　第四种模式是以新型农村合作医疗为基础的，代表城市有浙江省嘉兴市。自从所有的农村居民自动加入新型农村合作医疗，这种模式利用现有的保险计划覆盖了农民工在工作地产生的医疗费用。这种模式没有包括门诊医疗。患大病的农民工如果回户籍所在地继续治疗，则可以报销其在工作地发生的医疗费用，但报销率非常低，因为这些医疗费用是在户籍所在地以外产生。大多数患有大病的农民工选择回家乡治疗，结果这种模式多覆盖那些不再迁移的农民工。

　　每一种模式在解决农民工医疗保险需求的同时也都显示出了自己的优点和缺点。这些我们将在下面的部分中讨论。

四　各地医疗保险模式的比较

我们总结的几种医疗保险模式都不是完美的，每一种模式都有自己的优点和缺点。例如上海模式缴纳的医疗保险费较高，但也提供了高水平的保险待遇。此外，这种模式提供了全部类型的基本医疗保险，包括医疗、工伤保险和社会保险，这样就为农民工提供了全面的综合的社会保障。另外，用人单位缴纳全部的保险费用，增加了额外的雇用成本，这使得用人单位没有动力为职工参保，反过来影响了保险费用的筹集（徐真真、蒋虹丽等，2011）。表3从费用缴纳、保险待遇和参保率等方面比较了四种典型的医疗保险模式。

表3　　　　　　　　　　农民工四种医疗保险模式的比较分析

模式类型	代表城市	特征	优点	缺点
农民工医疗保险模式	深圳	该模式在运行上独立于城镇职工基本医疗保险	缴费负担相对较轻，保险待遇相对较高，包括门诊和住院医疗	与城镇职工医疗保险相比保险待遇水平不高，不是所有的农民工都能参保。参保人员一旦工作关系结束，医保关系难以转移和接续到其他医疗和社会保险体系
综合保险模式	上海	农民工享受三种保险，包括医疗、工伤、养老保险等	解决了农民工包括医疗保险问题在内的全部的社会保障问题，因此有利于将农民工纳入城镇职工保险体系。农民工缴纳较低的保险费用或不缴纳保险费用。由商业保险公司管理基金，提高了效率减少了政府的管理成本	仅覆盖从业人员，参保人员一旦工作关系结束，医保关系难以转移和接续到其他医疗和社会保险体系（龚文海，2009）。基金更加适合在当地统筹，难以扩展到其他领域。较高的起付线和较低的支付比例
纳入城镇职工基本医疗保险模式	成都	农民工基本上与城镇职工享受同等医疗待遇	体现了农民工和城镇职工利益的公平性。便于形成统一的保险体系	缴费负担相对较重，难以在其他地方实施

续表

模式类型	代表城市	特征	优点	缺点
纳入新型农村合作医疗模式	嘉兴	农民工参加新型农村合作医疗制度，即使他们不在家乡工作	低费率，广覆盖。可以有效地解决农民工流动性大、统筹账户无法随农民工流动而转移等系列问题	家乡以外发生的医疗费用报销率低。不方便的报销流程（必须返回家乡才能报销）

五　不同流动工人医疗保险模式的成功之处和问题

总结上面的政策，我们可以看出地方政府在中央政府的指导下为流动工人医疗保险的落实作出了很大的努力。这些政策针对流动人口医疗保健需求，一定程度上纠正了存在于流动工人和本地户籍工人之间的不平等。中国的三种基本医疗保险框架全面覆盖了全体居民，无论他们的户籍所在地方。在中国历史上大规模地从农村到城市的人口流动中，许多障碍剥夺了流动人口享受公共服务的机会。新的医疗保险致力于消除这些障碍，有利于把流动人口系统地纳入城镇医疗保险体系以及其他社会保障和福利体系中。据报道，一些地方的参保率在不断上升（北京日报，2012）①。

然而，理论上医疗保险的完全覆盖并不总会变成现实。尽管在流动人口公共服务和社会保障方面有了很大进展，当前的政策还需要很大的改进。

第一，参保率仍比较低②，流动人口随后选择跳出这些保险计划的比率较高。这个现象可以用一些原因来解释。大多数强制的医疗保险计划要求流动工人与雇主签订正式的劳动合同。例如，深圳市和成都市的政策都要求加入医疗保险计划的流动工人同雇主建立正式的劳动关系。实际上，许多流动工人并没有签订劳动合同，也不是在正规经济部门工作（王春林，2011）。另外，尽管国家和地方政府考虑到了流动工人的

---

① 资料来源：北京日报，2012 年 1 月 12 日，http：//zhengwu. beijing. gov. cn/bmfu/bmts/t1212920. htm，最后访问：2012 年 3 月 13 日。

② 资料来源：http：//www. gov. cn/jrzg/2009 – 03/31/content_ 1273755. htm. 安徽日报，2010 年 10 月 14 日。http：//news. xinhuanet. com/politics/2010 –10/14/c_ 12658671. htm，最后访问：2012 年 3 月 13 日。

低收入，当前的保险费用对许多流动工人来说还是过高。研究表明就收入而言，70% 工人缴纳的保险费用过高（于堃，2010）。进一步来说，不仅流动工人觉得当前的保险费用过高，而且当前大多数保险政策模式都要求雇主支付保险费用的大部分，因此雇主也不愿意为流动工人登记参保。

第二，即使是医疗保险比较实惠，当前的保险收益同流动人口的医疗需要也不匹配。医疗保险报销比例还是比较低。大多数医疗保险计划的共同特征是"保大病，保工作期间"。也就是说，医疗保险没有覆盖门诊医疗，也没有覆盖工作关系结束后的时间。由于流动工人大部分是青壮年，对门诊医疗的需要大大超过大病住院医疗，而当前只有深圳模式覆盖了门诊医疗。很多流动工人不能认识到大病医疗保险的重要性，尤其是他们收入不高还要支付部分保险费用的情形下，会感到参加这些保险的潜在收益比付出的要少。除了保险费用和保险收益的不相匹配之外，许多保险计划提供的收益要比城镇职工医疗保险的差。例如，社会保障基金对流动工人的医疗费用报销比例只有本地工人的 80%。这种不协调和低水平收益导致了低质量的医疗。流动工人可能会延迟看门诊（费用须自付），拖延到疾病恶化，这导致一些严重的健康和经济后果。

第三，对于流动工人来说，医疗和社会保障的可转移性和便携性较差。在中国除了三大基本医疗保险之外，城镇职工基本医疗保险允许退休人员在不再交保费的情况下继续享受相关医疗待遇，条件是至少参加城镇职工基本医疗保险达 10 年。然而，许多流动工人受雇佣方式所限，不会在同一个地方停留很长时间。因此，长远来说，这些流动工人在退休之后要参加新农合或城镇居民基本医疗保险。那些吸纳退休的流动工人的地区将会不可避免地面临保险费用支出的高负担，但是在这些人群还是劳动力的时候筹集的保险费用又和这些地区无关，这导致了不同地区社会保障责任的不平衡。短期来说，当前的保险计划让流动工人一旦迁移后就不再流动。当流动工人在不同保险模式的城市间流动时就产生了特定的问题。地方政府有权制定自己的具体政策，但这就可能跟其他地方不协调。结果是一个省份一种模式，很难复制和推广到其他地区。进一步来说，因为几乎没有任何政策为流动工人的医疗保险设置个人账户，他们不能将自己的保险基金带到其他任何地方（龚文海，2009）。这个问题对流动工人来说是极为沮丧的，因为他们本来就流动频繁。这些问题的根源不仅仅是当前社会保障和医疗保险政策的不完善，历史上的户籍制度将中国人为地划分为两个世界——农村和城市，依然给劳动力流动带来问题。如果不改革户籍登记系统，为流动工人提供持续的便携的广覆盖的社会保障和医疗保险几乎是不可能的。

第四，流动工人的医疗保险基金同其他基本医疗保险基金分离。这种分离意味着收益的提供、保险比例和自付比例方案的不同。这种分离导致了在中国不同人群中医疗保险缴费和基金管理的分割。这种分割造成了实现医疗保险全面覆盖的障碍。

这些问题突出了良好的政策愿景与流动工人医疗保健和医疗保险供给现状的差距。我们将通过山东省青岛市的具体例子来说明。

六　以青岛市为例

青岛市大约有1000万的农民工，这些农民工是当地劳动力的重要组成部分。2008年以前，那些与用人单位建立长期劳动关系的农民工（准城市居民）可以参加城镇职工基本医疗保险，但短期农民工只能参加大病医疗保险。青岛市于2008年为短期农民工制定了新的政策并采用了与深圳市相类似的保险模式（农民工保险模式），包括门诊和住院医疗待遇，其保险基金与其他医疗保险基金实行分开管理。

表4给出了青岛市短期农民工和其他在职工作人员参保率的增长数据。2006—2007年，青岛市短期农民工参保率有明显的增长（6%）。这可能与相应的低费率、高待遇的政策有关。例如，青岛市用人单位过去支付缴费基数的2%，缴费基数为青岛市年平均工资的60%。但是现在这个比率从2%降低到1%。新的政策也允许社会统筹基金覆盖社区卫生服务中心的门诊服务。此外，当地政府借鉴城镇职工医疗保险基金管理经验的做法大大提高了农民工保险的基金管理效率。最后，针对农民工特别是短期农民工的社区卫生服务中心和三级医院之间的转诊系统已经建立，三级医院为他们提供便宜的预防、基本医疗和综合医疗服务。

表4 青岛市医疗保险参保情况

参保人员	2006	2007	增长率（%）
在职职工参保数量	1052725	1100048	4
短期农民工	182195	193877	6
私营或个体工作者	173692	185299	7
退休人员	379022	401718	6

尽管参保率增加，政策也得到了调整，但是对人均医疗费用的分析揭示了青岛市在为农民工提供医疗保险服务的同时也存在着各种问题。表5比较了两类人群——城镇在职职工和农民工社会统筹基金的人均支出情况。

表5 2007年社会统筹基金医疗卫生支出情况

单位：元

参保人数	社会统筹基金的医疗支出	人均医疗支出
在职职工	1100048	1004800000
短期农民工	193877	49000

资料来源：青岛市医疗保险管理中心。

我们利用2007年医疗卫生支出除以参保人数计算得出人均医疗卫生支出，见表5中的第三列。结果显示出两类人群在人均医疗支出上存在极大的差异。尽管还有其他一些因素导致了两类人群医疗卫生支出的差异（如短期农民工大多是年轻人，因此一般比老年人花费低。可惜的是，表5中"在职职工"的数据并不能将年轻人和老年人区分），我们相信，低报销率和低医疗服务利用率是导致低水平医疗卫生支出的重要原因。根据表5数据可知，城镇职工人均医疗支出是农民工的3610倍。

这个结果通过对两类人群中高血压和糖尿病患者的比较进一步得到了证实，见表6和表7。对于这两种慢性病，城镇职工在三级医院的医疗费用是农民工的8倍还要多。农民工的保险费用支出非常少。青岛市医疗保险管理中心的数据显示，截至2009年的一年半时间内，农民工及其用人单位缴纳的保险费达到6000000元左右。然而，在这期间，仅花费了保险金的14%，共49000元。这表明，享受到医疗保险待遇的农民工少于

0.0001%，并且费用支出少于基金的0.1%。一些人可能会说医疗保险计划只是给农民工增加了更多的筹资成本而不是减轻了他们的医疗费用负担，这也解释了为什么农民工和他们的用人单位参加医疗保险的热情不高。

表6　　　　城镇职工和农民工高血压患者人均医疗卫生支出

单位：元

年份	三级医院		二级医院		一级医院 （社区卫生服务中心）	
	城镇职工	农民工	城镇职工	农民工	城镇职工	农民工
2006	5340	32	4910	78	4419	211
2007	6164	64	5211	70	4792	247
2008	4925	105	4307	777	4179	358

资料来源：青岛市医疗保险管理中心，2008年1月到10月的数据。

表7　　　　城镇职工和农民工糖尿病患者人均医疗卫生支出

单位：元

年份	三级医院		二级医院		一级医院 （社区卫生服务中心）	
	城镇职工	农民工	城镇职工	农民工	城镇职工	农民工
2006	6023	52	5605	115	5394	84
2007	7144	65	6267	126	5887	87
2008	6103	98	5154	114	5245	128

资料来源：青岛市医疗保险管理中心，2008年1月到10月的数据。

七　结论及政策建议

自从市场化的改革在中国开始后，农村到城市的人口流动是促使中国经济和社会转型的一个关键要素。中国经济的发展很大程度上依靠的是外资投资和充满活力的私人企业的涌现，而这些成功都离不开中国相对廉价而丰富的劳动力供应。流动工人对中国经济繁荣的贡献是巨大的。

不幸的是，长期以来公共政策并不能系统、充分地满足这类弱势人群的需要。直到最近，新医疗保险计划才致力于为流动人口提供深层次的医疗福利。本文介绍了地方采用的主要的流动人口医疗保险模式。我们分析了不同模式的优势和不足之处，这些讨论引出了我们就中国政府改善流动人口公共服务的如下政策建议。

第一，中国必须建立一个匹配流动工人需要的、他们负担得起的、方便的医疗保健服务体系。降低保险参保费用有助于改善流动工人卫生服务的使用情况，但这还不够。由保险计划提供的医疗福利以及医疗服务的供给体系等都需要进行深层次的改革。当前的保险仅仅保大病，这跟流动人口的需要不完全相符。住院医疗应当纳入其中。而且，传统的城市卫生医疗设施和城市卫生保险供给体系主要是为服务当地居民建立的。因此，初级和二级水平的医院的医疗费用对流动工人来说难以负担。未来政策应该集中在建立一个可供替代的、为流动工人提供方便可支付的初级保健服务平台上。实际上，地方政府已经在社区卫生服务中心的政策实践中取得了一些成功。例如，在一些地区，严重的慢性疾病在社区卫生服务中心治疗比在医院治疗获得的保险报销比例要高得多。在慢性病（如高血压）的长期治疗和服药过程中也有类似的激励机制。一般来说，社区卫生服务中心已经比医院收费要低得多（甚至取消某些费用），目的是降低病人的负担。而且，到社区卫生服务中心的交通费用明显比去大医院的费用要低。根据青岛医保管理局的估计，那些被判断为特殊门诊医疗的类别（包括化疗、放疗、透析、器官移植的排异症状等），每年全部医疗费用支出可以降低20万元。这种节省不仅对患者个人有益，而且降低了保险基金的支出。发展社区卫生服务中心的优势也体现在它们的其他职能，如预防保健、康复治疗、健康教育、食品卫生、传染病防治、计划免疫、妇幼保健、职业健康等。将来，这些中心可以进行潜在的健康干预，覆盖更大的人群而不仅仅包括患者个人。这些改变将不仅仅为患者和家庭带来充足的医疗服务，改善健康并降低伤病带来的经济损失，同时将通过提供健康的富有活力的生产力使整个社会受益。

第二，中国应该着重解决当前的健康保险管理体系的分割问题。迄今为止，没有一个地方政府采用的医疗保险模式能够实现流动人口医疗保险与城市人口医疗保险及社会保障体系的无缝衔接。地方政府制定不同的政策，针对不同的人群进行集资。中国的家庭人口登记制度导致了城市和农村的二元分割，给拥有农村户籍的流动人口的医疗保险整合带来很大的挑战。几个过渡性的步骤可以用作中国各种政策的探索。首先，社会资金的统筹可以在当地区域内进行。例如，政府可以尝试在省级水平上统筹城市和农村职工的社会保险基金，而不是实现医疗保险和社会保障的便携。如果当前社会保障和养老金的筹资相对来说更加统一的话（至少对于城市职工来说），可能从社会保障体系开始更容易消除城乡二分体制的缺陷，然后扩展到统一的医疗保险。此外，应该加强不同医疗保险之间以及医院之间的网络连接和信息共享，这对于整合医疗保险计划非常重要。

　　整合城乡医疗保险和养老金体系过程中另一个潜在的中间步骤是把所有的管理职责整合到统一的政府机构。社会保障体系仍未涉及农村人口，新农合对于农村居民来说仍然是主要的保险计划，它是独立于城镇职工和城镇居民健康保险的。在当前的行政组织下，两种城市保险由人力资源和社会保障部来进行管理，而新农合由卫生部门进行管理。这样，两个政府机构的政策目标和考虑差异以及组织和运作机制的不同都会给统一的卫生体系的发展带来潜在的障碍。例如，城市医疗保险的起付线和保险费水平可能是建立在不申请新农合的原则基础上。因此短期内实现城乡居民统一的全民医保和社会保障计划可能不现实。但是在同一个政府机构管理下整合三种基本医疗保险（新农合、城镇居民医疗保险、城镇职工医疗保险）可能是迈向统一系统目标的第一步。

　　在发展中国家和发达国家，农村到城市的人口流动已经成为经济增长的重要动力。以市场为导向的改革也依赖于一个整合的并且生产要素是真正移动的劳动力市场。中国目前已有大量的农村剩余劳动力转移到城市，并且这种现象还会持续。传统经济模型预测发现，人口流动现象的出现源于城乡之间工资水平的巨大差距。然而，除了名义上的工资差异，农村劳动力也会考虑其他的一些因素，例如，在做出迁移决定之前会考虑在城市找到工作的机会、潜在的额外医疗保健支出、孩子的教育费用等因素。这些额外的因素考虑纠正了名义上的工资差距。这种实际上预期的城乡工资差异比名义上的工资差异小很多。此外，当前医疗福利的低水平以及城乡医疗保险市场的分割增加了医疗卫生支出的不确定性，这直接影响到农民工对他们迁移后实际收入增长的预期，因此会阻止和限制农民工的流动。满足农民工的医疗保险、社会保障和其他公共服务的需要不仅可以改善这类弱势群体的福利水平，而且有利于农民工的流动，从而促进经济的增长。

参考文献

龚文海：《农民工医疗保险，模式比较与制度创新》，《人口研究》2009 年第 4 期。

凌莉、岳经纶等：《中国流动人口公共卫生现状报告》，中山大学出版社 2011 年版。

刘传江、程建林：《农民工医疗需求，供给与制度创新》，《AGE（年龄）》2008 年第 1 期。

孙铁翔：《中国流动人口发展报告 2012》，《新华时政》2012 年 8 月 6 日。

王春林：《关于我国农民工医疗保险制度的思考》，《南方金融》2011 年第 4 期。

吴明：《北京市外来农村流动人口卫生服务利用状况及其影响因素研究》，中国协和医科大学出版社 2004 年版。

肖瑶、潘华峰、冯毅翀：《基于深圳市外来农民工医疗保险模式的研究》，《中国卫生事业管理》2010 年第 5 期。

徐真真、蒋虹丽、胡敏等：《上海市外来就业人员医疗保障的现况分析》，《中国卫生资源》2011 年第 4 期。

于垚：《新医改视角下我国医疗保险的改革与展望——关于我国农民工医疗保险的分析和探索》，《湖北职业技术学院学报》2010 年第 1 期。

迁移与健康：基于泰国的纵向研究及其启示[①]

Chalermpol Chamchan[②]　　陈永杰[③]　　Sureeporn Punpuing[④]

摘要　通过分析 2005—2009 年的纵向数据，本研究旨在探讨泰国农村向城市的迁移与健康之间的复杂关系。研究使用 36 条目简明健康调查量表（SF-36）中生理和心理健康领域的量表，以测量、评估及追踪受访者关于迁移状态和相关社会人口学特征的生理和心理健康。本研究 2005 年共纳入了 2397 名处于主要迁移年龄（15 岁至 29 岁）的个体作为研究对象，并发现在泰国，从农村向城市的迁移对个人健康的影响具有选择性，不可一概而论。对于那些生理健康较好但心理健康较差的人而言，从农村向城市迁移的可能性更高。与城市的居民相比，平均而言，迁移者的生理和心理健康会在到达城市时或者直到迁移两年后得到好转。然而，他们的健康又会在迁移后的两年到四年间恶化。通过多层次建模的方法，发现迁移在短期内对个人的生理健康有积极的影响，但长期来看则有消极的影响。迁移对心理健康也有相似的作用，但当被其他因素控制时，这些影响就显得微弱和无关紧要。基于泰国的实证研究发现，本文讨论了在不同发展中国家的背景下，迁移和健康研究的纵向设计的适用性问题。作为经济增长最快的发展中国家，中国同样面对着国内人口从农村向城市迁移

---

①　感谢 KDSS 泰国玛希隆大学人口与社会研究学院的移民和健康项目，他们提供了本研究使用的数据集。同时对杜兰大学首席调查员 Mark VanLandingham 博士和项目的支持者美国国家卫生研究院（NIH）致以深深的谢意。
②　Chalermpol Chamchan，人口与社会研究所，泰国玛希隆大学。
③　陈永杰（chanwingkit@ gmail. com），中山大学流动人口卫生政策研究中心。
④　Sureeporn Punpuing，人口与社会研究所，泰国玛希隆大学。

的问题，本文特意对中泰两国面对的迁移问题的异同作出比较及讨论。

一 引言：迁移与健康

在国内和国际人口大规模流动的背景下，迁移和健康（生理和心理健康）的议题正引起学者和政策制定者的兴趣。迁移——人口从一个环境向另一个环境的搬迁过程，会在较长的时间里产生一系列的人类活动和经历，并在包括健康在内的各种领域影响到个体的生活质量和幸福。许多研究或是关注流动人口的健康，并将之作为迁移的一个决定性因素，或是聚焦于迁移对健康结局的影响，探讨了迁移和健康的联系。这些研究中的大部分都遵循了迁移过程的框架（见图1），考虑到不同阶段中迁移和健康的因果关系，包括迁移之前（在流出地），迁移中（从流出地到流入地），到达流入地，长居流入地和回流（从流入地回到流出地）的阶段（McKay, et al., 2003；Gushulak and MacPherson, 2006；Lu, 2010；Zimmerman, et al., 2011）。

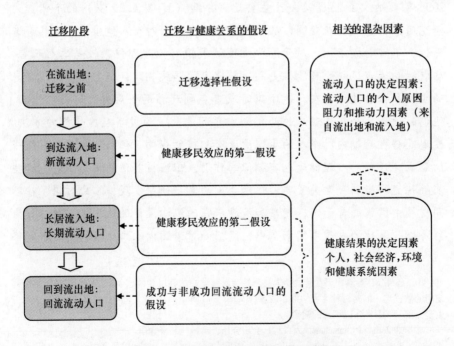

图1　迁移与健康研究的迁移过程框架

（一）迁移过程的关联

相关研究经常检验迁移的选择性假说，该假说认为流动人口在迁移之前的特征（包括健康状况）与其他大部分人不同，这由迁移的各种原因（如工作、学习和医疗保健）和其他混杂因素（如性别、年龄、教育和其他社会经济学特征）所控制（VanLandingham，2003；Norman，et al.，2005；Lu，2008；Nauman，et al.，2011；Findley，1988）。

在流入地阶段，很多研究通过比较流动人口和本地或常住居民的健康，关注于对健康移民假设的检验。该假设包括两个部分：第一，刚刚到达流入地时，流动人口的健康通常好于当地居民；第二，过了一段时间后，他们的健康开始恶化，下降至当地健康的平均水平甚至更低水平。假设的第一部分可以解释为选择性的迁移过程，即在流出地人口当中，健康较好的人在身体上和财政上更有能力进行迁移（Kristiansen，et al.，2007；Lu，2008）。

"文化适应过程"与流动人口健康的决定因素有关，能部分解释假设的第二部分，即流动人口到达流入地后发生健康恶化的现象（Sander，2007；Lassetter and Callister，2009；Evans，1987）。这些决定因素通常被分为个人决定因素（例如不健康的生活方式和健康行为、性别、年龄和教育）、社会经济决定因素（例如法律地位、就业状况、生活水平、收入、社会网络和联结程度）、环境决定因素（例如居住安排、流出地和流入地之间的距离、工作环境）和健康系统因素（例如享有健康保险、健康服务的获得和使用）（VanLandingham，2003；Bhugra，2004；Arifin，et al.，2005；IOM，2005；Saifi，2006；Kristiansen，et al.，2007；Sander，2007；Holdaway，2008；Punpuing，et al.，2009；Evans，1987）。

尽管实证研究的文献仍然有限，在回流阶段，对健康和迁移关联的考虑基于成功和不成功回流流动人口的假设。那些完成了他们迁移最初目标、安然无恙回到他们原来的地方或者没有长期健康问题的人，被认为达成了成功的迁移（Sander，2007；Davies，et al.，2011）。

（二）以往迁移和健康研究在方法上的局限性

在整个迁移过程中评估迁移和健康之间的关系，很多现有的实证研究的主要局限在于缺乏系统性和全面性的数据，没有在一段较长时间内跟踪个体健康状况的变化（IOM，2008）。利用横断面数据集，研究只能考察和检验在某个时间点、处于移民过程的某个阶段、位于某个位置的假设（例如：在流入地比较流动人口和当地人口的健康状况，或者比较回流流动人口和在流出地的非流动人口的健康状况）（Lu，2010）。当试图全面理解迁移的健康决定因素和后果时，"对比"是一个研究的局限所在（Davies，et al.，2011；Gushulak and Macpherson，2011），所以必须确保流动人口（在流出地和流入地）的选择是恰当的。此外，分析纵向数据也应该克服"对比"这个局限（Kristiansen，et al.，2007）。

一些研究已经用纵向数据分析了迁移和健康的关系（Arifin，et al.，2005；Norman，et al.，2005；Saifi，2006；Lu，2008；Punpuing，et al.，2009；Lu，2010；Nauman，et al.，2011）。但是，这些数据仍然具有局限性，因为它们只覆盖了两个时期，人们无法全面理解两者的关系和影响。同时，大多数已有的纵向调查多数不是为测量个体健康的所有维度而设计的。多数情况下，这些研究仅通过问一个问题去测量个体的健康状况（例如自我报告总体健康、慢性病患病率、急性发病率或者情绪健康）。健康测量数据的不全面是这些研究的另一个局限性。

本研究尝试去阐明在整个迁移过程中追踪健康和迁移之间关系的纵向研究设计的使用及其启示。本研究覆盖了从 2005 年到 2009 年泰国从农村向城市地区的国内迁移①，数据来自北碧府人口统计监测系统（Kanchanaburi Demographic Surveillance System，KDSS）的纵向数据集，由泰国玛希隆大学人口与社会研究学院（Institute for Population and Social Research，IPSR）所收集。具体的研究目标包括：（1）调查和比较评估农村向城市迁移的流动人口在不同迁移阶段的健康后果；（2）在不同发展中国家背景下，突出为迁移和健康研究设计的纵向研究的方法论启示。本研究所覆盖的五年期间，样本是根据迁移状态（例如非流动人口、新流动人口、长期流动人口和回流流动人口）来分类的。每个时期的健康状态是通过八个维度测量的，并分为两个简要的量表：生理健康领域量表（Physical Components Summary Scale，PCS）和心理健康领域量表（Mental

---

① 由于城市化的增长和发展，很多发展中国家的国内流动人口（尤其从农村向城市地区迁移）正在上升，包括东南亚地区在内。一项针对国家内部迁移的研究将有利于理解健康结果及其与迁移的关系，这对政策有着重要的启示作用。

Components Summary Scale，MCS）。

二　泰国纵向移民研究：数据和方法

（一）KDSS 移民与健康项目

KDSS 在 2000 年到 2004 年期间设立并投入使用，得到了威康信托基金（Wellcome Trust）的支持。在第一阶段，KDSS 的主要目标是在泰国第三大省份北碧府（Kanchanaburi）的实地范围内从不同维度监测人口的变化。调查员采用纵向设计，五年间在省内的 86 个村庄和 14 个城市街区进行了年度人口普查。调查应用了村庄、城市街区和家庭调查问卷，对村庄和城市的所有家庭展开调查，同时应用个体调查问卷对家庭里年满 15 岁或以上的成员进行调查。调查问卷主要包括人口特征（即出生、死亡和迁移的数据）和关于社会、经济、总体健康状况及环境的问题。虽然一些研究已经收集和分析过迁移和流动人口健康状况的数据（Arifin, et al.，2005；Saifi, 2006），但是它们并没有深入地挖掘迁移和健康状况、健康后果之间的复杂关系。

KDSS 的第二阶段是从 2005 年持续到 2009 年的迁移和健康项目（由美国国立卫生研究院支持实施），实地调查的第二阶段仍然覆盖了之前调查区域的所有村庄、城市街区和家庭。迁移和健康项目的第一次调查（于 2005 年进行）只包括年龄介乎 15 岁至 29 岁的个体，以便于测量在成年早期健康和迁移的联系。迁移和健康项目的第二次和第三次调查分别在 2007 年和 2009 年进行，是对 2005 年调查个体的追踪调查。留在北碧府流出地的流动人口在那里重新受访。那些在两年之间从北碧府农村搬迁到城市地区——包括曼谷，佛统府（Nakhonprathom）和北碧府市区——的流动人口，在他们的流入地城市受访①。

（二）样本

由于本研究使用的数据由 KDSS 迁移和健康项目（2005—2009 年）

---

① 在第二次（2007 年）和第三次（2009 年）调查中，许多从北碧府迁移到城市社区的长期定居的居民也被访问，使用相同的个体调查问卷（每次调查共 412 个案例），目的在于收集样本数据以比较从 KDSS 地区农村向城市迁移的流动人口。

收集，因此本研究仅包括年龄介于 15 岁至 29 岁，曾经在 2005 年在北碧府调查点的农村地区受访，并在 2007 年和 2009 年于流出地或者流入地再次受访的个体。

在这个标准下，2005 年共有 2397 个处于主要迁移年龄（15 岁至 29 岁）的个体被纳入研究进行分析。图 2 描绘了根据 2007 年和 2009 年迁移状态划分的纵向样本在 2005 年、2007 年及 2009 年的分布。那些在 2007 年第二轮调查中再次受访的个体，可以分为 2007 年的非流动人口或那些 2007 年仍然留在流出地的人群（2199 例个案），以及 2007 年的流动人口或者那些在 2007 年迁移并定居于城市流入地的人群（198 例个案）。那些在 2009 年第三轮调查中再次受访的个体可以划分为 4 类：（1）2009 年的非流动人口，或那些在 2007 年和 2009 年都仍然留在流出地的人群（2040 例个案）；（2）2009 年的新流动人口，或那些 2007 年留在流出地但 2009 年迁移并居住在城市流入地的人群（159 例个案）；（3）2009 年的长期流动人口，或那些 2007 年和 2009 年都在城市流入地居住的人群（142 例个案）；（4）2009 年的回流流动人口，或那些在 2007 年迁移并居住在城市流入地，但 2009 年回到并居住在流出地的人群（56 例个案）。

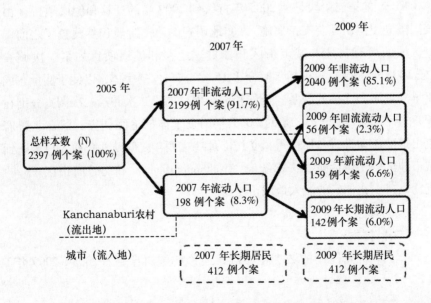

图 2　按迁移状态划分的 2005 年、2007 年及 2009 年纵向样本

（三）对健康的测量

KDSS 迁移和健康项目使用由兰德公司（RAND cooperation）及威尔（J. E. Ware）提出的 36 条目简明健康调查量表（SF－36）去测量和评估在 2005 年、2007 年和 2009 年个体健康状况的变化。SF－36 包括 1 个用于测量过去一年健康状况变化的问题，以及 35 个用分等级的回答选项来测量健康状况八个具体维度的问题。这八个维度分别是生理功能、生理角色限制、躯体疼痛、总体健康、活力值、社会功能、情感角色限制和心理健康状况。对每一个健康维度进行量表化后去评估个体的健康状况，就能导出两个总结性的量表——生理健康领域量表（PCS）和心理健康领域量表（MCS）。本研究中，这两个量表（0—100 分）用于测量每个调查年份中个体的生理和心理健康状况。这两个总结性的量表利用标准评分算法——美国提取主成分系数来测量（Ritvo, et al., 1997）。在美国的总体人口中，这个结果成分得分的平均值和标准差分别为 50 和 10[①]。

三　泰国纵向迁移研究的主要发现

在本部分，统计分析的结果将分成三个部分呈现。第一部分基于 2009 年的迁移状态说明受访者的基本特征。第二部分呈现调查期间对迁移和健康状况之间关系的发现。这些发现包括受访者的健康状况在不同迁移状态随时间发生的变化、对迁移选择性假设和健康移民效应的实证反思以及成功回流流动人口的经验。第三部分使用多层分析方法，展现了 KDSS 纵向数据中关于流动人口潜在健康后果之间差异的证据。

（一）2009 年样本的基本特征

根据其迁移状态对 2397 例样本进行分类，每一组别样本的基本特征差异如表 1 所示。与流出地的非流动人口相比，2009 年留在城市流入地的流动人口（指的是长期流动人口和新流动人口）倾向于较年轻、未婚

---

① 威尔等人（Ware, et al.）（1998）发现用（美国获得的）标准算法评估 SF－36 总结健康的分值和在 9 个欧洲国家由具体国家算法健康评估的分值之间有很高的相关性。因此，标准评分算法在评估那些没有常模数据国家的总结健康分值时被认为是可行的。在那个研究里，美国和 9 个欧洲国家的因子结构不同，因此本研究谨慎地使用标准评分算法。

和受教育水平较高的特征，因为他们经常在流入地进行学习。他们通过家庭资产得分测量得出的社会经济地位倾向于较低。回流流动人口——那些2007年住在城市流入地但2009年回到流出地居住和那些2009年留在流入地的人群——在婚姻、家庭、工作和社会经济地位上的特征有明显差别。这些回流流动人口更多的是已婚、户主、较高的社会经济地位、正在工作或者寻找工作的人群。

　　早前提到，北碧府位于泰国的西部，与缅甸有很长的边境接壤。大约有9%的调查个体不是泰国国籍的。大多数是已经在调查地区长居数年并融入当地社会的长期流动人口[1]。

表1　　　　　　　　2009年根据迁移状态划分的样本基本特征　　　　　　单位:%

特征		2009年的迁移状态				总数 (N = 2397)
		非流动人口 (n = 2, 040)	新流动人口 (n = 142)	长期流动人口 (n = 159)	回流流动人口 (n = 56)	
性别	男	35.7	32.1	37.3	53.6	36.0
	女	64.3	67.9	62.7	46.4	64.0
国籍	泰国	90.2	97.5	97.2	98.2	91.3
	非泰国	9.8	2.5	2.8	1.8	8.7
年龄组别	19—25 岁	37.5	88.1	86.6	73.2	44.6
	26—33 岁	62.5	11.9	13.4	26.8	55.4
婚姻状况	单身	24.8	82.7	75.0	44.6	32.0
	已婚	70.8	14.1	25.0	46.4	63.9
	丧偶/离婚/分居	4.4	3.2		8.9	4.1

──────────

① 一个2010年的调查发现，KDSS地区23.6%的缅甸移民者已经在泰国居住了16—20年，22.4%和16.4%已经在泰国分别居住了21—25年和11—15年。

续表

特征		2009 年的迁移状态				总数 (N = 2397)
		非流动人口 (n = 2, 040)	新流动人口 (n = 142)	长期流动人口 (n = 159)	回流流动人口 (n = 56)	
户主关系	非户主	18.6	76.1	70.4	12.5	25.3
	户主	81.4	23.9	29.6	87.5	74.7
教育	没有受过教育	7.3	1.3	1.4	0	6.4
	小学	35.2	8.9	10.6	19.7	31.6
	中学	47.5	52.5	34.5	60.7	47.4
	中学以上	10.0	37.3	53.5	19.6	14.6
工作状态	在职/求职	78.7	30.2	38.0	76.8	73.0
	在读	4.5	57.9	47.2	3.6	10.6
	在读和在职	1.6	7.5	9.9	5.4	2.6
	其它	15.1	4.4	4.9	14.3	13.8
HH tri-tiles 家庭经济阶级（由资产值划分）	低层阶级	32.0	74.2	72.5	21.4	36.9
	中层阶级	35.9	18.9	17.6	39.3	33.8
	上层阶级	32.1	6.9	9.9	39.3	29.3

（二）迁移和健康之间关系的证据

1. 受访者的总体健康过渡

图 3 显示了 2005 年到 2009 年受访者 PCS 和 MCS 的平均值（从 SF - 36 调查中得出的健康分值）。总体而言，在调查过程中发现样本的生理健康分值从 52.3 降低至 50.8，心理健康分值则忽高忽低。平均而言，2005 年的 MCS 值为 47.5，到 2007 年上升至 48.6，但在 2009 年却下降到 46.2。对生理健康恶化可能的解释是受访者年龄的增大；而心理健康分值

的波动（尤其是在 2007 年至 2009 年 MCS 的降低）则可以由 2008 年年底和 2009 年影响泰国经济的全球经济危机所解释。对这些发现的解释应该得到进一步的验证。本研究中，这些 PCS 和 MCS 分值为调查期间流动人口的健康趋势提供了一些启示。

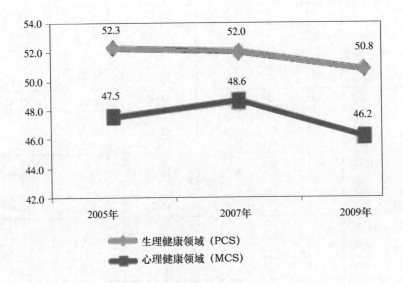

图3 2005 年、2007 年、2009 年样本的生理和心理健康领域量表得分

2. 检验迁移选择性假设

通过使用一个纵向的数据集，与农村向城市迁移相关的因素可以用 Logistic 回归来分析。在回归中，因变量是个体在时间 t（2007 年或者 2009 年）上的迁移状态。自变量包括了在时间 $t-1$[①]（分别为 2005 年和 2007 年）上的生理和心理健康状况和相关的社会人口学因素。一共有 4596 个样本被纳入（根据图 1），包括：2007 年流动人口和 2007 年非流动人口（在 $t=2007$ 年），2009 年流动人口和 2009 年非流动人口（在 $t=2009$ 年）。

---

① 由于农村向城市迁移会在 $t-1$ 到 t 的两年内发生，因此假设在 $t-1$ 时健康和其他社会人口学因素会影响迁移决定的判断。

表2　　　　　　　在 $t-1$ 到 t 期间农村向城市迁移的决定因素

变量		模型1 Exp（B）	模型2 Exp（B）	模型3 Exp（B）
常数		0.023***	0.006***	1.317
PCS（$t-1$）		1.049***	1.049***	1.021**
MCS（$t-1$）		0.981***	0.984**	0.986*
性别：男（参照：女）			1.014	0.698***
国籍：泰国（参照：非泰国）			3.512***	2.461***
年龄（$t-1$）				0.856***
婚姻状况（$t-1$）：曾经结过婚的（参照：单身）				0.212***
户主（$t-1$）（参照：非户主）				3.844***
家庭资产 tri-tiles（$t-1$）				1.311
	Nagelkerke R^2	0.017	0.031	0.247
	模型卡方（sig.）	<0.001	<0.001	<0.001

注：（1）二元因变量是"迁移状况"：[1＝流动人口，0＝非流动人口]。"流动人口"指的是在 $t-1$ 时居住在北碧府流出地，在 t 时迁移到城市流入地的人口。"非流动人口"指的是在 $t-1$ 和 t 时都住在原始地的人口。（2）*、**和***分别表示在0.1、0.05和0.01的检验水准下差异有统计学意义。

根据表2，在 $t-1$ 时，PCS 和 MCS 决定个体从农村向城市的迁移具有统计学意义。那些生理健康状况较好但心理健康状况较差的个体更有可能迁移到城市。PCS 和 MCS 的优势比（模型3）分别是1.021和0.986。这表明在迁移之前（$t-1$），流动人口的生理健康状况较好，但心理健康状况较差。在 $t-1$ 时，非户主且较年轻的单身泰国女性，在 t 的时候更可能迁移并定居在城市流入地。

3. 检验健康移民效应和成功回流流动人口

将2005—2007年迁移到城市流入地的流动人口的健康状况，与2007年和2009年流入地的长期居民的健康状况相比较，以检验健康移民效应的假设。这个组别包括了2009年的长期流动人口（2005—2007年迁移且2009年仍留在流入地）和2009年的回流流动人口（2005—2007年迁移但在2009年回到并留在流出地）。

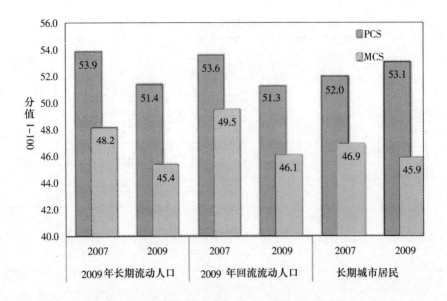

图 4　与城市流入地的长期居民相比，2009 年测量的 2007 年和 2009 年长期流动人口和回流流动人口的 PCS 和 MCS 分值

基于图 4，将 2009 年长期流动人口和 2009 年回流流动人口在 2007 年的健康状况与长期城市居民进行比较，健康移民效应假设的第一部分（即刚刚到达城市的流动人口的健康比流入地本地居民的健康要好）似乎是成立的。流动人口刚搬迁到城市流入地那一年的 PCS 和 MCS（分别是 53.6—53.9 和 48.2—49.5）比长期城市居民的（分别是 52.0 和 46.9）要高。

通过比较 2009 年长期流动人口和城市居民 2009 年的健康状况，健康移民效应假设的第二部分（即过了一段时间之后，流动人口的健康状况将会下降到流入地的健康平均水平甚至更低）也似乎正确。2009 年或迁移后的 2—4 年，2009 年长期流动人口的 PCS 和 MCS（分别是 51.4 和 45.4）比城市居民的（分别是 53.1 和 45.9）更低①。

接着比较 2009 年长期流动人口和 2009 年回流流动人口的健康，这两

---

①　这个发现应该被认为是一个暂时的结论。第一，2009 年长期流动人口的健康恶化可能不仅仅是长期迁移的结果，也有可能是那一年流出地整体人口健康状况下降的结果。第二，本调查中，流入地 2009 年的长期城市居民样本与 2007 年的未必是完全一样的群体。抽样误差可能会导致健康状况比较结果的变异。

类人群在 2005 年到 2007 年都从北碧府农村迁移到城市地区。在 2007 年和 2009 年，这两个组别的生理健康状况相似（PCS 分值在 2007 年为 53.6—53.9，在 2009 年为 51.3—51.4）。不知何故，2009 年回到流出地的流动人口的心理健康（MCS 分值在 2007 年为 49.5，2009 年为 46.1）似乎比那些仍然居住在流入地的流动人口（MCS 分值在 2007 年为 48.2，在 2009 年为 45.4）稍微好一些。没有足够的证据对成功和非成功回流流动人口的假设进行检验。但是，从本调查使用的纵向数据中，通过收集额外的信息，是有可能去探索和检验这个假设的。

迁移及其对健康的潜在影响

从 KDSS 纵向数据中考察迁移对健康的影响，使用线性随机系数模型建立健康决定因素多层次模型[①]（Rabe-Hesketh and Skrondal，2005）。对 PCS 和 MCS 分别进行分析，模型中包含的自变量或者健康决定因素被分成三个组别，包括迁移因素（迁移状态和移民年数）、预处理因素（年龄、性别和婚姻状况）和社会经济因素（国籍、工作状态、家庭中的地位、教育及家庭社会经济地位）。时间变量也被纳入在内以反映时间对健康的影响。

表3　　　　　　　　　　变量的定义及分类变量的赋值

变量		定义/分类
因变量	PCS	生理健康状况（分值0—100）
	MCS	心理健康状况（分值0—100）
自变量	时间	时间变量（2005 年 = 0，2007 年 = 1，2009 年 = 2）
	迁移状态	迁移状态（0 = 居住在农村流出地的非流动人口，1 = 居住在城市流入地的流动人口）
	迁移年数	自从 2005 年开始居住在城市流入地的年数（0—4 年）
	年龄	年龄
	性别	性别（0 = 女性，1 = 男性）

---

① 对随机系数的估计，迁移变量（包括 MIG 和 MIG_ Y）在随机部分是指定的。一般方程为 $Y_{ij} = (\beta_1 + \varsigma_{1j}) + (\beta_2 + \varsigma_{2j}) X_{ij} + \beta_3 Z_{ij} + \in_{ij}$，$Y_{ij}$ 是第 i 个个体在 j 年时的健康分值，X_{ij} 是移民变量，Z_{ij} 是包含在模型里的其他变量，β_1 是平均截距，$\in_{ij}$ 是特定年份截距，β_2 和 β_3 是平均斜率，及 ς_{2j} 是迁移变量的特定年份斜率。

续表

变量		定义/分类
自变量	婚姻	婚姻状态（0 = 未曾结婚的，1 = 已婚的）
	国籍	国籍（0 = 非泰国国籍，1 = 泰国国籍）
	工作	工作状态（0 = 非在职/在读，1 = 在职/求职）
	家庭地位	家庭地位（0 = 非户主，1 = 户主）
	教育_1	教育水平1（0 = 其他，1 = 小学和初中水平）
	教育_2	教育水平2（0 = 其他，1 = 高于初中水平）
	家庭资产分值	家庭资产分值（0 - 1），测量家庭社会经济地位

表 4 呈现了 2005 年和 2009 年 PCS 和 MCS 的多层次模型结果。在（生理健康）方面（模型2），个体的 PCS 随时间而下降，而且受到下列因素的影响：年龄（ - ）、性别（男，+ ）、国籍（泰国，- ）、婚姻状态（结过婚的，- ）、工作状态（在职，- ）和家庭社会经济地位（ + ），结果均具有统计学意义。迁移状态（居住在流入地）对 PCS 有正向的影响（系数 = 1.84），但迁移的年数则有负向的影响（系数 = - 0.50）。这可以被看作迁移在早期能改善流动人口的生理健康状况但从长远看则会导致健康恶化的证据。考虑到迁移状态和迁移年数的系数，迁移在四年后对健康存在潜在的负面影响。

表4　混合线性模型方法建立的多层次模型：PCS 和 MCS 的影响因素分析

	生理健康领域（PCS）		心理健康领域（MCS）	
	模型1	模型2	模型1	模型2
常数	52.48 ***	54.34 ***	48.00 ***	48.80 ***
时间	- 0.41 ***	- 0.33 ***	- 0.32 ***	- 0.37 ***
迁移状态	2.20 ***	1.84 ***	0.69	0.61
迁移年数	- 0.39 *	- 0.50 **	- 0.43 *	- 0.40
年龄		- 0.05 **		0.04 *
性别		1.17 ***		0.62 ***
婚姻		- 0.95 ***		- 0.10
国籍		- 0.72 *		- 1.66 ***
工作		- 0.44 **		- 0.08

续表

	生理健康领域（PCS）		心理健康领域（MCS）	
	模型1	模型2	模型1	模型2
家庭地位		0.09		0.14
教育_1		−0.04		−0.36
教育_2		0.71		−0.08
家庭资产分值		0.86**		−0.14
对数似然比	−23144.2	−23024.7	−23855.7	−23797.4
Wald Chi^2（sig.）	<0.001	<0.001	<0.001	<0.001

注：（1）极大似然估计法（MLE）特定年份随机效应。（2）***、**和*分别表示在0.01、0.05和0.1的检验水准下差异有统计学意义。

对于心理健康，从模型中得到的结果有点不一样。对于MCS（模型2），时间有负向影响但年龄有正向影响。除此之外，MCS仅和性别（男，+）及国籍（泰国，−）相关联。迁移因素对心理和生理健康的影响方向一致，但效果很微弱（只受迁移年数影响），当控制其他预处理和社会经济因素时，不具有统计学意义。

四　讨论：对中国迁移和健康研究的纵向研究设计的启示

关于国内流动人口（在此特指中国农民工）公共健康的议题，近年有相当多研究关注。就迁移过程而言，由于从出发前到回流之间的数据可获得性较低，因此仍然很难完全理解迁移和健康之间的因果关系。通过KDSS数据的使用和纵向分析，泰国的研究对在其他发展中国家使用相似的比较方法进行类似的迁移和健康研究有重要的启示。

在这个全球化的时代，发展中国家农村向城市迁移的现象大量存在。作为一个正在崛起的经济大国，中国农村向城市迁移的个案从20世纪80年代和90年代起已经受到全世界学者的关注（Rozelle, et al., 1999）。一些人认为中国流动人口的经历与其他国家的流动人口相似（Gaetano and Jacka, 2004）。此外，许多实证研究就中国农民工留在城市地区还是回流到农村更好的问题进行了相当深入的讨论。但是，这些研究主要从经济的和心理的视角切入（Chan and Zhang, 1999；Zhao, 1999；Meng and Zhang, 2001；Zhang and Song, 2003；Wong, et al., 2007）。

中国的迁移经验不应该被在其他国家进行的比较研究所忽视，尤其是与中国文化趋同的亚洲国家。由于中国与东盟成员国在制造业（即外资和劳动力密集）方面的相似性，迁移经验的比较很有价值。近年来，由于劳动力成本的上升，许多跨国企业从中国转移到东盟国家。这些国家将有更多的农村工人迁移到城市，以从事过去由中国农民工占据的工作岗位。这使得比较研究更加引人注目：在中国与东盟国家发展出来的关于迁移议题的政策措施对其他发展中国家可能也适用。

虽然关注中国农村向城市迁移的文献相当丰富，但农民工健康状况的话题还没有讨论透彻。因此，本文可为这个话题的进一步研究引入一个新的方法。

与本研究在泰国的主要发现相比，两国之间存在很多的相似性，但由于泰中两国在社会结构上的差异（例如户籍制度），也存在一些显著的差异。

中国农村迁移到城市的农民工，其健康状况的一般趋势可以被看作与泰国相当甚至更差。大部分年轻农民工在相对健康的状态下来到城市，但回到农村时健康状态大不如前（Chen, 2011）。Hu 等（2008）将此现象描述为"挖掘青春"（"youth mining"），亦即中国的农村输出健康的工人，最后带病携伤返回——农村年轻人为获取金钱而被剥削健康。

本研究发现流动人口更可能是生理健康但心理不太健康的个体，和那些居住在流入地的流动人口相比，回流到流出地的流动人口的心理健康稍微好一些。中国的实证研究显示，农民工在迁移到城市之后面临许多严重的心理健康问题，而在城市居住好几年后回到家乡时的心理健康状态较差（Wong, et al., 2008；Lin, et al., 2009；Chen, 2011；Chen, et al., 2011），与户籍制度相关联的对农民工的污名被认为是主要原因（Meng and Zhang, 2001；Wong, et al., 2007）。泰国的研究结果为逐步废除或至少放松户籍制度提出更有力的论据，因为这将减轻歧视对农民工心理健康的负面影响。

至于性别，尽管没有来自社会或者文化角度的具体解释，本研究发现泰国的长期流动人口大部分是女性（62.7%）并且不是户主（70.4%）。但是在中国，女性更有可能更长时间地（甚至永久地）留在城市，但原因却相当不同：通过婚姻实现向上社会流动（Zhou, et al., 2011）。因此，农村年轻女性人口的流失，可能为中国农村的人口构成带来长远的影响。

至于方法论上的启示，本文采用的纵向分析在中国类似的研究中并不常见。中国老年人健康问题的研究很早就采用过纵向分析。过去 10 年已经进行了一些大型的调查，包括"中国健康退休跟踪调查"（Chinese Health and Retirement Longitudinal Study，CHARLS）和"中国老年健康影响因素跟踪调查"（Chinese Longitudinal Healthy Longevity Survey，CLHLS）。最近使用纵向方法去研究中国健康议题的出版物，继续把主要聚焦点放在拥有当地户口的、非流动人口的老年人身上（Li, et al., 2011；Luo, et al., 2012；Wang, et al., 2012）。对流动人口健康状态的纵向研究比较罕见，原因是追踪无本地户口的流动人口在操作层面有相当多的困难。在流入地，对拥有户口的流动人口的研究很丰富，表明了这是一个进退两难的困境。例如，中国有许多针对从三峡大坝安置到沿海地区的家庭的研究（例如，Gray, et al., 2012），却很少人会研究从内陆迁移到沿海地区的没有户口或其他官方安排的流动人口。对没有当地户口的农村流动人口的健康研究有纵向分析的需要，但首先需要的是能够可靠地接触到这个群体。

收集这种数据并不容易，因为获得关于流动人口中个体的信息在很大程度上依靠非正式或者正式的非政府组织，例如独立工会和同乡会。之前对三峡大坝流动人口追踪的尝试，要感谢那些拥有安置人口的资料的当地官员的帮助（Gray, et al., 2012）。通过非官方渠道尝试追踪那些在流入地没有当地户口的流动人口，这样收集回来的数据在准确性和代表性方面有很大疑问。另外，一些最近正在进行的研究尝试通过分析城镇居民基本医疗保险（URBMI）的数据去评估该议题，该保险是为了覆盖没有被合同雇员并行方案所覆盖的城市失业者和农民工而设计的。然而，鉴于众多农民工并未被任何健康保险所覆盖，要论证此法能准确代表整个流动人口群体并不容易。简而言之，纵向分析在中国的应用还有很长一段路要走。

总而言之，与中国流动人口议题相比，本研究结果为两国的具体情况提供了一些深入见解，这显示在该领域需要更多深入的研究。但是重要的问题仍然存在。在不受户籍制度限制的发展中国家，其内部迁移是否可以改善流动人口的心理和生理健康状况？从经济学的视角去看待这个议题，给输出流动人口的农村社区的汇款，是否能合理化"挖掘青春"现象？当年轻的农村女性更有可能留在城市的时候，对这些农村社区未来的人口结构有什么影响？除了对健康的需求，对那些成员分居于农村和城市的家庭而言还会产生哪些需要？

参考文献

Arifin, E. N. , A. Ananta and S. Punpuing. 2005. *Impact of migration on health in Kanchanaburi*, *Thailand*. Paper presented at the XXVth IUSSP International Population Conference, France, July. http：//iussp2005. princeton. edu/ download. aspx? submissionId = 51143, accessed on 30 September 2011.

Bhugra, D. 2004. "Migration and mental health." *Acta Psychiatrica Scandinavica*, Vol. 109, pp. 243 – 258.

Chan, K. W. and Li Zhang. 1999. "The *hukou* system and rural-urban migration in China：Processes and changes. " *The China Quarterly*, Vol. 160, pp. 818 – 855.

Chen, J. 2011. "Internal migration and health：Re-examining the healthy migrant phenomenon in China. " *Social Science and Medicine*, Vol. 72, pp. 1294 – 1301.

Chen, X. , B. Stanton, L. M. Kaljee, X. Fang, Q. Xiong, D. Lin, L. Zhang and X. Li. 2011. "Social stigma, social capital reconstruction, and rural migrants in urban China：A population health perspective. " *Human Organisation*, Vol. 70, No. 1, pp. 22 – 32.

1. A. Davies, R. M. Borland, C. Blake and H. E. West. 2011. "The dynamics of health and return migration. " *PLoS Medicine*, Vol. 8, No. 6, pp. 1 – 4.

Evans, J. 1987. "Introduction：Migration and health. " *International Migration Review*, Vol. 21, No. 3, pp. v – xiv.

Findley, S. E. 1988. "The directionality and age selectivity of the health-migration relation：Evidence from sequences of disability and mobility in the United States. " *International Migration Review*, Vol. 3, pp. 4 – 29.

Gaetano, A. M. and T. Jack (eds) . 2004. *On the Move：Women and Rural-to-Urban Migration in Contemporary China*. Columbia University Press, New York.

Gray D. J. , A. P. Thrift, G. M. Williams, F. Zheng, Y. S. Li. 2012. "Five-year longitudinal assessment of the downstream impact on schistosomiasis transmission following closure of the Three Gorges Dam. " *PLoSNegl Trop Dis*, Vol. 6, No. 4, p. e1588. doi: 10. 1371/journal. pntd. 0001588.

Gushulak, B. D. andD. W. Macpherson. 2011. "Health aspects of the pre-departure phase of migration. " *PLoS Medicine*, Vol. 8, No. 5, p. 107.

Gushulak, B. D. and D. W. MacPherson. 2006. "The basic principles of migration health: Population mobility and gaps in disease prevalence. " *Emerging Themes in Epidemiology*, Vol. 3, No. 3, pp. 1 – 11.

Holdaway, J. 2008. "Migration and health in China: An introduction to problems, policy, and research. " *Yale China Journal of Public Health*, Vol. 5, pp. 7 – 23.

Hu, X. , S. Cook and M. Salazar. 2008. "Internal migration and health in China. " *The Lancet*, Vol. 372, No. 9651, pp. 1717 – 1719.

Lin, D. , X. Li, B. Wang, Y. Hong, X. Fang, X. Qin and B. Stanton. 2011. "Discrimination, perceived social inequality, and mental health among rural-to-urban migrants in China. " *Community Mental Health Journal*, Vol. 47, pp. 171 – 180.

IOM. 2008. *World Migration* 2008 *Managing Labour Mobility in the Evolving Global Economy*. International Organization for Migration, Geneva.

IOM. 2005. *World Migration: Costs and Benefits of International Migration*. International Organization for Migration, Geneva.

Kristiansen, M. , A. Mygind and A. Krasnik. 2007. "Health effects of migration. " *Danish Medical Bulletin*, Vol. 54, No. 1, pp. 46 – 47.

Lassetter, J. H. and L. C. Callister. 2009. "The impact of migration on the health of voluntary migrants in Western societies. " *Journal of Transcultural Nursing*, Vol. 20, No. 93, pp. 93 – 104.

Li, L. , G. Feng, Y. Jiang, H. H. Yong, R. Borland and G. T. Fong. 2011. "Prospective predictors of quitting behaviours among adult smokers in six cities in China: Findings from the International Tobacco Control (ITC) China Survey. " *Addiction*, Vol. 106, pp. 1335 – 1345. doi: 10. 1111/j. 1360 – 0443. 2011. 03444. xi.

Lu, Y. 2010. "Rural-urban migration and health: Evidence from longitudinal data in Indonesia. " *Social Science and Medicine*, Vol. 70, pp. 412 – 419.

Lu, Y. 2008. "Test of the 'healthy migrant hypothesis': A longitudinal analysis of health selectivity of internal migration in Indonesia. " *Social Science and Medicine*, Vol. 67, pp. 1331 – 1339.

Luo, Y. , L. C. Hawkley, L. J. Waite and J. T. Cacioppo. 2012. "Longliness, health, and mortality in old age: A national longitudinal study. " *Social Science and Medicine*, Vol. 74, No. 6, pp. 907 – 914.

Meng, X. and J. Zhang. 2001. "The two-tier labor market in urban China: Occupational segregation and wage differentials between urban residents and rural migrants in Shanghai. " *Journal of Comparative Economics*, Vol. 29, No. 3, pp. 485 – 504.

McKay, L. , S. Macintyre and A. Ellaway. 2003. *Migration and health: A review of international literature.* Medical Research Council Occasional Paper No. 12.

Nauman, E. , M. VanLandingham, P. Anglewicz, U. Patthavanit and S. Punpuing. 2011. *Rural-to-Urban Migration and Changes in Health among Young Adults in Thailand.* www. uclouvain. be/cps/ucl/doc/demo/documents/Nauman_ VanLandingham_ Anglewicz_ Patthavanit_ Punpuing. pdf, accessed on 30 September 2011.

Norman, P. , P. Boyle and P. Rees. 2005. "Selective migration, health and deprivation: A longitudinal analysis. " *Social Science and Medicine*, Vol. 60, pp. 2755 – 2771.

Office, G. S. 2006. *The 2004 Vietnam Migration Survey: Migration and Health.* United Nations Population Fund, Hanoi.

Pattaravanich, U. , M. Vanlandingham, S. Punpuing and P. Guest. n. a. *Connectivity and Mental Health Outcomes: Migrants Versus Non-Migrants.* 2009. *Annual Meeting: Population Association of America.* http: //paa2009. princeton. edu/download. aspx? submissionId = 90983, accessed on 30 September 2011.

Punpuing, S. , S. Taweesit, C. Holumyong and C. Chamchan. 2011. *A Survey of Myanmar Migrants in Thailand.* Institute for Population and Social Research, Mahidol University (draft as of June 2011) .

Punpuing, S. , M. Vanlandingham, P. Guest and U. Patthavanit. 2009. *Migration and Health of Young Adults 15 – 29 Years Old: Evidence from the Kanchanaburi Demographic Surveillance System (DSS) , Thailand (unpublished).* 2009 Annual Meeting: Population Association of America. http: // paa2009. princeton. edu/download. aspx? submissionId = 90919, accessed on 30 September 2011.

Rabe-Hesketh, S. and A. Skrondal. 2005. *Multilevel and Longitudinal Modeling Using Stata.* Stata Press, Texas.

RAND Health. n. a. (a) . *Medical Outcomes Study: 36 – Item Short Form Survey.* www. rand. org/health/surveys_ tools/mos/mos_ core_ 36item. html, accessed on 30 September 2011.

RAND Health. n. a. (b) . *Scoring Instructions for MOS 36 – Item Short Form Survey Instrument (SF – 36) .* www. rand. org/content/dam/rand/www/ external/health/surveys_ tools/mos/mos_ core_ 36item_ scoring. pdf, accessed on 30 September 2011.

Ritvo, P. G. , J. S. Fischer, D. M. Miller, H. Andrews, D. W. Paty and N. G. LaRocca. 1997. *MSQLI Multiple Sclerosis Quality of Life Inventory: A User's Manual.* National Multiple Sclerosis Society, New York.

Rozelle, S. , E. Taylor and A. deBrauw. 1999. " Migration, remittances and agricultural productivity in China. " *The American Economic Review,* Vol. 89, No. 2, pp. 287 – 291.

Saifi, R. A. 2006. *Migration and Health: Evidence from Kanchanaburi DSS.* Mahidol University, Nakhonprathom.

Sander, M. 2007. " Return Migration and the ' Healthy Immigrant Effect' . " *SOEP Papers on Multidisciplinary Panel Data Research,* pp. 1 – 37.

Soe, K. K. , S. Punpuing, A. Chamratrirong and P. Guest. 2011. " The impact of migration on mobility of other family members in Thailand. " *Asian Population Studies,* Vol. 7, No. 2, pp. 107 – 121.

VanLandingham, M. 2003. *Impacts of Rural to Urban Migration on the Health of Young Adult Migrants in Ho Chi Minh City, Vietnam.* Conference on African Migration in Comparative Perspective. http: //pum. princeton. edu/

pumconference/papers/5 – VanLandingham. pdf, accessed on 30 September 2011.

Wang, Q. , R. Jayasuriya, W. Y. N. Man and H. Fu. 2012. "Does functional disability mediate the pain-depression relationship in older adults with osteoarthritis? A longitudinal study in China. " *Asia Pacific Journal of Public Health*, e-pub on 24 April 2012.

Ware, J. E. , B. Gandek, M. Kosinski, N. K. Aaronson, G. Apolone, J. Brazier, M. Bullinger, S. Kaasa, A. Leplège, L. Prieto, M. Sullivan and K. Thunedborg. 1998. "The equivalence of SF – 36 summary health scores estimated using standard and country-specific algorithms in 10 countries: Results from the IQOLA Project. " *Journal of Clinical Epidemiology*, Vol. 51, No. 11, pp. 1167 – 1170.

Wong, D. F. K. , Y. L. Chang and X. S. He. 2007. " Rural migrant workers in urban China: Living a marginalised life. " *International Journal of Social Welfare*, Vol. 16, pp. 32 – 40.

Wong, D. F. K. , X. He, G. Leung, Y. Lau and Y. Chang. 2008. "Mental health of migrant workers in China: Prevalence and correlates. " *Social Psychiatry and Psychiatry Epidemiology*, Vol. 43, pp. 483 – 489.

Zhao, Y. 1999. "Labour migration and earnings differences: The case of rural China. " *Economic Development and Cultural Change*, Vol. 47, No. 4, pp. 767 – 782.

Zhang, K. H. and S. Song. 2003. "Rural-urban migration and urbanization in China: Evidence from time-series and cross-section analyses. " *China Economic Review*, Vol. 14, No. 4, pp. 386 – 400.

Zhou X. D. , X. L. Wang and L. Li. 2011. "The very high sex ratio in rural China: Impacts on the psychosocial wellbeing of unmarried men. " *Social Science and Medicine*, Vol. 73, No. 9, pp. 1422 – 1426.

Zimmerman, C. , L. Kiss and M. Hossain. 2011. "Migration and health: A framework for 21st century policy-making. " *PLoS Medicine*, Vol. 8, No, 5, pp. 1 – 7.

政策参与者、政策制定与流动人口医疗卫生状况的改善：基于政策网络的路径

朱亚鹏① 岳经纶② 李文敏③

摘要 大规模的国内人口流动，已经使得流动人口医疗卫生问题成为中国的重大政策议题。众多政策参与者关注流动人口医疗卫生政策发展，但是下列问题仍有待探讨：谁是主要的政策参与者，他们发挥着什么样的作用？政策参与者彼此之间怎样互动，他们将会如何增进合作以改善流动人口的医疗卫生状况？本文旨在辨识主要的政策参与者并探讨他们在流动人口医疗卫生政策发展过程中的作用。本文基于政策网络的研究路径，发现流动人口医疗卫生福利的边缘化源于政治结构和特定制度安排所致的封闭政策网络。有鉴于此，我们认为，建立一个包容性的政策网络，可以克服主要的制度障碍，从而更好地满足流动人口的医疗卫生需要。

一 引言

中国医疗卫生体系近年来发生了明显的变化，国家重新定位了医疗卫生改革，加快了医疗卫生保险项目发展，以便尽早实现医疗卫生服务全面覆盖，更好地抵御风险。截至 2011 年年底，新型农村合作医疗保险覆盖

---

① 朱亚鹏，中山大学中国公共管理研究中心/中山大学流动人口卫生政策研究中心，研究员；中山大学政治与公共事务学院，教授。
② 岳经纶（klngok@126.com）（通讯作者），中山大学中国公共管理研究中心/中山大学流动人口卫生政策研究中心，研究员；中山大学政治与公共事务学院，教授。
③ 李文敏，中山大学政治与公共事务管理学院，博士研究生。

了 8.32 亿农民，覆盖了超过 96% 的农村人口（中华人民共和国卫生部，2012）；城镇基本医疗保险约 4.7343 亿人参加（2.5227 亿城镇职工基本保险和 2.2116 亿城镇居民基本保险）（中华人民共和国人力资源和社会保障部，2012），共计 96.89% 左右的中国人口享有某种类型的医疗保险。

尽管医改取得显著成效，却仅有 18%（4641 万）的流动人口（2.36 亿①）参加了城镇职工基本医疗保险（中华人民共和国人力资源和社会保障部，2012）。正是由于城乡二元分割，大多数流动人口难以享有城市医疗卫生服务。城乡流动人口为中国的经济快速发展做出了卓越贡献（Wang，2008），但是由于户籍等行政规制（Fan，2001），他们几乎无法享受社会福利，在劳动和用工市场上还备受歧视。相较于其他中国社会群体，流动人口由于身处高职业风险环境，居住环境恶劣甚至缺乏必要的通风和排水设施，他们的健康更容易遭受威胁。此外，该群体不仅缺乏医疗卫生常识，也缺乏获取有限医疗服务相关信息的渠道（Wei, et al.，2010）。

流动人口整体上发生严重的健康问题和遭受健康威胁的可能性更大，包括免疫接种率较低、传染病感染率较高和吸烟率较高，以及较多的职业健康问题等（Gransow，2010；韩燕玲等，2006；Hesketh, et al.，2008；Hong, et al.，2006）。绝大多数流动人口参加的是新型农村合作医疗保险，由于城乡二元分割，他们在城市几乎无法享受医疗卫生服务。高昂的医疗费用和苛刻的工作安排导致大部分人无法享有常规的医疗服务，因而他们更愿意选择自我医疗，或者去资质欠缺的非法小诊所就医（Hong, et al.，2006）。总之，一般而言，与其他群体相比，流动人口及其家人在获取医疗服务和相关福利方面处于劣势（Wong, et al.，2007）。

关于中国流动人口及其医疗卫生问题的研究很多，但是其中的大多数集中在调查流动人口特有卫生问题的类型、范围和严重程度，和/或相应的对策和政策干预上（Zhan, et al.，2002），很少有研究者从流动人口医疗卫生政策制定中的主要参与者和主要影响因素的角度探讨流动人口医疗卫生政策的发展历程。本文试图通过辨识流动人口卫生政策过程中的主要参与者和他们间的互动填补此项空白，并且倡导建立包容的政策网络来完善中国流动人口的医疗卫生政策。

---

① 数据来源：《2013 中国流动人口发展报告》。

后面的文章内容安排如下：第一部分，简要综述中国政策制定方面的既有文献，为后续讨论奠定理论基础；第二部分，回顾流动人口卫生政策变迁历程；第三部分，重点分析流动人口卫生政策发展过程中的主要参与者和他们彼此间的互动；第四部分，从政策网络视角解释流动人口卫生政策，验证新兴政策网络的存在；最后，本文倡导建立包容的政策网络。

二　更加多元化的中国的政策制定：政策网络路径

过去10年间，中国经历了翻天覆地的经济、社会和人口变化。尽管政治发展远滞后于经济变革，政治体制和政策制定过程的巨大变迁仍可窥一斑。无数研究显示中国的政策制定过程已经变得更加开放，过去被忽视的政治和社会参与者获得更多施展才能的空间（Cho，2002；Mertha，2009；Saich，2000；Zhu，2008；Zhu，2012）。中国政府已经开始有意识地鼓励公众以磋商的方式参与决策（Kornreich，et al.，2012）。伴随社会开放程度的持续加深和国际竞争压力的日益增大，全球化、跨国企业、国际组织和跨国非政府组织等外部力量和因素已经在中国政策制定方面发挥显著的作用。由于这些变化，中国政治体制被贴上"威权主义2.0"（Mertha，2009）或"审慎的威权主义"（He & Thøgersen，2010）的标签。

西方决策理论模式——如政策网络框架——更多被用于揭示中国现状，有助于我们理解政府部门间的互动，大众媒体、网络社会以及其他社会组织参与政策过程等深远的社会—国家关系变迁（Groenleer，et al.，2012；Hammond，2013；Zheng，et al.，2010）。政策网络是西方政策研究中的重要分析框架，可以被定义为"参与者的集合，每一位参与者都有各自利益，或在特定政策部门具有利害关系，有能力左右政策成败"（Peterson & Bomberg，1996）。政策网络在解释治理（Durning，2004；Rhodes，1997）、政策形成（Atkinson & Coleman，1992；Wright，1988）、政策变迁和范式转变（Coleman & Skogstad，1995；Coleman，et al.，1996）方面至关重要。政策网络理论认为，政策制定是参与者间通过一系列互动和相互博弈影响特定政策议程和政策实施的结果（Zheng，et al.，2010）。政策网络结构特征是影响政策变迁和政策结果的主要因素（Coleman，et al.，1996；Howlett，2002；Howlett & Rayner，1995），例如统合主义政策网络是有助于促进"集体协商式解决问题路径的范式转变，而国家主导或压力多元型的政策网络则与危机所致政策转变的关系更为密切"（Coleman, et al., 1996）。政策网络构成决定了观念和利益，而观念和利益影响政策变迁的本质（渐进的或范式的）和速度（快速或渐进）（Howlett & Rayner, 1995）。

由于中国非政府组织不成熟（Green, et al., 2011），一些国内分析学家认为政策网络在政策过程中的作用较弱，但是政策网络理论的适用性在一些初步研究中已经被证实。郑和他的同伴（Zheng, et al., 2010）以城市卫生改革为例，探究政策网络方法在中国政策制定过程中的适用性问题，发现政策网络理论是理解中国政策制定非常有价值的工具，但是由于中西方体制和文化差异，在使用时需要适当修正（Zheng, et al., 2010）。中国近年来使用该分析工具的研究越来越多（Zheng, et al., 2010；朱亚鹏，2008；Zhu, 2013）。陈泽强与瑟顿（Chan & Seddon, 2012）认为网络治理是中国教育政策制定和实施的一个有效合法途径；朱亚鹏进一步将主要住房问题归因于闭合型住房政策的政策网络主导，认为闭合的政策网络限制了政策工具选择，从而阻碍了住房领域的重大政策变迁（朱亚鹏，2008；Zhu, 2013）。

总之，在国内外双重影响下，中国政策制定已经变得更加包容、多元和易参与，这就证实了政策网络理论观点的合理性。本文利用既存文献（Coleman, et al., 1996；Howlett, 2002；Howlett & Rayner, 1995），试图从政策网络视角解释卫生政策制定。在探讨卫生政策制定过程之前，下面先介绍中国流动人口卫生政策发展历程。

三　从忽视到纳入：中国流动人口卫生政策变迁

当代中国城乡人口流动很普遍，流动人口对中国经济增长贡献卓越，但他们通常被排斥在社会保障体系之外，其社会需要长期被忽视，这个群体沦为工人队伍中被极度压榨的群体（Croucher & Miles, 2010）。

粗略来讲，中国流动人口卫生政策大致分为两个阶段：第一阶段，从20世纪80年代到21世纪中叶，流动人口医疗卫生需要长期被忽视；2006年以来，在国内外双重压力下，政府意图努力建设全民覆盖的医疗保障体系，采取措施积极回应流动人口的医疗卫生需要。

起初，仅有国家计划生育委员会为了确保流动人口遵守一胎政策，关注流动人口医疗卫生（Holdaway, et al., 2011）。甚至《劳动合同法》1995 年初生效时，要求雇主为工人提供合适的工作条件、禁止与受工伤和怀孕的女工解除合同，但是由于工人界定模糊不清，流动人口的这些权利都得不到保护。直到 2002 年《职业病防治法》公布，农民工才明确作为国家劳动力的一部分，被纳入职业病防治体系，予以平等保护。但是由于地位低、技能少，他们多集中在低收入的劳动密集型产业，甚至处于高危工作环境下，其基本医疗卫生需要很难得到满足（Wang, 2006）。

　　意识到这一点，2003 年中央政府发文将工伤保险的覆盖面扩大到农民工。2004 年 1 月 1 日生效的《工伤保险条例》，专门针对工伤职工的赔偿权和赔偿额度问题，对城市雇员和农民工予以平等保护。这标志着国家社会立法解决流动人口问题的开始（李凌云，2005）。值得注意的是，这一时期政府着重改善流动人口的工作条件以减少职业病、强化计划生育政策施行、降低流动人口相关公共健康风险，而不是满足其个人医疗卫生需要和减轻医疗服务费用造成的经济困难。2006 年是流动人口政策的分水岭，由于高层领导换届，中国政策范式转变，在"科学发展观"和"构建和谐社会"口号下，政策重心从过分强调经济增长转变成经济发展、社会公平和环境保护均衡可持续发展（Ngok & Zhu, 2010）。迫于普遍的政策变迁，2006 年可视作中国流动人口公共服务供给和权利保护的里程碑。2006 年 3 月，国务院发布一般性综合指导意见——《国务院关于解决农民工问题的若干意见》，这是中央第一个直接专门针对农民工，应对他们所面临的各种问题的指导方针。显而易见，直接强调解决农民工问题的重要性，将农民工问题提升至"关乎经济和社会发展全局"的高度，这是"一项建设中国特色社会主义的战略任务"。

　　该意见几乎涉及农民工生活工作的方方面面，工资偏低和拖欠问题、劳动管理和就业培训、社会保障和公共服务都包含其中。为达成政策目标，2006 年 3 月官方筹备由国务院相关部门和工会、共青团、妇联等群众团体组成的联席会议。另外，还明确了中央和地方在农民工权利保护和服务递送方面的分工（此前认为中央和地方分工不明是农民工悲惨境遇的主要原因）。在医疗卫生方面，地方政府需要做到：①建立职业安全和卫生管理体系；②将农民工纳入工伤保险范围；③加强农民工疾病防控和流动儿童免疫工作；④做好计划生育工作；⑤改善农民工住宿条件等。此文件的发布，标志着农民工卫生政策模式的转变：从以管理为中心的被动、碎片化回应——仅关注职业安全、公共卫生风险以及计划生育——到一个综合的、立足于权利和需要的医疗卫生保护体系。

在中央文件精神指导下，劳动和社会保障部专门规定农民工获取城市医疗卫生服务和医疗保险的途径（如《关于农民工加入医疗保险的通知》），试图将医保覆盖扩大到中国主要城市和省会城市的制造、建设、煤矿和服务领域的合同农民工，打响了把农民工纳入医保的特殊战役。

2007 年 10 月，中国共产党第十七届代表大会，最高领导人宣布建立全民医疗保障体系，以解决医疗服务的负担和供给问题，由此进一步深化了农民工卫生政策范式的转变。

目前，中国已经基本建立了以新型农村合作医疗、城镇职工基本医疗保险和城镇居民基本医疗保险为基础以城乡公共医疗服务、商业医疗保险和医疗救助项目为补充的全民覆盖的基本医疗保险体系（刘继同，2009）。这些医疗保险项目差异显著（Cook & Dummer, 2004）。从某种意义上讲，农民工有权参加一种或多种保险项目。因为门槛低，大部分农民工已经参加新型农村合作医疗，但是他们在城市仅能获得非常有限的医疗服务，通常需要返乡报销医疗费用，在时间和金钱方面花费很大。他们遭遇各种障碍，如繁琐的程序和审查、新型农村合作医疗保险在农村以外或城市医疗机构的低报销比例等。所有这些不利因素阻碍了农民工获得合理的医疗服务和救助。

很多农民工由于没有正式工作，或者没有签订正式的劳动合同，无法参加城镇职工医疗保险。这些雇主（包括正规企业）利用《劳动法》的既存"漏洞"，"临时"雇工却不为他们提供医疗保险（Zhan, et al., 2002）。尽管农民工有权加入城镇居民医疗保险，但由于必须自己负担相当大的缴费比例，绝大多数人选择不参加。导致农民工成为"夹心层"，在医疗保险方面被边缘化。截至 2011 年年底，只有约 18.36%（4641 万）的农民工参加医疗保险（中华人民共和国人力资源和社会保障部，2012）。为了应对此种境况，政府启动项目使农民工能够在家乡之外的区域获取医疗服务，2012 年在一个或两个省份试点，计划在"十二五"期间（2011—2015 年）在更多省份推广。

上述我国农民工卫生政策变迁概况引出了其他问题。为什么这一庞大的群体医疗卫生基本需要被长期忽略？为什么农民工医疗卫生政策如此演进？接下来通过研究主要政策参与者和他们在政策制定过程中的作用来解答这些问题。

四　政策参与者及其在卫生政策制定中的作用

政策制定过程在中国越来越开放（Mertha，2009），国家和社会参与者有更多机会发出呼吁、参与政策制定和实施。中国存在多层级治理结构，分为中央和地方两种类型：中央包括国务院及其有关部门；地方则包括省、市、县和乡镇各级政府。农民工医疗卫生政策受国家参与者、社会参与者和国际因素共同影响，其中，中央层面的国家参与者包括卫生部、人力资源和社会保障部、国家发展和改革委员会、财政部；地方参与者则是分别在"流出地"和"流入地"负责农民工事务的村集体组织和市级政府部门。社会参与者包括社会组织、非政府组织、大众媒体和专家。在这样一个快速变化的政治、社会和人口背景下，所有参与者相互影响，推动农民工卫生政策发展。

（一）碎片化的卫生机构和中央层国家参与者的主导

在中国，尽管社会参与者已经参与到政策过程，并在其中发挥越来越重要的作用，但是国家参与者仍占主导地位（Mertha，2009；Zhu，2012）。在卫生政策领域，国家发挥着不可或缺的作用（Cook & Dummer，2004），其在农民工医疗服务方面的重要作用至少体现在三个领域的主导权。首先，中央政府在议程设置和决策方面具有绝对的权威。农民工为城市建设做出了卓越贡献，而有关农民工的政策法规却成为农民工在城市获取社会权利和福利的最大障碍（Ngok，2012a）。其次，国家在界定医疗卫生指标（Cook & Dummer，2004），以及在国家、雇主、家庭和个人提供医疗服务的责任分配方面发挥主要作用。最后，国家占有、控制和分配着绝大部分资源。

部门间协作对于农民工卫生政策制定至关重要。由于党政结构重合以及行政机构的碎片化性质，许多部门在农民工相关医疗政策制定、实施中发挥至关重要的作用（郭岩等，2010）。例如，2013年更名的卫生和计划生育委员会负责公立医院的监督、管理以及新农合的运作；人力资源和社会保障部负责社会保险管理和基金运作、公务员保险、城镇职工医疗保险、城镇居民医疗保险和医疗救助；财政部主要负责医疗常规预算的分配；国家发展和改革委员会主抓长期医疗卫生发展规划工作。除此之外，教育部、民政部、国家物价局、国税局等在医疗方面也发挥着作用。但由于分工不明确，出现了责任重合和缺位的情况（Fang, 2008）。每一个部门有着不同的目标、理念、策略和互动，在医疗政策制定过程中理性地最大化自身的行政力量（Zheng, et al., 2010）。

分散的行政体制弊端明显，例如延长政策制定期限、增加部际协调成本、恶化政策实施中的问题等（Lieberthal & Lampton, 1992；Lieberthal & Oksenberg, 1988；郭岩等，2010）。这种行政体制对中国卫生规则体系的不健全负有一定的责任（Fang, 2008），它不仅导致医疗保险体系分散，增加城镇居民和农民工医疗服务供给的行政成本，而且影响医疗服务质量的提高。

更糟糕的是，中央政府在农民工医疗方面发挥的作用极其微弱，因此造成各地在医疗保险问题上存在明显的地方差异，阻碍了农民工卫生福利改善。正如记者采访时，卫生政策专家顾昕所述：

"'国家在医疗保险法律制定方面缺位，是医疗保险政策地方差异化的根源'……'一切是模糊的，地方政府必须自行制定所有专项调控'。"（郑升，2012）

通常，在此种情况下，地方政府采取多种卫生福利标准，随之而来的是人们涌入有较高福利的城市，仅有少数人留在低福利水平城市。

（二）地方政府差异化

中国地方政府在政策制定和实施两个方面都是主要参与者。他们不仅负责调配资源和"做事情"，也主动寻求解决各种社会问题的方法。许多中央政策促使地方政府主动进行政策革新，这是中国政策制定过程的显著特征（Heilmann, 2008；Zhu, 2012）。

农民工卫生福利很大程度上依赖于地方政策法规。首先，地方政府试图满足农民工的医疗需要。由于缺乏专门的中央政策指导回应农民工卫生需要，农民工重镇诸如北京、深圳、上海已经着手采取措施应对与农民工医疗卫生服务相关的日益增加的压力。北京、上海和深圳在农民工医疗保险的覆盖率、财政、福利和管理方面具有不同模式（李孜、杨洁敏，2009）。换句话说，农民工享有多少福利，很大程度上取决于他们工作生活的地域以及地方政府的意愿。

其次，人口流出地和流入地政府在处理农民工医疗卫生问题上认知不同。很多人口流出地位于不发达的中西部地区，政府能力不足，也缺乏满足本地和外出农民工卫生需要的动力。他们认为农民工对居住和工作城市贡献大，因农民工而获利的是富裕的流入地政府而非流出地政府，因此流入地政府应该承担农民工医疗服务供给的主要责任。流出地政府充其量在推行新型农村合作医疗发展方面比较积极。农民工有权参与新型农村合作医疗，可是，实际上他们并未因此而受惠。新型农村合作医疗保险要求农民工在家乡指定的诊所和医院接受医疗服务，或者返乡报销医疗费用，程序繁琐、限制严格，通常远在外地工作的大部分农民工无力负担主张权益需要付出的时间、金钱和精力。

流入地城市政府主要关注农民工医疗卫生的四个方面：传染病、生育健康、职业病和工伤，而不是农民工的基本医疗需要。因此，大部分流入地城市面临双重困境：不愿扩大农民工医疗覆盖面和预防潜在公共卫生危机所带来的额外地方财政负担（Hu, et al., 2008）。如前所述，流入地政府通过限制正式部门农民工的受益人数，减少农民工医疗福利和服务，并设置严格限制，尽可能缩减在农民工医疗卫生方面的投入。流入地政府不愿积极应对农民工的医疗卫生需要，正是利益相关者拒绝将农民工纳入城镇医疗体系实现资源共享的反映（Biao, 2005）。

更糟的是，一些地方政府甚至利用农民工使当地居民获益。例如，一些沿海地区试图通过政策将农民工纳入当地的社会保险体系。可是，其主要动机是滥用严格的资格审查和低工资标准规定，以便从健康的农民工处获取资源补贴当地居民（肖棣文，2011）。

（三）全球化背景下的国际参与者

全球化背景下，国际双边或多边组织、国际非政府组织和基金会、教育和研究机构在中国卫生政策制定中发挥重要作用，影响中国的主要国际"玩家"包括世界卫生组织、联合国儿童基金会、联合国艾滋病规划署、世界银行、国际劳工组织（郭岩等，2010）。例如，国际非政府组织在中国的 HIV 和艾滋病政策形成方面颇具影响力（Zheng & Lian, 2005）。1998—2009 年，中国研究参加了关注 HIV/艾滋病防控的 276 个国际合作项目。国际参与者不仅提供超过五亿两千六百万美元用于 HIV/艾滋病防控，以弥补该时期的公共财政不足，它们还在政策倡议、改善政策环境、

培养社会组织以及加强社会组织能力方面取得显著成效（Sun, et al.,
2010）。粗略地讲，这些国际参与者主要通过三种途径影响中国卫生政策
制定：①提供政策发展的技术支持；②作为中介安排资金援助和捐赠；③
促进知识传播和医学教育（郭岩等，2010）。

（四）卫生政策制定中的社会参与者

中国卫生政策制定受到国际压力和国内社会参与者的双重影响，其
中，大众媒体、智囊团、专家和非政府组织、焦点事件等在农民工卫生政
策形成过程中的重要性凸显。公共卫生正逐渐成为中国的热门话题，这为
国内社会组织发挥作用提供了更多机会（Morrison, et al., 2007）。例如，
北京义联劳动法援助与研究中心——一个致力于维护中国劳工权利、促进
劳动立法的国内社会组织——主要研究劳工权利和有关法律，为中国劳动
法和政策优化建言献策，参与增强劳工权利保护意识的活动。该中心积极
参与政策形成过程，根据北京职业病的严峻程度调查，起草了《职业病
防治法》修改意见稿，在倡导《职业病防治法》过程中发挥重要作用。
2010 年 11 月，当全国人大法律委员会公开向他们征求《职业病防治法》
修改意见时，中心抓住了机会，提供一份 17 页的修改报告，最终许多建
议被纳入 2012 年颁布的新法案（谢文英，2011）。

除了非政府组织，政策企业家（专家、学者、利益相关者、官员等）
在中国卫生政策制定中的作用越来越重要（Hammond, 2013；Zhu, 2008；
Zhu, 2012）。他们在促进农民工卫生相关政策形成过程中表现积极，高耀
洁就是个好例子。高耀洁因在河南省的艾滋病预防工作中，提倡多加关注
艾滋病患者和艾滋病孤儿，而在国内外享有盛誉。

大众媒体的作用也不容忽视，其通过报道社会问题、分析其中原因、
介绍备选方案等方式吸引公众关注主要社会议题。尽管传统大众媒体作为
党政宣传工具受到严格审查，但由于私人投资的介入和由此而来的残酷市
场竞争，大众媒体在设置媒体议程方面已经获得一定的自主权。例如，
2005 年 7 月 29 日，《中国青年报》公开发表国务院发展研究中心的一份
研究成果：中国卫生改革并不成功。该研究由世界卫生组织提供技术支
持、英国国际发展部给予财政支持。报道引起公众对医疗政策议题的广泛
关注，引发后续医疗改革的新浪潮（郭岩等，2010）。中国医改重新定位
以强调市场机制，重申政府在医疗财政和提升医疗公平方面的主要作用。

此种改变使包含农民工在内的弱势群体在很大程度上获益。

此外，互联网在影响中国卫生政策制定方面功不可没。互联网为信息传播和交流提供便捷新途径的同时，也意味着政府受到公众更多的监督。网络社会繁荣提供了更宽广的公共空间，很大程度上改变了中国议程设置过程的实质（Zhu & Cheng，2011）。互联网这一作用在下面讨论的张海超事件中更为明显。

最后很重要的是，焦点事件的触发机制是促使政策转变的重要因素（Birkland，1997，1998；Kingdon，1995）。例如，很多农民工在很贫苦、危险甚至恶劣的环境下工作，他们是许多职业病和危险物的高危人群。截至 2010 年年底，职业病总数共计 75 万例，包括 65 万 3 千例尘肺和 4 万 7 千例职业中毒。在这些病例中，2010 年新增报道 2 万 7 千 2 百 40 例，与 2009 年相比增加 50%（Wang & Li，2012）。可是，受害者尤其是农民工，很难被官方认定为职业病受害者。2009 年 6 月，张海超，一名年轻的农民工，由于不合理的法律规则，他必须通过肺部活检来证明自己患有尘肺。国家大众媒体和主要网络门户争相报道他的悲惨遭遇，这引发了公众对不合理职业病预防政策和法律的尖锐批判。2009 年 7 月 30 日，15 家大众媒体公开呼吁修改《职业病防治法》。

迫于社会压力，有关政府部门和立法部门积极采取措施，张海超在无须进行不必要手术的情况下，获得了应得的合理赔偿。卫生部因此修订了职业病审查申请程序的规则，启动职业病情况的全国调查，并采用尘肺新标准（李克杰，2009）。全国人大常委会成员和中国人民政治协商会议代表在 2010 年 3 月会议中提交了《职业病防治法》修正案。

2011 年 12 月 31 日，在第二十四届全国人民代表大会上，《中华人民共和国职业病防治法》修正案审议通过。新法明确扩大了诊断职业病的医疗机构范围，简化了诊断和鉴定职业病的行政程序，囊括了更多类别的职业相关疾病，劳动保护至此取得实质性进展。新法的通过是对张海超事件的直接回应（蓝方，2011）。

（五）农民工被排斥在卫生政策制定之外

一般而言，公众和实际上的政策目标群体很少直接参与政策制定过程（Green，et al.，2011），中国农民工这样的边缘化群体正好印证了这一点。农民工是中国城市第二大工作群体，比城市工人收入低很多（Démurger， et al.，2009)，且被严重社会污名化 (Chen, et al.，2011)。特例并不能充分证明农民工拥有足够的政治权利。例如，自 2008 年两名农民工当选全国人大代表，人们期待第十二届全国人民代表大会有更多农民工代表(霍小光、崔清新，2012)。农民工也有机会成为地方人大和党代会的代表。在广东的某些城市，农民工甚至有权参加当地公务员考试，一旦通过考试，他们将成为流入地城市的公务员。尽管有这些进展，农民工作为一个整体，与当地人相比，实际上其政治权利并未得到充分保护，他们对关乎其切身利益的医疗服务等政策制定的影响微乎其微。

例如，根据 2010 年广州流动人口服务递送相关政府官员调查：112名官员回答有效，63.4% (71 人) 说他们部门通过特定渠道询问农民工和其他利益相关者，形成农民工政策措施时会考虑他们的建议；而 9.8%回答"没有"；其余回答"不清楚" (岳经纶，2012；Ngok, 2012)。可是，359 名农民工调查信息显示：仅 3.9% 受访者说地方政府曾询问过一次关于用工和生活的有关政策，高达 81.3% 受访者说当地政府从未询问过他们意见，余下的 14.8% 回答"不清楚"。63.4% 和 3.9% 的显著差异说明政府在扩大农民工参与政策制定方面的努力仍然不够。

中国的农民工被排斥在卫生政策制定之外，原因可以归结为参与政策过程的渠道有限，以及通过集体行动寻求自身利益存在障碍。从法律上看，农民工无论其职业、性别、籍贯、种族、宗教信仰和受教育程度，都有权建立或参加工会。而事实上，他们对工会知之甚少，或者认为工会是官僚体制的一部分 (Zhu, 1995)，代表工人企业和地方政府利益的工会并不承认农民工的会员资格 (Wong, et al.，2007)。总之，一定程度上工会在国有企业可能代表工人利益，但是由于统合主义强权和资本主义盛行(Chen, 2003)，工会在保护小型私企和外资企业中农民工的作用非常有限(Wong, et al.，2007)。集体行动和利益代表的缺位决定了社会政策制定中农民工的各种社会需要被忽视。

五 流动人口卫生政策的解释：政策网络路径

政策网络理论具有其合理性，至少可以很好地解释中国卫生改革领域政策制定过程 (Zheng, et al.，2010)。事实上，农民工卫生政策制定过程符合政策网络框架的主要特征，如各种参与者的互相牵制和彼此间互动、政策过程的动态本质、网络管理的作用等（Kickert & Klijn, 1997; Rhodes, 1990; Zheng, et al., 2010）。

如前所述，在2003年SARS危机前，农民工的社会需要长期被忽视，国家不重视可归结为两方面原因。一方面是威权体制，中央政府在政策制定方面的垄断，非政府组织、大众媒体和普通民众处于政府严格的控制下，没有机会参与政策制定过程，提升其权益（Saich, 1981）。另一方面是行政结构的碎片化，政府部门试图最大化其自身利益，在政策形成和实施中，部门间协调和合作特别不稳定且困难重重（Lieberthal & Lampton, 1992; Lieberthal & Oksenberg, 1988），而农民工卫生相关政策涉及计划生育、妇女卫生、工伤、传染病和艾滋病预防等多个部门。

首先，这些政策参与者不是固定和孤立的。相反，他们彼此间有频繁的互动并且相互依存，具有明显的政策网络特征。例如，考夫曼（Kaufman, 2012）调查了国内受跨国非政府组织资助的非政府组织，研究其如何与政府互动进而最终成功引进国际艾滋病防治和护理模式方法，并促使政府规范包括性工作者权利、法律保护，医疗过程中感染者的赔偿以及必要药品获取有关事项。

其次，政府试图通过网络管理促进协作。为了克服中国政治体制的最大弊端——官僚碎片化和协调问题，2006年3月，国务院成立农民工相关工作联合会议。这是一个部际协调组织，由国务院领导牵头，31个部门和机构参与，旨在有分歧时交流信息，协调部门工作，制定农民工政策。

目标仍是定在地方层次，为更好地满足农民工卫生需求，流动人口流出地和流入地政府间区域合作兴起。2006年11月，由长江沿岸的29个城市组成的所谓"长三角联盟"成立。这些城市发表联合声明，废除农民工歧视性法规和费用，提高医疗保险和工伤、农民工子女教育社会保障①，打破行政壁垒和地方利益限制，迈出了促进农民工服务递送和权利保护的一大步。2009年11月取得实质进展，三省——安徽、江苏、浙江——和上海签订了《长三角地区医疗保险经办管理服务合作协议》，旨在建立基本医疗保险定点医疗机构的互认机制，以及异地医疗保险代报销

———————————

① 《"长江联盟"保护农民工值得期待》，《新京报》2006年11月27日（http://news. xinhuanet. com/comments/2006 – 11/27/content_ 5394348. htm）。

合作机制（江苏省人力资源和社会保障厅、上海市人力资源和社会保障局、浙江省人力资源和社会保障厅、安徽省人力资源和社会保障厅，2009）。三省进一步细化可行性工作方针，具体体现在 2010 年 1 月生效的文件《工人基本医疗保险转移接续意见》（戚庆燕，2010）上。至此，工人医疗保险方能在三省间转移接续。在个人的转移接续之后，医疗保险在新的流入地可用，这是农民工等非本地工人获取所在地医疗服务的新跨越。

农民工医疗卫生政策变迁与更加包容的政策网络结构密切相关。农民工卫生政策制定中，非政府组织、大众媒体、利益相关者的更多参与也意味着新观念的引入，最终导致农民工卫生政策的重大转变。可是，尽管有中央和地方切实的政策调整，由于现在农民工卫生政策子系统的政策网络是封闭的，农民工在卫生服务方面仍被边缘化。

目前，尽管中国政治体制总体上日益多元，农民工卫生政策制定过程中出现更多参与者，但国家参与者仍主导政策网络，并与社会参与者及其观念间存在隔阂。封闭的网络结构导致渐进的政策改变，而不是根本的范式转变（Howlett，2002）。即使政策目标变化过去被视为范式转变的重要特征，封闭的政策网络在政策制定中占主导可能会限制政策工具的选择，因而阻碍范式的转变（Zhu，2013）。因此，即使国家想方设法提供更好的医疗服务，农民工这一在政治和社会上被边缘化的群体获得实质利益的道路仍很漫长。

六　结论

人口流动影响全球公共卫生，并对其构成重大挑战（Gushulak，et al.，2009）。在国际人口流动相关卫生政策的制定过程中，政策的制定取决于流动人口迁入的每个国家（Zimmerman，et al.，2011），与此经验类似，中国国内流动人口的卫生福利很大程度上取决于他们流入地省份和城市的能力和决策。根据普遍的国际政策制定实践，人口流入地城市和地区政府更愿意制定和实施专门为农民工量身定制的卫生政策，导致医疗服务的不公平，甚至最终将危及整体公共卫生（Zimmerman，et al.，2011）。尽管中央和地方都有明显的政策进展，农民工在卫生福利和其他社会福利问题上仍处于弱势地位。

农民工医疗服务的不公平待遇源自中国封闭的政策制定过程。更进一步来说，政策网络封闭、国家参与者主导和社会参与者总体弱小，可能就是流动人口卫生政策制定和实施改善缓慢的原因。缺乏目标团体合作的政策制定既无回应性，也收效甚微。

国际经验对中国处理国内流动人口的卫生事项具有重要的借鉴意义。为改善农民工卫生福利和保护农民工，需要建立一个包括国际参与者、政府部门、非政府组织、专家、研究者甚至个体流动人口等各种政策参与者在内的开放的、包容的政策网络（Gushulak, et al. , 2009）。

由于国家参与者在政策制定中的主要作用，不同政府部门和更高级别的合作和协调对克服农民工的行政壁垒显得尤为重要。人口流入地和流出地政府都应该重视，因为政策干预应覆盖人口迁移的每个阶段，以应对这一特殊群体的高流动性（Zimmerman, et al. , 2011）。此外，为适应当下社会建设的高层政治议程，国家应该调整国家—社会关系，给社会组织和非政府组织更大空间，使其在流动人口卫生服务递送和政策倡议方面发挥更重要的作用。进一步的户籍制度改革和农民工公共财政体系改革值得考虑。因此，为了使农民工获得更好的医疗服务，赋予农民工权利、允许他们参与政策制定过程才是重中之重。

参考文献

Atkinson, Michael M. , & Coleman, William D. 1992. "Policy Networks, Policy Communities and the Problems of Governance. " *Governance*, Vol. 5, No. 2, pp. 154 – 180.

Biao, Xiang. 2005. "Migration and health in China: problems, obstacles and solutions. " *Asian Meta Centre Research Paper Series*, Vol. 17, pp. 1 – 39.

Birkland, Thomas A. 1997. *After disaster : agenda setting, public policy, and focusing events*. Georgetown University Press, Washington, DC.

Birkland, Thomas A. 1998. "Focusing events, mobilization, and agenda setting. " *Journal of Public Policy*, Vol. 18, No. 1, pp. 53 – 74.

Chan, Philip Wing Keung, & Seddon, Terri. 2012. "Network governance in education: The case of Chinese state-owned enterprise schools. " *International-al Journal of Continuing Education and Lifelong Learning*, Vol. 4, No. 2,

pp. 117 – 136.

Chen, Feng. 2003. "Between the state and labour: The conflict of Chinese trade unions' double identity in market reform. " *The China Quarterly*, No. 176, pp. 1006 – 1028.

Chen, Xinguang, Stanton, Bonita, Kaljee, Linda M. , et al. 2011. "Social stigma, social capital reconstruction, and rural migrants in urban China: A population health perspective. " *Human organization*, Vol. 70, No. 1, pp. 22 – 32.

Cho, Young Nam. 2002. "From 'Rubber Stamps' to 'Iron Stamps': The Emergence of Chinese Local People's Congresses as Supervisory Powerhouses. " *The China Quarterly*, No. 171, pp. 724 – 740.

Coleman, William D. , & Skogstad, Grace. 1995 . "Neo-liberalism, policy networks, and policy change: Agricultural policy reform in Australia and Canada. " *Australian Journal of Political Science*, Vol. 30, No. 2, pp. 242 – 263.

Coleman, William D. , Skogstad, Grace D. , & Atkinson, Michael M. 1996. "Paradigm Shifts and Policy Networks: Cumulative Change in Agriculture. " *Journal of Public Policy*, Vol. 16, No. 3, pp. 273 – 301.

Cook, Ian G. , & Dummer, Trevor J. B. 2004. "Changing health in China: re-evaluating the epidemiological transition model. " *Health Policy*, Vol. 67, No. 3, pp. 329 – 343.

Croucher, R. , & Miles, L. 2010. "Chinese migrant worker representation and institutional change: social or centralist corporatism?" *Asian Journal of Comparative Law*, Vol. 5, No. 1.

Démurger, Sylvie, Gurgand, Marc, Li, Shi, & Yue, Ximing. 2009. "Migrants as second-class workers in urban China? A decomposition analysis. " *Journal of Comparative Economics*, Vol. 37, No. 4, pp. 610 – 628.

Durning, Dan. 2004. "Deliberative policy analysis: Understanding governance in the network society. " *Policy Sciences*, Vol. 37, No. 3 – 4, pp. 357 – 365.

Fang, Jing. 2008. "The Chinese health care regulatory institutions in an era of transition. " *Social Science & Medicine*, Vol. 66, No. 4, pp. 952 – 962.

Gransow, Bettina. 2010. "Body as Armor: Health Risks and Health Consciousness among Rural Migrants in Urban China. " *Chinese History and Society*, No. 38, pp. 9 – 27.

Green, Andrew, Gerein, Nancy, Mirzoev, Tolib, et al. 2011. " Health policy processes in maternal health: A comparison of Vietnam, India and China. " *Health Policy*, Vol. 100, No. 2 – 3, pp. 167 – 173.

Groenleer, Martijn, Jiang, Tingting, de Jong, Martin, & de Bruijn, Hans. 2012. "Applying Western decision-making theory to the study of transport infrastructure development in China: The case of the Harbin metro. " *Policy and Society*, Vol. 31, No. 1, pp. 73 – 85.

Gushulak, BD, Weekers, J. , & MacPherson, DW. 2009. "Migrants and emerging public health issues in a globalized world: threats, risks and challenges, an evidence-based framework. " *Emerging Health Threats Journal*, Vol. 2, e10, pp. 1 – 12.

Hammond, Daniel R. 2013 . " Policy Entrepreneurship in China's Response to Urban Poverty. " *Policy Studies Journal*, Vol. 41, No. 1, pp. 119 – 146.

He, Baogang, & Thφgersen, Stig. 2010. "Giving the people a voice? Experiments with consultative authoritarian institutions in China. " *Journal of Contemporary China*, Vol. 19, No. 66, pp. 675 – 692.

Heilmann, Sebastian. 2007. "Policy Experimentation in China's Economic Rise. " *Studies in Comparative International Development*, Vol. 43, No. 1, pp. 1 – 26.

Heilmann, Sebastian. 2008. "From Local Experiments to National Policy: The Origins of China's Distinctive Policy Process. " *The China Journal*, No. 59, pp. 1 – 30.

Hesketh, Therese, Jun, Ye Xue, Lu, Li, & Mei, Wang Hong. 2008. "Health status and access to health care of migrant workers in China. " *Public health reports*, Vol. 123, No. 2, pp. 189 – 197.

Holdaway, J. , Krafft, T. , & Wang, W. 2011. "Migration and health in China challenges and responses. " *Human Health and Global Environmental Change*, No. 1, pp. 35 – 41.

Hong, Yan, Li, Xiaoming, Stanton, Bonita, et al. 2006. "Too costly to be ill: Health care access and health seeking behaviors among rural-to-urban migrants in China. " *World health & population*, Vol. 8, No. 2, pp. 22 – 34.

Howlett, Michael. 2002. "Do Networks Matter? Linking Policy Network Structure to Policy Outcomes: Evidence from Four Canadian Policy Sectors 1990 – 2000. " *Canadian Journal of Political Science/Revue canadienne de science politique*, Vol. 35, No. 2, pp. 235 – 267.

Howlett, Michael, & Rayner, Jeremy. 1995. "Do ideas matter? Policy network configurations and resistance to policy change in the Canadian forest sector. " *Canadian Public Administration*, Vol. 38, No. 3, pp. 382 – 410.

Hu, Xiaojiang, Cook, Sara, & Salazar, Miguel A. 2008. "Internal migration and health in China. " *The Lancet*, Vol. 372, No. 9651, pp. 1717 – 1719.

Kaufman, Joan. 2012. "China's evolving AIDS policy: the influence of global norms and transnational non-governmental organizations. " *Contemporary Politics*, Vol. 18, No. 2, pp. 225 – 238.

Kickert, Walter JM, & Klijn, Erik-Hans. 1997. *Managing complex networks: strategies for the public sector*, SAGE Publications Limited, London.

Kingdon, John W. 1995. "*Agendas, alternatives, and public policies*" (2nd ed.) . HarperCollins College Publishers, New York.

Kornreich, Yoel, Vertinsky, Ilan, & Potter, Pitman B. 2012. "Consultation and Deliberation in China: The Making of China's Health-Care Reform. " *The China Journal*, No. 68, pp. 176 – 203.

Lieberthal, Kenneth, & Lampton, David M. 1992. *Bureaucracy, politics, and decision making in post-Mao China.* University of California Press, Berkeley.

Lieberthal, Kenneth, & Oksenberg, Michel. 1988. *Policy making in China: leaders, structures, and processes.* Princeton University Press, Princeton, N. J. .

Mertha, Andrew. 2009. "Fragmented Authoritarianism 2. 0?: Political Pluralization in the Chinese Policy Process. " *The China Quarterly*, Vol. 200, pp. 995 – 1012.

Morrison, J. Stephen, Lu, Xiaoqing, & Gill, Bates. 2007. China's Civil Society Organizations: What Future in the Health Sector? (pp. 1 – 28): Center for Strategic and International Studies.

Ngok, Kinglun. 2012a. "Serving Migrant Workers: A Challenging Public Service Issue in China." *Australian Journal of Public Administration*, Vol. 71, No. 2, pp. 178 – 190.

Ngok, Kinglun, & Zhu, Yapeng. 2010. In Search of Harmonious Society in China: A Social Policy Response In K. H. Mok & Y. -W. Ku (Eds.), *Social Cohesion in Greater China: Challenges for Social Policy and Governance*. World Scientific Publishing Company, Singapore.

Peterson, John, & Bomberg, Elizabeth E. 1996. *Decision-making in the European Union : reflections on EU governance*. Brussels: Centre for European Policy Studies.

Rhodes, R. A. W. 1990. "Policy Networks: A British Perspective." *Journal of Theoretical Politics*, Vol. 2, No. 3, pp. 293 – 317.

Rhodes, Rod A. W. 1997. *Understanding governance : policy networks, governance, reflexivity, and accountability*. Open University Press, Buckingham, Philadephia.

Saich, Tony. 1981. *China : politics and government*. Macmillan, London.

Saich, Tony. 2000 "Negotiating the state: The development of social organizations in China." *China Quarterly*, No. 161, pp. 124 – 141.

Shi , Li. 2008. *Rural migrant workers in China: scenario, challenges and public policy*. International Labour Office, Policy Integration and Statistics Department, Geneva: ILO.

Sun, Jiangping, Liu, Hui, Li, Hui, et al. 2010. "Contributions of international cooperation projects to the HIV/AIDS response in China." *International journal of epidemiology*, Vol. 39, suppl 2, pp. ii14 – ii20.

Wang, Chunguang. 2006. "The changing situation of migrant labor." *Social Research: An International Quarterly*, Vol. 73, No. 1, pp. 185 – 196.

Wang, Dewen. 2008. *Rural Urban Migration and Policy Responses in China: Challenges and Options*. Bangkok: International Labour Organisation.

Wang, Huanqiang, & Tao, Li. 2012. "Current situations and challenges of occupational disease prevention and control in China." *Industrial Health*, No. 50, pp. 73 – 79.

Wei, Xiaolin, Pearson, Stephen, Zhang, Zhanxin, et al. 2010. "Comparing Knowledge and Use of Health Services of Migrants from Rural and Urban Areas in Kunming City, China." *Journal of biosocial science*, Vol, 42, No. 6, pp. 743 – 756.

Wong, Keung, Fu, Daniel, Li, Chang Ying, & Song, He Xue. 2007. "Rural migrant workers in urban China: living a marginalised life." *International Journal of Social Welfare*, Vol. 16, No. 1, pp. 32 – 40.

Wright, Maurice. 1988. "Policy Community, Policy Network and Comparative Industrial-Policies." *Political Studies*, Vol. 36, No. 4, pp. 593 – 612.

Xinhua News. 2012. *China to expand migrant workers' medicare*. http://usa. chinadaily. com. cn/business/2012 – 03/01/content _ 14732858. htm assessed on 18 June, 2012.

Zhan, Shaokang, Sun, Zhenwei, Erik, Blas. 2002. "Economic transition and maternal health care for internal migrants in Shanghai, China." *Health Policy and Planning*, Vol. 17, suppl 1, pp. 47 – 55.

Zheng, Haitao, De Jong, Martin, & Koppenjan, Joop. 2010. "Applying policy network theory to policy-making in China: the case of urban health insurance reform." *Public Administration*, Vol. 88, No. 2, pp. 398 – 417.

Zheng, Sheng. 2012. *Debating Shenzhen new health insurance policy (zheng yi Shenzhen yi bao xin zheng)*, The 21st Century Business Herald , 8 June 2012.

Zheng, Zhenzhen, & Lian, Pengling. 2005. *Health Vulnerability among Temporary Migrants in Urban China*. Paper presented at the XXV International Population Conference, Tours, France.

Zhu, Xufeng. 2008. "Strategy of Chinese policy entrepreneurs in the third sector: challenges of Technical Infeasibility." *Policy Sciences*, Vol. 41, No. 4, pp. 315 – 334.

Zhu, Yapeng. 2012. "Policy Entrepreneur, Civic Engagement and Local Policy Innovation in China: Housing Monetarisation Reform in Guizhou Province." *Australian Journal of Public Administration*, Vol. 71, No. 2, pp. 212 – 221.

Zhu, Yapeng. 2013. "Policy Networks and Policy Paradigm Shifts: urban housing policy development in China." *Journal of Contemporary China*,

Vol. 22, No. 82, pp. 554 – 572.

Zhu, Yapeng, & Cheng, Joseph Y. S. 2011. "The Emergence of Cyber Society and the Transformation of the Public Policy Agenda-Building Process in China." *The China Review*, Vol. 11, No. 2, pp. 153 – 182.

Zhu, Ying. 1995. "Major changes under way in China's industrial relations." *International Labour Review*, No. 134, pp. 37 – 50.

Zimmerman, C., Kiss, L., & Hossain, M. 2011. "Migration and health: A framework for 21st century policy-making." *PLoS medicine*, Vol. 8, No. 5, e1001034.

《"长江联盟"保护农民工值得期待》，《新京报》2006 年 11 月 27 日（http://news. xinhuanet. com/comments/2006 – 11/27/content_ 5394348. htm）。

郭岩等：《中国卫生政策》，北京大学医学出版社 2010 年版。

韩燕玲、王加坤、公为美：《流动人口计划免疫工作的管理对策》，《职业与健康》2006 年第 16 期。

霍小光、崔清新：《十二届全国人大代表选举拟较大幅度增加农民工代表》，2012 年 3 月 8 日（http://news. xinhuanet. com/politics/2012 – 03/08/c_ 111624335. htm ）。

江苏省人力资源和社会保障厅、上海市人力资源和社会保障局、浙江省人力资源和社会保障厅、安徽省人力资源和社会保障厅：《长三角地区医疗保险经办管理服务合作协议》，2009 年 11 月 19 日（http://govinfo. nlc. gov. cn/jssfz/jszb/201002/201104/t20110414_ 696355. shtml? classid = 443）。

蓝方：《〈职业病防治法〉修法三读通过 追责机制仍欠完善》，2011 年 12 月 31 日（http://china. caixin. com/2011 – 12 –31/100344962. html）。

李克杰：《从"开胸验肺"看劳动立法的完善》，《北京青年报》2009 年 8 月 1 日。

李凌云：《谁在为农民工社会保障立法?》，《社会观察》2005 年第 6 期。

李孜、杨洁敏：《我国城市流动人口医疗保障模式比较研究——以上海、成都、北京、深圳为例》，《人口研究》2009 年第 3 期。

刘继同：《中国特色全民医疗保障制度框架特征与政策要点》《南开学报》（哲学社会版）2009 年第 2 期。

戚庆燕：《医保关系苏浙皖能"漫游"了》，《扬子晚报》2010 年 1 月 15 日第 A16 版。

王方：《贵州房改方案应该推广》，《中国信息报》2001 年 6 月 16 日。

肖棣文：《政策企业家与地方社会政策创新：以东莞医保改革为例》，硕士学位论文，中山大学，2011 年。

谢文英：《一个民间组织参与立法的路线图》，《检察日报》2011 年 11 月 14 日（http：//newspaper. jcrb. com/html/2011 – 11/14/content _ 85717. htm）。

岳经纶：《农民工公共服务：国际经验·本地实践·政策建议》，中山大学出版社 2012 年版。

中华人民共和国人力资源与社会保障部：《2011 年度人力资源和社会保障事业发展统计公报》，2012 年 6 月（http：//www. gov. cn/gzdt/2012 –06/05/content_ 2153635. htm）。

中华人民共和国卫生和计划生育委员会：《2013 中国流动人口发展报告》，2013 年 9 月（http：//www. moh. gov. cn/ldrks/s7847/201309/12e8cf0459de42c981c59e827b87a27c. shtml）。

朱亚鹏：《中国住房领域的问题与出路：政策网络的视角》，《武汉大学学报》（哲学社会科学版）2008 年第 3 期。

国际迁移与健康：中国的新挑战[①]

凌　莉[②]　陆丽明[③]　Wong Ellen[④]　Dhavan Poonam[⑤]

摘要　赴外和赴华的国际流动人口数量日益增长，然而关于流动人口健康问题的研究依然很少。本文回顾了当前的文献，总结了赴外和赴华流动人口的健康知识及卫生服务利用情况。本文重点关注流动人口的两个弱势群体：一是赴非从事建造业的半熟练技能的中国流动人口；二是赴华的低技能的大湄公河次区域和非洲流动人口，这些人多为非法流动者。有限的证据表明短暂赴非的中国流动人口经历过健康风险行为，包括对性传播疾病或HIV的无知及无保护的行为。在中国，一些研究观察到大湄公河次区域静脉吸毒者及商业性工作者具有较高的HIV携带率及高风险行为。对在南中国短暂停留的非洲商人HIV携带情况的初步研究发现，因害怕被捕，很多流动人口采取自我医疗的方式处理疾病。考虑到这些群体的脆弱性，未来须进一步研究这些人群的性传播疾病/HIV、疟疾、结核的流行情况；进一步完善健康促进计划，例如对赴外中国人离华前的培训；还须研究如何把重视流动人口的实践纳入流入国的卫生体系中去。

---

①　本文得益于以下人士的贡献：国际移民组织地区迁移健康助理 Montira Inkochasan，国际移民组织地区迁移健康澳大利亚青年发展大使（AYAD）Samantha Chivers 和 MHD 研究助理 Grace Fernandez。感谢国际移民组织驻华联络处主管 Pär Liljert 和国际移民组织驻日内瓦健康迁移主任 Barbara Rijks，感谢他们评阅了本文的初始版本并提供了有价值的建议。
②　凌莉（lingli@ mail. sysu. edu. cn），PhD，中山大学流动人口卫生政策研究中心主任，中山大学公共卫生学院教授。
③　陆丽明，中山大学流动人口卫生政策研究中心博士生。
④　Wong Ellen，国际移民组织驻华联络处项目主任。
⑤　Dhavan Poonam，国际移民组织移民健康科流行病学与健康研究协调员。

一 介绍

当今人口的流动比人类历史上任何时候都更频繁，流动遂成为 21 世纪主要的政策问题之一。在世界范围内，大约有 2.32 亿国际流动人口；7.40 亿国内流动人口（UNDESA，2013）。在这个趋势下，研究健康与流动问题的复杂关系显得尤为重要。按照 2011 年世界银行的说法，中国被列为世界第四大人口流出国，在 2010 年有 830 万在中国出生的人口移居国外生活。当今中国的海外劳工数量正处增长之势，这被视为中国政府财政收入的雇佣来源（MOFCOM，2012）。除了传统的流出外，中国正逐渐成为国际流动人口的流入国（Skelton，2011；Shen，2011）。国家统计局的数据显示，2010 年末约有 60 万外国人在中国大陆生活。

（一）两个新兴的规模较大的流动趋势

回顾中国公民的国际流动，本文发现了两个新兴的规模较大的流动趋势：一为中国公民向非洲流动。近年来，非洲已成为中国劳务承包第二大市场。在过去 40 年间，随着中非在经济发展方面的合作越来越紧密，中国公民向非洲流动的趋势也越来越明显。赴非的中国流动人口主要为短暂劳务流动人口。这个群体的主要特征包括：大多数为年轻男性、远离家人、半熟练劳动技能或低劳动技能，这意味着他们更可能遭受健康风险。另一趋势为赴华的来自南亚（湄公河次区域）和非洲国家的人口流动。此类人群处于非正规工作状态，大部分从事低熟练或半熟练工作。本文选择赴非的中国流动人口以及赴华的大湄公河次区域和非洲流动人口作为探讨的重点，因其低学历、低技能甚至处于非法地位，与发达国家的高技能流动人口相比，其更容易遭受健康风险。

（二）流动人口的卫生保障议题

2008 年，第六届世界卫生大会（WHA）有关流动人口健康的决议呼吁各国"实施促进流动人口包容性及获得健康公平性的卫生政策"。事实上，2008 年世界卫生大会 61.17 决议、2010 年国际移民组织，世界卫生组织与西班牙政府合作的全球协商会议（WHO，2010C）都提出了一些关键论点，包括：有效应对流动人口相关健康挑战意味着在不同流动阶段都能保障其健康权利；减少当地人口与流动人口在健康状态及卫生服务利用情况上的差距；降低致病率和致死率；削弱流动过程带来的健康负效应；等等。这些有益的探索促成了优先解决流动人口健康问题的四个关键概念性主题框架的建立：监测流动人口健康、政策和法律框架、流动人口敏感卫生体系和多领域的合作伙伴关系。

表1　　　　　　　世界卫生大会61.17决议流动与健康概念框架

政策—法律框架 　　促进流动人口健康政策 　　包括在国家/地区战略上纳入流动人口健康 　　考虑其他部门政策影响	监测流动人口健康 　　制定卫生信息系统，数据收集和传播 　　评估，分析流动人口健康 　　有关类别的个人信息
伙伴关系，网络与多国框架 　　促进会员国，机构和地区的对话与合作 　　鼓励多部门的技术网络	流动人口敏感卫生体系 　　强化卫生体系，填补卫生服务提供的空白 　　培训促进流动人口健康的卫生人力资源 　　提高文化及性别敏感度

　　资料来源：WHO，2010c。

　　本文旨在认识和讨论中国流动人口的国际流动以及国际流动人口的中国流动所导致的卫生问题，探讨这类人群的健康与流动的关系。首先，本文介绍赴非的中国流动人口和赴华的国际流动人口（尤其是来自湄公河次区域及非洲的流动人口）的相关情况。其次，本文分别介绍赴非的中国流动人口、来自湄公河次区域及非洲的赴华流动人口的健康状态、卫生服务利用情况及相关的政策框架，进一步探讨这类人群的健康与流动的关系。最后，本文将有针对性地提出改善流动人口健康的政策建议。

二　赴外的国际流动人口

（一）赴外的国际流动人口

　　在过去数十年间，得益于更有益的环境①、中国在海外的投资增加、

---

　　①　1985年的《中华人民共和国出入境管理法》保障了和中国公民到境外旅游和出于私人理由离境。

更多中国公司从事海外贸易和国际劳务市场更为可观的收入等（Lan，2010），中国迅速成为短暂劳务派遣国。官方统计数据显示，当前约有80万在海外的中国短暂劳工（ibid.）。近年来，非洲已成为中国劳务承包第二大市场，中国公民赴非的流动趋势越来越明显。

1. 劳务输出类型

劳务流动人口在中国是相对较新的概念。尽管多个政府部门作出不同的规定，至今还没有统一和具体的关于劳务流动人口的国家法律（李志刚等，2009）。在中国主要有三种可识别的劳务输出类型：（1）承包工程：中国流动人口受聘于在海外承包工程的中国公司；（2）国际劳务合作：中国流动人口受中国中介公司安排，在海外的企业里工作；（3）个人劳务流动人口：通过私人途径到海外工作。从2008年起①，商务部（MOFCOM）负责所有类别国际劳务流动人口的事务，人力资源和社会保障部（MOHRSS）负责签署维护社会安全的双边协议②。

2. 输出规模及经济效益

2009年，中国商务部已批准与180个国家和地区的2000家公司的承包工程及国际劳务合作活动（Li，2009）。据商务部估计，2012年1—10月，约353000名中国劳工在海外受雇于国际劳务合作项目。时任商务部部长的陈德铭表示，中国劳工所带回的外汇年收入超过40亿美元，改善了超过400万中国人的生活（*China Daily*，2012）。近年来，赴非的中国劳工数量随着中非经济合作的日趋紧密而逐步增加。2010年，就与中国合作的承包工程价值排行，前四位的国家分别是阿尔及利亚、尼日利亚、苏丹和安哥拉（*China Daily*，2012）。

（二）赴非的中国流动人口

1. 赴非源流

关于海外中国人的研究主要集中在对东南亚、北美和欧洲等国家的中国组织的研究（Freemantle，2010）。但是，回顾中国流动人口的国际流动

---

① 先前，商务部负责合同工程项目。1992年，当国际劳务合作开始兴起时，国务院认为这并非劳工输出类别的一部分，应该归入人力资源和社会保障部管理范围。从2008年，国务院综合办公室在主要职能、内部结构和人力资源与社会安全部门人力配置方面新规的推行，人力资源和社会保障部相关职能（个人劳务流动和对国际劳工合作中介组织的管理等）移交到了商务部。

② 中国已经与德国和韩国就社会安全问题签署了双边协议。

进程，一个值得关注的现象是：伴随着过去40年间中非在经济发展方面的合作日益紧密，中国公民向非洲流动的趋势越来越明显。赴非的中国流动人口可追溯到明朝（1368—1644）（Politzer，2008）。考虑到存在不同种类的赴非定居者，此文将主要探讨1978年改革开放以来出现的短期赴非劳工潮。

2. 赴非人口流出地分布

从地域来源看，现存的文献显示主要的传统流出省份包括广东、福建和浙江（Ma Mung，2008）。但是，自20世纪90年代后，新的流出地正在涌现，包括北京、天津和上海等大都市（Parks，2009）。流出近期报告显示新的流出地既包括东北地区，如黑龙江和辽宁；也包括中部地区，如湖北。

3. 赴非人口流入地分布及规模

目前，缺乏准确的关于赴非居留中国人口数量的数据。2009年Parks所引用的，是2001年美国俄亥俄州立大学数据库及多个国家2003—2008年的人口流动数据资源，这些数据显示，有583050—820050名中国人居住在41个非洲国家，其中居住人数最多的国家是南非，接着是尼日利亚、苏丹、安哥拉、阿尔及利亚和毛里求斯。但这个数据已过时，估计现今有接近100万甚至更多的中国人居住在非洲（Parks，2012）。缺乏可靠数据的原因包括流动人口的非法地位、有效收集数据方法的缺乏以及数个非洲国家的边界漏洞（Freemantle，2010；Park，2012）。

4. 赴非劳务种类

探讨赴非的中国流动人口前，需了解此类人群的分类[①]。Freemantle（2010）指出，短期赴非的中国流动人口可分为六类：作为中国援助政策部分的政府派遣专家[②]、为中国公司工作的短期劳工、建立个人业务的企业主、中转流动人口、农业流动人口及学生等。基于低劳动技能尤其是处于非正规地位的工人具有较高的健康风险，本文将集中探讨第二类别短期赴非的中国劳工问题，这类人群是赴非中国流动人口的主要构成部分

[①] Park，2009；Politzer，2008；Ma Mung，2008；Freemantle，2010；Mohan and Tan-Mullins，2009.

[②] 作为援助政策的一部分，中国继续通过政府间协议大量地输送技术和人员。根据官方统计数据，截至2010年6月，中国已为30000非洲人提供培训项目（中华人民共和国国务院新闻办公室，2010）。

（Parks，2009）。他们从事的行业主要集中在建筑、油田和采矿业。赴非存在三种可能方式：中国政府授权的、半合法的、私人的或通过非法职介机构（Gong，2007），或者如 Parks（2009）所言，他们也可能通过个人和社会网络赴非。通过非法招工机构办理一个旅游签证需付 600—1000 美元（Gong，2007）。短暂劳务流动人口的特征为：大多数为年轻男性，远离家人，半熟练技能或低技能，这些均意味着他们更可能遭受高健康风险。因此本文将重点关注此类人群。

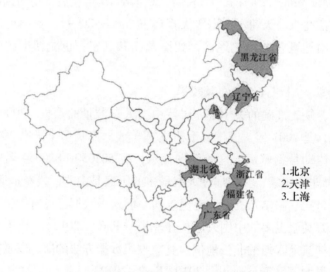

图 1　赴非的中国流动人口派遣省份图

三　赴外的国际流动人口：流动与健康的关系

（一）流动人口与健康的政策框架

至今仍没有专门针对在海外工作的中国劳务工人的健康政策。与健康相关的问题只有在国家边境劳务流动规定中才有所涉及。相对于受雇于中国公司或承包工程的流动者来说，那些被中介机构（或招工机构）招募到海外劳务的流动者（如国际劳务合作）可以被流动人口与健康的政策框架较全面地覆盖。

一方面，《对外劳务合作管理条例》（2012）要求国际劳务合作须支付社会保险，出发前①须符合应对赴国外工作的职业危害要求并掌握安全防范能力。公司应为劳务流动人口购买意外健康保险（海外雇主已购买的情况除外），另需储备 300 万作为劳务流动人口所需：用于偿还他们的服务费（境外雇主违反有关规定时）、在发生意外的情况下返还和救援、补偿金、紧急援助或急救（Wan, et al., 2012）。另一方面，《对外承包工程管理条例》（2008）只覆盖紧急情况下承包项目中的中国流动人口援助。《国际劳务合作法》（2012）包含了一些与健康相关的规定，但仍缺乏离境前培训相关健康促进内容的信息，也没有在社会保险类型上和数量上的详细规定，目前没有发现关于这些法规中的健康促进内容的实践执行情况的研究。

在执行劳务流动人口法规方面也存在几个挑战。首先，在实践上，法规实践依赖于流出地和中国政府在国家层面指引的解释（Li, 2010）。其次，缺乏监督实践的过程。因此，实际上，尽管相关法规鼓励劳务派遣公司提供离境培训，但很少有公司这样做。尽管国际劳务合作法规强调强制性储备，并对违反者处于高额罚款，其是否能真正落到实处仍有待观察。

（二）赴非的中国流动人口健康状态

目前非洲面临传染病与非传染病的双重负担，前者导致累计至少69% 的非洲大陆死亡率，后者造成撒哈拉以南非洲地区年龄特异性死亡率高于世界其他地区的后果（Aikins, 2010）。

撒哈拉以南非洲地区仍然是世界上 HIV 感染最为严重的地区，估计该地区 68% 的人口与 HIV 病人生活。疟疾也是该地区突出的公共卫生问题。根据 2010 年《世界疟疾报告》，非洲地区疟疾病例占世界 2.16 亿例病例的 81%，91% 的因疟疾死亡的病例发生在该地区（WHO, 2011a）。除性传染疾病（STIs）、结核（TB）和疟疾外，撒哈拉以南非洲国家报告2009 年霍乱病例占所有病例数的 98%，霍乱病例超过 10000 个的国家有埃塞俄比亚、肯尼亚、刚果民主共和国、莫桑比克、津巴布韦和南非（WHO, 2010a）。

---

① 根据公安部、人力资源和社会保障部和商务部联合发布的社会保险必须包括在由雇佣机构起草的合同中。详见 International Organization for Migration. (2003) *Labour Migration in Asia：Trends, challenges and policy responses in countries of origin.* Geneva：IOM, p. 115, http：//publications. iom. int/bookstore/free/Labour_ Migration_ Asia_ 1. pdf。

以上虽然对流入地阶段的健康风险进行了描述，但仍缺乏关于赴非中国流动人口健康影响的学术研究。很多研究集中在 HIV/AIDS 领域。2005年一个横截面研究（Cai, et al.，2007）对在内罗毕、肯尼亚和达累斯萨拉姆、坦桑尼亚的 121 名中国男性流动人口的知识、态度、信念和行为进行调查，发现在肯尼亚、坦桑尼亚的中国劳工很可能有交叉感染 HIV/AIDS 的风险，而且远非"单向性"，他们可能感染在非的性伴侣，或在非的性伴侣也可能感染他们。很多中国劳工说他们有过高风险的性行为和"与当地商业性工作者（CSWs）有过无防护的性生活"。调查结果也显示中国劳工对 HIV 的知晓率特别是对传播途径的知晓率很低（Cai, et al.，2007）。另外，77.7% 的调查者透露，他们在肯尼亚和坦桑尼亚从未接受过有关 AIDS 相关的健康支持或教育（Cai, et al.，2007）。

类似地，2006 年国际移民组织一项有关纳米比亚外国渔民 HIV 风险行为的定性研究发现，中国渔民经历过多次风险行为，包括与性工作者进行无安全套的性行为（Keulder, 2006）。在离境前与流入地，有限的 HIV 知识及语言障碍是发生风险行为的主要原因。

除了上述研究外，一些文献总结出中国劳工生活较为孤立，与当地人民接触较少。另外，2007 年 Gong 发现，"公司限制劳工，特别是男性劳工与当地妇女交往，通常认为这个体制可防止 AIDS 或其他性传播疾病的感染"（Gong, 2007）[①]。2009 年 Parks 指出中国劳工与当地人口之间交往越来越频繁只是传闻，这些交往包括"亲切的工作关系、友谊、双种族恋爱关系，甚至越来越多的双种族的儿童"（Parks, 2009）。

研究并未考虑到，当前政府法规要求在海外劳务的中国流动人口需持有中国卫生部门发放的包括 AIDS 等疾病检测结果在内的有效健康证（Services, 2011）。因此，那些受雇于政府认证的中介机构或公司的劳务者不太可能在流入国传播 HIV，甚至携带 HIV 的可能性也较小。

这些有限的研究也表明了流动与性传播疾病和 HIV 的关系。一些流动者——如单身的远离家庭的男性——更有可能发生高风险的性行为（NCBI, 2013）。生理因素、社会经济地位及行为的不同可能导致这类群体与当地人口罹患疾病类型的不同（MacPherson, et al.，2007）。这些都可作为中国劳工卫生保健提供问题的参考。研究显示国际流动者与城乡流

---

① Gong, 2007；Corkin, 2008, cited in Mohan and Tan-Mullins, 2009.

动者的健康风险相类似，如容易发生高风险的性行为、拥有多个伴侣或频繁地寻求性工作者服务（Biao，2003，cited in Kraemer，et al，2013）。类似的，也有研究发现城乡流动者具有更高感染或传播 HIV 的风险（Hu，et al.，2006，Cited in Kraemer，et al.，2013）。

　　流行病学资料显示，赴非的中国流动者在非洲面临诸如性传播疾病和 HIV/AIDS 的健康风险，而且由于在流出国没有相应的离境培训，中国流动者有可能在流入国患上疟疾、霍乱和结核之类的传染病。

（三）赴非的中国流动人口卫生保健挑战

　　根据国际移民组织、世界卫生组织和联合国人权事务办公室的相关报告（2013），多个因素可能阻碍流动人口在流入地的卫生服务利用可及性：法律框架把国际流动人口排除在卫生服务之外、缺乏关于利益与服务的认知、缺乏解释服务的语言交流障碍以及缺乏考虑文化方面的障碍（Oberoi，et al.，2013）。

　　东部与南部非洲地区以多元卫生保健体系为特色，包括公共的、私人的和一系列的传统卫生体系，几乎所有国家都面临建立满足人口需要的卫生保健体系的挑战。例如，南部非洲地区拥有能提供免费初级卫生保健的公共卫生保健体系。但是，执行能力、公民身份、合法性及权利等问题提高了为国际流动人口平等地提供服务的难度。国际流动人口被不公平地描述为"疾病携带者"，给卫生体系增加了额外的负担（IOM，2010b）。南非有保护流动人口获得 HIV 预防治疗服务的政策，但是对政策的宣传、实施和监督不足。尽管这些政策在逐步改善，国际移民组织指出南非一些公共卫生设施根据自己的准则和国家立法，要求南非为国际流动人口提供身份证明文件，以把这类群体纳入公共卫生保健体系。但是，有限而执行力不足的流动人口政策阻碍了许多低技能国际劳工获得必需的具有合法地位的文件（IOM，2010b）。

　　除了非洲国家现存的公共卫生体系外，中国流动人口卫生保健利用仿效流出国（中国）模式，那里"绝大多数中国人寻求中医药解决他们的健康问题"（WHO，2010）。有研究指出中国流动人口在非洲开设中医药商店（Parks，2009）。因其价格较低及就医时不存在文化及语言障碍，利用中医药对中国流动人口来说可能是一种有吸引力的选择。但是，赴非中国流动人口在何种程度上利用中医药治疗服务还有待探索。也就是说，在非的中医药服务存在与中国同样的问题，包括"缺乏统一的系统的评估安全性和有效性的规定，以确保中药产品的质量"。

四 赴华的国际流动人口

（一）赴华的国际流动人口

除了传统的流出外，中国正逐渐成为国际流动人口的流入国（Skelton, 2011；Shen, 2011）。伴随中国日益严重的劳动力资源短缺、人口增长放缓以及人口老龄化问题，外国劳工将是中国继续维持经济增长的重要资源（Skelton, 2011）。

这些都表明国际流动问题的重要性日益增加。2012 年 6 月 30 日全国人大常务委员会通过了一项新的出入境管理法，该法律于 2013 年 7 月 1 日生效。这项新法律包含最新的有关签证、居留证、庇护和驱逐出境等问题的规定。中国对流动人口法律的大修始于 1986 年，这项新法旨在整合和提高对中国公民和外国人出入境的控制。这项法律聚焦于两方面：一为促进技术流动人口；二为防止非法流动人口。为了方便技术流动人口，中国引入了几种不同签证类型。为了防止非法流动人口，法律加大了对三种非法流动人口（非法进入、居留及雇佣）的惩罚。

（二）赴华的湄公河次区域及非洲流动人口

赴华的湄公河次区域流动人口

近年来，得益于中国与邻国的经济差异所致的双边贸易及运输基建的增长，来自湄公河次区域的邻国流动人口数量迅速增加。伴随着与缅甸、老挝和越南大型建筑及交通运输合作项目计划的兴起，估计这些国家之间的人口流动数量将会持续上升。

（1）赴华人口规模

据国家统计局统计，缅甸及越南来华的人数分别达 39776 和 36205 人（*China Daily*, 2011a）。但是，这些数目仅反映在华停留至少 1 年的流动人口，并不包括其他短暂或非法停留的流动人口，如跨界从商者、劳务流动人口、商业性工作者、婚姻流动人口、贩运及走私受害者等，而这些人更可能遭受健康风险。对此类人群的准确统计数据仍很缺乏。但是，据估计，仅在 2012 年就有上千万的人（包括中国和缅甸）跨过云南瑞丽的边检站，2011 年和 2010 年的增长速率为 22.6% 和 17.2%（Boehler, 2012）。在友谊关，每天约有 600 人跨过位于中越的边检站（Bai and Cheng, 2011）。

（2）赴华人口类型

来自湄公河次区域的外国人口改善了中国劳动力短缺（尤其是在制造业和农业）的状况。越南、缅甸和柬埔寨流动人口越过边境进入广西、广东和云南，并在蔗田、服装车间和建筑工地工作（Epstein, 2010; Xin-hua, 2012）。农业工作呈季节性，在甘蔗收获季节即 4—12 月，对劳动力需求尤为明显。有趣的是，对外国劳动力的需求与农村新生代到城里打工所造成的农村劳动力短缺息息相关。值得注意的是，跨境的商业性工作者的出现与昆明—海防公路/红河航道与滇越铁路一带的经济联系及发展相关联。另外，该地区也出现了婚姻流动人口。中国公安部打击人口贩卖办公室指出，在这一带存在着来自越南、缅甸、老挝、柬埔寨和泰国的妇女贩卖活动，其目的是强制婚姻和性剥削（*China Daily*, 2011b; *China Dai-ly*, 2011c）。

（二）赴华的非洲流动人口

另一个赴华流动人口群体为非洲流动人口，尤其集中在华南地区广东省。此类人群包括长期在中国经商的非洲人，也包括到广东进货的短暂停留的非洲人。他们来广东贩运货物回非洲销售。

（1）赴华人口规模

一项广州社科院城市管理中心所做的研究显示，约有超过 2 万名合法和长期居留（每年超过 6 个月）在广州的非洲人（China. org. net, 2013）。若加上非法短暂逗留的非洲人，这个数目将达到 10 万（Liu, 2013）到 15 万（Lau, 2013）间。另一项研究显示在广州一夜逗留的非洲人从 2000 年的 6300 名增加到 2007 年的 60400 名（Li, et al. , 2009）。值得注意的是，那些在华非法或短暂停留的非洲人大多是前面提到的跨境商人。

（2）赴华人口类型

多数在广的非洲商人不是传统的商业者，而是自我雇佣的商人（Branigan, 2010），他们过着"行李袋的生活"，持着短暂的签证和高额的货币，带着中国的商品回乡（Li, et al. , 2009）。多数非洲流动人口只能做短暂停留而不被允许续签，这些人必须在中国香港、澳门或其他地方申请新的签证。这些约束导致了逾期停留的情况（Branigan，2010）。大多数非洲人不会长期或永久停留在广州，每年只做数次停留（Lau，2013）。一项对 43 名非洲商人的调查发现，56% 的人从未在广州停留超过 1 年，34% 在 1—3 年，5% 在 3—5 年，只有 2% 的人超过 5 年（黎满全等，2008）。他们觉得家人申请签证异常困难，飞机票也很贵（Lau，2013）。

五　赴华的国际流动人口：流动与健康的关系

（一）流动人口与健康的政策框架

对在华外国人健康问题的管理长期以来集中在边境地区。但是，近年来，随着政府对外来劳工价值的认识的逐渐加深，这种状况有所改变，保障赴华外来劳工的健康和生活问题逐步得到越来越多的关注。过去，相关法律法规的目的在于阻止有一定健康问题的外国人入境。如《外国人管理规则》（1998）① 中明确规定，来华工作的外国人应具备理想的身体健康状况。因此，尽管国务院批准撤销对 HIV/AIDS 患者进入中国边境的禁令（Xinhua，2010c）②，外国人如患有"严重的精神疾病、传染性肺结核或可能对公众健康构成重大威胁的其他传染性疾病"仍被禁止进入中国。此规定也见于《出入境管理法》（2012）③：劳务、学生和家庭签证的申请人需要在政府管理的医疗设施接受健康检查，包括艾滋病毒、肝炎 B/C 和梅毒检测（*China Expat's*，2010）。

根据 2011 年 10 月 15 日生效的《在华就业的外国人参加社会保险制度的暂行办法》④，外国人赴华就业应参加五类保险：养老、医疗、工伤、失业和生育保险（*China Briefing*，2011b）。此外，外国人应出具社会保险号码和社会保障卡。目前，对法律细节的实施尚存在不确定性，但是可以通过以外国人税收为基础的体系来解决这些保险计划的管理分配问

---

① 要查看《外国人管理规则》（1998）的完整版本，请访问：http://www.china.org.cn/living_in_china/abc/2006-10/19/content_17989892.htm。

② 国务院关于修订国境卫生检疫法实施细节的规定和国务院关于修订外国人出入境法实施细节的规定。

③ 该法律规定如果申请人患有"传染性肺结核或可能对公众健康构成重大威胁的其他传染性疾病"，签证将不能获得通过。

④ 要查看《在中国境内就业的外国人参加社会保险暂行办法》的完整版本，请访问：http://www.china.com.cn/policy/txt/2011-09/09/content_23383590.htm。

题。如 Stanley（2012）指出的，"中国中央政府宣告向外籍人士征收新的税种，地方当局负责通过对外国人进行登记以在社会保障体系中运行实际支付等机制"。这在外国人和企业中引起了一定的关注。例如，外国人关注公立卫生保健机构的质量（Wang，2011）。一些企业担心这会给雇佣外籍员工带来潜在的高额开销，并影响外资及商业发展（Stanley，2012）。迄今为止，北京、重庆、厦门和苏州已发布了外国人社会保险的执行规定（Tring，2012）。另外，中国当局已开始与不同国家就社会保障问题签订国际协定，如与德国达成解决员工养老金和失业计划的协定，与韩国达成关于养老金计划的协定。关于该问题的讨论仍在中国与法国、德国、比利时和瑞典中继续。

（二）赴华的大湄公河次区域和非洲流动人口健康状态

虽然中国已在减少传染性疾病患病率方面取得巨大的进步，但是包括 HIV/AIDS、结核和疟疾等外国流动人口健康风险仍然存在。跨境特别是在大湄公河次区域的流动人口，被认为面临传染性疾病的高风险，原因包括较低端的诊断、较少的治疗、跨越国境治疗方法的差异、该区域缺乏的数据、匮乏的卫生设施、语言障碍、难以接近的边远地区、国家和地区政策的分离、地区层面权威性不足（WHO，Regional Office for Southeast Asia，2004）。

现有的文献表明，HIV 尤其构成外国流动人口的健康风险。至今仍无针对赴华外国公民的哨点监测。根据一项 2007 年的研究，外国公民的 HIV 患病率为 1.3%（人数在 14000—23800）（Wang，et al.，2009）。这个估计是基于国家出入境检验检疫局集中管理的数据，不包含 HIV 感染的地区分布信息。但山西和山东等省份面临着本地化的 HIV 流行，由于在经济落后的地区，男性的"买妻"行为越来越普遍，这些妻子来自中国南部和东南亚的贫穷地区，而这些地区的 HIV 患病率高达 1%—2.5%（Wang，et al.，2009；China Daily，2011b）。一项关于 1989—2007 年云南 HIV 流行情况的研究显示，在 57325 名外国公民中，有 2077 名为 HIV 感染者（感染率为 3.6%）（Jia，et al.，2010）。2009 年中国 HIV 患病率估计为 0.057%（56 万—92 万）（UNAIDS，2011b）。外国劳工很可能面临更高的 HIV 风险，原因包括高流动性、边境地区贩毒及卖淫高发生率、低水平的 HIV 认知及获得合适卫生保健服务的障碍等。语言障碍也成为实施 HIV/AIDS 预防活动的挑战。

据 HAARP 对 HIV 预防的知信行（KAP）研究显示，外国静脉吸毒者存在高风险行为。在 251 名缅甸静脉吸毒者中，14.7% 的人共用过注射液或注射器，12.9% 的人共用针头，64.7% 的人在最近一次性生活中没使用安全套，31.9% 的人在最近一次购买的性服务中没使用安全套（Duo, et al., 2011）。边境上的另一风险人群为跨境的卡车司机。2011 年在 407 名来自越南的长途跨境司机中，60.44% 的人具有正确的 HIV 传播途径知识，20.88% 的人表示他们在上一年曾发生商业性行为，其中只有55.29% 的人在每次商业性行为中使用安全套。另外，在 427 名越南男性司机中，只有 1.45% 的人在每次与妻子发生性行为时使用安全套（邓玲等，2011）。根据薛浩铭（2011）的研究，在 200 名越南商业性工作者中，只有 3% 的人在过去一个月里每次性生活都使用安全套，与规律性伴侣发生性行为时安全套使用率为 8.69%。越境寻求商业性服务的现象很普遍，有 59% 的越南女性性工作者与 26.3% 的中国女性性工作者接受越境客户（朵林等，2011）。

另一个外国流动人口面临的健康风险是结核。中国仍是 22 个结核高负担国家之一，2008 年各种形式的结核病患病率为 88/100000（WHO，2010b）。据一项对 1982 名在广西壮族自治区的越南定居者的调查显示，被调查者的结核阳性率为 0.05%。明显的，那些在边境居住的人，经常与外国劳工接触，特别容易受到结核——尤其是耐多药结核（MDR－TB）——的感染（WHO，2000）。他们往往社会经济地位较低，生活在人口密集地区。尽管他们接受短期直接观察治疗过程（DOTS），但由于他们的高流动性以及边境药物体系的差异，完成治疗仍存在一定的挑战。或许，外国流动人口不能承担在中国昂贵的结核治疗费用。

还有感染性疾病如疟疾，给中国的南部和中部边境地区带来了显著的控制问题。2008 年，发生率高于 1.0/10000 的省份地区包括安徽、云南、河南、海南、湖北、江苏、贵州、西藏等，这些地区累计有 86% 病例。这些地区缺乏疟疾防治相关知识的外国流动人口可能面临高感染风险。

外国流动人口非传染性疾病（NCDS）患病率仍然是有待探索的问题。中国已经历从传染性向非传染性疾病的流行病学转变，这个转变时间比其他国家的时间都要短（Yang, et al., 2008）。鉴于中国的高血压及其他慢性非传染性疾病发病率不断上升，探讨流动人口是否因压力、文化适应力、不利的社会经济状况或处于生活方式改变的风险中，而导致慢性非传染性疾病，将具有重要的价值。

（三）赴华的大湄公河次区域和非洲流动人口卫生保健挑战

一般来说，赴华外国人就医有三种选择：一般的公立医院（说中文）；公立医院的有外国人开的门诊（说多种语言或英文）；中外合资医院和诊所（说多种语言或英文）。中国有很多大型的公立医院，质量也参差不齐。例如，已有报道说赴华外国人的转诊服务拥挤复杂，操多国语言的接待人员数量缺乏。根据北京朝阳区政府的说法，"缺乏多国语言的医生、医疗方法、文化、管理体系、保险计划，这些在事实上证明在京外国人多元化的医疗保健需求仍未得到满足"。尽管中国的卫生保健体系得到了显著的改善，但是在为国民提供卫生保健服务方面仍存在多种挑战。许多欠发达地区有时因不能为国民提供基本卫生保健服务而降低了服务的质量。

为了满足赴华外国人的卫生需求，在外国人口较多的地方，政府已建立了公立医院外国人门诊。例如，上海已有一些专门的"外国人诊所"，这些医疗机构专门为领事馆、跨国公司和国际医疗保险机构职员设立。2008 年浙江义乌市已率先建立针对赴华韩国人的门诊（Wu, 2008）。该门诊雇佣了四名韩国医生及两名韩国护士。这类韩国人门诊可满足不同赴华韩国人的卫生需求，为赴华外国人提供了一种新的卫生保健模式，从而进一步促进了城市的经济发展。

但是，赴华合法与非法劳工在卫生保健服务利用方面存在显著差异。合法的赴华外国人文化程度较高，可利用私人卫生保险并接受高端外国私人医疗服务。相对的，那些不能以合法身份来华的外国人以半熟练工人为主，往往文化程度较低，社会经济地位也较低。尽管大多数卫生保健服务（HIV/AIDS 除外）不需要国家身份证，很多无合法地位的赴华外国人因惧怕被当局发现而不敢利用卫生保健服务。

对感染 HIV 的赴华外国人来说，寻求医疗服务是一种挑战。如 2011年联合国艾滋病规划指出，在很多边境地区，寻求美沙酮及抗逆转录病毒治疗是需要国家身份证的，同时仅对中国人开放（UNAIDS, 2011）。因惧怕被当局驱逐出境，非法的赴华外国人不可能会到卫生机构就诊。由于针对 HIV 阳性人群的旅行禁令于 2010 年 4 月被撤销，卫生体系需要准备好应对非中国艾滋病病毒感染者的治疗转介。云南省 HIV/AIDS 预防和控制局正在计划利用国家资金，以扩大抗逆转录病毒治疗，使之普及到缅甸公民。但是，对预算及长期性的投资途径等问题需要一段时间才能作出最终决定（Mills，2011）。

六　总结

本文回顾了日益重要的两组流动人口——赴非中国劳工及赴华外国人（尤其来自亚洲）——的现存文献，重点探讨了流入国流动人口的健康状态、行为模式和卫生保健利用等情况。

在对非洲地区流行病学概况进行描述的基础上，可以很清楚地看到赴非的中国流动人口面临多种流行性传染病及非传染性疾病的风险。赴非的中国劳工通常是文化有限或操当地语言的半熟练工人，他们的 HIV 知识水平低，可能存在危险的性行为，如拥有临时性伴侣、发生无保护的性行为，等等。中国现有法律规定须对离境人员进行培训，但关于这方面的信息仍然较少。未来须进一步探讨如 HIV/AIDS、性传播疾病、疟疾、结核等疾病的流行情况。

目前也缺乏关于撒哈拉以南非洲地区中国流动人口如何进入当地公共卫生体系的信息。有证据说非洲的中医药服务逐渐增加，但关于如何提高服务质量知之甚少。劳动流动人口条例规定，中介公司应确保承包工程的中国流动人口都有权享受合同中规定的意外保险，但实际的执行情况如何尚不明确。另外，关于卫生保健利用障碍——包括中国流动人口面临的文化及语言障碍——的调查仍然缺乏。尽管有证据显示在一些非洲国家存在反华情绪，有关中国流动人口在获得医疗服务中是否存在被歧视的情况的研究仍较少。与赴非中国流动人口相似的是，关于赴华外国人传染性疾病（如 HIV、疟疾、结核等）与非传染性疾病（与生活方式相关的，如糖尿病及肥胖等）的流行情况调查仍需进一步研究。

现存的关于边境地区 HIV/AIDS 流行情况的研究显示，静脉吸毒者及商业性工作者存在较高的 HIV 比例及高风险行为。为了更好地满足外国人的卫生需要，更多的卫生实践正逐步地在像上海和义乌市等拥有较多合法外国人的城市推行。但这种实践并不具有普遍意义，赴华外国人在获得医疗卫生服务时面临着语言与文化障碍。特别值得关注的是，那些非法的外国人，因害怕被发现及驱逐出境而不太可能寻求卫生保健服务。HIV 治疗就是基于身份证的，一旦患者被发现 HIV 呈阳性，他们将被驱逐出境。卫生体系将如何解决治疗转介问题，还有待观察。在流动人口健康政策方面，中国的做法已很大程度上集中在健康检测方面，这仍然是边境管理体系的一部分。近年来，中国政策制定者已逐步认识到需要保障外国流动人口享受充分的就医服务的权利，最明显的证据是将外国人纳入国家社会保险计划的建议。这些政策实施细节及对保险计划的分布管理——如基于外国人的税收体系——存在一定的混乱。多数省份建立自己的地方规定，可能反过来导致不一致和对监测体系的挑战。

七　建议

虽然国内人口流动仍占主导，但根据我们的研究结果，也需关注新兴的国际人口流动模式可能产生的对健康的影响。政府机构，如商务部、人力资源和社会保障部、社会保险经办机构、私营部门的利益相关者，尤其是招聘机构和流出/流入国际流动人口的中国社区应参与制定和实施政策，以确保一个安全和健康的国际流动人口环境。

首要任务是改善国际劳工流动人口的健康监测。现有的公共卫生信息系统既要包括国际流动性指标，也应配备劳工信息系统，收集与健康相关的信息。国际移民人口组织和其他国际性组织在一些国家进行和/或支持人口流动情况的评估（流动配置文件），就包括对卫生指标的测量（IOM，2011C，2011D）。值得注意的是，当在非中国流动人口居留逾期或当来自邻国的赴华生活工作的流动人口无合法地位或社会保障时，或许需要记录其他"无证的"或"非法的"国际流动人口的患病率及其对健康的影响。

当提及在非中国临时劳工时，需要进一步评估在不同流动阶段，中国流动人口健康的脆弱性和医疗卫生服务的获取和利用。特定国家（即中国流动人口所在的非洲国家）关于在非中国流动人口定性和定量的研究是必要的，特别是在基础设施项目工作的临时劳工流动人口的健康状况和健康风险。关于性病/艾滋病、疟疾和结核病的研究，应包括对非洲和中国流动性模式的实地调研；行为监测调查（BSS）；KAPB 调查；社会、性网络和并发的性伙伴关系的定性研究；医疗服务，特别是性病/艾滋病、疟疾和结核病的服务的数量和质量研究，还需要聚焦职业卫生挑战及特定工作场所问题的研究。通过政策与立法的回顾来研究主要接收流动人口的非洲国家的劳工法律，以及它们如何影响中国工人的健康和社会保护。此外，鉴于对中国劳动流动人口执行现有法规——包括离境前的培训——所面临的挑战，评估此类培训的充分性和相关性来识别机制加强交付是很必要的。如国际移民组织，在这些方面有较为丰富的经验，可以与中国政府合作并提供支持，也可以与其他国家进行比较分析。

同样，赴华外国流动人口，需要进一步评估的是其健康的脆弱性，以及他们在流动的不同阶段获得和利用卫生服务的情况。与赴非的中国流动人口类似，需要在边境地区（缅甸/云南、老挝/琅南塔、越南/广西）建立性病/艾滋病、结核病和疟疾以及其他常见感染性疾病的监测。由于慢性非传染性疾病危险因素的出现和巨大的负担，赴华外国流动人口的流行病学文件不能忽略这一点。在中国，有大量的非正规的外国流动人口，对这类人群最有效的管理策略应同时在他们的原籍国和中国完善。

新产生的证据可填补信息差距，在中国和接收中国流动人口的非洲国家的卫生体系需要认识到应采取友好的措施。这些措施包括能力建设：卫生专业人员（可处理新的人口群体的各种健康和疾病的资料），作出适当的语言解释的规定，并让移民组织参与社区卫生服务模式。针对目标人群文化语言状况的健康促进是很重要的。通过华文媒体和社交网络，采用中国与亚洲当地的语言，由非洲国家提供针对各省关键问题的健康促进活动。任何卫生体系采用流动人口友好做法的一个关键挑战是医疗融资问题。相关的培训和雇用这些能提供适当技术和语言能力的人员需要较高的经济成本。因此，应该设立独立资金以资助外国流动人口健康服务和干预措施。考虑到非正规流动人口有助于填补制造业和农业关键部门的劳动力短缺，政策制定者需考虑将他们地位"合法化"的成本——包括他们的社会保障和收益。

流动人口健康的方案需要与相关卫生部门协作才能有效发挥作用。联合卫生、劳工、流动人口、边境当局和贸易等多个部门的做法是有力和必要的。中国与流入/流出国之间的劳动力流动人口合作框架应强调把健康作为流动人口有效管理的一个组成部分。考虑到大多数流入/流出中国的活动为劳动力流动，重要的是要按照区域和全球进程以解决劳动力流动所带来的挑战（包括健康）。中国最近发展为科伦坡进程的一个成员国，应遵循包括处理劳工流动人口健康挑战的相关建议（IOM，2011e）。另外，中非论坛，如中国—非洲合作组织（FCOAC）论坛，得到来自中国和非洲国家很强的政治认同，可成为一个解决健康问题的重要工具。例如，为了保证流动人口被妥善告知相应风险，各国政府、私营公司和招聘人员应鼓励这些正规流动而非非正规流动。

　　最后，因为内部流动和国际流动的健康挑战之间的许多协同作用，需要中国和其他国家在相应方案设计和实施上进行更多的协同和经验交流。由农村向城市流动的外来务工人员面临的障碍，可能与赴非中国劳动力流动人口面临一些共同的特点。像这个项目的创新举措，能汇集聚焦在这两种流动类型的组别，应由政府、非政府组织、联合国机构和捐助机构来推动。

参考文献

Addo, Juliet. Smeeth, Liam. Leon, David A. 2007. "Global Health-Hypertension in Sub-Saharan Africa: A Systematic Review." *Hypertension*, Vol. 50, pp. 1012 – 1018. http://hyper. ahajournals. org/content/50/6/1012. full, accessed on 18 January 2012.

Ahonen, E, Q. Benavides, FG. Benach, J. 2007. "Immigrant populations, work and health-a systematic literature review." *Scand J Work Environ Health*, Vol. 33, pp. 96-104.

Aikins, Ama. Unwin, Nigel. Agyemang, Charles. Allotey, Pascale. Campbell, Catherine. Arhinful, Daniel. 2010. "Tackling Africa's chronic disease burden: from the local to the global. " *Globalization and Health*. Vol. 6, No. 5. http://www. globalizationandhealth. com/content/6/1/5, accessed on 27 June 2012.

Boehler, Patrick. 2012. "China's Gateway to Burma's Booming." *The Irrawaddy*. 31 January. http://www. irrawaddy. org/article. php? art_ id = 22950, accessed on 18 February 2012.

Balfour, Thuthula. 2002. "TB and malaria in SADC." In P. Ijumba, A. Ntuli and P. Barron（eds）. *South African Health Review*. Health Systems Trust, Durban.

Bai, Xu. Cheng, Qun. 2011. "Sex workers spread HIV over China-Vietnam border." *Xinhua News.* 30 November. http://news. xinhuanet. com/english2010/indepth/2011 – 11/30/c _ 131280076. htm, accessed on 6 February 2012.

Branigan, T. 2010. "China Cracks Down on African Immigrants and Traders". *The Guardian*, 6 October. http://www. theguardian. com/world/2010/oct/06/china-crackdown-african-immigration. Accessed on6 February 2012.

Bryant, Philippa. 2011. "Foreign aid with Chinese characteristics: China releases first White Paper on aid." *Whydev*, 27 April. http://www. whydev. org/foreign-aid-with-chinese-characteristics-chinas-first-foreign-aid-white-paper, accessed 11 November 2011.

Cai, Guoxi. Moji, Kazuhiko. Wu, Xiaonan. Zhang, Konglai. 2007. "Knowledge, attitudes, beliefs, and practices of Chinese migrants in Nairobi, Kenya and Dar es Salaam, Tanzania toward HIV/AIDS." *Tropical Medicine and Health.* Vol. 35, No. 1, pp. 11 – 18. http://www. jstage. jst. go. jp/article/tmh/35/1/35_ 11/_ article, accessed on 19 January 2012.

Chen, Xiao. 2010. *Souls in Exile: A study of Chinese Migration Workers in Romania.* International Labour Office for China and Mongolia, International Labour Organization.

Chen, A. W. , Kazanjian, A. , & Wong, H. 2010. "Mental health service use by chinese immigrants with severe and persistent mental illness." *The Canadian Journal of Psychiatry*, Vol. 55, Issue 1, pp. 35 – 42.

Chen, A. W. 2009. "Differences in mental health diagnoses between recent hinese immigrants and a comparison population in British Columbia." *Health Care Policy*, Vol. 5, Issue. 2, pp. 41 – 50.

China Expat' s. 2010. *Certificate of Health Examination for International Traveller.* August. http://www. china-expats. com/Health_ CnCheck. htm, accessed on 6 February 2012.

Chinaorg. net. 2013. *African Guangzhou Drifter' Chinese Dream.* Chinaorg. net, 26 March. http://www. china. org. cn/photos/2013 – 03/26/content_ 28364517. htm, accessed 4 April 2013.

China SMACK. 2011. *Africans in Guangzhou: Opportunities & Discrimina-*

tion. 10 September. http：//www. chinasmack. com/2011/pictures/africans-in-guangzhou-opportunities-discrimination. html, accessed on 15 January 2012.

Chantavanich, S. 2000. *Mobility and HIV/AIDS in the Greater Mekong Subregion*, Bangkok-Manila：Asian Development Bank-United Nations Development Program.

China Briefing. 2012. *Beijing Details Foreigners' Mandatory Social Insurance Participation*. 11 January. http：//www. china-briefing. com/news/2012/01/11/beijing-details-mandatory-foreigner-participation-in-social-insurance. html, accessed on 16 January, 2012.

China Briefing. 2011a. *Effect of China's New Social Insurance Law on Foreign Employees/Employers*. 26 July. http：//www. china-briefing. com/news/2011/07/26/effect-of-china% E2% 80% 99s-new-social-insurance-law-on-foreign-employeesemployers. html, accessed on 17 February 2012.

China Briefing. 2011b. *Foreigner Participation in China' s Social Insurance System Now Mandatory*. 13 September. http：//www. china-briefing. com/news/2011/09/13/foreigner-participation-in-chinas-social-insurance-system-now-mandatory. html, accessed on 18 February 2012.

China Briefing. 2011. *New Issue of China Briefing*：*The Social Insurance Law for Foreign Investors*. 3 October. http：//www. china-briefing. com/news/2011/10/03/new-issue-of-china-briefing-the-social-insurance-law-for-foreign-investors. html, accessed on 3 October 2011.

China Briefing. 2011. "China's Social Insurance Law. " Issue 118, October.

China. com. cn. 2011. *Interim Measures in the employment of foreigners in China to participate in social insurance*. 9 September. http：//www. china. com. cn/policy/txt/2011 − 09/09/content_ 23383590. htm, accessed on 23 January 2012.

China Daily. 2012. *Regulation meant to protect Chinese worker's rights*. 31 July.

www. asianewsnet. net/home/news. php? id = 34265. , accessed on 6 February 2012.

China Daily. 2011a. *Almost 600, 000 foreigners counted in China*. 30

April. http：//usa. chinadaily. com. cn/china/2011　－　04/30/content　＿ 12425625. htm, accessed on20 December 2011.

China Daily. 2011b. *Hundreds of foreign mail-order brides rescued.* 3 November. http：//www. chinadaily. com. cn/china/2011　－　11/03/content　＿ 14033768. htm, accessed on 6 February 2012.

China Daily. 2011c. *More women kidnapped for brides.* 3 December. http：// www. chinadaily. com. cn/cndy/2011－12/03/content＿ 14206548. htm accessed on 6 February 2012.

Chodorow, G. 2012. *New Exit-Entry Law Enacted by China's Congress.* August　29. http：//lawandborder. com/wp-content/uploads/2012/07/ GC-Article-on-New-PRC-EEAL-2012-08-29. pdf, accessed 1 September 2012.

Choi, Y. P. 2011. "Heterogeneous and vulnerable: the health risks facing transnational female sex workers. " *Sociology of Health & Illness*, Vol. 33, Issue 1, pp. 1 － 17. http：//www. ncbi. nlm. nih. gov/pubmed/20942821, accessed on 17 February 2012.

Chu, C. M. Y. 2005. "Postnatal Experience and Health Needs of Chinese Migrant Women in Brisbane, Australia. " *Ethnicity and Health*, Vol. 10, Issue 1, pp. 33 － 56.

Citifomo. 2011. *Chinese women trafficked into Ghana for prostitution.* 14 November. http：//www. citifmonline. com/index. php? id = 1. 287144. 1. 657580, accessed on 16 November 2012.

Davies, Martyn. 2008. *How China delivers development assistance to Africa. A research undertaking by the Centre for Chinese Studies, prepared for the Department for International Development (DFID), Beijing.* Centre for Chinese Studies, University of Stellenbosch. February. www. ccs. org. za/downloads/ DFID＿ FA＿ Final. pdf, accessed on 19 January 2012.

Duo, Lin. 2011. *Report on Results of HAARP Cross Border Project*, Yunnan HAARP (HIV/AIDS Asia Regional Program) Project Office, Presentation at the 6th Conference on International Cooperation Programmes (ICP) for AIDS Prevention in China, Beijing, 31 October.

English. news. cn. 2011. *China to train more technicians to support growth, employment.* 16　March. http：//news. xinhuanet. com/english2010/china/

2011 – 03/16/c_ 13782377. htm, accessed on 19 January 2012.

Epstein, Gady. 2010. *China's Immigration Problem*. Forbes. 19 July. http：//www. forbes. com/forbes/2010/0719/opinions-china-immigration-illegal-aliens-heads-up. html, accessed on 27 February 2012.

European Commission. 2008. *Health of migrants*. EC Doc. No. EB122. R5, 25 January. http：//ec. europa. eu/eahc/documents/news/technical _ meet-ings/WHA _ Recommendation _ HealthMigrants. pdf, accessed 27 February 2012.

Freemantle, Iriann. 2010. "Exploring Transnational Spaces of Chinese Migrants in Africa. " *Africa Insight*, Vol. 40, Issue 1, June, pp. 31 – 48.

Gao, Qin. Evans, Martin. Garfinkel, Irwin. 2009. *Social Benefits and Income Inequality in Post-Socialist China and Vietnam*. (forthcoming) . Conference on Asian Social Protection in Comparative Perspective. 7 – 9 January 2009. National University of Singapore, Singapore.

Green, G. , Bradby , H. , Chan, A. , & Lee, M. 2006. "Dual medical systems and pathways to health care among Chinese migrant woman in England. " *Social Science and Medicine*, Vol. 62, pp. 1498 – 1509.

Gong, Sasha. 2007. *Chinese Workers in Africa*：*Working Conditions and Potential Conflicts*. UCLA Globalization Research Center-Africa (GRCA) Working Papers. www. globalization-africa. org/ papers_ detail. php? Paper_ ID = 80, accessed on 19 January 2012.

Gushulak B. D, MacPherson D. 2000. "Health issues associated with the smuggling and trafficking of migrants. " *J Immigr Health*, No. 2, pp. 67 – 78.

Hall, Brian. McLaughlin, Megan. Tucker, Joseph. 2013. *African Migrant Health in Guangzhou, China*：*Working Paper* (Unpublished) .

Hall, Victoria. Thomsen, Reimar W. Henriksen, Old. Lohse, Nicolai. 2011. "Diabetes in Sub Saharan Africa 1999 – 2011：Epidemiology and public health implications. A Systematic Review. " *BMC Public Health*, Vol. 11, p. 564 http：//www. biomedcentral. com/1471 – 2458/11/564, accessed on 28 January 2012.

He, Minbo. 2009. "Analysis of China immigration in Africa. " *Chinese Overseas Iournal of Bagui*, Vol. 3, pp. 49 – 53.

Hills, Corrie. 2011. *Breaking down barriers: Innovations in cross-border harm reduction between Yunnan Province, China and Burma (Myanmar).* HAARP (HIV/AIDS Asia Regional Program), Australian Government Aid Program. http: //www. haarp-online. org/LinkClick. aspx? fileticket = VlRqOaAS LUw%3D&tabid = 2348&mid = 4554, accessed on 16 December 2012.

Huang, S. L. 2006. "The mental health of Chinese immigrants in Birmingham, UK. " *Ethnicity and Health*, Vol. 11, Issue 4, pp. 265 – 387

Infectious Disease News. 2010. *Measles eradication effort maybe impacted by HIV.* December. http: //www. infectiousdiseasenews. com/view. aspx? rid = 76895, accessed 1 December 2011.

Information Office of the State Council, People's Republic of China. 2010. *China-Africa Economic and Trade Cooperation White Paper.* http: // news. xinhuanet. com/english2010/china/2010 – 12/23/c_ 13661470. htm, accessed on 8 February 2012.

IOM (International Organization for Migration) . 2011a. *Migration Health: Report of Activities* 2010. IOM, Geneva.

IOM (International Organization for Migration) . 2011b. *Migration and Health in SADC (Southern African Development CommunitySouthern African Development Community): A Review of the Literature.* IOM, Pretoria.

IOM (International Organization for Migration) . 2011c. *Migration Profiles: Making the Most of the Process-Part, A Practical Guide.* IOM, Geneva. http: // www. iom. int/jahia/webdav/shared/shared/mainsite/policy_ and_ research/migration _ profiles/IOM-MP-Guidance-Part1-Practical-Guide. pdf, accessed 10 January 2012.

IOM (International Organization for Migration) . 2011d. *Migration Profiles: Making the Most of the Process - Part II, Framework for Developing a Template.* IOM, Geneva.

IOM (International Organization for Migration) . 2011e. *Labour Migration from Colombo Process Countries: Good Practices, Challenges and Way Forward.* IOM, Geneva.

IOM (International Organization for Migration) . 2010a. *World Migration Report.* IOM, Geneva. http: //publications. iom. int/bookstore/free/WMR _

2010_ ENGLISH. pdf, accessed on 16 December 2012.

IOM (International Organization for Migration). 2010b. *"Migration and health in South Africa: A review of the current situation and recommendations for achieving the World Health AssemblyResolution on the Health of Migrants"*. IOM Regional Office for Southern Africa, Pretoria: South Africa.

IOM (International Organization for Migration). 2009. *Financing Healthcare for Migrants: A case study from Thailand.* International Organization for Migration and World Health Organization. Beijing, China.

IOM (International Organization for Migration). 2012. *Key Populations, Key Solutions—A Gap Analysis & Recommendations for Key Populations and HIV in SA.* IOM Regional Office for Southern Africa, Pretoria: South Africa.

IRIN (Integrated Regional Information Networks). 2011. *Vietnam, Trafficked workers exploited in China. IRIN NEWS.* 22 November. http://www. irinnews. org/report. aspx? reportid = 94277, accessed on 2 December 2011.

Jia, Manhong. Luo, Hongbing. Ma, Yanling. Wang, Ning. Smith, Kumi. Mei, Jiangyuan. Lu, Ran. Lu, Jiyun. Fu, Liru. Zhang, Qiang. Wu, Zunyou. Lu, Lin. 2010. "The HIV Epidemic in Yunnan Province, China, 1989 – 2007. " *JAIDS* (*Journal of Acquired Immune Deficiency Syndromes*). Vol. 53, February, pp. S34 – S40. http://journals. lww. com/jaids/Fulltext/2010/02011/The_ HIV_ Epidemic_ in_ Yunnan_ Province, _ China, .7. aspx, accessed on 28 February 2012.

Kim, Le Anh Thi. Pham, Lien Thi Lan. Vu, Lan Hoang. Schelling, Esther. "Health services for reproductive tract infections among female migrant workers in industrial zones in Ha Noi, Vietnam: an in-depth assessment. " *Reproductive Health.* Vol. 9, No. 4.

Kwon, Soonman. 2011. "Health Care Financing in Asia : Key Issues and Challenges. " *Asia-Pacific Journal of Public Health*, Vol. 23, No. 651. http://aph. sagepub. com/content/23/5/651, accessed on 28 June 2012.

Lackzo, Frank. 2009. *Current trends of regular and irregular Chinese migration to Europe.* IOM (International Organization for Migration), Beijing.

Lan, Lan. 2010. "Overseas Projects Fuel Big Dreams for Workers. " *Chi-*

na Daily. 20 July http：//www. chinadaily. com. cn/cndy/2010 – 07/20/content_ 11021639. htm, accessed on 23 November 2011.

Lau, J. 2013. "Eastern Promise in Little Africa. " *The Globe and Mail*, 25 January.

Lee, Kawon. McGuinness, Connor. Kawakami, Tsuyoshi. 2011. "*Research on occupational safety and health for migrant workers in five Asia and the Pacific countries*：*Australia, Republic of Korea, Malaysia, Singapore and Thailand.* " ILO DWT for East and South-East Asia and the Pacific. International Labour Organization. Bangkok, Thailand.

Legislative Affairs Office of the State Council. 2008. "Foreign contracted projects into the law enforcement track. " *Supervision Test and Cost of Construction*, Vol. 1, No 7, pp. 70 – 71.

Li, Mingfu. 2009. *Overseas Employment*：*Situation, Problems and Policy Response.* IOM (International Organization for Migration), Beijing.

Li, Mingfu. 2010. *Mapping Report*：*China Overseas Employment in Shandong, Liaoning and Fujian Provinces.* IOM (International Organization for Migration), Beijing.

Li, Zhigang. Ma, Laurence J. C. Xue, Desheng. 2009. "An African Enclave in China：The Making of a New Transnational Urban Space. " *Eurasian Geography and Economics*, Vol. 50, No. 6, pp. 699 – 719.

Li, Zhigang. Xue, Desheng. Lyons Michael, Brown Alison. 2008. "The African Enclave of Guangzhou：A Case Study of Xiaobeilu. " *ACTA GEOGRAPHICA SINICA*, Vol. 63, No. 2, pp. 207 – 218.

Liu, D. W. 2013. "Booming China-Africa Ties Attract Africans to Pursue Dreams in Guangzhou. " *Xinhua*. 28 March 2013.

Liu, Guofu. 2011. "On the Migrant Integration System：In the Perspective of Legal：Issues Concerning Migrant Integrating into China. " *Pacific Journal*, Vol. 19, No. 7, pp. 63 – 75.

Lu, Y. 2012. *China's New Exit and Entry Law Targets Illegal Foreigners.* China Briefing, 6 July. http：//www. china-briefing. com/news/2012/07/06/chinas-new-exit-entry-administration-law-targets-illegal-foreigners. html, accessed 1 June, 2013.

Ma Mung, Emmanuel. 2008. "Chinese Migration and China's Foreign Policy in Africa." *Journal of Chinese Overseas*, Vol 4, Issue. 1, pp. 91 – 109.

Memorandum of Understanding (MoU) for Joint Action to Reduce HIV Vulnerability Related to Population Movement between the Kingdom of Cambodia, the People's Republic of China, the Lao People's Democratic Republic, the Union of Myanmar, and the Socialist Republic of Vietnam. 2009. http://www.mekongmigration.org/PDF% 20for% 20policy% 20documents/MOU% 20HIV_ September% 205,% 202001. pdf, accessed on 25 February 2012.

MOFCOM (Ministry of Commerce, People's Republic of China) . 2012, *The Concise statistics of Chinese international labor cooperation services from January to October*, November. www. mofcom. gov. cn/aarticle/tongjiziliao/dgzz/201211/20121108447639. html accessed on 25 February 2012.

MOFCOM (Ministry of Commerce, People's Republic of China). 2010. *China Commerce Yearbook in* 2010. Ministry of Commerce Press.

MOFCOM (Ministry of Commerce, People's Republic of China), 2005. *Statistical Rules for Contracted Project, Labor Service Cooperation and Design Consultation with Foreign Countries.* 13 January. http://english. mofcom. gov. cn/aarticle/policyrelease/domesticpolicy/200501/20050100013905. html, accessed on 19 February 2012.

Mohan, Giles. Kale, Dinar. 2007. *The invisible hand of South-South globalization: Chinese migrants in Africa.* The Open University. Rockefeller Foundation.

MFA (Ministry of Foreign Affairs, People's Republic of China). 2006. *China's Africa Policy.* http://www. fmprc. gov. cn/eng/zxxx/t230615. htm, accessed on 18 November 2011.

MoH (Ministry of Health of the People's Republic of China). 2010. *China 2010 UNGASS Country Progress Report.* http://www. unaids. org/fr/dataanalysis/monitoringcountryprogress/2010progressreportssubmittedbycountries/file, 33645, fr.. pdf, accessed on 28 February 2012.

MoH (Ministry of Health of the People's Republic of China) . UNAIDS (Joint United Nations Programme on HIV/AIDS) . WHO (World Health Organization. 2010. 2009. *Estimates for HIV/AIDS Epidemic in China.* 31 May, Beijing. http: //www. unaids. org. cn/download/2009%   20China% 20Estimation% 20Report-En. pdf, accessed on 18 November 2011.

Ministry of Labour and Social Security, Ministry of Public Security, the State Administration of Industry and Commerce, of the People's Republic of China. (2001) . "Decree No. 15 of Administrative Regulations on Overseas Employment Intermediary Activities [English language version]" In IOM (International Organization for Migration) . 2003. *Labour Migration in Asia: Trends, challenges and policy responses in countries of origin. Geneva:* IOM, p. 115. http: //publications. iom. int/bookstore/free/Labour _ Migration _ Asia_ 1. pdf, accessed on 18 February 2012.

Mohan, Giles. Tan-Mullins, May. 2009. "Chinese migrants in Africa as new agents of development? An analytical framework. " *European Journal of Development Research*, Vol. 21, Issue 4, pp. 588 – 605.

NCBI (National Center for Biotechnology Information) . 2013. *Risky Sexual Behaviors: The Role of Ethnic Identity in HIV Risk in Migrant Workers.* http: //www. ncbi. nlm. nih. gov/pubmed/24210917, accessed on 3 January 2014.

Not For Sale. 2012. "From South Africa: Young survivor returns home to china. " 27 January. http: //www. notforsalecampaign. org/news/2012/01/27/ from-south-africa-young-survivor-returns-home-to-china/, accessed on 18 February 2012.

Oberoi, Pia. Sotomayor, Juana. Pace, Paola. Rijks, Barbara, Weekers, Jacqueline (2013) . *International Migration, Health and Human Rights.* IOM. WHO. OHCHR, Geneva.

Park. Yoon Jung. 2012. *Living In Between: The Chinese in South Africa.* Migration Information Source. http: //www. migrationinformation. org/Feature/display. cfm? ID = 875, accessed on 19 February 2012.

Park, Yoon Jung. 2009. "Chinese Migration in Africa. " *South African Institute of International Affairs Occasional Paper*, Vol. 24. http: // www. africaportal. org/documents/2011/03/01/chinese-migration-africa, accessed on 18 December 2012.

People. com. cn. 2011. *Total number of Japanese permanent residents in Shanghai exceeded* 50, 000 *six time* 10 *years ago.* 18 February. http：// world. people. com. cn/GB/13954620. html, accessed on 28 February 2012.

Politzer, Malia. 2008. *China and Africa: Stronger Economic Ties Mean More Migration.* Migration Information Source. http：//www. migrationinformation. org/Feature/display. cfm? ID =690, accessed on 24 November 2011.

Reuters. 2010. *China ends HIV entry ban.* Guardian, 28 April. http：// www. guardian. co. uk/world/2010/apr/28/china-aids-hiv-ban. , accessed on 23 January 2012.

Sautman, Barry. 2006. *Friends and Interests: China's Distinctive Links with Africa.* Center on China's Translational Relation, Working Paper, No. 12. http：//www. cctr. ust. hk/materials/working _ papers/WorkingPaper12. pdf, accessed on 12 February 2012.

Schnarr, Alexander. Yang, Sun. Gleiberber, Kai. 2008. *Vocational Education and Training and the Labour Market.* Capacity Building International Germany, UNESCO International Centre for Technical and Vocational Education and Training, November. http：//www. unevoc. unesco. org/fileadmin/user _ upload/pubs/VETandLabourMarket. pdf, accessed on 12 January 2012.

Skeldon, Ronald. 2011. *China: An Emerging Destination for Economic Migration.* Migration Information Source. http：//www. migrationinformation. org/ USfocus/display. cfm? ID =838, accessed on 19 January 2012.

Shan, Juan. 2010. *Beijing strives to improve health care for foreigners.* Xinhua. 3 December. http：//news. xinhuanet. com/english2010/china/2010 – 12/ 03/c_ 13634239. htm, accessed on 24 February 2012.

Shen, Haimei. 2011. *Inflow of International Immigrants Challenges China's Migration Policy.* The Brookings Institute. 8 September. http：//www. brookings. edu/opinions/2011/0908_ china_ immigrants_ shen. aspx, accessed on 20 February 2012.

Shi, Shouhe. Sun, Weili. 2010. *China woos private, foreign capital to reform healthcare system.* Xinhua. 9 December. http：//news. xinhuanet. com/ english2010/indepth/2010 – 12/09/c_ 13642461. htm, accessed on 24 February 2012.

Sixty first WHA (World Health Assembly). 2008. *WHA Resolution* 61. 17 *Health of Migrants. Sixty first World Health Assembly*, Geneva, 24 May.

Stanley, Ben. 2012. *Ongoing Confusion over Foreigners' Inclusion in China's Social Security System.* International Insurance News. http：// www. globalsurance. com/blog/ongoing-confusion-over-foreigners% E2% 80% 99-inclusion-in-china% E2% 80% 99s-social-security-system-467320. html, accessed on 23 January 2012.

Tobe, Ruoyan Gai. Xu, Lingzhong. Song, Peipei. Huang, Yong. 2011. "The rural-to-urban migrant population in China: Gloomy prospects for tuberculosis control. " *BioScience Trends.* Vol. 5, No. 6, pp. 226 – 230.

Tring, D. 2012. *Government signs international agreements for social insurance.* China Law and Practice, 15 August. http：//www. chinalawandpractice. com/ Article. aspx? ArticleID = 3075660&LS = EMS702380UNAIDS (the Joint United Nations Programme on HIV/AIDS). 2011a. *Background Paper: Cross-border programming to strengthen to strengthen integrated HIV response in China.* Beijing: UNAIDS China.

UNAIDS (the Joint United Nations Programme on HIV/AIDS). 2011b. *UNAIDS World AIDS Day Report.* UNAIDS.

UNDP (United Nations Development Programme). 2009. *Human Development Report* 2009. UNDP, New York.

United Nations Department of Economic and Social Affairs. 2010. *Population Facts*, No. 2010/6.

UNRTF (United Nations Regional Task Force for Southeast Asia). *Regional Strategy on Mobility and HIV Vulnerability Reduction in South-East Asia and Southern China 2006 – 2008.* UN Doc. No. 974 – 97435 – 5 – 8. 20065. http：//www. junima. org/resources/pdf/FinalUNRTFstrategy2006 – 2008. pdf, accessed on 28 December 2012.

United Nations. 2011. *Prevention and control of non-communicable diseases. Report of the UN Secretary-General*, doc. A/66/83, 19 May. http：// www. un. org/ga/search/view _ doc. asp? symbol = A/66/83&referer =/english/&Lang = E, accessed 13 December 2013.

Wan, Jing. 2012. "The overseas dispatch intermediary organization will face are-shuffle after the release of the Regulation of Foreign Labor Service Co-operation. " *Labor and Social Security World*, No 7, pp. 6.

Wang, Guanqun. 2011. *Foreigners included in China's social welfare system. Xinhua*, 7 November. http: //news. xinhuanet. com/english2010/chi-na/2011 - 11/07/c_ 131232672. htm, accessed on 27 January 2012.

Wang, Lu. Wang, Ning. Wang, Liyan. Li, Dongmin. Jia, Manhong. Gao, Xing. Qu, Shuquan. Qin, Qianqian. Wang, Yanhe. Smith, Kumi. 2009. "The 2007 Estimates for People at Risk for and Living with HIV in China: Progress and Challenges. " *Epidemiology and Social Science*, Vol. 50, No. 4, pp. 414 - 418. http: //aidsdatahub. org/dmdocuments/The_ 2007 _ Estimates _ for _ People_ at_ Risk_ for_ and_ Living_ with_ HIV_ in_ China. pdf. pdf, ac-cessed on 28 December 2011.

Wei, Xiaolin. Chen, Jing. Chen, Ping. Newell, James. Li, Hongdi. Sun, Chenguang. Mei, Jian. Walley, John. 2009. "Barriers to TB care for rural-to-urban migrant TB patients in Shanghai: a qualitative study. " *Tropical Medicine and International Health*. Vol. 14, No. 7, pp. 754 - 760.

WHO (World Health Organization) . 2013. *Noncommunicable diseases fact sheet*. WHO, Geneva, Switzerland. http: //www. who. int/mediacentre/factshe-ets/fs355/en/, accessed 8 January 2014.

WHO (World Health Organization) . 2012. *South Africa: Health Profile*. http: //www. who. int/gho/countries/zaf. pdf, accessed 1 May 2012.

WHO (World Health Organization) . 2011a. *World Malaria Report 2010*. http: //www. afro. who. int/en/clusters-a-programmes/dpc/malaria/fea-tures/3517-world-malaria-report-2011. html, accessed on 14 February 2012.

WHO (World Health Organization) . 2011b. *New Data on Tobacco Use in China can health fight epidemic*. 17 August. http: //www2. wpro. who. int/chi-na/media_ centre/press_ releases/pr_ 20100817. htm, accessed on 14 De-cember 2011.

WHO (World Health Organization) . 2011d. *Non-communicable diseases country profiles* 2011. WHO, Geneva, Switzerland. http: //whqlibdoc. who. int/publications/2011/9789241502283 _ eng. pdf? ua = 1, accessed 13 December 2013.

WHO（World Health Organization）. 2010a. "Cholera, 2009." *Weekly epidemiological record*, Issue 85, No. 1, pp. 298 – 308.

WHO（World Health Organization）. 2010b. "China." *Country Health Information Profile*, p. 62. http：//www. wpro. who. int/NR/rdonlyres/1631858B – 92BD –4D89 –9919 – FA14DD61BDC2/0/5CHNpro2011_ finaldraft. pdf, accessed on 28 February 2012.

WHO（World Health Organization）. 2010c. *Health of Migrants：The Way Forward*. Report of a global consultation, Madrid, Spain, 3 –5 March.

WHO（World Health Organization）. 2010. *Global Status Report on Non-communicable diseases* 2010. WHO, Geneva, Switzerland. http：//www. who. int/nmh/publications/ncd _ report _ full _ en. pdf, accessed on 8 January 2014.

WHO（World Health Organization）. 2008. *Global Strategy for the prevention and control of d non-communicable diseases*. WHO 2008 – 2013 Action Plan. http：//whqlibdoc. who. int/publications/2009/9789241597418 _ eng. pdf? ua =1, accessed on 10 January 2014.

WHO（World Health Organization）Regional Office for South-East A-sia. 2004. "Cross-Border Control of Priority Communicable Diseases." *Report of the Regional Consultation*. Bangkok, Thailand, March 2004.

World Bank. 2011. *Migration and Remittances Factbook* 2011. World Bank, Washington DC.

Wu, Yongqing. 2008. "The first clinic was set up in Yiwu City of Zhejiang Province." *Health Economics Research*, Vol. 8, pp. F0004.

Wu, Bin. Guo, Lan. Sheehan, Jackie. 2010a. *Employment Conditions of Chinese Migrant Workers in the East Midlands-A Pilot Study in a Context of Economic Recession*. International Labour Office for China and Mongolia, International Labour Organization. Beijing, China.

Wu, B., Chi, I., Plassman, B. L., & Guo, M. 2010b. "Depressive symptoms and health problems among Chinese immigrant elders in the US and Chinese elders in China." *Aging & Mental Health*, Vol. 14, Issue 6, pp. 695 – 704.

Xinhua. 2011a. "Illegal immigration from Vietnam surges in S China."

China Daily. 11 April. http：//www. chinadaily. com. cn/china/2010 – 04/11/ content_ 9713105. htm, accessed on 16 December 2012.

Xinhua. 2011a. "China, Angola crack trans-national human trafficking." 16 November. http：//www. chinadaily. com. cn/usa/china/2011 – 11/16/content_ 14102909. htm, accessed on 31 December 2011.

Xinhua. 2010a. "China plans draft immigration law." *China Daily.* 22 May. http：//www. chinadaily. com. cn/china/2010 – 05/22/content _ 9881622. htm, accessed on 18 November 2011.

Xinhua. 2010b. "Beijing to improve healthcare for foreigners". *English. news. cn.* 3 December. http：//news. xinhuanet. com/english2010/china/2011 –03/16/c_ 13782377. htm, accessed on 18 November 2011.

Xinhua. 2010c. "No longer explicitly prohibit foreign AIDS entry in China." 29 April. http：//news. xinhuanet. com/health/2010 – 04/28/ content_ 13435296. htm, accessed on 2 February 2012.

Xinhua. 2012. "Chinese police seize over 2, 600 illegal migrants from Vietnam in H1." 17 July. Available http：//news. xinhuanet. com/english/china/ 2012 –07/17/c_ 131721265. htm, accessed on 2 February 2013.

Xue, Haoming; Duo Lin; Yang Lihua; Tang Ling; Lin Yun. No date. *Commparative Study of High Risk Behaviors between Chinese and Myanmar Cross-Border IDUs.* Prepared by HAARP and Yunnan AIDS Asia Regional Projects, Kunming.

Yang, Gonghuan. Kong, Lingzhi. Zhao, Wenhua. Wan, Xia. Zhai, Yi. Chen, Lincoln C. Koplan, Jeffrey P. 2008. "Emergence of chronic non-communicable diseases in China." *The Lancet.* Vol. 372, pp. 1679 – 705.

Zhang, Min. Zhiyong, Liu. He, Hongtao. Luo, Lan. Wang, Wang, Shunqing. Bu, Honglei. Zhou, Xian. 2011. "Knowledge, Attitudes, and Practices on Malaria Prevention Among Chinese International Travelers." *Journal of Travel Medicine*, Vol. 18, No. 3, pp. 173 – 177.

Zhang, Xujun. Xiang, Huiyun. Wheeler, Krista K. Smith, Gary A. Stallones, Lorann. 2010. "Road traffic injuries to foreigners in the People's Republic of China, 2000 – 2008." *Journal of Safety Research*, Vol. 41, No. 6, pp. 521 – 523.

Zheng, Xinzhe. Zhang, Lina. 2008. "Research on the relation between Korean in Wangjing area of Beijing City." *Contemporary South Korea*, Vol. 3, pp. 55 – 61.

Zhou, YanHeng; Liu LaingFeng; Ya, ZhiHong; Lin Duo; Hong Li; Yi Sun; Zheng YongTang. 2011. *Comparison of HIV –, HBV –, HCV – and Co – Infection Prevalence between Chinese and Burmese Intravenous Drug Users of the China-Myanmar Border Region.* Volker Thiel, Kantonal Hospital St. Gallen, Switzerland.

Zhou, Zhiquan. 2010. "Labor Contract Law should be applied to foreigners employed in China." *Shanghai Labor Lawyer.* http://laborlaw148. com/book/html/? 133. html, accessed on 26 November 2010.

Zimmerman, Cathy. Kiss, Ligia. Hossain, Mazeda. 2011. "Migration and Health: A Framework for 21st Century Policy-Making." *PLoS Med.* Vol. 8, No. 5, e1001034.

邓玲等:《缅甸跨境长途卡车司机高危性行为调查及影响因素分析》,《卫生软科学》2011 年第 12 期。

朵林等:《云南边境缅甸籍吸毒人员 HIV 感染情况及其影响因素分析》,《中国国境卫生检疫杂志》2013 年第 4 期。

光明网:《非法洋劳工涌入中国工厂"寻梦"》,2010 年 4 月 30 日, http://world. gmw. cn/2010 – 04/30/content_ 1107724. htm。

何波等:《越南籍长途卡车司机艾滋病知识和行为现状调查》,《实用预防医学》2012 年第 4 期。

黎满全等:《广州地区 10 年入境境外人员中 HIV/AIDS 的流行病学调查及国内传播危险因素分析》,《中国国境卫生检疫杂志》2008 年第 1 期。

李志刚等:《全球化下"跨国移民社会空间"的地方响应——以广州小北黑人区为例》,《地理研究》2009 年第 4 期。

《越南非法劳工东莞灰色生存》,载《南方日报》,http:// news. nfdaily. cn/content/2013 – 05/30/content_ 69933019. htm,2013 – 05 – 30/2013 – 06 – 25。

潘光合等:《东盟常住广西人员传染病监测结果分析》,《中国国境卫生检疫杂志》2007 年第 4 期。

潘晓凌:《"巧克力城"——非洲人寻梦中国》,http://www. infzm.

com/content/6446/0，2008－01－23/2012－09－12。

上海新闻：《外宾门诊全年无休 老外在上海看病》，http：//news. eastday. com/eastday/node545/node3288/userobject1ai48886. html，2006－01－10/2006－01－16。

王辉耀等：《中国国际移民报告（2012）》，社会科学文献出版社2012年版。

环球网：《在华居住韩国人达百万，北京人数最多达二十万》，2009年10月28日，http：//china. huanqiu. com/roll/2009－10/596705. html，访问日期：2012年2月15日。

薛浩铭等：《越南跨境流动暗娼HIV感染及其影响因素分析》，《卫生软科学》2011年第2期。

张丽娜等：《多民族、多国籍的城市社区研究——以北京市望京地区为主线》，《大连民族学院学报》2009年第2期。

甄静慧：《非洲黑人在广州》，《南风窗》2009年第19期。

缩略语

ART	抗逆转录病毒药物
BSS	行为监测调查
CNY	人民币（元）
CSWs	商业性工作者
DOTS	直接观察治疗短期过程
ECOWAS	西非国家经济共同体
EPAWA	西非奴役保护联盟
FCOAC	中非合作论坛
GATS	全球成人烟草调查
GMS	大湄公河次区域
HAARP HIV/AIDS	HIV/AIDS 亚洲区域项目
IDUs	注射毒品者
IOM	国际移民组织
KABP	知识，态度，信念和行为
Lao PDR	老挝人民民主共和国

MMT	美沙酮维持治疗
MARPs	高危人群
MDR – TB	耐多药肺结核
MoU	谅解备忘录
MOFCOM	中华人民共和国商务部
MOHRSS	中华人民共和国人力资源和社会保障部
MPS	中华人民共和国公安部
NBS	中华人民共和国国家统计局
OHCHR	联合国人权事务高级专员办公室
OECD	经济合作与发展组织
PICUM	无证移民国际合作平台
PRC	中华人民共和国
R. O. Korea	韩国
STIs	性传播感染
SWAC	萨赫勒和西非俱乐部
TB	结核病
TCM	中医药
UJ	约翰内斯堡大学
UNAIDS	联合国 HIV/AIDS 联合规划
UNC	北卡罗来纳大学
UNDP	联合国发展计划
UNRTF	联合国东南亚区域工作队
WHA	世界卫生大会
WHO	世界卫生组织

迁移和健康：从性别视角来
分析两者间的关系

Jasmine Gideon[①]　（宋晓琴[②]译）

摘要　本研究基于国际文献的讨论，探讨了要从性别视角来分析迁移与健康两者间关系的原因。研究突出了迁移"女性化"问题，并强调该问题对流动人口及其家庭的健康和幸福的影响。研究参照中国的案例，讨论了家庭中的不同性别角色和责任，分析了其对迁移过程的塑造作用。此外，研究探讨了性别角色和责任怎样对处于不同迁移阶段的个体的健康和幸福产生影响。最后，研究总结了政策制定者可能的关注点，指出需要进行更深入研究的区域。

一　前言

在性别视角下对迁移进行分析，涉及对社会关系和社会规范的理解，因为它们会影响到两性的角色、职责和他们获取资源与服务的差异（Piper, 2008）。"性别"一词是指由社会建构的角色、行为、活动和属性，一个特定社会认为其适用于男性和女性。"性别"的概念与"性"不同，后者特指区分男女的生理和心理特征。考虑到性别规范由社会建构，因此它们可能受到挑战并随时间发生改变。

关于男女角色和职责的性别化规范也塑造了迁移的过程和讨论。迁移常被认为是一个男性主导的现象：当男性为了工作迁移时，女性往往被看

---

① Jasmine Gideon（J. Gideon@ bbk. ac. uk），伦敦大学伯贝克学院。
② 宋晓琴，中山大学流动人口卫生政策研究中心博士后。

作依赖的家庭成员。然而有证据指出，全球范围内有大量独立的女性流动人口（Donnato, et al., 2006；Lutz, 2010），这也引起了对可能发生的迁移"女性化"问题的讨论。"女性化"一词不仅指迁移潮流中不断增加的女性数量，它还注意到女性和男性在迁移过程中的差异。在早期的研究中，不论其是否经济独立，大部分女性被划分为家属；而且还经常假设她们迁移的目的是家庭团聚。如今得到公认的是，有很高比例的女性是为了寻求经济机会而迁移。这些改变已导向一个广泛的共识：需要开展迁移的性别化分析（Donnato, et al., 2006；Piper, 2008）。

这些在全球范围内发展的趋势同样体现在中国情况上。中国迁移研究不但表明了迁移女性化的过程，还发现许多女性实际上是独立迁移且是家庭主要的经济支柱（Connelly, et al., 2010a；Fan, 2011）。根据2005年全国1%人口抽样调查数据，康奈利等（Connelly, et al., 2010a）发现49%的流动人口为女性；类似的，他们引用一项在九个省开展的纵向研究结果发现，年轻女性的迁移率从1996年开始超过年轻男性（Mu and van de Walle, 2009, Cited in Connelly, et al., 2010a）。尽管早些年和其他地方一样都假设女性作为配偶而迁移（Connelly, et al., 2010a），现在有证据显示女性长期以来一直存在于中国的迁移流动之中，这是符合国际经验的。

观察到的迁移"女性化"情况已使研究者们开始挑战"家庭主要选择健康男性进行迁移"这一确立已久的观点（Chant, 1992；Pedraza, 1991；Pessar, 1999）。这些学者指出迁移相关决策是一个比之前所认为的更复杂的过程，而且这些决策还受到性别规范和男女角色假设的影响。Xiang（2007）在中国背景下对此进行了解释，他认为中国男性离开女性去迁移的历史趋势是若干性别化过程的结果。在迁移的早期，男性工人对发展基础设施的需求意味着男性家庭成员更有可能迁移。而同时，家庭中关于女性职责的性别规范（尤其是无偿照料其他家庭成员）意味着女性仍留在农村地区。当男性迁移时，女性将对农务承担更多的责任。家庭决策还进一步受到制度结构的影响，城市地区的流动人口和他们的家庭成员被阻隔在住宅和基本福利服务之外，因此，女性、孩子和老人留在农村地区，女性被认为负责提供照料和护理。最近的研究表明，迁移的性别化模式——尤其在年轻人口之中——正在发生改变。关于北京城中村的研究（Fan, 2011；Fan, et al., 2011）发现，夫妻迁移和家庭（例如已婚夫妻和孩子）迁移变得越来越普遍。然而不同于以往认为女性作为配偶迁移的观点，法恩发现男女双方都为了求职而迁移。

　　然而，尽管越来越多的女性进行迁移并凭借她们自身的能力成为家庭的经济支柱，迁移仍然是一个性别化过程。如果女性还要负责照料孩子或老人，性别化的角色和职责将使她们更难迁移和就业。中国家庭的这些压力在已有研究中得到了体现（Maurer-Fazio, et al., 2011）。很明显，女性必须平衡家庭责任和劳动参与，这限制了她们的职业选择和时间自主权（Cook 和董晓媛，2011），也意味着女性更有可能去接受收入和社会地位低的工作，而这可能会限制她们在迁移过程中获得利益或幸福。

　　在国际背景下，正式工作通常保证流动人口能享受许多权利——尤其是卫生保健和社会福利。然而这样的工作有限，大量女性迁移后从事收入和社会地位低的工作，例如非正式且不具备法律合同的家政服务。迁入国缺乏能使流动人口获得该国范围内利益的必要的文件（Kofman, 2007）。当男性也是不规律迁移潮流中的一部分时，迁移的性别化本质意味着：同时作为女性和流动人口可能会面临双重不利。举个例子，英国一项关于拉丁裔美国人的研究显示了一些男性是怎样利用了女性的不规律迁移状态来操控她们，使得她们处于暴力之下（Mellwaine, 2011）。

　　这些从国际文献中提取出来的例子说明了从性别视角观察迁移活动的重要性。已有学者提出，对迁移过程不同阶段的分解有助于对迁移进行更详尽和细致的分析。本文讨论的主要阶段有：

- 迁移前阶段，包括对个体迁移影响因素的考虑；
- 迁移行为，主要指迁出地和迁入地的迁移政策和制度安排；
- 迁移后期，关注定居地政策和融入的影响；
- 回流。

　　为了更好地识别与健康相关的热点问题，学者们还提倡要应用迁移过程的阶段理论。当流动人口在迁移过程中面临与其健康和幸福有关的各种风险时，所处的迁移阶段不同（处于迁出地、迁移途中或迁入地），其面临的风险也有所不同（Sabates-Wheeler and Feldman, 2011, 陆丽明等，2013；Zimmerman et al., 2011）。这也有助于区分与迁移过程明确相关的（也是迁移特有的）风险和弱点，这些风险和弱点还包括许多低收入者可能面临，但在迁移背景下会进一步强化的（迁移强化的）风险（Sabates-Wheeler and Feldman, 2011）。

　　因此，性别化的角色和职责不仅塑造了迁移过程本身，还影响了个体在不同迁移阶段的健康和幸福。考虑到女性要照料其他家庭成员（如孩子、病人和老人）的性别化职责，迁移可能影响女性流动人口自己的健康和幸福，其他家庭成员（不论其是流动或留守）也可能受到影响。下文将对性别化分析中迁移和健康两个核心维度进行考察。

本文结构如下：首先，对迁移女性化和女性通常承担的家庭角色（包括无偿照料工作）之间的冲突进行简短讨论后，通过性别视角分析与流动人口健康相关的问题。讨论主要集中在一些关键领域，这些领域——如职业卫生与工作、性与生殖健康和精神卫生——在关于流动人口健康和幸福问题的讨论中产生特别的共鸣。其次，文章将对迁移背景下的女性家庭角色（尤其是无偿照料工作）的影响进行更详细的分析，同时仔细考虑其对健康和医疗保健的启示。最后，文章将探讨潜在的迁移为改变性别规范提供了什么，并思考本文提出的全球讨论在中国背景下的启示。

二　迁移女性化和有偿及无偿工作间的冲突

在过去几十年中，世界各地越来越多的女性开始从事有偿工作，这引起政策制定者对通常被称为"挤压照料问题"的关心。考虑到日益发展的迁移女性化，这对迁移研究领域的学者提出了重要的问题。在大多数社会中，性别化的角色和职责意味着女性是家庭照料的主要提供者，对烹饪、清洁、照料小孩和老人、洗衣服、维持家务等事务负有责任。一般而言，女性在家庭完成的这些工作并没有报酬，通常被称为无偿照料工作。2008 年《中国时间使用调查》研究显示，男性和女性花在无偿照料工作上的时间不同，女性主要负责这项工作。Dong 和 An（2012）发现与全球趋势一样，男性比女性花更多的时间在有偿工作上，而女性则比男性花更多的时间在无偿工作上。此外，花在家务上的时间的性别差异在日常事务（烹饪、清洁、购物和照料孩子）上体现得最为明显。

女性的家庭或照料职责经常会限制其对迁移的选择，尤其是她们正在照顾家属的时候。在迁移的背景下，女性需要照料的"负担"会限制其去工作的路途，或限定她们远离家庭的时间。这些因素形塑了女性所能得到的工作机会。在负担不起儿童或老人的照料服务时，如果要迁移，女性必须找到其他家庭成员（通常是女性）去代替她们的照料工作。例如，在中国大约有 5.9 亿的 18 岁以下儿童是留守儿童，约占农村儿童的 28%，他们与父母双方中的一方（通常是母亲）、祖父母或者是其他的亲戚一起居住（中国妇女联合会，2008，转引自 Cook 和董晓媛，2011）。如果没有其他的照顾儿童替代选择，女性为获得有偿工作的迁移能力将会受到严重的限制。无疑在某些情况下男性会担当一部分的照料责任，但《中国时间使用调查》研究表明这并非普遍现象（Dong and An，2012；Qi and Dong，2013）。

越来越多的学者试图更全面地研究照料责任和在国际环境下的迁移之间的联系（Pearson and Kusakabe，2012；Locke, et al.，2012）。如洛克等的评论认为，这两者密不可分，特别是对于贫穷的流动人口，照料责任会是："既有为了工作而进行迁移的必要性，又有为了谋生而离开流出地的压力。无论是国内的还是国际的，离开流出地去工作，通常是朝着弥补可感知到的家庭供应不足的方向，摆脱慢性贫困，尝试打造未来更好的生活。然而，贫困的流动人口发现他们需要在流出地之外处理好婚姻关系、子女教育问题和代际关系，或者与为了家庭在流入地能开始新的生活所面临的挑战作斗争"（Locke, et al.，2012）。

对女性和家庭的健康与幸福来说——尤其是在卫生保健维度上——这些过程的影响已逐渐得到承认（Locke, et al.，2012）。然而，实际上，显而易见的是，对女性特别是流动人口无偿照料工作的认识依然在主流的政策讨论中缺席（Razavi，2007）。

三　从性别视角来关注健康

把性别分析整合到健康研究中的重要性已经在健康相关的文献中得到确认（CSDH，2008；Doyal，2000；Sen, et al.，2002；Sen, et al.，2010；Standing，1997）。性别角色和责任被认为是构成个体健康风险的关键因素。正如评论家所指出的："性别的差异对健康风险有两方面的影响：生理上的性别和社会构建的性别的相互影响和性别结构不平等的直接影响"（Sen and Östlin，2010）。

确实正如生和奥斯特林（Sen and Östlin，2010）所观察到的，脆弱性并非由其生物性决定，它具有社会性，反映了个人对健康风险的规避、反应、处理和/或恢复能力。脆弱性可以通过多个方法构建——例如，通过两性在工作上的差异结果。这个结果在 Qi 和 Dong（2013）的《中国时间使用调查》研究中体现得很清楚。该研究结果表明，与男性相比，女性更可能把有偿工作和无偿工作结合起来，而这对女性的卫生保健和健康结果起到决定性的作用。"在工作时间当中，女性所承担的大多数额外家务是以工作歇息时间或者其他类型的自我护理或者休闲活动为代价。这样看来，当男性停止工作在休息的时候，许多女性的同事们则需要急忙去照料家务琐事。因此，女性比男性更加疲惫，从而导致有较少的精力去应付市场工作"（Qi and Dong，2013）。此外，Qi 和 Dong（2013）证明了性别差异在时间使用上的负面影响——包含对两性收入差距的影响，研究表明：家务劳动负担对性别收入差距的影响达到 27%—28%。

在全球范围内，许多面临健康风险的女性并没有被公开识别或者是被职业健康相关法律所保护，因为有些事情发生在家里，比如在炊事炉或开放式炉遭受严重的灼伤，而男性则通常更容易在家外面遭受到职业风险。尽管女性从事有偿工作，性别角色仍使她们在面临某些职业健康危险时格外脆弱。

迁移研究已经发现性别和社会地位是决定迁移对个人健康影响的关键因素。果不其然，拥有更高社会经济地位的流动人口经历健康负面影响的可能性更小（Borrell, et al.，2008）。此外，流动是一种通过各种各样的暴露和机制把职业和工作情况与不平等的健康状况连接起来的横向机制（Benach, et al.，2011）。低身份地位、低收入的工作使得流动人口无法支付健康服务或者医疗费用的情况更加恶化。数项中国的研究表明，高成本的医疗服务也限制了流动人口获得健康照料的机会（Hong, et al.，2006；Xiaoming, et al.，2006；Peng, et al.，2010；Zhan, et al.，2002）。流动妇女很可能特别地受到影响，因为她们更不可能获得报酬优厚的工作、拥有以雇佣为基础的健康保险津贴或者享受本地居民能获得的预防性服务（Zhan, et al.，2002）。浙江省的研究发现，与城市本地人口相比，流动人口的工资水平较低，这两类人口的工资水平差异显著。在这些分析当中，Xuô 等（2006）认为，尽管与流动人口相比，城市人口两性的性别差异导致其在工资上的差别更大，但歧视性的做法也意味着与男性流动人口相比，流动人口中的女性处于更加不利的地位。这说明健康照料支付能力有着重要的性别化的表现。正如一项在上海进行的关于流动人口的研究表明，与当地女性、流动男性以及当地男性相比，流动妇女更加可能将缺钱作为不寻求医疗关注的原因（Fan, et al.，2011）。

从性别视角关注健康，可以关注两性在健康风险和脆弱性方面的不同经历，但同时也涉及如何通过他们的性别角色和职责来改善他们的健康问题。

四　职业健康

对流动人口职业健康风险的讨论并不新鲜，尽管流动人口日趋女性化，性别维度仍然很少得到关注。国际上的研究指出，流动工人遭受职业意外事故的可能性是本地人口的两倍（Benach, et al., 2011）。流动工人可能难以获取有效的防护用具、安全性培训和其他在职培训、保险、卫生保健或者伤害赔偿，他们担心因为要求获得更好的工作环境而承担招致报复的后果。然而，在中国，有一些证据表明职业健康法规的执行，包括工人安全防护用品的提供，正在逐步提高改善（Gransow 等，见本书《中国农民工的工伤状况：来自珠江三角洲加工制造业的个案研究》）。虽然如此，全球的证据表明，不合法的流动工人在工作场所尤其容易被强迫、虐待和剥削。因为他们担心失去工作、害怕被监禁和被驱逐出境，因此雇主给予特别低的工资，通常他们的报酬过低或者根本得不到报酬（Benach, et al., 2011）。少量的国际上的文献表明，由职业危险形成的健康风险程度是性别化的（c. f. Loewenson, 2001; Grown, et al., 2006; Menéndez, et al., 2007）。

在对中国的研究中，关于流动人口职业健康风险的性别维度研究有不一致的研究结论。柯兰君和他的同事（Gransow 等，见本书《中国农民工的工伤状况：来自珠江三角洲加工制造业的个案研究》）发现，尽管在珠江三角洲，大量的女性工人在工厂工作，但大部分受伤送院的工人为男性（87.3%）。可能有大量的因素可以解析这些现象，因此需要有更多的研究去探讨其中的动力学机制。有可能是女性所遭遇的伤害和疾病与男性不同，部分原因可能是工厂里有不同的工种，而当前的法律法规并没有把女性的健康问题作为职业健康问题的关注点。在对其他国家进行研究时发现，许多职业健康法律的构建反映了以前大部分的职业健康伤害发生在男性占主导地位的行业，如农业和建筑业。这些法律法规并没有反映出工作环境正在发生改变或认识到与女性工作相关的疾病和伤害，包括急性抑郁症、腰痛、肌腱炎、严重的视力退化、真菌感染和慢性感冒等（Gideon, 2014）。

一些在中国的研究关注女性职业健康问题的发生率。在 2000 年，评论家认为，在经济特区的工厂没有正确地遵守健康和安全条例，安全事故时常发生，包括严重的火灾事故及重大的人员伤亡，工人的宿舍环境通常难以得到安全法规保障（Davin，2005）。虽然大多数工人的居住环境现在已经得到改善，有证据表明公司行为已经延伸到他们的住所，导致工厂工人产生孤独感和隔离感（Pun Ngai and Chan，2012）。工人经常抱怨的事情是过度工作和高度的精疲力竭，因为工厂管理层人员对他们施加压力以满足生产配额（Pun Ngai.，et al.，2009）。因此尽管在这些公司工作的女性可以获得相当高的工资，由于在缺乏监管的行业中工作过长的时间，她们有时候是以牺牲健康为代价的（Burda，2007；Ngai，2007；Nolan，2010）。

另一个受关注的女性工人问题是性骚扰。在中国，对性骚扰的讨论从2000 年开始增多，2005 年关于女性权利保护的中国法律修改草案反歧视条款使关于性骚扰的讨论达到高潮，这是中国第一部关于性骚扰的法律（Parish，et al.，2006；Srivastava and Gu，2009）。尽管目前并没有对中国的性骚扰进行详细分析的研究，但通过 2000 年中国健康和家庭生活调查，帕里什等（Parish，2006）发现 13% 的女性，特别是在城市地区，曾经经历过某些形式的性骚扰。在大多数情况下，同事是性骚扰的实施者。这些发现与其他关于女性工人遭受性骚扰的研究类似（Burda，2007），目前已经有一些中国的女性组织团体着手处理这些问题（Sunflower Women's Workers Organisation，2013）。这不仅提出了女性如何获得足够的收入以维持健康能力的问题，同时也提出了性骚扰对女性心理健康甚至对生理健康产生影响的严重问题。

五　性和生殖健康风险

性和生殖健康问题对流动人口造成极大的挑战。性别化的脆弱性意味着为了在城市里生存，许多女性被迫通过性交易换取金钱，或者是以性关系来保证经济和情感支持。在中国西南地区对流动人口的调查发现，与男性流动人口相比，女性流动人口更可能发生职业的与临时的和/或商业性的性关系，这种可能具有显著的统计学意义（Yang and Xia，2008）。一项在北京的调查研究发现，性工作者的工作环境是危险因素中一个处于决定性水平的重要因素。与在娱乐行业或者是个人服务行业工作的女性相比，在大街上工作的女性性工作者处于更危险的状态。这项研究也表明，农村流动女性，尤其是年纪较大的已婚已育的妇女，更可能在街上从事性工作，而不是采取相对较为安全的性工作的形式（Yi, et al. , 2010）。

缺乏生殖和性健康的相关知识和信息会使危险因素更加凸显。中国的调查表明大多数人缺乏这方面的知识，单身年轻的流动女性尤其脆弱，因为她们通常不能享受计划生育服务。正如本卷的调查发现，对性和生殖健康的严重忽视，是流动人口在城市地区流产率高的重要的原因（郑真真等，见本书《中国流动人口的生殖健康和服务利用状况》）。郑真真等设想未婚女性不需要这些服务，而这不是遵循围绕"正确行为"的严格性别规范的结果。另一项在北京进行的对流动工人的调查研究当中，郑真真和她的同事探讨了男性对性和生殖健康服务的利用情况。他们发现单身男性缺乏这方面的知识，很少能够获取卫生保健服务。例如，与单身男性相比，已婚男性有 3 倍的可能性会使用安全套。在北京，与城市户籍工人相比，流动男性购买安全套的倾向与月收入有着更显著的关系。

目前对中国流动人口性和生殖健康行为的了解仍然相当缺乏，我们依然会被对女性性行为的负面看法所困扰（Hoy, 2007；Murphy, 2008）。某些研究表明，在暴露于性传播疾病和增加怀孕风险这些方面，迁移会给年轻女性带来更大的威胁。但也有些研究表明，由于发生了迁移，女性获取了更多健康知识。安徽和四川的调查发现，女性流动人口的生殖健康知识量与她们离开农村地区的时间呈正相关。研究发现，随着流动女性迁入城市地区时间的增加，关于 HIV/AIDS 和性传播疾病的知识也大幅度的增加，但是关于避孕和避孕副作用的知识则不然，城市生活自由开放的气氛使得流产的可能性大幅度地提升（Connelly, et al. , 2008）。然而，发生迁移的女性更可能进行过妇科检查，寻求过对避孕副作用的治疗。与此相反，霍伊（Hoy, 2007）认为，年轻人口发生迁移时远离家乡及其他支持来源，在这种情况下，缺乏生殖和性健康知识尤其成问题。年轻的女性特别脆弱和缺乏获取信息的渠道，当她们迁移到不讲共同方言的社区，或者因为害羞而不向别人征询意见时，问题会变得更加复杂。霍伊（Hoy, 2007）认为，尽管流动人口扩大服务范围计划正在施行并提供生殖健康相关服务，但是该服务通常是以已婚妇女为目标群体，而单身女性则不能享受这类服务。这些自相矛盾的研究结果表明，在迁移背景下，需要获取更多的认知并进行更多的研究来理解性和生殖健康问题的复杂性。

目前还没有对利用媒体的重要性进行充分分析的研究，还需要更多这方面的信息。在北京关于男性流动人口的调查中，郑真真等发现，与不收看电视的流动男性相比，收看电视的流动男性更可能使用避孕套（郑真真等，2013）。《中国时间使用调查》研究表明，与男性相比，女性拥有较少的业余时间。这意味着，与男性相比，女性接触到这类电视信息的可能性较低，从而提出了关于利用媒体的性别化问题。类似的，Mou 等（2011）研究认为与女性流动人口相比，男性流动人口更经常接触互联网。尽管该研究并没有表明他们是通过互联网获取健康信息，可能的情况是，与男性相比，女性对一系列媒体资源的利用受到更多限制，导致了她们获取健康相关信息的能力也受到了限制。大量的研究指出，要认识到流动人口广泛而多样化需求的重要性，以及广泛的因素差异的重要性，例如年龄、婚姻、教育程度和个人经历等（郑真真等，见本书《中国流动人口的生殖健康和服务利用状况》），但这些都需要付诸实践。

考虑"家"和"流动人口"社区之间的联系，这很重要；而同时考虑这两者，很有必要。举个例子，有研究指出，性别理论假设"留守"女性性别行为方式可能是有问题的（Lurie, et al., 1997）。在中国另一个受关注的事实是相对而言，农村地区的生殖健康服务被忽视——尤其与卫生体系更广泛的改革相比。接受服务的高成本也意味着只有少数农村居民能够接受服务，结果造成很多人缺乏有价值——尤其是与生殖健康有关——的卫生知识。这被性别标准进一步强化。在该标准下，女性通常不会为了妇科问题寻求照料（Chen and Standing, 2007）。

六　迁移、心理健康和幸福

对流动人口心理健康和幸福的关注在学术文献和政策制定者中开始占据重要地位。中国在过去数年中，涌现了大量相关研究。然而，中国流动工人心理健康主题的例证呈现出一幅复杂的图像，亟须更有深度的研究。部分研究关注流动人口较高层次的心理健康问题，并将之与非流动人口的心理健康问题作比较，但是区分不同性别的发现含混不清（Mou, et al., 2011；Qiu, et al., 2011）。这些研究都表明了在流入地的居留时间是抑郁症状恶化的风险因素，并发现与居留时间较长、较能适应流入地生活的流动人口相比，居留时间较短的流动人口更容易抑郁，这些结论与更广泛研究的发现一致。这就提出了重要问题：1. 流动人口居留时间的长短；2. 男性或女性流动人口从事工作的类型是否允许他们居留较长的时间。

在国内外学术界中，一个重要的研究问题已经出现，即性别角色与责任和心理健康问题的关系。如果女性从事有偿工作，性别角色与责任通常意味着当她们一天工作结束后，回家还要担负照料的责任——干家务活、照料其他家庭成员等。这种照料工作通常既无偿，又很花时间，因此研究者经常谈到女性过着"双重生活"或女性承担着"照料责任"。心理健康相关研究发现，与既从事无偿工作又从事有偿工作的男性相比，从事特定类型的高度单调工作的女性可能感受到更大的压力和负担（Artacoz, et al., 2004；Borrell, et al., 2004）。明显的，这不是流动女性才会面临的挑战，而是一个"因流动而强化"的问题（Sabates-Wheeler and Feldman, 2011）。这一点对孩子随之流动或对"留守"家庭仍保有责任的女性来说尤其明显。在国内外学术界中，一些研究强调了有其他家庭成员随之流动的女性要在一个全新且未知的环境下完成照料工作，可能会面临困难（Dyck and Dosser, 2007；Spitzer, et al., 2003）。然而，如同女性心理健康所面临的挑战，当女性试图在流动的环境下承担起照料责任，她们可能会面临其他新的潜在的健康风险。燃烧固体燃料所产生的室内空气污染已经被认定为一种重要的增加中国疾病负担的环境健康风险因素（Zhang, et al., 2010），但是，目前还没有研究把室内空气污染和流动人口的健康状态联系起来。Chen 等提出，这个议题对华北城乡流动人口来说尤其贴切。他们中的很多人住在单层租屋，使用煤炭、木材、作物残茬等获取明火，在渗漏的炉灶中做饭和取暖。考虑到主要是女性担负做饭的责任，她们可能担当比男性更大的受污染风险。因此，需要在这个领域进行更多的研究。

事实上，面对所有的家庭成员，即使是围绕着流动人口的决策过程也可能充满张力，决策过程可能与能够同时影响男性和女性的家庭照料责任密切关联。通常认为，外出流动破坏家庭幸福，越南最近的一份研究旨在调研占主导地位的性别角色的张力，尤其是男性的照料义务和责任怎样经常被忽略（Locke, et al., 2013）。该研究发现，男性把自己看成是好父亲和好丈夫，因为他们的流动与履行养家糊口的角色责任有关。很多男性以流动对家庭生活造成的压力和离开妻儿带来的困难为代价，经历了铸就男儿气概的"决定性时刻"。尽管作者小心地避免以小样本得出大结论，他们也提出了一些关系流动人口幸福和心理健康的性别风险，并指出在流动的背景下，男性的性别角色也可能产生压力。基于中国的研究表明家庭关系在保护个体不受由于流动而产生的一些不利的心理健康的重要作用。Mou 等（2011）对深圳流动工人进行调研发现，一个最重要的因素是其他家庭成员的伴随——不一定是配偶。事实上，他们的研究和其他的研究发现一致，表明和配偶伴随流动给个体增添了对于配偶和孩子的更沉重的责任负担和额外的压力。此外，严格的住宿安排也意味着已婚的夫妻不能生活在一起，以免产生额外的压力。该研究还有一个重要的发现，就是有能力汇更多钱款回家的流动人口感到抑郁的可能性较低（Mou, et al., 2011）。该研究也表明了在性别维度下，流动人口的性别差异造就了他们的薪酬差异，女性可能获得较低的薪酬——如果女性赚的钱款不多，就可能造成她们无法每个月汇很多钱款回家。

越来越多的国际研究关注"留守"家庭成员的心理健康和幸福，发现了一些有趣的性别差异。关于印度尼西亚内部流动的研究表明，在流动已经发生而且性别角色明显的家庭里，流动可能引发家庭成员个体的抑郁和高血压。Lu（2012）发现，当家庭的主要照料者外出打工，留守的父母尤其可能表现出高血压和抑郁症状。Lu 指出，尽管在某些情况下这些症状的出现可归因于年龄，但已经在留守的配偶中发现关于抑郁症和较小程度上的高血压的治疗开支。这一点在配偶是女性时表现得尤其明显。Lu 认为，这可能是由于被"留守"下来的大多是女性，而且由于性别角色的差异，男性和女性的弱点也不同。此外，Lu 发现男性比较容易患上高血压，"这在一定程度上是因为男性倾向于担当更大的工作责任，男性的幸福和工作相关压力的联系更紧密。当男性面对自己在家务劳动方面的不足时，他们可能会遭遇更大的压力"。Lu 还发现，女性更喜欢住在扩大的家庭中，这样她们就可以向其他家庭成员或邻居寻求支持，也可以缓解她们的高血压症状。

七 照料工作、健康和迁移

照料工作可以为迁移的问题提供更广泛的启示，它既影响到流动人口的健康，也影响到流动人口家庭的健康。事实上，目前促使女性流动的一个主要因素是对有偿工作的需求。然而，日益增长的职业妇女大军也造就了"照料赤字"。这个问题既是福利国家的缺陷和调整的结果，也是男性不愿担负家庭照料责任的结果（Razavi，2007）。在全球范围内，由于女性从南方转移到北方填补"照料赤字"，已经出现了"全球照料链"（Ye-ates，2004）。在许多案例中，女性的流动造成家人"留守"，反过来这些家人就由其他女性亲属或更贫困的并需要获取收入的妇女照料。

这些促使女性流动的过程对健康和流动关系问题的讨论有着重要启示。尽管许多相关国际文献都关注国际流动人口，但由于国内流动人口也可能遭遇相似的挑战，尤其在中国，他们可能也要经历长途跋涉，因此关于国内流动人口问题的讨论也有了明显的反响。在国际文献中，相当程度上的注意力聚集于"留守"儿童的健康问题中。总体而言，这些文献或者把这些儿童恶劣的健康状况归咎于他们母亲的流动举措（Hildebrandt and McKenzie，2005），或者强调女性汇钱回家的行为对儿童健康和幸福的重要作用（Acosta，2006）。然而，对中国和其他地方的许多低收入女性来说，现实是复杂的，她们需要在有偿工作和无偿照料工作、满足短期经济需要和对未来能力和人力资本进行长期投资当中作出艰难的选择（Cook and Dong，2011）。Liu 和 Dong（2010，转引自 Cook and Dong，2011）对中国农村家庭的研究已经清楚阐明了这一点。作者发现，一方面女性花费在有偿工作上的时间的增多恶化了儿童的健康状况；另一方面女性获取劳务报酬后汇回家里的钱款的增多又改善了儿童的健康状况。最终的影响取决于哪一种影响占主导地位。该研究也发现农村地区父母照料儿童时间减少，替代的母性照料质量低，会对儿童的健康状况产生不利的影响（Liu and Dong，2010，转引自 Cook and Dong，2011）。

一个重要的议题是在流动——尤其是年轻女性的流动促使家人留守——的背景下，照料负担通常加诸在年老女性肩上，这对健康有什么启示作用。大多数的全球证据，包括来自中国的证据，表明其他女性家庭成员尤其是祖母，在这个背景下承担起大部分的照料工作（Chang，et al.，2011a；Pun，2008）。

Chang 和同事们借助 1997—2006 年的《中国健康和营养调查》，发现家庭成员的流动使留守在农村的老人和儿童的工作大幅度增加。该分析指出，父母的流动增加了留守儿童从事农务劳作和家务劳动的时间；流动还对不同性别产生不同影响——年老女性和年轻女孩工作时间的增加要比年老男性和年轻男孩幅度大。然而，Chang 等表示，关于年老女性在农务劳作上所花费的时间在何种程度上与其对农务和家庭较大的控制力有关的问题，目前还不得而知。他们的研究显示了劳动的代际分配变化，表明家庭成员的流动导致分配到老人尤其是年老女性身上的劳动时间增加。与此同时，当父母流动时，增加的工作主要是分配到女孩而非男孩身上，这就强化了家务劳动的性别分配（Chang, 2011a）。

该研究还发现：留守的农村女性把更多的时间用在非农务活动上，这些活动可能带给她们幸福。但是，考虑到男性更可能流动并把更多的时间用在高薪的城市劳力市场，她们的幸福相对于男性可能下降，这种情况取决于薪酬的差异而不是工作条件的差异（Chang, et al., 2011b）。这很明显是一个需要进一步研究和理解的领域。

另一个对家庭的挑战是当流动人口自己生病的时候会发生什么事。基于中国的研究显示，疾病的发展导致流动人口回到社会支持网络通常更强有力的家中（陈传波等，见本书《回家：中国湖北和四川的伤病返乡农民工》；Hesketh, et al., 2008；Lu and Qin, 2013）。这将减少家庭收入（汇款中止）、增加家庭医疗开支（用于保健护理和葬礼），而且考虑到照料一名重症病人高昂的机会成本，这进一步造成家庭（和社会）的收益损失，从而产生深远影响。这也给本就压力巨大的农村卫生体系增添了额外的病人和费用负担（Clark, et al., 2007）。此外，性别分类现象很普遍：照料者很可能是年老女性，她们通常认为自己的健康状况不如老伴（Zhan, 2005）这些中国研究的发现与更大范围内的文献相呼应（Arnsberger, et al., 2012；Ogunmefun, et al., 2011）。

八 结论和未来研究的问题

借助国际研究的广泛讨论，本研究显示了在中国的背景下检验迁移和健康的关系时性别的相关性。分析表明了该关系的复杂性。然而，在所有研究中，一个重要的出发点是承认性别角色和责任通过多种途径塑造流动过程和两性的就业机会。女性的照料责任可能限制了她们从劳务市场获得工作的机会：即使她们获得这样的机会，她们的照料负担也不一定会减轻。事实上中国的数据清楚地说明女性花费在照料工作的时间仍然比男性长，这对她们潜在的收入将产生重要影响。分析也显示了性别角色及责任如何塑造两性在流动过程中所面临的不同健康风险，并决定他们获取医疗卫生服务的不同方式。然而，来自中国的证据表明这些关系是很复杂的，有时甚至是自相矛盾的。因此，进行更进一步的研究以彻底理解这其中发挥作用的动力，是十分必要的。

　　当前迁移过程呈现女性化，考虑其对健康和幸福潜在的长期的影响是非常重要的。在国际文献中，许多学者论证指出，流动为女性挑战性别规范并脱离传统的性别行为方式提供了机会（McIlwaine，2010；Pessar，2005）。在关于中国的案例中，一些研究注意到流动对女性获得权利和取得代理机会的影响。尽管由于多种变量的存在，这些发现不具有确定性，康奈利等（Connelly，2010b）指出，中国女性流动人口——尤其是那些住在宿舍里的——和各式各样的女性打交道，进而产生足以挑战伴随她们成长的规范和信条的新想法。举例来说，该研究发现，流动和返乡与接受城市的"一孩"标准及低家庭暴力发生率密切相关。这可能对流动人口的健康和幸福有重要的影响，尤其是考虑到卫生政策是以两性性别行为假设为基础时，情况更是如此。

　　本研究以性别为视角，论证了在流动背景下改善健康结局可能面临的诸多限制和机会。另外，考虑到流动在国内和国际维度上的现实意义，彻底理解健康和流动之间的性别化联系并将其整合进政策讨论中，是至关重要的。理解家庭无偿照料工作的角色对政策而言是必不可少的，对改善流动人口和"留守"人口的健康结局而言是极其重要的。当务之急是，更进一步建立实证证据，提供流动性别化经验的更广阔的图像，揭示其对中国健康结局的影响。

参考文献

　　Acosta, P. 2006. *Labor supply, school attendance, and remittances from international migration: The case of El Salvador*, World Bank Policy Research Working Paper 3903, April, https://openknowledge.worldbank.org/bitstream/handle/10986/8179/wps3903.txt? sequence = 2, accessed 17th May 2013.

　　Arnsberger, P. Lynch, U. and Li, F. 2012. "The Effects of Caregiving on Women's Self-Assessed Health Status: An International Comparison." *Health Care for Women International*, Vol. 33, No. 10, pp. 878 – 895.

Artacoz, L. Borrel, C. , Benach, J. Cortès, I, and Rohlfs, I. 2004. "Women, family demands and health: the importance of employment status and socio-economic position. " *Social Science & Medicine*, Vol. 59, No. 2, pp. 263 – 274.

Benach J, Muntaner C, Delclos C, Menéndez M, Ronquillo C. 2011. "Migration and 'Low-Skilled' Workers in Destination Countries. " *PLoS Med*, Vol. 8, No. 6, 2011, e1001043. doi: 10. 1371/journal. pmed. 1001043.

Borrell, C. , Muntaner, C. , Solé, J. , Artazcoz, L. , Puigpinós, R. , Benach, J. and Noh, S. 2008. "Immigration and self-reported health status by social class and gender: the importance of material deprivation, work organisation and household labour. " *J Epidemiol Community Health*, 2008; 62; e7, doi: 10. 1136/jech. 2006. 055269.

Borrell, C. , Muntaner, C, Benach, J. Artazcoz, L. 2004. "Social class and self-reported health status among men and women: what is the role of work organisation, household material standards and household labour?" *Social Science & Medicine*, Vol. 58, No. 10, pp. 1869 – 1887.

Burda, J. 2007. "Chinese women after the accession to the World Trade Organization: a legal perspective on women's labor rights. " *Feminist Economics*, Vol. 13, No. 3 – 4, pp. 259 – 285.

Chang, H. , Dong, X – Y. and MacPhail, F. 2011a. "Labour Migration and Time Use Patterns of the Left-behind Children and Elderly in Rural China. " *World Development*, Vol. 39, No. 12, pp. 2199 – 2210.

Chang, H. , Dong, X – Y. and MacPhail, F. 2011b. "The Feminization of Labour and the Time-Use Gender Gap in Rural China. " *Feminist Economics*, Vol. 17, No. 4, DOI: 10. 1080/13545701. 2011. 604621.

Chant, S. 1992. *Gender and Migration in Developing Countries*. Belhaven Press, London.

Chen, J. Chen, S. , and Landry, P. F. 2013. "Migration, environmental hazards, and health outcomes in China. " *Social Science & Medicine*, No. 80, pp. 85 – 95.

Chen, L and Standing, H. 2007. "Gender equity in transitional China's healthcare policy reforms. " *Feminist Economics*, No. 13, pp. 3 – 4,

pp. 189 – 212.

Clark, S. , Collinson, M. , Kahn, K. Drullinger, K. and Tollman, S. 2007. "Returning home to die: Circular labour migration and mortality in South African. " *Scand J Public Health*, *Suppl*, No. 69, doi: 10. 1080/14034950701355619.

Connelly, R. , Roberts, K. and Zheng, Z. 2010a. "The Settlement of Rural Migrants in Urban China—Some of China's Migrants are not 'Floating' Anymore. " *Journal of Chinese Economic and Business Studies*, Vol. 9, No. 3, pp. 283 – 300.

Connelly, R. , Roberts, K. and Zheng, Z. 2010b. "The Impact of Circular Migration on the Position of Married Women in Rural China. " *Feminist Economics*, Vol. 16, No. 1, pp. 3 – 41.

Connelly, R. , Roberts, K. , Vu, Anh Hai, and Zheng, Z. 2008. *The Impact of Migration on the Reproductive Health Knowledge and Outcomes of Women in Rural China*, unpublished manuscript obtained from the author.

Cook, S. and Dong, X – Y. 2011. "Harsh Choices: Chinese Women's Paid Work and Unpaid Care Responsibilities under Economic Reform. " *Development and Change*, Vol. 42, No. 4, pp. 947 – 965.

CSDH. 2008. *Closing the gap in a generation: health equity through action on the social determinants of health. Final Report of the Commission on Social Determinants of Health*, Geneva, World Health Organization, http: //whqlibdoc. who. int/publications/2008/9789241563703_ eng. pdf, last accessed 21 – 12 – 13.

Davin, D. 2005. "Women and Migration in Contemporary China. " *China Report*, Vol. 41, No. 1, pp. 29 – 38.

Donato, K. , Gabaccia, D. , Holdaway, J. , Manalansan, M. and. Pessar, P. R. 2006. "A Glass Half Full: Gender in Migration Studies. " *International Migration Review*, Vol. 40, No. 1, pp. 3 – 26.

Dong, Xiao-Yuan and An, Xinli. 2012. *Gender Patterns and Value of Unpaid Work Findings from China's First Large-Scale Time Use Survey*. UNRISD Research Paper 2012 – 6 October 2012, UNRISD: Geneva.

Doyal, L. 2000. "Gender equity in health: debates and dilemmas. " *So-

cial Science & Medicine, No. 51, pp. 931 – 939.

Dyck, I. and Dossa, P. 2007. "Place, Health and Home: Gender and Migration in the Constitution of Healthy Space. " *Health and Place*, No. 13, pp. 691-701.

Fan, C. C. 2011. "Settlement Intention and Split Households: Findings from a Survey of Migrants in Beijing's Urban Villages. " *The China Review*, Vol. 11, No. 2, Fall, pp. 11-42.

Fan, C. C. , Sun, M. and Zheng, S. 2011. "Migration and split households: a comparison of sole, couple, and family migrants in Beijing, China. " *Environment and Planning*, No. 43, pp. 2164 – 2185.

Gideon, J. 2014. Forthcoming. *Gender, Globalisation and Health in a Latin American Context*, Palgrave Macmilllan, New York.

Grown, C. , Braunstein, E. and Malhotra, A. (eds.) 2006. *Trading Women's Health and Rights? Trade Liberalization and Reproductive health in Developing Economies*, Zed Press, London and New York.

Hesketh, T. , Jun, X. Y. , Lu, L. and Wang, H. 2008. "Health Status and Access to Health Care of Migrant Workers in China. " *Public Health Reports*, Vol. 123, pp. 189 – 197.

Hildebrandt, N. and McKenzie, D. J. 2005. *The Effects of Migration on Child Health in Mexico*, World Bank Policy Research Working Paper 3573, Washington D. C. : World Bank.

Hong, Y. , Stanton, B. , Li, X. , Yang, H. , Lin, D. , Fang, X. , Wang, J. and Mao, R. 2006. "Rural-to-Urban Migrants and the HIV Epidemic in China. " *AIDS Behaviour*, July, Vol. 10, No. 4, pp. 421-430.

Hoy, C. 2007. "Migration as Sexual Liberation? Examining the Experience of Young Female Migrants in China. " *Children's Geographies*, Vol. 5, No. 1 – 2, pp. 183 – 187.

Kofman, E. 2007. "Gendered migrations, livelihoods and entitlements in European welfare regimes. " in N. Piper (Ed.) *New Perspectives on Gender and Migration: Livelihoods, Rights and Entitlements*, New York: Routledge/ UNRISD.

Liang, Zai and Zhongdong Ma. 2004. "China's Floating Population: New

Evidence from the 2000 Census. " *Population and Development Review*, Vol. 30, No. 3, pp. 467-488.

Liangshu Qi and Xiao-Yuan Dong. 2013. *Housework Burdens, Quality of Market Work Time, and Men's and Women's Earnings in China.* Department of E-conomics Working Paper Number: 2013 – 01, University of Winnipeg, Canada, http: //ideas. repec. org/s/win/winwop. html, accessed 17th December 2013.

Locke, C. , Seeley, J. and Rao. N. 2012. "Neglected Linkages: Migra-tion, (Social) Reproduction and Social Protection. " Draft paper DEV Working Paper, UEA: E. Anglia, paper presented at "Migration and Social Reproduc-tion" workshop, UEA, London, April 2012.

Locke, C. , Seeley, J. and Rao. N. 2013. "Migration and Social Repro-duction at Critical Junctures in Family Life Course. " *Third World Quarterly*, Vol. 34, No. 10, pp. 1881 – 1895, DOI: 10. 1080/01436597. 2013. 851948

Loewenson, R. 2001. "Globalization and occupational health: A perspec-tive from southern Africa. " Bulletin of the World Health Organisation, Vol. 79, No. 9, pp. 863 – 868.

Lu, Y. 2012. "Household migration, social support, and psychosocial health: The perspective from migrant-sending areas. " *Social Science & Medi-cine*, Vol. 74, No. 2, pp. 135 – 142.

Lu, Y. and Qin, L. 2013. "Healthy migrant and salmon bias hypotheses: A study of health and internal migration in China. " *Social Science & Medicine*, doi: 10. 1016/ j. socscimed. 2013. 11. 040.

Lurie, M. , Harrison, A. , Wilkinson, D. and Karima, S. 1997. "Circu-lar migration and sexual networking in rural KwaZulu/Natal: implications for the spread of HIV and other sexually transmitted diseases. " *Health Transition Re-view*, Supplement 3 to Vol. 7, pp. 17 – 27.

Lutz, H. 2010. "Gender in the Migratory Process. " *Journal of Ethnic and Migration Studies*, Vol. 36, No. 10, pp. 1647 – 1663.

Maurer-Fazio, M. , Connelly, R. , Chen, L. , Tang, L. 2011. "Child-care, eldercare, and labour force participation of married women in urban China, 1982 – 2000. " *The Journal Of Human Resource*, Vol. 46, No. 2, pp. 261 – 294.

Menéndez, M. , Benach, J. , Muntaner, C. Amable, M. and O'Campo, P. 2007. "Is precarious employment more damaging to women's health than men's?" *Social Science and Medicine*, No. 64, pp. 776 – 781.

McIlwaine, C. 2010. "Migrant machismos: exploring gender ideologies and practices among Latin American migrants in London from a multi-scalar perspective." *Gender, Place and Culture*, Vol. 17, No. 3, pp. 281 – 300.

Mou, J. Cheng, J. , Griffiths, S. , Wong, S. Y. S. , Hillier, S. , and Zhang, D. 2011. "Internal migration and depressive symptoms among migrant factory workers in Shenzhen." *Journal of Community Psychology*, Vol. 39, No. 2, pp. 212-230.

Mu, R. and van de Walle, D. 2009. *Left Behind to Farm? Women's Labor Re-Allocation in Rural China.* Policy Research Working Paper 5107, Development Research Group, Human Development and Public Services Team, World Bank: Washington D. C.

Murphy, R. 2008. *The Impact of Socio-Cultural Norms on Women's Experiences of Migration and the Implications for Development.* SSRC Migration & Development Conference Paper No. 17, "Migration and Development: Future Directions for Research and Policy." 28 February - 1 March 2008, New York, NY, available at http: //www. ssrc. org/workspace/images/crm/new_ publication_ 3/percent7B12bf3577 – 2461 – de11 – bd80 – 001cc477ec70percent7D. pdf, last accessed 12th July 2013.

Ngai, Pun, Chi Chan, Chris King; and Chan, Jenny. 2010. "The Role of the State, Labour Policy and Migrant Workers' Struggles in Globalized China." *Global Labour Journal*, Vol. 1, No. 1, pp. 132 – 151. Available at http: //digitalcommons. mcmaster. ca/globallabour/vol1/iss1/8.

Nolan J. 2010. "Gender and equality of opportunity in China's labour market." In Ozbilgin, M. and Syed, J. (eds.), *Diversity Management in Asia: a research companion*, Edward Elgar, Cheltenham.

Ogunmefun, C. , Gilbert, L. and Schatz, E. 2011. "Older Female Caregivers and HIV/AIDS-Related Secondary Stigma in Rural South Africa." *J Cross Cult Gerontol*, No. 26, pp. 85 – 102.

Parish, W. , Das, A. and Laumann, E. 2006. "Sexual harassment of women in urban China. " *Archives of Sexual Behaviour*, No. 35, pp. 411 – 425.

Pedraza, S. 1991. "Women and migration: the social consequences of gender. " *Annual Review of Sociology*, No. 17, pp. 303 – 325.

Peng, Y., Chang, W., Zhou, H., Hu, H. and Liang, W. 2010. "Factors associated with health-seeking behaviour among migrant workers in Beijing, China. " *BMC Health Services Research*, Vol. 10, No. 69. Available at http: // www. biomedcentral. com/1472 – 6963/10/69.

Pessar, P. 1999. "Engendering Migration Studies The Case of New Immigrants in the United States. " *American Behavioral Scientist*, Vol. 42, No. 4, pp. 577 – 600.

Pessar, P. 2005. *Women, gender, and international migration across and beyond the Americas: Inequalities and limited empowerment*. Expert Group Meeting on International Migration and Development in Latin America and the Caribbean, Population Division, Department of Economic and Social Affairs, United Nations Secretariat, Mexico City, 30 November – 2 December, https: // www. un. org/esa/population/meetings/IttMigLAC/P08 _ PPessar. pdf, accessed 17th May 2013.

Piper, N. 2008. "Feminisation of Migration and the Social Dimensions of Development: the Asian case. " *Third World Quarterly*, Vol. 29, No. 7, pp. 1287-1303.

Postan, D. and Chengrong C. 1999. *The Floating Population in Beijing, China: New Evidence and Insights from the* 1997 *Census of Beijing's Floating Population*. Paper presented at the annual meeting of the Population Association of America.

Pun Ngai and Chan, L. 2012. "Global Capital, the State, and Chinese Workers: The Foxconn Experience ", *Modern China*, Vol. 38, No. 4, pp. 383 – 410.

Pun, Ngai. 2007. "Gendering the dormitory labour system: production and reproduction and migrant labor in south China. " *Feminist Economics*, Vol. 13, No. 3 – 4, pp. 239 – 258.

Qi, Liangshu and Dong, Xiao-Yuan. 2013. *Housework Burdens, Quality of Market Work Time, and Men's and Women's Earnings in China*. Department of

Economics Working Paper Number: 2013 – 01, The University of Winnipeg, a-vailable at http: //ideas. repec. org/s/win/winwop. html, last accessed 17/06/14.

Qiu, P. , Caine, E. Yang, Y. , Chen, Q. , Li, J. , and Ma, X. 2011. "Depression and associated factors in internal migrant workers in China. " *Journal of Affective Disorders*, No. 134, pp. 198 – 207.

Razavi, S. 2007. *The Political and Social Economy of Care in a Development Context: Conceptual Issues, Research Questions and Policy Options.* Gender and Development Programme Paper 3, Geneva: United Nations Research Institute for Social Development.

Sabates-Wheeler, R. and Feldman, R. 2011. "Mapping Migrant Welfare onto Social Provisioning. " In Sabates-Wheeler, R. and Feldman, R. (eds.), *Migration and Social Protection: Claiming Rights Beyond Borders*, Palgrave Macmillan, Basingstoke and New York.

Sen, G. and Östlin, P. 2009. "Gender as Social Determinants of Health: Evidence, Policies and Innovations. " In G. Sen and P. Östlin (eds.), *Gender Equity in Health: The Shifting Frontiers of Evidence and Action*, Routledge, London and New York.

Sen, G. and Östlin, P. (eds.) 2009. *Gender Equity in Health: The Shifting Frontiers of Evidence and Action.* Routledge, London and New York.

Sen, G. , George, A. and Östlin, P. (eds.) 2002. *Engendering International Health. The Challenge of Equity.* MIT Press, Cambridge MA.

Spitzer, D. Neufeld, A. , Harrison, M. , Hughes, K. and Stewart, M. 2003. "Caregiving In Transnational Context: My Wings Have Been Cut; Where Can I Fly?" *Gender and Society*, No. 2, pp. 267 – 286.

Srivastava, D. K. and Gu, M. 2009. "Law and Policy Issues on Sexual Harassment in China: Comparative Perspectives. " *Oregon Review of International Law*, Vol. 11, No. 43, pp. 43 – 70.

Standing, H. 1997. "Gender and equity in health sector reform programmes: a review. " *Health Policy and Planning*, Vol. 12, No. 1, pp. 1 – 18.

Sunflower Women's Workers Organisation. 2013. *the sexual harassment of women factory workers in Guangzhou.* available at http: //www. clb. org. hk/en/

sites/default/files/Image/research_ report/sexualpercent 20 harassmentpercent 20 surveypercent 20 sunflowerpercent 20 centre. pdf, accessed 17th December 2013.

Xiang B. 2007. "How far are the left-behind left behind? A preliminary study in rural China. " *Population, Place and Space*, No. 13, pp. 179 – 191.

Xiaoming Li, Bonita Stanton, Xiaoyi Fangand Danhua Lin, Ph. 2006. "Social Stigma and Mental Health among Rural-to-Urban Migrants in China: A Conceptual Framework and Future Research Needs. " *World Health Popul*, Vol. 8, No. 3, pp. 14 – 31.

Xuô, W. , Tan, C-K. , and Wan, G. 2006. "Segmented local labor markets in post-reform China: gender earnings inequality in the case of two towns in Zhejiang province. " *Environment and Planning* A, No. 38, pp. 85 – 109.

Yang, X. , and Xia, G. 2008. "Temporary Migration and STD/HIV Risk Sexual Behavior: A Population-Based Analysis of Gender Differences in China. " *Social Problems*, Vol. 55, No. 3, pp. 322 – 346.

Yeates, N. 2004. "Global care chains. " *International Feminist Journal of Politics*, Vol. 6, No. 3, pp. 369 – 391.

Yi, Huso, Mantell, J. , Wu, Rongrong. , Lu, Zhu. , Zeng, Jing. , and Wan, Yanhai. 2010. "A Profile of HIV Risk Factors in the Context of Sex Work Environments among Migrant Female Sex Workers in Beijing, China. " *Psychol Health Med*, Vol. 15, No. 2, pp. 172 – 187.

Zhan, H. J. 2005. "Aging, Health Care, and Elder Care: Perpetuation of Gender Inequalities in China. " *Health Care for Women International*, No. 26, pp. 693 – 712.

Zhang, J. , Mauzerall, D. L. , Zhu, T. , Liang, S. , Ezzati, M. , & Remais, J. V. 2010. "Environmental health in China: progress towards clean air and safe water. " *The Lancet*, Vol. 375, No. 9720.

Zimmerman C, Kiss L, Hossain M. 2011. "Migration and Health: A Framework for 21st Century Policy-Making. " *PLoS Med*, Vol. 8, No. 5, e1001034. doi: 10. 1371/journal. pmed. 1001034.

中国妇女联合会：《中国农村留守儿童情况研究报告》，2008 年。

董晓媛等：《中国农村地区母亲劳动供给、非父母照料对儿童健康的影响》，载董晓媛、Sarah Cook 等《性别平等与中国经济转型：非正规就业与家庭照料》，经济科学出版社 2010 年版。

Gransow 等：《中国农民工的工伤状况：来自珠江三角洲加工制造业的个案研究》，见本书第 107 页。

陆丽明等：《国际迁移与健康：中国的新挑战》，见本书第 391 页。

郑真真等：《中国流动人口的生殖健康和服务利用状况》，见本书第 174 页。

评　论

人口流动、居住与健康

杨　洋①　牛建林②

摘要　在中国高速城市化背景下，社会经济状况与制度背景对流动人口的居住状况起了一定的决定作用。本文对流动人口的居住现状与背景进行了梳理，讨论了流动人口的两种主要的居住形态与城市空间分布的关系。在此基础上探讨了不同的居住形态与城市空间和流动人口健康问题的关系，同时对于未来流动人口的居住与健康的研究进行了展望。

一　引言

在过去的 30 年间，中国经历了一轮高速的城市化进程。1978—2009 年，全国从事农业的劳动人口占全部劳动人口的比重从 70.5% 下降到 38.1%（国家统计局，2010）。根据 2010 年第 6 次人口普查资料，目前我国城市人口已经占了总人口的 49.7%，比 1978 年几乎增长了一倍。而高速城市化的首要体现就是农村到城市的流动人口迅速增加，其数量从 1982 年的 200 万发展到 2010 年的 2.6 亿（国家统计局，2010）。如此高速的城市化进程，对于那些接纳了大量农村流动人口的城市，必然带来巨大的挑战。

为了应对如此越来越多的城市居住者，许多城市开始了大规模的住房建设；与此同时，板房区、城中村、棚户区等低质量的居住方式也大量出现。城市化极大地改变了城市环境，也对流动人口的健康产生了影响。

---

①　杨洋（yangyang@ scu. edu. cn），四川大学公共卫生学院。
②　牛建林，中国社会科学院人口研究所。

二 流动人口的居住

现有文献指出，流动人口的居住面积比较狭小，虽然不同城市调查的数据差异很大，但总结大部分调查的数据发现流动人口的人均居住面积在3—10平方米。除了居住拥挤，其居住条件也通常比较差，许多流动人口居住的地方缺乏洗浴与卫生设施。很多房间没有窗户，通风条件差，光线暗（Li Shi，2008；王凯，2010；吴维平，2002）。

在早期的研究中，通常将流动人口较差的居住状况归因为制度性的障碍——特别是户籍制度的作用（Wang, F.，1999；Chan，1999）。因为在计划经济体制下，长期以来城市的住房供应隶属于社会主义福利体系的一部分（Junhua Chen，2011），由于农村流动人口不具有城市户籍，因此必然被排除在城市住房供应体系外。但随着市场经济改革的推进，中国政府在1998年开始推行住房分配货币化的政策，以取代旧的住房供应体系（James Lee，2006），因此户籍制度已经不能解释所有问题了（Zhu Yu，2007），最近有学者提出流动人口的两栖状态——循环流动的特性和过客心理——比户籍制度和个人特征对流动人口在城市居住状态的影响更为显著（林李月，2008）。但目前看来，影响流动人口居住的因素更为复杂。特别是从2000年以来，中国房价大幅上涨，因此有研究者提出，高房价背景下，经济因素已成为农民工居住空间决策的首要考虑因素（周建华，2013）。

农村流动人口的居住问题也受到了中央政府的重视，2006年国务院出台的《关于解决农民工问题的若干意见》提出要"多渠道改善农民工居住条件。保证农民工居住场所符合基本的卫生和安全条件"。2007年底，建设部等五部委发布了《关于改善农民工居住条件的指导意见》，提出了一系列改善农民工居住状况的指导意见。初步形成了"企业为主体、政府支持"的总体思路。一些城市如广州、东莞、苏州等也积极探索出了用地划拨、财政预算、土地出让金支持、发展租赁市场、吸引社会资金参与等政策（刘保奎，2012）。

2013年《国务院办公厅关于继续做好房地产市场调控工作的通知》进一步明确指出，到2013年年底前，地级以上城市要把符合条件的、有稳定职业的外来务工人员纳入当地住房保障范围。目前一些地方政府已经开始计划为外来务工的流动人口提供一定数量的公租房。

三　流动人口的居住模式

尽管城市住房体制改革已经开展 15 年了，但根据 2011 年农民工监测报告（国家统计局，2011），只有 0.7% 的农民工在所工作的城市拥有住房。他们是如何解决其在城市中的居住问题的？最近一项在成都所做的调查确定了流动人口的两种主要居住形态及其相关的城市空间特征。该研究使用应答推动抽样在成都对流动人口开展了调查并将其居住地点整理到地理信息系统（Peiyuan Qiu，2012）。数据的分析发现两种主要居住模式有着城市空间上的差异（见表 1，图 1 至图 4）。

表 1　　　　　　　　　流动人口不同情况的空间分布

	农村流动人口 （图1）	雇主提供住房者 （图2）	租房者 （图3）	携带未成年子女者 （图4）
市中心	559（53.6%）	233（71%）	309（46%）	71（37.2%）
近郊	227（21.7%）	43（13%）	175（26%）	48（25.1%）
远郊	256（24.6%）	54（16%）	188（28%）	72（37.7%）
总计	1042（100%）	330（100%）	672（100%）	191（100%）

注：市中心在图上指成都 2 环路以内，近郊指 2—3 环，远郊指 3 环外。

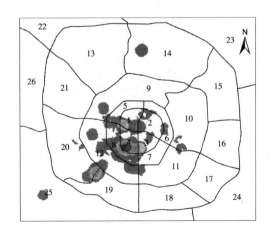

图 1　农村流动人口的分布

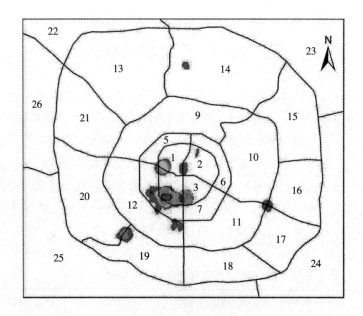

图2 雇主提供者的分布

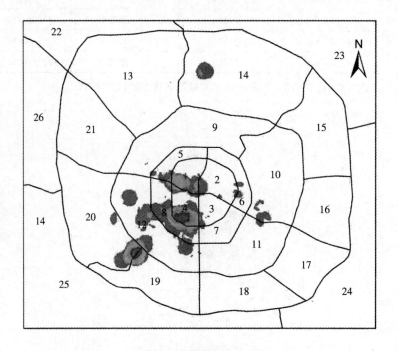

图3 租房者的分布

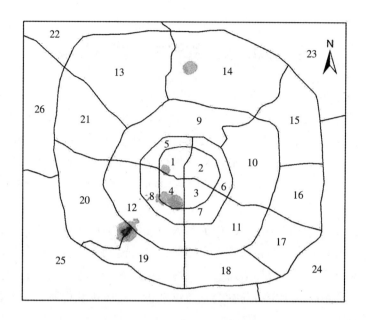

图4　携带未成年子女者的分布

　　数据表明，流动人口的主要居住方式可以分为由雇主提供居住与自己租赁住房两种类型。由雇主提供居住的流动人口通常在建筑工地与工厂工作，而且主要是个人流动；而自己租赁住房者通常与其家庭成员一起流动，在职业上主要从事服务业，但一些在工厂工作的流动人口如果有家庭成员一起流动也会租赁住房。从城市空间特征来说对于从事建筑行业的流动人口，大部分都住在工地的工棚，其居住是由雇主所提供，由于工程项目的周期，因此其居住状况非常不稳定，会在城市中不断地迁徙。有较大部分从事制造业的流动人口，其居住也是由雇主决定，通常也是在工厂区域，其工作与居住在同一区域，但其居住状况稳定。而自己租赁住房的流动人口，由于城市边缘区域的租金便宜，因此有很大部分会选择在这些区域居住，特别是一些城市边缘地带所建的出租房，这就是通常所说的"城中村"（Yuting Liu，2010）。与由雇主提供居住的流动人口相比，家庭化迁移的流动人口更集中于"城中村"，流动儿童也主要是居住在这些区域。

四　流动人口的居住环境与健康

在过去 20 年间，西方学术界有关城市空间背景与健康方面的研究迅速增加（Sampson R，2002；Riva M，2007）。相关的研究发现人们的居住与其健康有关，城市不同居住区域的自然与社会环境对居住其中的居民的健康有着重要的影响，同一城市不同居住区域的居民在死亡率、慢性病状况和精神疾病状况等方面存在着明显的差别（Chaix B，2003；Diez Roux，2001；Riva M，2007）。

与城市户籍人口相比，我国流动人口在城市的居住环境对其健康的影响可能更为明显。因为相对于城市户籍人口，流动人口整体的居住环境与居住状况更差，而且流动人口在迁入城市中通常处于社会经济上的弱势地位，所能利用的社会资源与社会支持都较少，也较少获得所在城市政府提供的公共服务。

但对于前面所说的两种居住状况的流动人口来说，其所面临的与居住及环境有关的健康问题是有差异的。

由雇主提供居住的流动人口通常都居住在工作场地内或其附近，因而会引发一些与职业相关的危害。如纺织厂与制衣厂这样的环境容易导致火灾，由于有大量的农村流动人口从事这些工作，因此不断有工厂女工死于火灾的新闻报道。据《南方都市报》报道，2009 年 5 月 21 日上午 7 点半汕头市潮阳区谷饶镇一家生产内衣和耳机护套的家庭作坊发生一起重大火灾，由于四楼左边女工宿舍开门睡觉，毒烟入侵快，居住在该宿舍的 13 名女工均遇难。

另外，流动人口尤其是由雇主提供住房的流动人口的居住空间都比较拥挤。一项在珠江地区的调查显示，17% 的由雇主提供住房者 8 人同住一间（任焰，2009）。同时由于入住者变动比较频繁，这种居住条件更容易引发结核这样的传染性疾病传播。

而自己租赁住房的流动人口，更可能聚集在"城中村"。这类流动人口聚居区往往居住密集，违章建筑多，水电供应和排水排污系统都存在问题，同时区内的垃圾处理、治安等公共服务较差（Wen，et al.，2010）。除此之外，随着近年来城市化的发展，许多城市已经把以前市区内的工厂搬迁出主城区，大多迁入这类城市边缘地区与城乡结合地带，工厂的搬迁进一步改变这些地方的环境，一些城市的主要污染源都已经迁入这些地方（牛建林，2011）。因此，这些区域存在多种环境健康风险。

由于整个居住区域垃圾处理不规范，这些流动人口聚居区容易滋生苍蝇与蚊子；而这些地方的食品通常也是由小摊贩提供，食物更容易受到污染，由此可知这类区域更容易导致肠道传染病。

城乡结合区域的道路通常较差，而且道路上大货车非常多，超载严重，因此容易引发交通事故。居住在这些区域的流动人口很多乘坐摩托车一类的交通工具上班，但通常都不使用安全帽，因此在这样容易产生交通事故的环境中面临着比较严重的交通安全风险。

流动儿童多居住在城中村，由于流动过程容易导致机会免疫不完整，因此流动儿童暴露于计免相关疾病的风险高，许多文献发现了流动儿童中麻疹的发病率较高（Hu Y, 2013），而聚集在一起更加重了流动儿童暴露于计免相关疾病的风险。

由于流动人口通常从事繁重的体力劳动，工作时间较长。因此他们的休息时间更多的是在居室内。居室环境对其身心健康也有着重要的影响。牛建林在深圳的调查表明，家人在流入地的陪伴有助于缓减流动人口背井离乡所面临的心理问题与压力，因此雇主提供居住的流动者心理健康状况会更差。而在控制了多个混杂因素后，我们发现，不利的工作与居住环境对外来务工人员的身心健康产生了相对更为突出的影响（牛建林，2011）。

五　未来的研究方向

在过去 30 年间，流动人口与中国的高速城市化进程交织在一起。由于经济状况、流动特征等，流动人口通常居住在拥挤、低质量的环境中，其居住对其生理与心理健康都有影响。但目前研究中国流动人口居住与健康关系的研究还较为缺乏，在未来的研究中需要注意以下几个问题。

第一，应该进一步研究流动人口亚群体的居住模式、空间特征与健康的联系。目前对流动人口亚群体在城市的居住状况、空间分布的研究非常少；而欧美的移民研究表明移民在城市中的空间分布的差异与其健康有关。如果能在我国开展相关的研究将进一步发现影响我国流动人口健康问题的城市背景因素，同时也有利于制定针对不同流动人口亚群体的干预措施。

第二，目前的研究基本都是横断面研究，因此都只能确定相关关系而不能揭示出因果关系，建议以后应该考虑开展一些队列研究。

第三，尽管目前已经开展了一些有关流动人口居住与健康方面的研究，但是目前的测量工具还比较简单。如目前在一些调查中对环境因素的测量是通过被调查的主观评价来进行的，如通过"你感觉你居住的地方的空气质量如何"这样的问题来测量环境状况，但由于缺乏客观的指标，因此尚不能得出可靠的结论；因此在今后的研究中应该综合多个学科发展出相关的测量工具，特别是加入一些环境检测的手段。

第四，流动人口的健康受到经济、制度、行为等一系列因素的影响，居住只是其中的一个影响因素。因此如何在研究中将居住因素对健康的影响与居住与其他因素的混合因素进行区分，也是非常重要的。

参考文献

Chaix B. , Chauvin P. 2003. "Tobacco and alcohol consumption, sedentary lifestyle and overweightness in France. : a multilevel analysis of individual and area-level determinants." *Eur J Epidemiol*, Vol. 18, pp. 531-538.

Chan, Kam Wing and Li Zhang. 1999. "The Hukou System and Rural Urban Migration in China Processes and Changes." *China Quaterly*, No. 160, pp. 818 – 855.

Diez Roux A. V. , Merkin SS, Arnett D. , et al. 2001. "Neighborhood of residence and incidence of coronary heart disease." *N Engl J Med*, No. 2, pp. 99 – 106.

Hu Y. , Li Q. , Luo S. , Lou L. , Qi X. , Xie S. 2013. "Timeliness vaccination of measles containing vaccine and barriers to vaccination among migrant children in East China." *PLoS One*, Vol. 27, No. 8, e73264.

James Lee, Ya-peng Zhu. 2006. "Urban governance, neoliberalism and housing reform in China." *Pacific Review*, PAC REV, Vol. 19, No. 1, pp. 39 – 61.

Junhua Chen, Fei Guo, Ying Wu. 2011. "One decade of urban housing reform in China: Urban housing pricedynamics and the role of migration and urbanization, 1995 – 2005. " *Habitat International*, No. 35, pp. 1 – 8.

Li Shi 2008. *Rural Migrant Workers in China: Scenario, Challenges and Public Policy.* International Labour Office, Policy Integration and Statistics Department working papers.

Peiyuan Qiu, Yang Yang, Xiao Ma, Fang Wu, et al. 2012. "Respondent-driven sampling to recruit in-country migrant workers in China: A methodological assessment. " *Scandinavian Journal of Public Health*, No. 40, pp. 92 – 101.

Riva, M. , L. Gauvin & T. A. Barnett. 2007. "Toward the next generation of research into small area effects on health: a synthesis of multilevel invesigations published since July 1998. " *J. Epidemiol. Community Health*, No. 61, pp. 853-861.

Sampson R. , Morenoff J. , Gannon-Rowley T. 2002. "Assessing 'neighborhood effects': Social processes and new directions in research. " *Annu Rev Sociol*, No. 28, pp. 443 – 478.

Wang, F. & Zuo, X. 1999. "History's Largest Labor Flow: Understanding China's Rural Migration—Inside China's Cities: Institutional Barriers and Opportunities for Urban Migrants. " *The American Economic review*, Vol. 89, No. 2 , pp. 276 – 280.

Wen, Ming, Jessie Fan, Lei Jin, and Guixin Wang. 2010. "Neighborhood effects on health among migrants and natives in Shanghai, China. " *Health & Place*, No. 16, pp. 452 – 460.

Zhu Yu. 2007. "China's floating population and their settlement intention in the cities: Beyond the Hukou reform. " *Habitat International*, Vol. 31, No. 1, pp. 65 – 76.

国家统计局:《中国统计年鉴 2010》，中国统计出版社 2010 年版。

国家统计局:《2011 年我国农民工调查监测报告》，2011 年 4 月 28 日 （http: //finance. people. com. cn/GB/17766442. html），2012 年 5 月 1 日访问。

国家统计局:《2010 年第六次全国人口普查主要数据公报》2011 年 4 月 28 日 （http: //www. stats. gov. cn/tjsj/tjgb/rkpcgb/qgrkpcgb/201104/ t20110428_ 30327. html），2012 年 5 月 1 日访问。

林李月、朱宇:《两栖状态下流动人口的居住状态及其制约因素——

以福建省为例》，《人口研究》2008 年第 3 期。

　　刘保奎、冯长春：《我国农民工住房问题的政策困境与改进思路》，《中国房地产》2012 年第 3 期。

　　牛建林、郑真真、张玲华、曾序春：《城市外来务工人员的工作和居住环境及其健康效应》，《人口研究》2011 年第 3 期。

　　任焰、梁宏：《资本主导与社会主导——"珠三角"农民工居住状况分析》，《人口研究》2009 年第 2 期。

　　王凯、侯爱敏、翟青：《城市农民工住房问题的研究综述》，《城乡发展研究》2010 年第 1 期。

　　吴维平、王汉生：《寄居大都市：京沪两地流动人口住房现状分析》，《社会学研究》2002 年第 3 期。

　　周建华、周倩：《高房价背景下农民工居住空间的分异——以长沙市为例》，《城市问题》2013 年第 8 期。

环境、健康与人口流动：
走向更为整合的分析[①]

Jennifer Holdaway[②]　　（蔡超　译）

摘要　在中国，从农村进入城市的流动人口面临的健康风险很大一部分来自与环境有关的因素，包括职业伤害、居住条件不健康，以及环境污染等。本文回顾了近年来在流动人口、环境与健康领域的主要研究趋势，并讨论其局限与挑战。作者认为，尽管关注现有的流动人口面临的健康问题非常重要，研究者还需要在更长期的城市化、农业集约化与工业化进程的背景下考虑环境、健康与人口流动的相互作用。这些进程促成了特定的人口流动格局、环境影响和健康风险。随着中国进入产业结构调整与快速城市化相伴随的新的发展阶段，这些进程将继续影响中国。在更大背景下的构境分析能够为制定更前瞻性的和更因地制宜的健康与环境保护政策提供依据。

一　简介

本书是一部关于中国城乡流动人口带来的卫生政策挑战的论文合集，书中的一些文章列举了致使流动人口暴露于健康风险之中的因素，而这些因素很多都与"环境"有关。总结起来，这些因素包括遭受一系列物理、化学和生物危害——这些危害既有来自居住场所的，也有来自工作场所

---

①　衷心感谢 Sarah Cook 和 Bettina Gransow-van Treeck 对本文草稿提出的建议。

②　Jennifer Holdaway（holdaway@ ssrc. org），美国社会科学研究委员会（SSRC）项目主任和中国代表。

的——威胁，还包括与社会环境相关的心理压力。本文的第一部分将讨论环境因素影响健康的方式，回顾在中国的背景下，与这一主题相关的研究的主要趋势，并讨论其局限与挑战。本文特别指出一个现象：目前大部分研究集中在评估现有的健康结果和风险之上，鲜少关注其驱动力。这严重限制了这些研究在预测未来的疾病负担转移方面的意义，也使得这些研究无法为制定能够解决这些问题的政策提供必要的知识依据。

本文的第二部分扩展了分析的框架，更广泛地探讨了如何以对经济活动和人口的空间分布的分析为基础，开展环境、人口流动与健康研究，而这些经济活动和人口的空间分布塑造了具有地方特色的环境与健康问题集合。在当下，产业结构调整、农业集约化与城市化的进程正在重新定义中国自然和社会图景，具备这样更宽广的视角显得尤为必要。

二 构建环境、健康与人口流动的相互作用

环境、健康与人口流动，这三者中的每一个概念都可以以若干方式加以定义，从而开启不同的研究方向。下文中的一些分析也可以扩展到社会环境的变化及其对健康（包括心理和生理的健康）的影响，还可以扩展到对其他类型的人口流动的分析。然而，本文主要探讨物理环境，包括自然和人为的物理环境，以及生理健康和劳动力跨行政区域①的流动，这种流动影响到就业机会以及公共产品和公共服务的可及性。

已有研究从不同角度探讨这几类现象之间的相互作用。除了下文将要讨论的，探究环境因素在影响健康时的作用的研究之外，还有另一批文献涉及人口流动对环境的影响，及其对人类和生态系统健康的作用，这两类研究很大程度上是相互独立的。第三类研究越来越多，这类研究认为人口流动的驱动力在于环境退化和相关的健康风险②。考虑到本文集的关注点，本文主要涉及第一类研究，但是，为了更广泛地构建整个领域，在适当的背景下（三类问题相互关联时）也可以综合后两类研究的维度。

尽管只关注第一类问题，分析环境对健康的影响也不是一件简单的事

---

① 这里是指中国境内的行政区域，但这些分析对越来越多正在流入中国的非洲和国际移民也适用。

② 本文集中的一篇综述覆盖的时间尺度超越了当代。Hugo（2011，2008）和 White（2008）提供了简介。

情，因为这种影响可以是直接的，或间接的；影响局部的，或影响广泛地区的；即时发生的，或延迟发生的；独立作用的，或与基因和行为因素复杂交互作用的。然而，公共卫生与发展学领域的专家已经越来越明确地形成一个共识：理解与应对环境决定因素对推动公共健康和福祉是至关重要的。这一点在千年生态系统评估健康综合报告（WHO，2005）、国际发展研究中心（IDRC）的生态健康项目（Forget and Lebel，2001）、整合健康项目（One Health Program）（Kaplan, et al.，2009）、地理健康项目（Geo-Health Program）（UNEP，2009）、国际科学理事会的城市化、环境与健康项目（ICSU，2011），以及其他一些研究（OECD，2007；Prüss-Üstün and Corvalán，2006）中都有明显体现。将这一研究方向付诸实践需要理解环境因素在不同地区如何影响健康，及其如何与其他维度的社会变迁相互作用从而影响疾病负担和卫生需求。在中国，大规模的城乡人口流动，及其对改革开放后的发展至关重要的作用使之成为一个必须考量的重要问题。

三　中国关于流动人口的环境健康研究：范围与局限

在中国，大量的关于环境、健康与人口流动的相互作用方面的文献是广泛的流动人口的健康研究中的一部分（包括本文集中的大部分文章也是如此）。作为低技能劳动者的流动人口，由于其户籍在农村而成为城市地区的暂住人口，这类研究通过他们在城市受到的待遇来考量影响其健康的因素，同时考量人口流动对卫生医疗服务供给的意义（见本文集的其他文章，如 Niu and Zheng，2011；Holdaway，2008；Zheng and Lian，2005；Xiang，2004；Hansen，2001）。较少一部分的文章探讨流动人口返乡后的健康状况，以及职业伤害和疾病的经济负担（陈传波等，见本书《回家：中国湖北和四川的伤病返乡农民工》；陈阿江等，2011；Hu, et al.，2008），或者探讨流动人口子女和留守老人的健康（如林丹华等，见本书《从农村到城市的流动与中国流动人口的心理健康研究》；Ye，2008）。

从学科角度来看，主要有三类学者开展了这方面的研究。由于流动人口一般被认为是高风险人群，和/或传染性疾病（如 SARS、禽流感、HIV/AIDS 和肺结核等）的潜在媒介（如 Krämer 等，见本书《中国疾病负担研究》；Shen, et al.，2009；Jia, et al.，2008；Wang, et al.，2008；Yang，2008），这一领域引发了关注流动人口的流行病学与公共卫生领域学者的兴趣。在中国的体制下，数十年来，农村与城市人口得到的卫生医疗服务是彼此独立和不平等的。由于流动人口的流动性，以及这种流动性在中国特有体制下给卫生医疗服务供给带来的挑战，这一人群也吸引了卫生政策专家的研究兴趣（如朱亚鹏和岳经纶，见本书《政策参与者、政策制定与流动人口医疗卫生状况的改善》；Mou, et al., 2009；Hesketh, et al., 2008；Duckett, 2007；Barnighausen, et al., 2007）。此外，社会科学学者——主要是从事人口流动和社会分层研究的人口统计学家、经济学家、社会学家与人类学家则对流动人口的健康和相关政策感兴趣，因为这是更广泛意义上流动人口的经济与社会融入的重要和具有挑战性的方面（如Niu, et al., 2011；Du, et al., 2008；Cook, 2007；Wang and Cai, 2006）。

环境健康并不是上述文献讨论的唯一问题，传染性疾病、生殖健康，以及最近人们开始关注的心理健康都有所涉及——但环境因素被认为是给流动人口带来风险的重要因素。但是，这些文献所考察的"环境"还是很局限的，通常仅指流动人口直接所处的生活和工作环境及其社会网络，以及这些对他们生理和心理健康的影响。因此，研究主要是关于以下几方面：职业伤害和疾病、卫生设施不足和居住条件过度拥挤导致的健康问题、缺乏可负担的卫生医疗服务（Robinson 等，见本书《中国流动工人职业伤害研究文献综述》；Gransow 等，见本书《中国农民工的工伤状况：来自珠江三角洲加工制造业的个案研究》；Holdaway, et al., 2010；Zheng and Lian, 2005；Xiang, 2004；Hansen, 2001）。既有研究无论是对水污染和室外空气质量对流动人口健康影响的研究，还是对由于食品和更长期的气候变化等环境相关的因素而遭受健康风险的研究，都非常有限，仅有一些关于极端天气事件的研究。在职业健康中，大部分研究是关于工业、采矿业和建筑行业的工作条件的（Gransow 等，见本书《中国农民工的工伤状况：来自珠江三角洲加工制造业的个案研究》；李真，2005；夏天南，2007；Ngai, 2005；Wright, 2004；Su, et al., 2000）。尽管农业、水产业和畜禽养殖业的现代化正在造就一批农业工人流动人口，并且关于人口跨国流动的研究指出这些行业相关的职业健康风险可能很高，但到目前为止中国尚无研究关注这一领域[①]。

本书中的数篇文章（Robinson, et al., Kraemer, et al.）全面回顾了中国人口流动与健康方面的研究，包括流行病学和公共卫生研究（整体上

---

① 作者参与了昆明医科大学方菁的一个项目，试图指出在这一新兴趋势中研究需求。

是关于特定工作场所的特定人群和面向更大范围人群的问卷基础上的社会科学研究），以及案例研究与人类学田野调查。但是，由于分析单位和范围不同，这些研究并不能彼此衔接。尤其是以职业风险为例，评估这些问题的范围、经济和社会成本，及其对医疗卫生服务的意义的工作受到了一些阻碍，包括对小样本的依赖。许多社会科学研究依靠的自我报告的健康信息或不足以当作评估环境健康风险的一般性健康数据。考虑到不同职业的流动人口暴露于不同的危害之中，很多流动人口在其工作生涯中多次变换工作，那些严重患病者则往往最终返回家乡，试图建立流动人口个人或人群上的因果关系极为困难。

另一个重要挑战是，由于关注点是已经发生的疾病和死亡，这些研究存在内在的被动性。很多环境相关的疾病具有很长的潜伏期，而中国的高速城市化和工业化意味着研究在完成之日就已经过时了，企业、人群，有时甚至政策都已经发生变动。尽管这些研究能够为当下的医疗卫生需求提供有用的信息，并使得人们重视对工作环境，特别容易造成健康损害的行业的工作环境实施监控和政策规范，但很少能够为制定预防性的政策或实现有针对性的资源分配服务。

要做到这一点，分析就不能局限于健康结果，还应涉及健康决定因素的模式和趋势。这就要求重新构建问题，不仅将城乡流动人口看作一个人群，同时将人口流动看作一个过程，这一过程与物理环境和气候持久的一面有关，也与生产和消费行为的变化相互作用，从而在不同的地区造就不同的环境影响与健康风险集合。

四　中国的环境健康影响：农村与城市，相汇和流动

在中国，快速而不均衡的经济发展和社会变化与自然地理和气候条件的高度多样性相结合，意味着这个国家需要面对一系列特别复杂的环境与健康挑战。中国不仅仍要应对"传统的"与贫困和农业生计有关的环境健康问题，还要应对与过量饮食和缺乏运动的生活方式相关的不断增加的"富裕病"（Gong, et al., 2012; Van de Poel, et al., 2012; Wang, et al., 2011）。与此同时，城市化、工业化与集约化农业一方面推动了中国经济的高速增长，另一方面也导致了"转型期疾病"的迅速增加，这类疾病是由于遭受空气、水和土壤的污染，以及食用受污染的食物而引发的，还

包括新兴传染性疾病和人畜共患病的作用（Holdaway，2013；Holdaway and Marshall，2010；Smith and Ezzati，2005）。由于环境对健康的影响往往与基因和行为因素共同作用，引发慢性非传染性疾病，因而其影响难以分离和量化。尽管如此，环境的健康影响仍越来越成为公众关心的焦点和社会冲突的诱因（Holdaway，2013；环境保护部，2011）。

那么，人口流动是如何与这种复杂的疾病负担相联系的呢？在一定程度上，过去35年中人口的大规模流动搅乱了原有的环境健康风险的地域和人口分布。在改革开放以前，人口流动较少，首先理解当地气候、地形、经济发展水平和相对稳定的生计与生活方式下的环境健康问题，在此基础上，可以比较容易地预测环境对疾病的影响。总体而言，相对于城市人口，农村人口更易受到与贫困相关的健康问题的侵扰，包括土壤或水中特定元素缺乏或过量导致的地方病、饮用水缺乏或卫生条件差导致饮用水的细菌污染、寒冷地区燃烧固体燃料造成室内空气污染、与牲畜在亲密的环境中共同生活带来的传统的人兽共患病，以及与农业活动有关的职业病。较低的受教育水平、营养状况差和医疗卫生供给不足都加剧了这些问题。城市人口则更容易受到工业和燃煤造成的室外空气污染，以及与工业工作有关的职业病的影响，但其卫生、饮水和医疗卫生服务的可及性一般较农村地区要好得多（Banister，1998）。

今天，环境健康风险的分布已经变得更加复杂，特别是由于劳动力大军流入城市，城市中缺乏足够的设施与服务以应对他们的需要，从而将与贫困相关的环境健康问题带进了城市。一旦必要的基础设施和人力资源到位，通过提供自来水、污水处理、垃圾回收和其他与公共卫生相关的服务，人口在城市的集中会使控制一些特定的环境健康风险变得容易，也更具成本效益性。出于这些原因，在欠发达国家，城市化一般被认为是与公共卫生的改善相结合的（Brady，et al.，2007）。但很多中国的城市扩张速度过快，基础设施的建设完全跟不上需要：相当一部分废水未经处理，固体废物排放成为越来越多人关注的问题，很多城市的边缘地区得不到安全的饮用水供应（王五一等，2010；Wang and Krafft，2008）。硬件并不是唯一的问题。很多建立了污水处理厂和垃圾焚烧厂的城市，并没有足够的技术人员有效地操作和监控这些设施。如上海这样的大城市具备资源和技术人员来解决这些问题，但财力和人力资源不足的城市则做不到（Zhou，2010）。特别是小城市和城乡结合地区，基础设施建设严重落后于快速扩张导致的需求（Wang, et al. , 2010）。

城市居民，特别是较为贫困和生活在基础设施有限的地区的居民，也潜在地受到这些新型风险的影响。但流动人口尤其脆弱，并且能够获得医疗服务的可能性更小。综合客观支付能力的限制和省钱的意愿，流动人口通常生活在与城市居民完全不同的环境中。其居住密度更大，常常生活在饮用水、供暖、固废处置和其他维持健康的环境所需的服务可及性都比较差的老城区或城乡结合地区（杨洋和牛建林，见本书评论《人口流动、居住与健康》）。一些流动人口在其住处修建小作坊，或养鸡、兔和其他动物。这些都增加了疾病在流动和非流动人口之间传播的可能性，城市地区常见的基本的环境健康问题与之同时并存，使得公共卫生监管与医疗卫生服务供给更加复杂。由于早期工业化的城市不断扩张，重新规划了原有的工业区和老住宅区，流动人口被不断向外驱逐，到了基础设施更为薄弱和更外围的区域①。

尽管人们知道，从职业健康的角度看，流动人口聚集的产业是比较危险的，但是因为从事职业健康研究和从事环境污染研究的学者彼此独立，我们对流动人口在工作场所以外遭受的环境污染的了解很有限。然而，近期在江苏和河南的研究发现，在控制职业类型因素的情况下，流动人口比例较高的乡镇距污染源更近（Schoolman and Ma, 2012；Ma, 2010），证实了流动人口比城市人口更有可能居住在污染区域这一直观认识。其他一些近期的研究发现，较之其他城市人口，流动人口对遭受污染的认识更强烈，并且将其看作他们生活中的一个严重问题（Knight and Gunatilaka, 2010）。

农村地区流动人口、环境与健康之间的关系并没有得到足够关注，但仍是一个重要问题。尽管谈及中国的城市和农村时，将其作为两个不同的经济和社会世界来看待是很常见的，同时对没有城市户籍的流动人口的歧视仍是他们获得社会保护的障碍（Chan and Buckingham, 2008），但"城市"的职业与生活方式，以及与之伴随的疾病，并不局限在大城市中。如本文集中陈传波和其他一些作者的文章所说，第一代流动工人离开了劳动力大军，农村地区越来越多的因病返乡者正在遭受痛苦，他们曾经在城

---

① 这是另一个尚未得到充分研究的问题，部分原因是流动人口迁出了城市社区，很难跟踪他们的足迹。

市工厂和建筑工地的打工经历引发了疾病，而农村的医保和医疗服务却不能覆盖这些疾病。现有的医保体系也不能覆盖流动工人留守子女和父母的医疗需求，对老龄流动人口也是如此。

在中国农村地区，工业化和城市化对疾病监控和医疗卫生服务供给的意义超越了流动人口及其直系亲属。数千万的农村人口离开农业，进入县城甚至乡村的工业和服务行业工作，尽管其离乡的距离并未远到可以被定义为"流动人口"，但他们也暴露于通常与"城市"地区相联系的健康危害中，下文会更详细地讨论这一问题。截至 2006 年，仅乡镇企业的就业人数就达到 8500 万人（Bramall，2008），建筑和服务行业还未计入内。与流动人口有关的经济和"社会"汇款（Levitt，1998），也对农村饮食和生活方式的改变起到了作用，这些作用是积极和消极兼备的（Démurger and Xu，2011），进而影响了健康。

这意味着疾病的环境驱动力是复杂和相互重叠的，并且跨城乡区域的动态互动。中国城市和农村地区死因序列上前五类疾病惊人的相似就说明了这一点，这五类疾病分别是癌症、心血管疾病、脑血管疾病、呼吸系统疾病和伤害与中毒。肥胖这类过去与城市生活紧密相连的问题如今在农村地区的发生率也在上升（卫生部，2012）。因此，从事非传染性疾病研究的学者发现，仅包含标准的人口学变量和城乡户籍相关数据的城市化度量标准并不足以解释疾病负担的变化，而那些跨越传统的城乡分类的指标是有必要的，如职业、食品和能源的来源、锻炼机会，以及能接触到的媒体和信息（Jones-Smith and Popkin，2010；Allender, et al.，2008；Dahly and Adair，2006）。这些分析开始挑战原有的习惯，即按城市和农村人口两个人群来考虑健康结果和医疗服务的需求，将流动人口看作第三类人群。同时也挑战了用"城市"和"农村"两个术语表述社会经济状况、生活习惯和价值观的一般应用。

如下因素要求研究者更精细地分析环境健康风险跨人群和地域分布的：很多流动人口及其子女已经正式或非正式地定居在城市的事实、力图缩小城乡社保体系差距的政策的引入以及旨在融合至少一部分流动人口成为常住居民的住房、卫生和社会福利政策的实施（即使供给的水平达不到与城市常住人口完全一致的程度）（Zhang，2012；王五一等，2012）。农村地权和房产权利的变化也会对城乡人口流动产生深远的影响。

五　重新构建分析

尽管基于城乡分化的分析框架可能没有以前那么有价值，但仍很有必要从空间的维度分析环境健康风险及其驱动力，而在此分析中人口流动将会是一个很重要的变量。这是因为环境影响以及相关的健康风险不仅由区域发展水平所决定，而且也受到人口的集中程度和人们从事的特定的生产、消费活动的影响。在中国，城市之间和农村之间都存在很显著的差异，造成了具有地方特性的环境健康问题集合。

首先考虑城市。研究表明，自 1979 年以来，不同时期和不同地区各不相同的经济和政策因素推动了中国的快速城市化进程（Ye, et al.，2011）。也有一些关于城市规模对经济和环境可持续性的影响，以及如何权衡的分析（McGranahan and Tacoli, 2006），还有一些研究关注鼓励人口向小城市流动的政策设计与现有机会和资源过度集中在沿海大城市之间的矛盾。但是很少有研究关注特定的城市经济活动的组合如何触发特殊的人口流动类型，以及不同的人口流动类型对环境和健康的影响。尽管一些研究表明不同城市流动人口的年龄、性别和职业具有差异性（例如 Niu and Zheng, 2011，对北京和深圳流动人口的分析），但是造成这种差异的起因和影响通常并不在研究范围之内。事实上，正如 Niu 和 Zheng 的研究显示，为了检验政策对人口流动的影响，人口学变量在一定程度上是被控制的。但是事实上，这些因素对流动人口的健康服务需求具有重要影响。

近期，经济地理领域出现的新方法为更细致地探索这些联结提供了可能性。例如，中科院的王劲峰及其同事（2012）已经开发了一套追溯中国城市发展不同路径的工具。他们的"生态城市树"以各个部门就业指标和其他经济结构的指标为基础，按照不同的功能类型对 235 个城市进行划分，包括制造业城市、采矿业城市、工商业城市、商业导向型城市、旅游业导向型城市，以及没有明显导向产业的城市，并根据发展水平对这些城市进行进一步的细分。这个模型的开发是为了理解城市扩张的驱动力，也被用来预测不同产业聚集的城市土地利用的变化情况。然而，这种分类研究更重要的意义在于帮助研究者更精确地理解城市发展的驱动力，并且可能使研究者能够预测不同发展阶段和类型的城市流动人口的流入和流出趋势。同样的方法也可以进行推广，适用于考量这些变化在特定的城市对环境作用和健康的影响，包括监测污染物和其他特定危害的需求，以及与不同类型和程度城市扩张相关联的住房和基本医疗健康服务的需求。

根据主要的经济/行政功能和可能的发展轨迹对城市进行分类，还能让研究者系统地挑选研究地点进行深入研究，有更充足的证据去推测环境影响和疾病负担的变化，并且使情况接近的地区有机会相互借鉴。因此，这不仅能为健康领域，也能为其他政策议题的研究提供具有价值的背景信息。尽管数据的挑战性更大，但是在县级层面开展类似的研究可以分析农村发展趋势及其对环境和健康的影响，从而可以根据不同发展路径，确定在农村地区进行监测、管理和提供服务的重点。

六 经济驱动力、人口变迁与环境和 健康影响的空间分析

1949 年以来经济活动以及人口的分布和组成的变化使我们看清其对环境影响和疾病负担的深层意义。自毛泽东时代起，中国东北地区、上海，以及内陆三线建设中出现的产业集中，就表明经济活动和人口的分布对环境污染和健康风险的影响是有迹可循的（Bramall，2008；王桂新等，2005；Banister，1998）。进入改革开放阶段后，东南沿海地区大力推动制造业发展，造成大规模的劳动力在地域上的转移，数以百万计的农村人口离开家乡，进入主要城市群寻找工作。在相当大的程度上，这导致了污染和职业病在这些地区的集中。但是，在这种人口在地域上的流动发生的同时，在更广泛意义上激励劳动力离开农业生产、进入广大农村中迅速兴建起来的乡镇企业的政策也在发挥作用。特别是在具备自然资源或靠近制造业中心的农村地区，这些地方企业提供了工矿业工作岗位，而流动人口不需要远离家乡就可以在其中工作，这些县城中的一些在后来成为城市（Bramall，2008，2007，2003）。

乡镇企业和农村小型工业企业也是严重的职业病和职业安全问题以及农村环境污染的来源（Tilt，2009；Wang, et al.，2008；Han and Zhang，2006）。很多严重的采矿和职业安全事故发生在这样的小型工矿业企业（Wright，2004）。有的企业中工人来自当地，而其他一些企业雇佣外来人口。尽管外来人口的工作条件并不总是比当地人糟糕，特别是在国有部门工作的情况下，但暂时性和非正式性的就业经常使他们在面对职业健康风

险时更为脆弱，也更少有可能对污染发出抱怨（Lora-Wainwright，et al.，2012；Tilt，2006）。农村工业也以直接和间接的方式产生更广泛的环境影响，进而影响健康——超过半数的粉尘、空气污染和废水排放来自农村企业（Wang，et al.，2010），特别是对地下水和土壤的污染，会对饮用水和食品安全造成持久的影响。尽管我们并不确切了解这个问题的严重程度，但一些调查认为中国有 1/10 的农用地可能受到了重金属污染（周文颖，2011），这是农业活动与工业生产或采矿业共存的结果。

自 90 年代起，一系列因素造成了新一轮的产业发展和布局，也引发了新的人口流动潮与环境健康风险的重新分布。90 年代国有企业的倒闭和改制为中国东北的很多城市带来了去工业化或产业升级；更近期的、类似的过程正在广东和其他沿海省份发生，工人工资上涨、更严格的环保规定，以及土地主体功能区政策都促使产业向内陆转移。举例来看，2010年人口普查数据显示，尽管广东仍然是最大的流动人口接收省份，但在 2000—2010 年，该省的人口流出率上升是最快的（Zheng and Ge，2013；Wang，et al.，2012）。在珠三角、长三角和京津地区的人口流入中，广东省的占比也有所下降，这意味着经济机会发生了变化（Wang，et al.，2012）。

在环境与职业健康方面，早期工业化的城市由当地工业造成的环境健康风险正在下降，尽管区域污染与困难而昂贵的遗留污染修复对一些城市仍是问题。消费水平提高导致的机动车污染与生活垃圾的增长也是一个不断加剧的问题（CCICED，2012a，2010；世界银行，2010）。尽管把城乡结合地区重新规划为住宅用地，以及鼓励建造低收入群体住宅的政策仍会在未来一段时间内支撑建筑业，但产业升级和去工业化将意味着一些低技能流动工人很有可能会离开这些城市，随着其在工厂的工作进入新的地区，而留在城市的会暴露在与服务业和高技术产业相关的不同职业健康风险中。由于这些城市有足够的资源可以投资在基础设施和住房方面，与较低的卫生和居住条件相关的环境健康风险将会较快得到解决。但是，如果不加以预防，与快速工业化和城市化有关的环境与职业健康风险可能会转移到内陆和西部城市，这些城市正在快速发展，但政府治理能力相对薄弱（CCICED，2012a，2012b）。

去工业化和产业结构的变化在中国很多农村地区也在发生。从 90 年代中期起，政府就在（断断续续地）对小型污染企业加强监管，使得很多曾经的乡镇企业和小作坊关闭。一些具有便利的交通条件和劳动力受教育水平相对较高的地区能够吸引大型企业从沿海地区转移到当地，并越来越多地将这些企业集中在工业园区，从而能够更容易地监测和治理污染与职业安全问题。以河南省沈丘县为例，自 20 世纪 90 年代以来，乡镇企业一直是该县经济发展的驱动力，导致了严重的水污染，进而导致癌症高发（杨功焕、庄大方，2013）。目前，这些污染最严重的企业绝大部分已经关闭，该地区正在吸引食品加工业和其他来自东部的企业，很多曾经的外出打工者回到当地并在这些企业工作（Wang, et al., 2012b）。

其他一些地区难以，或在主体功能区的政策下不能够引入更清洁的产业。对这些地区而言，由于小型污染企业正受到越来越严格的环境政策的监管和控制，外出打工可能是当地唯一的选择。在一些地区，采矿业和工业已经造成了严重的环境破坏，威胁饮用水供给和食品安全，并对农业生计的长期活力产生影响。污染有时是人口流动的驱动力，人们考虑到其自身或下一代的健康而离开当地，去其他地方寻找工作，或者成为在外的地主或雇主（如果能够的话）（Lora Wainwright, et al., 2012; Chen and Cheng, 2011）。在污染非常严重的地方，有计划的人口外流可能是唯一的选择；而在其他一些地区，迫切需要考虑提供何种生态修复、食品和饮用水的替代选择以及公共卫生教育和服务才能够让农村人口长期留在当地。老人、妇女和儿童往往是留守的人群，也是对环境风险的抵御能力最为脆弱的人群。

到目前为止，这一讨论强调了考虑工业布局和类型在理解人口流动、环境与健康之间的关系中的重要性。但是，更综合的分析也应包括农业生产的方式和位置的变化、人口流动的作用及其对环境和健康的意义。不同地区对特定农业生产类型的适应性，与主体功能区政策（指定特定区域为农业生产区、工业开发区或生态保护区）的影响相结合（刘慧，2011），也会改变劳动人口的参与。举例来看，在农业收入远不及城市工资的地区，健康的成年劳动力外流意味着农业活动主要需要由带小孩的妇女和老人承担，或者需要在流动人口返乡的有限时间内完成耕种或收割。缺乏全职劳动力从事农业活动虽然只是诸多影响因素之一，但确实加剧了为节约劳动力而大量使用农药和化肥的情况的出现，这对使用者带来了直接的健康风险，也污染了销往城市的食品。长期来看，过量使用农业化学品还导致土壤质量恶化，损害土地用于耕作的长期活力（SAIN, 2012;

CCICED，2010）。一些地区成为农业集中化耕作的中心，而另一些地区，人们被城市化挤出土地，或者成为大型生产企业的日工，城乡人口流动也因此加剧。尽管研究尚未关注到这些农业工人，但国际经验表明他们难以控制农业投入品的使用，也没有什么因素能够激励他们进行安全或可持续的耕作。非正规的雇佣方式也使他们的权利得不到保护，并且无暇顾及污染问题。

七　结论

目前，大部分关于健康、环境和人口流动的研究都是关注低技能流动工人。在未来一段时间的疾病监控和医疗卫生服务供给中，仍将以他们为重点，这是由于他们更多地暴露在居住和工作地点的环境健康风险中，而且他们是潜在的传染性疾病的传染源。然而，现有的研究范围仍有局限，研究需要关注更广泛的职业（如农业和高技术产业）。

更重要的是，流动人口环境与健康方面的研究大都是被动性的，关注健康结果和已经存在的健康风险。从理解未能解决流动人口的健康需求会造成什么样的后果这一角度来看，这是重要的，但预测和消减环境健康风险需要对其驱动力进行分析。驱动力是存在于产业结构重组、城市化与农业现代化之中的，这会改变经济活动以及与之相关的人口的空间分布。在学科方面，理解这些变化及其隐含的意义意味着需要经济地理学、人口学与环境科学和医学更多的合作。在政策分析方面，这意味着在分析城市向现有流动人口提供服务的同时，需要补充更多关于促使人口流动的产业发展、土地利用和土地所有制政策以及其他政策的分析，这些政策会在不同的背景下，影响经济机会、流动人口大潮，以及潜在的环境与健康风险。

在探讨人口流动与经济和环境变化的交互作用的方式时，由于特定的人口和职业群体流入和流出特定地区对环境和人体健康有着不同的影响，因此同时考虑流动人口的规模与组成很重要。不同城市流动人口的情况差异很大，在评估环境影响和健康风险以及疾病监控需求时，需要考虑到这些差异。当然，流动人口不只是工人，他们的生活方式和消费行为都会产生环境影响。低收入的流动人口往往与卫生条件差和过度拥挤的相关问题的增加有关，而高收入的流动人口更有可能与车辆保有率上升、能源消耗和固体废物排放等相关问题的增加有关。由于不同背景下住房、教育、环境管理和健康服务之间的差异，理解当地流动人口的情况能够更好地评估不同地区城市化的"成本"。如果不进行城市化意味着向极为分散的农村人口提供昂贵的基础设施和服务，那么也需要考虑这样做的成本——这也是会带来环境和健康代价的。

尽管城市化是一个统领中国经济、社会和环境变化研究的概念，在研究环境—健康—人口流动的相互作用时，越来越重要的是不能简单地以居民户籍或人口密度来区别"农村"和"城市"地区和人口。在理解脆弱性和对公共服务的需求时，其他因素包括职业、收入、环境和健康意识可能是至少同等重要的。尽管由于其潜在的脆弱性，城乡流动人口吸引了众多关注。当考虑环境对人口流动的影响，及其对可持续性的长期作用时，考虑到农村—农村和城市—城市的人口流动也很重要。

单个的研究会继续集中关注特定的规模、层级、维度、人口和区域。但是，在更广的框架下考虑针对人口流动—健康—环境的相互作用的研究，应当能够促成更具前瞻性的研究，帮助政策制定者和社区更有效地理解与应对平衡经济发展与人类福祉和环境保护中的挑战。

参考文献

Allender S., Foster C., Hutchinson L., et al. 2008. "Quantification of urbanization in relation to chronic diseases in developing countries: a systematic review." *Journal of Urban Health*, Vol. 85, pp. 938 – 951.

Banister, Judith. 1998. "Population, Public Health and the Environment in China." *The China Quarterly*, Vol. 156, pp. 986 – 1015.

Barnighausen, Till, Yuanli Liu, et al. 2007. "Willingness to pay for social health insurance among informal sector workers in Wuhan: a contingent valuation study." *BMC Health Services Research*, No. 7, pp. 114.

Brady, D., Kaya, Y., Beckfleld, J, et al. 2007. "Reassessing the effect of economic growthon well-being in less-developed countries, 1980 – 2003." *Studies in Comparative International Development*, No. 42, pp. 1 – 35.

Bramall, Chris. 2008. "Rural Industrialisation and Spatial Inequality in China, 1978 – 2006." *Economic and Political Weekly*, Vol. 43, No. 52, pp. 43 – 50.

Bramall, Chris. 2007. *The Industrialisation of Rural China*. Oxford University Press, Oxford.

Bramall, Chris. 2003. "Path Dependency and Growth in Rural China since 1978." *Asian Business & Management*, Vol. 2, No. 3, pp. 301 – 321.

China Council for International Collaboration on Environment and Development (CCICED). 2012. *Environmental Strategy and Measure for Transformation of Development Mode in Eastern China*. CCICED Annual General Meeting, December 12 – 14.

China Council for International Collaboration on Environment and Development (CCICED). 2010. *Developing Policies for Soil Environmental Protection in China*. Retrieved from http://www.cciced.net/encciced/policyresearch/report/201205/P020120529358298439639.pdf.

Chan, Kam Wing, and Will Buckingham. 2008. "Is China Abolishing the Hukou System?" *The China Quarterly*, No. 195 September, pp. 582 – 606.

Chen Chuanbo, et al. 2011. "Internal Migration and 'Rural/Urban' Households in China: Implications for Healthcare." POVILL Project Report.

Chen, Juan, Shuo Chen, Pierre F. Landry. 2013. "Migration, environmental hazards, and health outcomes in China." *Social Science & Medicine*. Vol. 80, March, pp. 85 – 95.

Cook, Sarah. 2007. "Putting Health Back in China's Development." *China perspectives*, Published online September 1, 2009. URL : http://chinaperspectives.revues.org/document2103.html. Accessed on May17 2010.

Dahly, DL, Adair LS. 2006. "Quantifying the urban environment: a scale measure of urbanicity out performs the urban-rural dichotomy." *Social Science and Medicine*. No. 64, pp. 1407 – 1419.

Démurger, S. and H. Xu. 2011. "Return Migrants: The Rise of New Entrepreneurs in Rural China." *World Development*, Vol. 39, No. 10, pp. 1847 – 1861.

Du, Yang, Robert Gregory, Meng Xin. 2006. "The Impact of the Guest Worker System on Poverty and Wellbeing of Migrant Workers in Urban China." In Ross Gaunaut and Ligang Song (Eds.), *The Turning Point in China's Economic Development*. Asia Pacific Press, Canberra.

Duckett, Jane. 2007. "Local governance, health financing, and changing patterns of inequality in access to health care. " In Vivienne Shu and Christine Wong (Eds.), *Paying for Progress in China: Public finance, human welfare and changing patterns of inequality*. Routledge, London.

Forget, Gilles, Jean Lebel. 2001. "An EcoSystem Approach to Human Health. " *International Journal of Occupational and Environmental Health*. Supplement 7, No. 2.

Gong, Peng, Liang Song, Carlton, Elizabeth J. , et al. 2012. "Urbanization and Health in China. " *The Lancet*, Vol. 379, No. 9818, pp. 843 – 852.

Han, Shi, Lei Zhang. 2006. "China's environmental governance of rapid industrialization. " *Environmental Politics*, Vol. 15, No. 2, pp. 271 – 292.

Hansen, Peter. 2001. "Long March, Bitter Fruit: The Public health Impact of Rural-Urban Migration in the People's Republic of China. " *Stanford Journal of Asian Affairs*, Vol. 1, Spring, pp. 75 – 85.

Hesketh, Therese, Ye Xue Jun, Li Lu, et al. 2008. "Health Status and Access to Health Care of Migrant Workers in China. " *Public Health Reports*, March-April, Vol. 123. Holdaway, Jennifer. 2013. "Environment and Health Research in China. " *The China Quarterly*. No. 214, pp. 1 – 28.

Holdaway, Jennifer. 2008. "Migration and Health in China: an Introduction to Problems, Policy, and Research. " *Yale-China Health Journal*. Autumn, Vol. 5, pp. 7 – 23.

Holdaway, Jennifer, and Fiona Marshall. 2010. *Integrating environment health and development in the transition to urbanization and industrialization: applying the ecosystems services-poverty alleviation (ESPA) framework to China and India*. Paper presented at the conference "Sino-India Workshop on Ecosystems Services and Poverty Alleviation" Beijing, September 2010.

Hu, Xiaojiang, Sarah Cook , Miguel Salazar. 2008. "Internal migration and health in China. " *The Lancet*, Vol. 372, No. 9651, pp. 1717 – 1719.

Hugo, Graeme. 2011. "Future demographic change and its interactions with migration and climate change. " *Global Environmental Change*. Vol. 21, Supplement 1, pp. S21 – S33.

Hugo, Graeme. 2008. *Migration, Development and Environment*. International Organization for Migration. November 2012 （http：//www. iom. int/ja-hia/webdav/site/myjahiasite/shared/shared/mainsite/published ＿ docs/serial＿ publications/MRS35＿ updated. pdf）.

International Council ICSU. 2011. *Report of the ICSU Planning Group on Health and Wellbeing in the Changing Urban Environment*： *a Systems Analysis Approach*. International Council for Science, Paris. Retrieved from http：//www. icsu. org/publications/reports-and-reviews/health-and-wellbeing/health-and-wellbeing-in-the-changing-urban-environment.

Jia, Zhong-Wei , Xiao-Wei Jia, Yun-Xi Liu, et al. 2008. "Spatial Analysis of Tuberculosis Cases in Migrants and Permanent Residents, Beijing, 2000 – 2006. " *Emerging Infectious Diseases*, Vol. 14, No. 9, pp. 1413 – 1419.

Jones-Smith, J. C. and B. M. Popkin. 2010. " Understanding community context and adult health changes in China： Development of an urbanicity scale. " *Social Science Medicine*, Vol. 71, No. 8, pp. 1436 – 1446.

Kaplan, Bruce, Laura H. Kahn and Thomas P. Monath, eds. 2009. "One Health - One Medicine： linking human, animal and environmental health. " *Special Issue. Veterinaria Italiana*, Vol. 45, No. 1, January-March.

Knight, J. and R. Gunatilaka. 2010. "Great Expectations? The Subjective Well-being of Rural-Urban Migrants in China. " *World Development*. Vol. 38, No. 1, pp. 113 – 124.

Levitt, P. 1998. " Social Remittances： Migration Driven, Local-Level Forms of Cultural Diffusion. " *International Migration Review*, Vol. 32, No. 4, pp. 926 – 48.

Lora-Wainwright, Anna, Yiyun Zhang, et al. 2012. "Learning to live with pollution： the making of environmental subjects in a Chinese industrialised village. " *The China Journal*, No. 68, pp. 106 – 124.

Ma, C. 2010. "Who bears the environmental burden in China—An analysis of the distribution of industrial pollution sources? " *Ecological Economics*, Vol. 69, No. 9, pp. 1869 – 1876.

McGranahan, G. , Tacoli, C. 2006. *Rural － urban migration in China*： *policy options for economic growth, environmental sustainability and equity*. Human Settlements Working Paper Series Rural—Urban Interactions and Livelihood

Strategies. London, IIED 12.

Mou, Jin, Jinquan Cheng, Dan Zhang, et al. 2009. "Health care utilisation amongst Shenzhen migrant workers: does being insured make a difference?" *BMC Health Services Research*, Vol. 9, No. 214.

Ngai, Pun. 2005. *Made in China*: "*Women Factory Workers in a Global Workplace.*" Duke University Press, Durham.

Niu, Jianlin and Zheng Zhenzhen. 2011. *Hukou-restricted migration and migrants' health: evidence and policy implication.* Paper presented at the CASS-SSRC Common Concerns Seminar on Migration, Social Development and Social Protection. New York, December 17 – 19.

OECD Working Party on National Environmental Policies. 2007. *Improving Co-ordination between Environmental and Health Policies: Final Report. Environment Policy Directorate*, Environment Policy Committee. Rome, Italy. February 14, 2007.

Prüss-Üstün, A. and C. Corvalán. 2006. *Preventing Disease Through Healthy Environments.* Towards an Estimate of the Environmental Burden of Disease. Geneva: WHO.

Sustainable Agriculture and Innovation Network (SAIN). 2012. "Improving manure nutrient management: towards sustainable intensification in China." *Policy Brief*, No. 6. July. Retrieved from (http://www. sainonline. org/SAIN-website (English) /download/SAIN _ % 20 Policy_ Brief_ No6_ EN. pdf).

Schoolman, E. D. and C. Ma. 2012. "Migration, class and environmental inequality: Exposure to pollution in China's Jiangsu Province." *Ecological Economics*, Vol. 75, No. 10, pp. 140 – 151.

Shen, X. , K. DeRiemer, Z-An Yuan, et al. 2009. "Drug-resistant tuberculosis in Shanghai, China, 2000 – 2006: prevalence, trends and risk factors." *International Journal of Tuberculosis and Lung Diseas.* Vol. 13, No. 2, pp. 253 – 259.

Smith, Kirk R. and Majid Ezzati. 2005. "How Environmental Health Risks Change With Development: The Epidemiologic and Environmental Risk Transitions Revisited. " *Annual Review of Environmental Resources*, Vol. 30,

pp. 291 – 333.

Su Zhi, Wang Sheng, Steven P. Levine. 2000. "National Occupational Health Service Policies and Programs for Workers in Small-Scale Industries in China." *American Industrial Hygiene Association Journal.* Vol. 61, pp. 842 – 49.

Tilt, Brian. 2009. *The Search for Sustainability in Rural China.* Columbia, New York.

Tilt, Brian. 2006. "Perceptions of Risk from Industrial Pollution in China: A Comparison of Occupational Groups." *Human Organization.* Vol. 65, No. 2.

United Nations Environment Programme (UNEP) Regional Office for Latin America and the Caribbean and the Pan-American Health. 2009. *GEO Health: Methodology for Integrated Environment and Health Assessment. A Focus on Latin America and the Carribean.* http：//www. unep. org/ieacp/files/pdf/Health/GEO-Health-English. pdf.

Van de Poel, E. , et al. 2012. "Is there a health penalty of China's rapid urbanization? " *Health Economics*, Vol. 21, No. 4, pp. 367 – 385.

Wang, Chunguang. 2012. *Local Governance and Issue of Citizenship Implementation: of Rural Floating Population in China.* Paper presented at the CASS-SSRC Common Concerns Seminar on Migration, Social Development and Social Protection. New York, December 17 – 19.

Wang, Dewen and Cai Fang. 2006. *Migration and Poverty Alleviation in China.* Chinese Academy of Social Sciences Working Paper.

Wang, Guixin, Zehan Pan, Yanqiu Lu. 2012. "China's inter-provincial migration patterns and influential factors: evidence from year 2000 and 2010 population census of China." *Chinese Journal of Population Science*, No. 5, pp. 1 – 13.

Wang, Jinfeng, Xuhua Liu, Ling, et al. 2012. "Cities evolution tree and applications to predicting urban growth." *Population and Environment*, No. 33, pp. 186 – 201.

Wang, M. , M. et al. 2008. "Rural Industries and Water Pollution in China." *Journal of Environmental Management*, Vol. 86, No. 4, pp. 648 – 659.

Wang, M. and Thomas Krafft. 2008. *Urbanization and Health – Challenges for China*. UNU Source 11, pp. 77 – 84

Wang Y., Long Q., Liu Q., et al. 2008. "Treatment seeking for symptoms suggestive of TB: comparison between migrants and permanent urban residents in Chongqing, China." *Trop Med Int Health*, No. 13, pp. 927 – 933.

World Health Organization. 2005. *Ecosystems Services and Human Well Being: health synthesis. A report of the Millennium Ecosystem Assessment*. September 2010 (http://www. who. int/globalchange/ecosystems/ecosys. pdf).

World Bank. 2010. *Overview of the Current Situation on Brownfield Remediation and Redevelopment in China*. September 2010 (https://openknowledge. worldbank. org/bitstream/handle/10986/2933/579530ESW0P1191se0situation0EN0Full. pdf? sequence = 1. Accessed on December 7 2012).

Wright, Tim. 2004. "The Political Economy of Coal Mine Disasters: Your Rice Bowl or Your Life." *China Quarterly*, No. 179, September, pp. 27 – 44.

Xiang, Biao. 2004. *Migration and Health in China: Problems, Obstacles, and Solutions*. Asian Metacenter Research Paper Series, No. 17, National University of Singapore.

Yang, Xiushi. 2008. "Migration, Urbanization, and HIV-Risky Behaviors in China." *The Yale-China Health Journal*, Autumn, Yale, Vol. 5, pp. 65 – 86.

Ye, Anthony G. O. Jiang Xu, Kaizhi Liu. 2011. *China's post-reform urbanization: retrospect, policies and trends*. International Institute for Environment and Development, Human Settlements Group. Urbanization and Emerging Population Issues, 5.

Ye, Jingzhong. 2008. *Differentiated Childhoods: Children Left Behind in Rural China*. Social Sciences Documentation Press.

Zhang, Zhanxin. 2012. *The Basis of Migrants' Rights in China's Social Policy Reforms: Toward Universal Citizenship*. Paper presented at the CASS-SSRC Common Concerns Seminar on Migration, Social Development and Social Protection. New York, December 17 – 19.

Zheng, Zhenzhen and Ge Yang. 2013. *Out migration from Guangdong Internal Migration in China: Changes and Trends*. Draft paper prepared for "40 percent of the world: population change, human capital and development in China, India and Indonesia. "Singapore, 22 – 24 May.

Zheng, Zhenzhen, et al. 2005. *Health Vulnerabilities of Migrant Workers.* XXV International Population Conference, 18 – 23 July 2005.

Zhou, Xianghong. 2010. *Rural-urban Migration, Environment and Health: Policy and Implementation in Shanghai and Chongqing.* Paper presented at the Annual Conference of the Forum on Health, Environment and Development, Beijing, November 12.

陈传波等：《回家：中国湖北和四川的伤病返乡农民工》，见本书第293 页。

Gransow 等：《中国农民工的工伤状况：来自珠江三角洲加工制造业的个案研究》，见本书第107 页。

Krämer 等：《中国疾病负担研究——总人口与流动工人群体疾病负担的比较》，见本书第15 页。

林丹华等：《中国农村留守儿童身心健康研究》，见本书第241 页。

Robinson 等：《中国流动工人职业伤害研究文献综述》，见本书第76 页。

杨洋、牛建林：《人口流动、居住与健康》，见本书第451 页。

朱亚鹏、岳经纶等：《政策参与者、政策制定与流动人口医疗卫生状况的改善：基于政策网络的路径》，见本书第369 页。

陈阿江、程鹏立：《癌症污染的认知与风险应对：基于若干"癌症村"的经验研究》，《学海》2011 年第3 期。

李真：《工殇者：农民工职业安全与健康权益论集》，社会科学文献出版社2005 年版。

刘慧：《主体功能区战略中的环境与健康》，中国健康、环境与发展论坛第三届年会报告，2011 年11 月，北京。

卫生部：《2012 年我国卫生统计提要》，2012 年12 月7 日（http://www. moh. gov. cn/publicfiles/business/htmlfiles/mohwsbwstjxxzx/s9092/201206/55044. htm）。

环境保护部：《国家环境保护"十二五"环境与健康工作规划》，2012 年12 月7 日（http://www. hbepb. gov. cn/zwgk/zcwj/hbbwj/201109/P020110927354722028547. pdf.）。

王桂新等:《迁移与发展:中国改革开放以来的实证》,科学出版社2005年版。

王五一等:《湖南凤凰县茨岩乡农村采矿业环境与健康跨学科研究报告》。

王五一等:《评估和应对转型过程中的环境健康挑战:以沈丘县为例》,环境、健康与发展论坛第五届年会报告,北京,2012年11月。

王五一等:《中国环境变化风险管理对策》,载 Jennifer Holdaway 等《环境与健康:跨学科视角》,社会科学出版社2010年版。

夏天南:《江苏农民工职业安全卫生问题初探》,《江苏安全生产》2007年第1期。

杨功焕,庄大方编:《淮河流域水环境与消化道肿瘤死亡图集》,中国地图出版社2013年版。

周文颖:《周生贤在重金属污染综合防治"十二五"规划视频工作会议上强调:坚决打好重金属防治攻坚战,切实维护人民群众利益和社会稳定》,载《中国环境报》2011年2月21日(http://www.zhb.gov.cn/zhxx/hjyw/201102/t20110221_ 200992. htm.)。

二十年来中国流动人口健康研究的系统回顾：对未来调研的经验总结[①]

凌　莉[②]　Manju Rani[③]　桑媛媛[④]　吕桂叶[⑤]

Sarah L. Barber[⑥]

摘要　本研究对目前中国流动人口健康相关资料的数量、质量和相关性进行研究，为今后的研究工作和政策制定提供指导。本研究系统地回顾了在几个常用数据库中检索到的 1985—2010 年发表的中国流动人口健康问题的相关文献，对检索到的 1216 篇论文进行技术上和方法论上的评估。流动人口健康问题相关研究的论文数量分阶段看，2006—2010 年比1985—2000 年增长了将近 55 倍。2006—2010 年，每年约有 194 篇相关研究成果发表，大约有 2/3 的研究（68%）仅对流动人口本身进行抽样，没有在流动人口流入的城市地区或流出的农村地区设置对照组；少于 1/10 的研究（9%）对特定的干预措施进行了评估，其中，大多数只对抽样得到的流动人口进行前后比较研究。这些研究往往侧重于传染性疾病（43%），其中关于人类获得性免疫缺陷病毒/艾滋病（HIV/AIDS）问题的研究占 26%；卫生体系研究和非传染性疾病分别占 9% 和 13%。一半以上的研究（54%）集中于四个省份的城市，极个别研究调查了留守在

---

①　感谢世界卫生组织西太平洋区域实习生 Andrew Lin 提供了宝贵的数据分析支持。

②　凌莉（lingli@ mail. sysu. cn），PhD，中山大学流动人口卫生政策研究中心主任，中山大学公共卫生学院教授。

③　Manju Rani, MD, PhD，世界卫生组织西太平洋地区办公室高级技术顾问。

④　桑媛媛，MPH，中山大学公共卫生学院流动人口卫生政策研究中心研究助理。

⑤　吕桂叶，MPH，中山大学公共卫生学院流动人口卫生政策研究中心。

⑥　Sarah L. Barber（barbers@ who. int），世界卫生组织卫生政策和制度小组负责人。

农村地区的家庭成员。

　　中国的流动人口健康研究尽管在数量上已经大见增长，但是为当前政策方针和规划项目制定提供的参考信息却相当有限。大多数研究是描述性的，而且偏重于少数的传染性疾病，忽视了一些在卫生服务可及性方面较为严峻的政策相关问题，研究几乎都没有设立对照。建议将来的研究采用更加完善的抽样方案，纳入对照人群，把重点放在被忽视的研究领域，如服务可及性、与政府和其他机构合作评估特定的干预措施等，以提高研究的严密性和相关性。

一　简介

　　流动人口的数量正在不断增加：在全球范围内，每 10 亿人中就有 7.4 亿是国内流动人口（WHO，2010）；截至 2011 年 10 月，中国有 2.29 亿国内流动人口（国家卫生和计划生育委员会流动人口司，2012），占全球国内流动人口的 1/3。尽管中国人口流动在特定时期内一直受到高度管制，但人口流动实际上是中央政府推进工业化、城市化和扶贫战略的一部分。因此，中国政府的政策也从限制流动转向促进流动，主要通过有计划的城市化规划来体现。

　　从 20 世纪 80 年代初起，国内流动人口数量持续增长，其增长速度从 90 年代开始加快，其中大部分增加的流动人口是从农村到城市的没有城市户口的农民工（Chan, et al., 2010），这使得这些流动人口无法享受到基本的公共和社会服务，因此可能给决策者在公共卫生问题上提出重大挑战。虽然近几年中国人口的总体健康指数大幅提高，但对流动人口健康问题，尤其传染病控制的不够重视可能会阻碍成果的持续性，甚至导致已有成果功亏一篑。另外，我们也希望人口流动能给流出地区带回新的思想、信息和技能的交流以及资本的融通，这样可能有助于缩小城乡之间长期以来存在的差距。

　　开展研究工作是推动公共政策和规划实施的重要举措。关于人口流动和健康问题的研究可以囊括从具体的卫生问题到与迁移相关的公共卫生问题及其影响等一系列问题。我们需要通过研究去探索已发现的问题背后的根源，例如服务的利用率低、特定疾病负担的不均匀分布等。我们还需要通过研究来寻求针对已发现问题的可能的干预措施和解决方案，评估解决方案的可行性，评价各种政策和干预措施的影响。

本研究对 1985—2010 年与中国流动人口健康有关的研究的数量、质量、类型的发展动态进行评价，并确定主要的研究空白。该分析将有助于为今后中国流动人口健康研究项目的投入提供信息支持。

二　研究方法

（一）检索策略和纳入标准

专栏 1：研究检索策略

英文：（（"transients and migrants"［MeSH Terms］OR（"transients"［All Fields］AND "migrants"［All Fields］）OR "transients and migrants"［All Fields］OR "migrant"［All Fields］）AND（"health"［MeSH Terms］OR "health"［All Fields］）AND（"China"［MeSH Terms］OR "China"［All Fields］））AND（"1985/01/01"［PDAT］："2010/12/31"［PDAT］）

中文：（（"暂住人口和流动人口"［主题词］或（"暂住人口"［全部字段］和 "流动人口"［全部字段］）或 "暂住人口和流动人口"［全部字段］）或（"外来人口"［全部字段］）和（"健康"［主题词］或 "健康"［全部字段］）和（"中国"［主题词］或 "中国"［全部字段］）和 "1985/01/01"［出版日期］："2010/12/31"［出版日期］）

利用系统检索策略在以下三个数据库进行检索：美国国立医学图书馆的在线健康文献书目数据库（PubMed）和两个重要的中文书目数据库——万方数据库和中国期刊全文数据库（CNKI），获得 1985 年 1 月 1 日到 2010 年 12 月 31 日出版的有关中国流动人口健康的研究成果。检索关键词包括 "流动人口、健康、中国"（专栏 1）。表 1 列出检索到的文章摘要。

纳入符合以下标准的文献：（1）研究对象为中国流动人口；（2）报告健康相关问题；（3）报告发表年份、研究地点以及对抽样总体的描述性统计分析。此研究未纳入中国国际移民相关研究。

从 PubMed 中，我们收录了 281 篇文献，其中英文文章 257 篇。经评阅，我们总共剔除了 69 篇关于高收入国家（如澳大利亚、英国、美国等）的中国国际移民、从中国大陆到中国香港或中国台湾的移民以及在中国的国际移民的研究文章。我们还排除了 21 篇与主题相关（如中国人口政策的挑战）但与流动人口健康没有直接关联的论文，以及 27 篇与健康问题无关但与流动人口问题相关的论文，例如关于流动人口的社会人口学特征或导致流动的因素的研究。另外有 18 篇文章，虽然被列在流动人口健康问题的出版物清单上，但属于观点、新闻和评论，而非原创性的研究，所以也被排除。最终，在281篇文章里我们只纳入了146篇（19篇中文和125篇英文）原创性的研究论文（定义：利用原始资料或二手数据的进行原创分析的文章），如表1所示。

在万方数据库和CNKI使用同样的检索策略搜索中文文献，一共检索出5556篇无重复的文献（1206篇出自万方数据，5210篇出自CNKI，还有860篇同时出自这两者，表1）。除去先前从PubMed里获得的5篇文献，共有5551篇从这两个中文数据库里获得的新增文献。其中有4468篇不是原创性研究，属于文献综述、社会新闻、会议展示、案例报告和药效研究，因而都被排除在最终研究分析和综述之外。对于针对不同研究阶段（如中期报告）而进行的多次调查研究，只把最终报告或出版成果纳入分析，以此标准，最终排除了13篇文献。最后，共有来自这两个数据库1070篇原创性论文（580篇英文摘要，316篇中文摘要，174篇无摘要）被用到综述中（见表1）。

两位作者独立地对这些论文进行筛选，并对筛选结果不一致的地方进行商讨，并请另一位作者对所有存在的分歧进行深入探讨从而得到解决方案。我们通过提取关键信息，包括出版年份、研究主题、地点和对抽样总体的描述统计来对这些论文进行分类。

（二）文献分类

我们仔细评阅论文摘要并根据研究的类型对论文进行分类，分为描述性研究和政策/干预评估研究。描述性研究又根据疾病分类/健康状况以及人群抽样的标准进行进一步的分类。

我们运用以下规则来确定研究主题：首先，把所有的研究根据主题归为四个大类——传染性疾病、非传染性疾病、母婴健康和卫生体系。其次，在每一组内，我们根据分主题对研究进行进一步的细化分类。研究设计包括多个分主题的文献，会被同时归入不同的类别。例如，一篇同时涉及HIV/AIDS和肺结核的文献会被归入这两个子类下同时也归入"传染性疾病"类别下。如果文献涉及可预防传染病和免疫接种，该文献会被归入母婴健康类别下的"免疫接种"子类，而不是归入"传染性疾病"类别。最后，如果一篇论文探讨的是某种疾病的服务利用或卫生保健行为或项目（例如孕妇保健或免疫接种），那么这篇论文会被归类于"传染性疾病"类别下的特殊疾病子类或"母婴健康"类别。但是，如果一篇论文只笼统地探讨求医行为或医保问题，而非侧重于某种疾病或卫生服务的分析，这篇论文会被归入"卫生体系"类别。

我们根据抽样人群将这些原创性研究做进一步的分析和归类：流动人口；流动人口和一个对照组（城市常住人口，或农村人口，或总人口）；流动人口和两个对照组（城市常住人口和流出地农村人口，和/或总人口）。我们还根据研究地点分析这些研究。

表 1　　　　从不同数据库检索到的论文摘要

（1985 年 1 月 1 日到 2010 年 12 月 31 日）

	PubMed	万方数据库和中国期刊全文数据库	总计
除去副本的单独论文总数	281	5551	5832
排除的论文：			
关于中国国际移民的论文	69	0	69
和中国流动人口没有明确相关的各种论文	21	0	21
与中国流动人口有关但与健康问题无关的论文	27	0	27
针对不同阶段而进行的多次调查研究（只把最终报告或出版成果纳入最终分析）	0	13	13
被列入流动人口健康相关出版物但剔除出流动人口相关调查研究	18	4468	4486
原始性研究：	146	1070	1216
英文原文研究	125	0	125
带英文摘要的中文研究	19	580	599
带中文摘要的英文研究	0	316	316
没有摘要的中文研究	1	174	175
没有摘要的英文研究	1	0	1
完整的研究分析成果	146	1070	1216

三　结果

（一）发表趋势

大部分的文献（88%）是从中文数据库找到的。2000 年之前发表的关于流动人口健康的文献特别少，由此可见在 21 世纪前，流动人口健康问题无论对公共卫生专业人士还是研究者来说都还不是一个特别重要的问题。2000 年之后，流动人口健康相关研究的数量大幅增加，其中包括很多原创性研究。1985—2000 年，每年发表的流动人口健康文献不到 50 篇；而 2007—2010 年，每年发表的流动人口健康文献多于800 篇（见图 1）。类似的，2006—2010 年，流动人口健康原创性研究的发表量也大幅增加。和 1985—2000 年（3.5 篇）相比，2006—2010年间（194 篇）每年发表的原创性研究的平均数量增长了将近 55 倍（见图 2）。

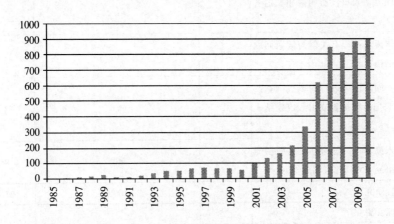

图 1　中国流动人口健康问题出版物数量变化趋势（1985—2010）

注：未搜索到 1985—1987 年发表的原创性研究出版物

（二）研究重点

通过对研究主题的分析，我们可以发现，现有的研究对一些疾病和主题的关注是失衡的，并随着时间的推移发生了变化（见图 3 和图 4）。1985—2000 年，几乎没有关于流动人口健康问题的原创研究发表（只占检索发表总数的 4.4%），且发表的文献主要侧重于中国政府的计划生育和干预政策，研究在该政策下为流动人口提供的计划生育服务（China Population Today，1996，1997，1998）。1985—1995 年，只检索到 9 篇相关的原创性研究论文，其中 4 篇关于计划生育和生殖健康，4 篇关于传染性疾病。

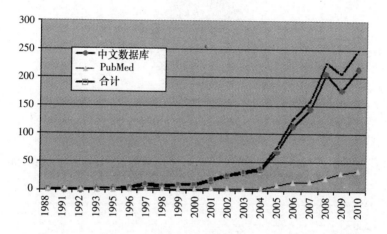

图 2　中国流动人口健康问题原创性研究出版物数量变化趋势（1985—2010）

注：未搜索到 1985—1987 年发表的原创性研究出版物。

　　针对传染性疾病的研究最多，占所有发表的研究报告的 43.6%。在所有关注传染病的研究中，超过一半（60%）的主题是 HIV/AIDS，其次是肺结核（26.6%）。即使在全部研究中，HIV/AIDS 和结核病也是数量最多的研究主题，大约分别占了所有原创性研究的 1/4（26.2%）和 1/10（11.6%）。仅 2006—2010 年，关注 HIV/AIDS 的文献发表比例就增加了大约 30%（288/969）。大多数关于流动人口 HIV/AIDS 的研究只是在中国大城市中抽样，调查他们的 HIV/AIDS 知识、态度和高危行为，只有一些研究在流动人口中评估了具体的干预措施。

　　排在传染性疾病之后的第二个最受关注的研究主题是母婴健康（35%）。在这个类别中，主要的关注点是生殖健康问题以及计划生育的专业知识和服务利用。

　　只有 153 篇文献是关于非传染性疾病的（占全部文献的 12%）。其中 51.6% 的研究关注的是心理健康（见图 4），主要是评估流动人口的心理健康。最后，只有极少数（9%）的研究涉及卫生体系（见图 3），这其中大多数的研究是横断面研究，只对流动人口进行抽样，测量他们的健康状况、卫生服务的利用和求医行为。

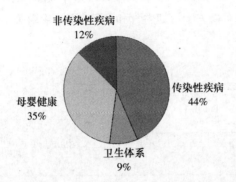

图3　根据研究主题检索的流动人口健康原创性研究出版物分布（1985—2010）

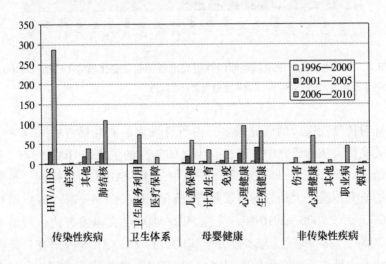

图4　根据研究主题检索的流动人口健康研究数量变化趋势（1996—2010）

（三）人群抽样

近2/3（68%）的研究只对流动人口进行抽样，这些研究的目的主要是评估该人群的健康状况、知识、态度和服务利用。由于缺乏对照，我们无法得知与居住地城市常住居民或流出地农村居民相比，流动人口的生存现状如何（见图5）。19%的研究进行了流动人口和其他群体——主要是城市常住居民的比较。小部分研究也调查了留守儿童/妻子和非留守儿童/妻子。流动人口和城市居民之间的差异是否拉大了城乡差距，对流动人口状况又有什么影响？大多数研究没有对此进行评论。只有2%的研究对三类人口群体进行抽样，对比了在流入地的流动人口和城市居民以及在流出地的农村人口的情况（见图5）。比较流动人口和城市居民人口的研究，往往会涉及对疾病监测数据的二次分析。

（四）研究方法

大多数研究包含了对样本人口的横断面调查。少数研究也包含了定性研究方法（对流动人口或他们的雇主/卫生保健服务提供者进行的知情人物访谈和焦点小组访谈）。只有9%的原创性调查研究评估了针对流动人口开展的干预，但其中大部分研究采用了前后对照的设计，只对流动人口进行了抽样。

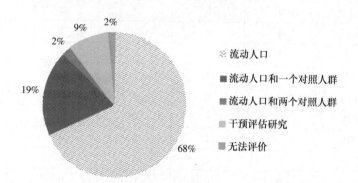

图5　根据抽样人口群体检索的流动人口健康调查研究

（n = 1208）分布（1985—2010）

（五）研究地点

在每一个省市或自治区开展的流动人口健康研究的数量与时俱增。表2显示了研究调查的地点。超过一半（54.43 ％）的研究在广东（21.0％）、上海（13.0％）、浙江（10.6％）和北京（9.7％）四地进行。尽管在2006年至2010年，中国大部分省市和自治区已经把流动人口健康研究提上日程，但研究地点还是呈现出集中分布的态势，这与上述城市是流动人口的主要流入地有关。几乎所有调查抽样现场均为城市的建筑工地、工厂和餐馆等地。

表2　　　　随着时间的推移，调查研究地点的变化态势（1985—2010）

地点（省）	1985—1990	1991—1995	1996—2000	2001—2005	2006—2010
安徽	0	1	1	1	30
北京	0	0	8	23	87
重庆	0	0	1	1	16
福建	0	0	0	3	11
甘肃	0	0	0	0	3
广东	0	0	4	46	206
广西	0	0	0	2	25
贵州	0	1	0	4	12
海南	0	0	1	3	2
河北	0	0	0	0	11
黑龙江	0	0	0	0	2
河南	0	0	0	2	16
湖北	0	1	2	9	14
湖南	0	1	0	2	12
江苏	0	0	4	16	54
江西	0	0	0	1	3
吉林	1	1	0	0	4
辽宁	0	0	0	0	13
内蒙古	0	0	0	0	4
宁夏	0	0	0	1	3
青海	0	0	0	2	3
山东	0	0	4	4	33
上海	0	2	8	35	113
陕西	0	0	0	1	8
山西	0	0	0	0	10
四川	0	0	1	6	29
天津	0	0	0	0	9
新疆	0	0	0	0	4
云南	0	0	1	1	15

续表

地点（省）	1985—1990	1991—1995	1996—2000	2001—2005	2006—2010
浙江	0	0	4	15	110
≥2省的	0	0	0	9	51
未提及	0	1	5	18	61
总计	1	8	44	191	969

注：一些研究的研究范围涉及两个或两个以上的省份或全国。最后一行的总计指的是同期"单一"论文发表的总量而不是列的合计数。由于涉及不同省份的研究会在每一个涉及的省份计算一次，列的合计数将高于实际论文总数。

四　讨论和总结

中国政府一直强调公平的经济增长，并把人口流动作为缩小沿海和内陆省份之间贫富差距的一种手段。随着流动人口在城市中居住的时间越来越长，他们对于卫生保健和公共服务的需求也同时增长。因此，这些研究对于评价流动人口的需求具有重要作用。

2000年后，关于流动人口健康的文献数量急剧增长，这反映了流动人口健康问题在中国公共卫生领域越来越重要。在过去的10年中，关于流动人口健康的热门话题主要集中在HIV/AIDS、孕产妇与生殖健康以及结核病。鉴于这些问题的重要性，今后的研究仍将把这些问题作为研究重点。另外，可以预测的是，职业健康问题将更加受到重视，这个问题在过去5年里已经逐渐引起人们的关注。被忽视的研究主题包括流动人口非传染性疾病的患病状况和公共卫生医疗服务的可及性问题。随着卫生体系改革的全面铺开和对医疗服务普遍可及的强调与重视，预计今后将有更多的研究专注于探讨流动人口如何获得有效的医疗保险和基本医疗服务，以及如何将流动人口纳入基本公共卫生项目等问题。此外，在中国有多项政策和纲领性的干预措施致力于满足流动人口在治疗特殊疾病、增加医疗保险和提高公共服务的利用率等方面的需求。与政府和其他机构合作，系统地评估这些干预措施的效果将为实现人人享有基本医疗卫生服务的目标提供有价值的信息。

尽管关于中国流动人口的研究在数量上有了很大的增长，但这些研究的质量和相关性问题仍然不容乐观。对中国当前政策和项目来说，绝大部分研究的附加价值有限。多数的研究把流动人口看作一个同质性实体，对这个群体的知识、态度、健康状况和服务利用进行综合性的描述。但实际上，中国流动人口是一个异质性群体，成员在年龄、性别、籍贯、职业、流动年限等方面存在很大的差异。所以了解流动人口的具体特征，掌握这些特征在增加或降低流动人口健康风险和健康脆弱性方面的作用显得非常重要。另外，几乎没有研究将流动人口与流入地或流出地人口进行比较，对研究结果的解释显得空泛，限制了研究结果的科学价值。

在制定适当的抽样方案时，在方法论上，我们会碰到一个重要挑战，那就是如何定义"流动人口"。这一点尤其重要，因为政府的战略规划鼓励农村人口长期向城市流动，并把它作为扶贫和维持就业的一种手段。不同流动阶段和流动时间的流动人口所处的风险不同，与工作更稳定并且获得城市户口的长期流动人口相比，传统流动人口处于风险最高的一端（不稳定的临时就业、没有合同、高职业健康危害、带来健康风险的临时居所如施工现场、经常返回农村地区等）。在抽样时，有必要认真考虑"流动人口"的定义，从而使得流动人口健康政策研究能够真正影响到政策。如果研究计划测量流动人口群体的具体健康指标，就应该建立流入地城市对照组，如果可行，还应该建立流出地农村对照组。这样的设计可能要求研究在逻辑性上下更大的功夫，并且需要花费更多的成本，但其将为政策和计划制订提供更多深刻的见解。

研究地点主要集中在流动人口通常会迁移到的中心城市或省份，如广东和上海。广东、上海从20世纪90年代初期开始就成为制造业大省/市，促使流动人口在这些地区聚集。但是，少有研究对流动人口的流出地进行调查。因此，未来的研究可以集中在流出地，以便了解人口流动对留守人员的影响和卫生项目的实施情况。

总之，流动人口健康问题关乎国计民生和社会和谐稳定，虽然近年来关于流动人口健康的研究大量涌现，但研究的范围还有待扩展，质量还有待提高。许多研究因为研究主题、研究方法、抽样方案的局限，对决策和规划的影响力有限。为了提高今后研究的严密性和相关性，建议在研究中设立对照，专注那些容易被忽视的问题，如卫生服务可及性问题，并与政府机关及其他机构合作，对具体的干预措施进行评估。

参考文献

Chan, Kam Wing, 2013. "China, Internal Migration." In Immanuel Ness and Peter Bellwood (eds.), *The Encyclopedia of Global Migration*, *Blackwell Publishing*. http://faculty. washington. edu/kwchan/Chan-migration. pdf, accessed in March 2014.

China Population Today. 1998. "Regulations on Family Planning Management of the Floating Population." *China Population Today*, No. 15, pp. 2 – 4.

China Population Today. 1997. "Family Planning Management for the Migrant Population in Sending Areas. Urban Family Planning Programme." *China Population Today*, Vol. 14, No. 1, p. 11.

China Population Today. 1996. "Family Planning Management of the Floating Population in Xi'an City." *China Population Today*, No. 13, p. 29.

WHO (World Health Organization). 2010. *Health of Migrants: The Way Forward—Report of a Global Consultation*. Geneva: World Health Organization.

国家卫生和计划生育委员会流动人口司：《中国流动人口发展报告 2012》，中国人口出版社 2012 年版。

GIS 技术在人口迁移与健康方面的
应用研究综述

姜群鸥①　罗　姣②　邓祥征③

摘要　城乡人口迁移对城市的经济发展有着突出的贡献，然而大规模的农村人口迁移是否给当今城市公共卫生带来了沉重的负担是当今备受关注的重要问题之一。加强对人口迁移与公共卫生相关关系问题的研究刻不容缓，这迫切需要一种有效的工具来探索人口迁移和疾病特征以及与其影响因子是否存在显著的空间关系。地理信息系统（Geographical Information System, GIS）技术有着强大的空间分析与表达能力，是研究人口迁移与公共卫生关系问题的有力工具。本文总结分析了国内外学者利用 GIS 技术对人口迁移和公共卫生等问题的应用研究。文献表明，GIS 技术分析广泛应用于人口迁入率、人口迁出率、净人口迁移率、区域人口移动的吸引力和排斥力时空分布图的绘制，以及影响人口迁移的关键地理要素的探索分析；而在公共卫生的研究中，GIS 技术主要应用于不同疾病发生的时空分布匹配、疾病高发区的圈定、媒传疾病的监控、疾病的影响因素分析、卫生隐患的预防、疾病控制政策分析以及公共卫生服务的作用分析等方面。总之，GIS 技术在人口迁移以及公共卫生相关关系方面的应用虽然取得了一定的成绩，但仍处于起步阶段，GIS 技术的应用还需进一步深入与扩展。

---

①　姜群鸥，中国科学院地理科学与资源研究所，北京林业大学水土保持学院。
②　罗姣，北京师范大学环境学院。
③　邓祥征（dengxz. ccap@ gmail. com）（通讯作者），中国科学院地理科学与资源研究所。

一　GIS 技术在人口迁移与公共卫生领域应用的必要性

　　绝大多数的事物都具有空间特征，其出现、发展、消亡的过程也与其位置紧密相关，因此，空间数据分析具有重要意义。人口迁移是人口在区域之间的空间移动，人口迁移的驱动因素也因地而异，主要包括区域经济差异、家庭重组和重新定居、环境污染、森林砍伐、气候变化以及资源缺乏（如水资源）等因素（Martens, et al. , 2000；Schoolman, et al. , 2012）。理解和把握人口迁移的区域性空间分布格局及其影响因素的时空变化规律，对进一步洞悉人口迁移对公共卫生的区域影响十分必要（Tilaye, et al. , 2007；Li, et al. , 2012）。大城市中较多的就业机会和良好的生活条件导致了大规模城乡人口迁移，必然会造成城市人口的急剧增加（Wang, et al. , 2006；Gol, et al. , 2011；Rahman, et al. , 2011）。城市面临着计划之外的人口增长与城市扩张，目前这一问题已引起全球科学家以及政府的日益关注（Greif, et al. , 2011；Hao, 2012；Prosper, et al. , 2012）。城市扩张导致了一系列问题，如生产性农业用地、绿地、地表水域的大量减少以及地下水的过度消耗等。因此，加紧研究、理解并定量化城市扩张问题意义重大。

　　地理信息系统（Geographical Information System, GIS）是一种集获取、储存、表达、管理、分析及应用功能的综合空间数据分析工具。结合人口迁移的显著空间特征，GIS 已成为城乡人口迁移空间数据分析的有力工具。在区域科学领域中，GIS 技术已在人口迁移研究中广泛应用。在五大区域科学期刊中，关于人口迁移的话题越来越受到关注，人口迁移的相关文章也成为区域科学期刊中最前沿的五类研究之一。人口迁移尤其是劳动力的迁移，对迁移的源汇区域都会产生巨大影响，其中包括流行病的发生与传播（Parry, et al. , 2010；Li, et al. , 2011；Magalhaes, et al. , 2011；Nitschke, et al. , 2011）。因此，在世界各地许多城市外来人口持续增加的大背景下，当地政策制定者对本地人口迁移现象的时空分布的充分理解将对当地区域发展起到至关重要的作用。

　　人类健康除了与不良生活习惯和职业危害等有关外，还与人为环境、地理环境、气候以及各种有毒、有害物质的严重污染有关（Knudsen, et al. , 1992; Zhang, et al. , 2003; Drumond, et al. , 2011)。因此，只有精确分析影响人类健康事件的空间分布模式，模拟疾病生态因子的相互作用机理和时空变化特性，寻求疾病病因的空间关联，才能有效制定预防措施 (Cosner, et al. , 2009; Esbjornsson, et al. , 2011)。GIS 技术的一项主要功能是能够对数据进行空间运算和派生新的信息，这个功能构成了空间建模和地理信息数据处理的基础 (Karsenty, et al. , 2002)。利用卫星遥感技术获取相应数据，基于 GIS 数据管理、数据显示及空间分析，并结合全球定位系统 (GPS)，不仅可以研究影响人类健康等因素的发生、流行的地理分布特征，也可以确切描述病因的环境影响要素的时空分布特征和动态变化规律，从而探寻疾病传播路径与环境因素之间的关系 (Gould, 1993; Gonzalez, et al. , 2009; Gray, et al. , 2009; Feldacker, et al. , 2010; Geymen, 2010)。因此，GIS 技术在人口迁移和公共卫生方面都具有很强的适用性。

二　GIS 技术在人口迁移与公共卫生中的应用

GIS 技术在人口迁移与健康中的应用，最初是用于数据获取。数据获取是 GIS 技术最基本的功能，所获得的空间数据能够建立项目的数据库，这是 GIS 技术所有其他功能得以应用的基石 (Mirski, et al. , 2011)。数据获取使得那些现有的外界数据源所包含的数据信息得以输入到 GIS 系统中，然后就能从其他图像、数据集和研究中集成项目所需的空间数据。GIS 的数据存储功能可以存储地图和属性数据，从而建立项目独有的数据库。数据库建好之后，不仅可以空间检索，为充分利用 GIS 各项功能提供空间数据基础，而且 GIS 也能基于属性数据，像所有其他常规数据库系统一样，进行搜索、重新排序和选择等操作。例如，我们可以分区域、分纬度、按离市中心的远近来选择案例。结合监测所获取的数据，GIS 更是鉴定和显示疾病高发区的强有力工具 (Clarke, et al. , 1996; Bernitz, 2008; Barreto, et al. , 2011)。GIS 将人口疾病数据、地理空间数据和生态数据集成起来，为分析和鉴定影响疾病传播的重要变量因素提供基础 (Levine, et al. , 1994; Jia, et al. , 2011; Murray, et al. , 2011)。具体的应用领域如下。

（一）城乡人口迁移

利用 GIS 技术对人口迁移信息进行准确高效的统计、分析与表达，提升人口迁移空间统计的精度和效率是当今发展的重点。对于人口迁移发展状况的研究，需在了解全局人口空间分布情况的基础上，分析各个地区间的人口关联特征以及相互影响程度，同时在时间序列上叠加人口信息，提取行政区域上的人口空间重心，进而分析在此期间人口迁移活动的情况。田善准等（2013）采用 GIS 技术的空间重心分析方法，利用福州各县市1988—2009 年年末人口数据，计算出福州市各年人口的空间重心坐标、迁移方向及移动距离，定量地表示这一时期人口区域差异的动态变化。吕安民等（2002）应用 GIS 的空间相关分析技术研究了 1982—1990 年中国人口空间相关性，发现在此期间华北、华东人口低增长，华西、华南人口高增长的特点。随着 GIS 技术、GPS 技术和移动计算等技术的快速发展，追踪移动对象轨迹成为现实，空间轨迹挖掘技术也被广泛应用于人口流动与健康等问题的研究中。冯邦彦等（2010）研究了新中国成立以来我国人口城乡迁移轨迹，发现其表现出特有的时序性和空间性特征。

除了采用 GIS 技术分析人口迁移的动态特征，如何将这种动态迁移规律展示给更多的人也是人口迁移研究的重要内容。目前基于 GIS 技术，专家们利用各种各样的人口迁移空间数据绘制出大量人口迁移图（Congdon，2010）。Marra 等（2012）利用意大利外来人口的市级空间数据，绘制出时空变化图，展现了该地域范围内外来人口定居地的格局分布及其时空变化。Wu（2008）通过获取上海市迁入人口定居地的详细空间数据，绘制了外来人口的空间分布图，并进一步探索造成当前外来人口空间分布格局的重要地理因素，其研究结果表明区域总人口的外来人口比例与该区域中除国有企业外的制造企业的数量存在明显的正相关关系。Cromley 等（2010）成功开发出一套 GIS 和列表相结合的方法估计并绘制出中国人口普查期间的国内净人口迁移率图。从以上这些例子可以看出，GIS 技术能很好地反映出迁移人口的空间分布规律。

除了迁移人口的空间分布规律，人口迁移的方向和合理规划等也可以用 GIS 技术绘制出来。Baby-Collin 等（2009）追踪并绘制出基于西班牙国家层面的安第斯山脉移民的居住地分布图，进一步分析了这些迁入地与那些早期传统移民的内在联系，尝试着根据移民流出地的不同分别绘制区域定居地分布图。简单的人口迁入率与迁出率（通过迁移人口除以总人口计算所得）只能反映区域目前的人口迁移状态。Sanders 和 brown（2012）为菲律宾政策制定者提供了空间分析模型，以此来评估各个特别行政区备选地区的相对优势。该研究首先采用改进的哈里斯—托达罗模型来获取代表各地区迁入人口概率的 HT 得分，然后利用 GIS 技术绘制出整个菲律宾的移民迁入可能性分布图，最后通过叠加上国家高速公路、主要港口、机场以及其他地理变量空间分布图，得到了未来设置特别行政区的合适区域，这些区域不仅满足潜在投资者的商业和物流业需求，而且目前具有较低的人口迁移率。

（二）公共卫生

在当今社会，人口流动与迁移的现象日益普遍。人口流动并不是简单物理意义上的迁移，在迁移的整个过程中，他们周围的地理环境、社会环境、文化环境、社会地位和生活方式也会发生变化，进而对相关人群的健康状况产生重要影响（王文卿等，2008）。一方面，由于居住条件差，并且不能加入所在城市的职工医疗保障制度和城市医疗救助体系，流动人口的健康问题得不到保障；另一方面，从流行病学的角度来看，流动人口有可能扮演病原携带者的角色，高度流动的人群既是传染病的主要传播者也是传染病的重要受害者。如何利用高新技术研究人口流动与迁移所带来的公共卫生问题是当前社会学重要的研究问题之一。

GIS 作为一个获取、存储、检索、分析和显示空间数据的自动化系统，包含的不仅仅是一个数据库，而且还蕴含着空间或地图信息以及一些隐藏在数据背后并将数据紧密联系在一起的作用机制（Clarke，et al.，1991；Yang，et al.，2011；Gong ，et al.，2012）。地理信息系统历经了近50 年的发展后，如今变得更容易为专业领域之外的人士使用，在各行各业中得到了更广泛的应用（Richards，1993；Rogers，et al.，1993）。到目前为止，GIS 技术在公共卫生研究中也获得广泛应用，成为许多项目中的重要创新点（Beck，et al.，1994；Tully，et al.，2010；Nahmias，et al.，2011）。下面将总结 GIS 技术在公共卫生研究中的应用。

1. 分析疾病空间分布模式

众所周知，疾病特别是流行性疾病与地理位置和环境密切相关。科学家们已经广泛认识到 GIS 技术在公共卫生研究中的重要性，例如利用 GIS

技术绘制疾病空间分布图，进而得以探索分析疾病与地理位置和环境的相关关系。GIS 技术的该项应用最早能追溯到与百老汇水泵密切相关的伦敦霍乱案例的经典空间分布图。19 世纪 50 年代初期，霍乱在英国伦敦猖獗不休，John 使用点代表霍乱案例并绘制了伦敦当时的霍乱发生案例图，惊奇地发现大部分的案例聚集在一个水泵周围。进一步研究发现该口水泵被霍乱病毒所污染，从而确定该口水泵就是流行病的源头。再如，研究人员对阿根廷 1995—1997 年屠宰场记录的结核病（tuberculosis，TB）样损伤牛的所在地信息进行统计，利用最近邻算法分析得出的结果显示，阿根廷肉牛的 TB 在分布上呈现簇状，呈簇状分布的地区同时也是奶牛饲养地区。Green 等（2003）利用 GIS 的空间扫描统计方法对加拿大 Winnipeg 市的Ⅱ型糖尿病的空间分布情况进行了研究，找出其空间高度聚集地区，并发现研究区域内男性比女性患病概率高。武继磊等（2005）采用 GIS 的空间相关性分析方法对北京市 2003 年 4 月 27 日到 5 月 18 日的 SARS 疫情的空间过程进行了分析。范新生等（2005）同样运用自相关系数 Moran's I和 Getis's G 对我国 2003 年暴发的 SARS 疫情的省级空间分布格局做了分析。Kitron 等（1997）以 Moran's I 为指标对美国威斯康星州莱姆病的空间分布进行了研究，发现人感染莱姆病的概率与该地区蜱分布呈空间正相关，并且两者均与春、秋季的校正植被指数值（Normalized Difference Vegetation Index，NDVI）呈正相关。

　2. 分析环境危险因素与疾病发生的关系

　　GIS 技术最早是在莱姆病流行病学研究中得到成功应用的。Glass 等（1995）将马里兰州巴尔的摩地区莱姆病病例分布点的 53 项环境因素（包括地理、高程、土地利用、土壤类型、森林分布、分界线等）与随机抽取的对照点数据进行统计比较，用 Logistic 回归分析方法筛选出 11 个与莱姆病有关的危险因素。由于莱姆病主要通过蜱来传播，Estrada（1999）对南美新大陆热带地区蜱的分布与环境因素之间的关系进行了研究。通过分析蜱分布的地理空间数据和相应的先进型甚高分辨辐射仪（Advanced Very High Resolution Radiometer，AVHRR）遥感影像，发现蜱的分布与气候、植被等环境因素之间存在较强的相关关系。Dister 等（1997）从专题制图仪（thematic mapper，TM）影像中提取地表植被结构、地表湿度和植被丰度等指标，利用 GIS 技术，分析其与肩突硬蜱蛹密度的季节分布之间的关系，研究发现肩突硬蜱蛹分布密集地区湿度大，植被覆盖比例高，且阔叶树木分布较多，以此可用来估计暴露于莱姆病的危险程度。

　　血吸虫病也是与地理因素密切相关的疾病，找出血吸虫病与自然环境的内在联系正是控制血吸虫病的关键。Bavia 等（1999）在巴西建立了地区血吸虫病地理信息系统，对疾病的感染和宿主分布实施动态监测，并确定影响血吸虫病分布的环境因素，结果显示影响血吸虫分布最重要的因素是人口密度和旱季时节，其他重要影响因素包括土壤类型、植被以及昼夜温度等。周晓农等（2001）以与血吸虫发育扩散关系密切的温度和潜在蒸发指数为基础计算血吸虫传播指数，并结合从 AVHRR 遥感影像上获得的校正植被指数、地面温度指数以及高程分布图，通过 GIS 的空间数据分析和地图叠加分析，显示血吸虫传播指数（指数值大于 900）的分布基本上与中国南部地区的血吸虫病流行区相吻合。由此得出结论，血吸虫病的流行范围与温度、高程、雨量等因素密切相关。

　　3. 在疾病控制中提高效率、降低成本

　　GIS 技术在疾病控制中是一种能达到高效率低成本的强有力工具。例如，最短路径分析能够在最短的时间内找到合适的地点，从而节省能源的消耗。研究者也可以利用 GIS 技术鉴定流行病高发区和高危人群，断定资源短缺区域，以及决策资源该如何优化分配（Tempalski，1994）。例如，通过对麦地那龙线虫的空间分布分析，定位患病率最高的村庄，联合国儿童应急基金在这些村庄安装了水泵以确定当地居民的饮用水安全保障。对该流行病数据的后续研究显示麦地那龙线虫病案例显著下降，从而表明在这些高发病率的村庄引进水泵是根除麦地那龙线虫病的有效措施（World Health Organization，1990）。在中国的血吸虫病研究中，GIS 技术结合遥感技术对流行病区域进行快速评估，又对生态转变导致的人群感染风险进行可靠评估，并预测疾病的空间分布趋势，为干预控制政策提供指导依据，确保有限的资源得到合理的分配。

　　4. 对疾病流行的预测

　　基于 GIS 技术，依据影响疾病发生与传播的环境因素和疾病的空间分布特征建立空间模型，可以用于预测疾病的流行强度、媒介滋生地的范围以及疾病的空间分布状况，为疾病的监测和预防提供有效的依据（Wood，et al.，1994；Sharma，1996；Ulugtekin，et al.，2006；Rabaa，et al.，2010；Tan，et al.，2011）。

（1）病流行强度预测

Snow 等（1998）在研究疟疾传播时发现，在非洲好望角和东非部分地区，气候因素可以影响传播恶性疟的媒介能力。由此，他们通过获取降雨量和温度等气象资料以及从 AVHRR 遥感影像中提取 NDVI 值，建立了一个基于气象因素的传播强度统计模型，用于预测肯尼亚的恶性疟传播强度。周晓农等（1999）使用江苏省境内及边缘地区的 18 个气象观察点资料，基于改良 Malone 公式计算血吸虫传播指数值，结果发现所有血吸虫流行区的观察点传播指数值均在 900 以上。利用 GIS 技术，通过对空间分析所得的血吸虫传播区域分布图进行划分，得出不同区域的流行强度，再将 AVHRR 卫星影像叠加分析后，可以得出不同区域和不同季节的流行强度预测图，其预测总准确率为 88.89%。

（2）媒介滋生地预测

Kleinschmidt 等（2001）在西非收集影响媒介按蚊孳生地的气温、降雨量、湿度、植被和人蚊接触等气象和环境资料，调查 10 岁以下儿童的疟疾感染情况，在此基础上建立了空间统计分析模型，用于预测整个西非的按蚊幼虫分布情况。同时，借助西非疟疾分布图，可得到研究区内某个地点在主要疟疾流行季节 10 岁以下儿童感染疟疾危险预测图。周晓农等（1999）收集了 1983 年和 1994 年 3 个时段覆盖长江南京段区域 LANDSAT 卫星的 MSS 遥感图像，这 3 个时段的湿地空间分布模型反映了特大洪水位与丰水位间、丰水位与枯水位间的湿地变化，建立了钉螺滋生地分布模型和钉螺扩散模型。而钉螺滋生地分布模型和钉螺扩散模型可以用来预测钉螺滋生和扩散的范围。

（3）疾病空间分布预测

杨国静等（2002）利用 GIS 技术对疟原虫年生长发育累积度日（TG-DD）、降雨、相对湿度等因素进行表面趋势空间分析，将上述 3 种因素按一定比例建立空间复合模型，用于预测全国疟疾流行地区分布态势，结果表明模型预测的全国疟疾流行区域分布与以往的文献报道结果基本相似。利用同样的模型，杨国静（2002）还对江苏省疟疾分布情况做了预测，研究显示江苏省 14 年疟疾平均发病率分布图与模型预测分布图基本吻合，这说明此模型可应用于江苏省疟疾流行监测。Estrada-Pena 等（1998）用协同克立格模型研究肩突硬蜱监测资料以及植被指数（NDVI）和气候变量（LST），以预测肩突硬蜱的空间分布情况，其灵敏度和特异度分别达到 97% 和 89%。

5. 疾病控制资源的管理与规划

疾病的预防和控制是指在发现疾病发生的时空规律或者确定引发疾病危险因素以后，通过疫苗接种、患者隔离、医疗资源有效配给等手段进行疾病的防御。其中，疾病发生的时空趋势分析是疾病预防和控制的前提，而医疗资源的有效配置则是疾病预防和控制的保障。目前，医疗资源配置方案的出发点主要有两个方面：一是地理可达度的公平性；二是干预区域的侧重性。基于以上两点原则，研究人员采用 GIS 空间分析技术对已有的医疗资源的有效配置进行了分析评价，并通过对某一区域内的所有相关设施和机构的宏观管理，使该地区的资源得到最合理的利用。在建立新的疾病控制机构时，在考虑已有医疗设施的分布、服务半径、人口密度以及交通状况等因素的基础上，采用空间分析技术进行科学合理的规划，以保证所选地址对该地区的疾病控制发挥最大作用。

Scott 等（2003）利用 GIS 技术对加拿大中风治疗点分别以 32 千米、64 千米和 105 千米为半径建立缓冲区，分析各治疗点的人群覆盖范围，发现其服务人口分别占总人口数的 67.3%、78.2% 和 85.3%，这表明急性中风患者能够得到及时的治疗。Perry 等（2000）对玻利维亚偏远贫困山区的卫生保健可及程度进行分析空间显示，3 个研究地区的初级卫生保健实际获得情况存在差异。根据研究结果，他们提出了通过调整人员分布提高可及性的方案。我国广州中科越秀信息产业发展有限公司开发的"医疗卫生资源管理与规划信息系统"对广州市的医疗机构分布进行了电子制图，并建立了相应的空间数据库，用户可以对全市医疗部门的相关信息进行可视化查询，对新的医疗机构的选址进行规划和设计，并对处理紧急事件进行辅助决策。

（三）GIS 技术在人口迁移与公共卫生研究中的应用展望

随着 GIS 技术与公共卫生、疾病流行和预防医学的发展，GIS 技术在这些领域的应用变得越来越广泛，作用也显得越来越重要。将 GIS 技术应用于人口迁移研究，可以确定人口迁移的时空分布规律、人口迁移的方向和迁移人口的合理规划；而应用于流行病学研究，可使该领域研究人员能够确定疾病发生的时空模式、揭示影响疾病发生和传播的危险因素、预测疾病流行趋势以及对医疗资源进行有效的配置。从整体上看，GIS 技术在人口迁移和流行病学研究中的应用取得了相当大的进步，但仍处于初级阶段，存在很多的问题。数据的可获得性是所有研究的前提条件，确保数据获得的可靠性以及与调查数据的一致性也是一个亟待解决的问题。长期以来，研究者对数据库具有很强的依赖性，数据库所提供的人口、流行疾病以及社会经济数据使得研究者能够进行时间维度上的数据对比。相对于其他与空间紧密相关的公共卫生数据，人口迁移与健康数据更加复杂（Fu，et al.，2012）。该数据包括了迁移人口的迁出地与迁入地的时间与空间信息。相对于全国人口普查中各地人口出生率与死亡率报告，人口迁移数据没有那么完整。人口迁移所引发的公共卫生问题在一定程度上难以界定，进一步影响了数据的可获性。此外，关于如何把人口迁移与其对公共卫生影响的相关社会议题紧密联系，是我们将要面对的重要难题之一。

GIS 技术的应用与推广，取决于以下几方面的因素：（1）GIS 技术得出的结论以及产生的图像必须与人口迁移和公共卫生基本理论相吻合，否则 GIS 技术可能被滥用和误解；（2）GIS 能否在人口迁移与公共卫生中更好地运用，完全取决于 GIS 数据的准确性以及时效性。媒介传染病在时间和空间上是不断变化的，因此，方便快捷准确地获取 GIS/RS 新资料，对于反映疾病的流行特征十分重要。越快把获取得到的最新资料整合到系统中，就越有可能有效控制疾病的蔓延；（3）应用 GIS 预测模型对疾病传播和人口迁移进行的模拟仍需进一步改进，以提高预测的准确性并防止其不合理的扩张；（4）人口迁移与健康的信息都是实时动态的，应提高流动人口信息的地理精度；（5）在人口目标识别中，为了获得观测目标的准确状态，需要同时考虑数据融合的时间性和空间性，运用时空融合模型可以准确观测人口的迁移与健康信息；（6）避免生态学谬误，即将个人的迁移与健康问题理解为群体的迁移与健康问题。

如果这些问题不能得到很好的解决，GIS 技术将难以在合理规划迁移人口和有效防止与控制疾病的传播方面发挥应有的作用。GIS 能够处理海量数据，并能与空间分析技术相结合，决定了其在分析疾病地理分布模式及该模式与社会和自然环境条件的关系时发挥关键作用。作为疾病预防和干预决策支持系统的核心，其潜力是不可替代的。因此，信息技术的发展、GIS 技术的进一步广泛应用和空间数据分析理论、技术和方法体系的完善，必将为人口迁移与流行病学研究做出巨大的贡献。目前，健康 GIS 基础数据库已逐步在我国建立，提供了以空间数据为基础的流行病学数据。另外，值得注意的是，目前主要是二维 GIS 技术在相关领域得到了应用，而三维 GIS 技术才是未来的发展趋势，但三维 GIS 技术的成熟应用，还需要我们不断地探索和实践。

参考文献

Baby-Collin, V., G. Cortes, et al. 2009. "Andean migrants in Spain. Spatial coordinates and mapping of pathways." *Melanges De La Casa De Velazquez*, Vol. 39, No. 1, p. 115.

Barreto, M. L., M. G. Teixeira, et al. 2011. "Successes and failures in the control of infectious diseases in Brazil: social and environmental context, policies, interventions, and research needs." *The Lancet*, Vol. 377, No. 9780.

Beck, L. R., M. H. Rodriguez, et al. 1994. "Remote sensing as a landscape epidemiologic tool to identify villages at high risk for malaria transmission." *The American journal of tropical medicine and hygiene*, Vol. 51, No. 3, p. 271.

Bernitz, B. K. 2008. "Communicable disease policy development in response to changing European political frontiers in Finland, Norway and Sweden." *Scandinavian Journal of Public Health*, Vol. 36, No. 8, pp. 875 –878.

Clarke, K. C., S. L. McLafferty, et al. 1996. "On epidemiology and geographic information systems: A review and discussion of future directions." *Emerging Infectious Diseases*, Vol. 2, No. 2.

Clarke, K. C., J. P. Osleeb, et al. 1991. "The use of remote sensing and geographic information systems in UNICEF's dracunculiasis (Guinea worm) eradication effort." *Preventive Veterinary Medicine*, Vol. 11, No. 3.

Congdon, P. 2010. "Random-effects models for migration attractivity and retentivity: a Bayesian methodology." *Journal of the Royal Statistical Society Series a-Statistics in Society*, No. 173.

Cosner, C., J. C. Beier, et al. 2009. "The effects of human movement on the persistence of vector-borne diseases." *Journal of Theoretical Biology*, Vol. 258, No. 4.

Cromley, R. G., D. M. Hanink, et al. 2010. "Estimating and Mapping the Intercensal Internal Net Migration of China, 1990 – 2000." *Cartography and Geographic Information Science*, Vol. 37, No. 3.

Drumond, K. O. and F. A. Lima Costa. 2011. "Forty Years of visceral Leishmaniasis in the State of Piaui: A Review." *Revista Do Instituto De Medicina Tropical De Sao Paulo*, Vol. 53, No. 1.

Esbjornsson, J. , M. Mild, et al. 2011. "HIV – 1 Molecular Epidemiology in Guinea-Bissau, West Africa: Origin, Demography and Migrations." *PloS one*, Vol. 6, No. 2.

Feldacker, C. , M. Emch, et al. 2010. "The who and where of HIV in rural Malawi: Exploring the effects of person and place on individual HIV status." *Health & Place*, Vol. 16, No. 5.

Fu, Y. M. and S. A. Gabriel. 2012. "Labor migration, human capital agglomeration and regional development in China." *Regional Science and Urban Economics*, Vol. 42, No. 3.

Geymen, A. 2010. "Use of Geographical Information Systems in Epidemiology: A Case Study of Dilovasi District." *Fresenius Environmental Bulletin*, Vol. 19, No. 7.

Glass, G. E. , B. S. Schwartz, et al. 1995. "Environmental risk factors for Lyme disease identified with geographic information systems." *American Journal of Public Health*, Vol. 85, No. 7.

Gol, C. , S. Ozden, et al. 2011. "Interactions between rural migration and land use change in the forest villages in the Gokcay Watershed." *Turkish Journal of Agriculture and Forestry*, Vol. 35, No. 3.

Gong, P. , S. Liang, et al. 2012. "Urbanisation and health in China." *Lancet*, Vol. 379, No. 9818.

Gonzalez Crespo, R. , G. Garcia Fernandez, et al. 2009. "GIS Applications Use in Epidemiology GIS-EPI. " In S. R. M. P. B. J. F. F. C. E. B. A. Omatu and J. M. Corchado, *Distributed Computing, Artificial Intelligence, Bioinformatics, Soft Computing, and Ambient Assisted Living, Pt Ii, Proceedings.* Springer Gould, P. 1993. The slow plague: a geography of the AIDS pandemic, Blackwell Publishers.

Gray, R. R. , A. J. Tatem, et al. 2009. "Spatial phylodynamics of HIV-1 epidemic emergence in east Africa." *Aids*, Vol. 23, No. 14.

Greif, M. J. and F. N. A. Dodoo. 2011. "Internal migration to Nairobi's slums: Linking migrant streams to sexual risk behavior. " *Health & Place*, Vol. 17, No. 1.

Hao, L. X. 2012. "Cumulative Causation of Rural Migration and Initial Peri-Urbanization in China. " *Chinese Sociological Review*, Vol. 44, No. 3.

Jia, Z. , L. Wang, et al. 2011. "Tracking, the Evolution of HIV/AIDS in China from 1989 – 2009 to Inform Future Prevention and Control Efforts. " *Plos One*, Vol. 6, No. 10.

Karsenty, E. and A. Leventhal. 2002. "Health Geographic Information System (HGIS) —a tool for health planning and epidemiology. " *Harefuah*, Vol. 141, No. 12.

Kleinschmidt, I. , A. Pettifor, et al. 2007. "Geographic distribution of human immunodeficiency virus in South Africa. " *American Journal of Tropical Medicine and Hygiene*, Vol. 77, No. 6.

Knudsen, A. B. and R. Slooff. 1992. "Vector – Borne Disease Problems in Rapid Urbanization – New Approaches to Vector Control. " *Bulletin of the World Health Organization*, Vol. 70, No. 1.

Levine, M. M. and O. S. Levine. 1994. "Changes in Human – Ecology and Behavior in Relation to The Emergence of Diarrheal Diseases, Including Cholera. " *Proceedings of the National Academy of Sciences of the United States of America*, Vol. 91, No. 7 .

Li, H. S. , Y. J. Wang, et al. 2012. "Origin Distribution Patterns and Floating Population Modeling: Yiwu City as a Destination. " *Chinese Geographical Science*, Vol. 22, No. 3.

Li, T. , X. X. He, et al. 2011. "Impact of new migrant populations on the spatial distribution of tuberculosis in Beijing. " *International Journal of Tuberculosis and Lung Disease*, Vol. 15, No. 2.

Magalhaes, M. d. C. C. , E. S. dos Santos, et al. 2011. "Migration and Hansen's disease in Mato Grosso. " *Revista brasileira de epidemiologia (Brazilian journal of epidemiology)*, Vol. 14, No. 3.

Marra, G. , D. L. Miller, et al. 2012. "Modelling the spatiotemporal distribution of the incidence of resident foreign population. " *Statistica Neerlandica*,

Vol. 66, No. 2.

Martens, P. and L. Hall. 2000. "Malaria on the move: Human population movement and malaria transmission. " *Emerging Infectious Diseases*, Vol. 6, No. 2.

Mirski, T. , M. Bartoszcze, et al. 2011. "Globalization and infectious diseases. " *Przegla d epidemiologiczny*, Vol. 65, No. 4.

Murray, M. , O. Oxlade, et al. 2011. "Modeling social, environmental and biological determinants of tuberculosis. " *The international journal of tuberculosis and lung disease : the official journal of the International Union against Tuberculosis and Lung Disease* , Vol. 15 (S 2), pp. 64 - 70.

Nahmias, S. B. and D. Nahmias. 2011. Society, sex, and STIs: human behavior and the evolution of sexually transmitted diseases and their agents. In A. D. D. N. S. B. Nahmias. *Evolution of Infectious Agents in Relation to Sex*. Wiley-Blackwell.

Nitschke, H. , F. Oliveira, et al. 2011. "Observing Migration and Deficiencies in Health Care - STD Center at the Cologne Municipal Health Department. " *Gesundheitswesen*, Vol. 73, No. 11.

Parry, L. , C. A. Peres, et al. 2010. "Rural-urban migration brings conservation threats and opportunities to Amazonian watersheds. " *Conservation Letters*, Vol. 3, No. 4.

Prosper, O. , N. Ruktanonchai, et al. 2012. "Assessing the role of spatial heterogeneity and human movement in malaria dynamics and control. " *Journal of Theoretical Biology*, No. 303.

Rabaa, M. A. , T. T. H. Vu, et al. 2010. "Phylogeography of Recently E-merged DENV - 2 in Southern Viet Nam. " *Plos Neglected Tropical Diseases*, Vol. 4, No. 7.

Rahman, A. , S. P. Aggarwal, et al. 2011. "Monitoring Urban Sprawl Using Remote Sensing and GIS Techniques of a Fast Growing Urban Centre, India. " *Ieee Journal of Selected Topics in Applied Earth Observations and Remote Sensing*, Vol. 4, No. 1.

Richards Jr, F. 1993. "Use of geographic information systems in control programs for onchocerciasis in Guatemala. " *Bulletin of the Pan American Health*

Organization, Vol. 27, No. 1.

Rogers, D. and B. Williams. 1993. "Monitoring trypanosomiasis in space and time. " *Parasitology*, Vol. 106 (S1), S 77 – S 92.

Sanders, S. R. and D. L. Brown. 2012. "The Migratory Response of Labor to Special Economic Zones in the Philippines, 1995 – 2005. " *Population Research and Policy Review*, Vol. 31, No. 1.

Schoolman, E. D. and C. B. Ma. 2012. "Migration, class and environmental inequality: Exposure to pollution in China's Jiangsu Province. " *Ecological Economics*, No. 75.

Sharma, V. P. 1996. "Re-emergence of malaria in India. " *Indian Journal of Medical Research*, No. 103.

State Statistical Bureau (SSB) of China. 2000. *China Statistical Yearbook 1998 and 2000*. China Statistical Press, Beijing.

Tan, N. X. , J. P. Messina, et al. 2011. "A Spatial Analysis of County-level Variation in Syphilis and Gonorrhea in Guangdong Province, China. " *PloS one*, Vol. 6, No. 5.

Tempalski, B. 1994. "The case of Guinea worm: GIS as a tool for the analysis of disease control policy. " *Geographic Information Systems*, No. 4, pp. 32 – 38.

Tilaye, T. and W. Deressa. 2007. "Prevalence of urban malaria and associated factors in Gondar Town, Northwest Ethiopia. " *Ethiopian medical journal*, Vol. 45, No. 2.

Tomlinson, C. D. and D. Images. 1990. Geographic information systems and cartographic modeling, Prentice Hall, Englewood Cliffs, NJ.

Tully, D. C. and C. Wood. 2010. "Chronology and evolution of the HIV – 1 subtype C epidemic in Ethiopia. " *Aids*, Vol. 24, No. 10.

Ulugtekin, N. , S. Alkoy, et al. 2006. "Use of GIS in epidemiology: A case study in Istanbul. " *Journal of Environmental Science and Health Part a-Toxic/Hazardous Substances & Environmental Engineering*, Vol. 41, No. 9.

Wang, J. , A. J. McMichael, et al. 2006. "Spatial dynamics of an epidemic of severe acute respiratory syndrome in an urban area. " *Bulletin of the World Health Organization*, Vol. 84, No. 12.

Wood B L, Beck L R, Dister S W, et al. 1994. "Global monitoring and disease prediction program." Sistema Terra, Vol. 3, No. 1, p. 42.

World Health Organization. 1990. *Dracunculiasis*: *globalsurveillance summary*, 1989. WHO Bull 68.

Wu, W. P. 2008. "Migrant settlement and spatial distribution in metropolitan Shanghai." *Professional Geographer*, Vol. 60, No. 1.

Yang, G. J., P. Vounatsou, et al. 2005. "A review of geographic information system and remote sensing with applications to the epidemiology and control of schistosomiasis in China." *Acta Tropica*, No. 96.

Yao, J., A. T. Murray, et al. 2012. "Geographic influences on sexual and reproductive health service utilization in rural Mozambique." *Applied Geography*, Vol. 32, No. 2.

Zhang, K. H. and S. Song. 2003. "Rural – urban migration and urbanization in China: Evidence from time-series and cross-section analyses." *China Economic Review*, Vol. 14, No. 4.

范新生、应龙根:《中国 SARS 疫情的探索性空间数据分析》,《地球科学进展》2005 年第 3 期。

冯邦彦、段晋苑:《移民限制下我国人口城乡迁移轨迹研究》,《暨南学报》(哲学社会科学版) 2010 年第 3 期。

吕安民、李成名、林宗坚:《基于空间统计分析的关联规则应用研究》,《计算机科学》2002 年第 4 期。

田善淮、陈婧妍、郑行洋:《近 20 年福州市人口与经济重心演变轨迹分析》,《太原师范学院学报》(自然科学版) 2013 年第 2 期。

王文卿、潘绥铭:《人口流动对健康的影响》,《西北人口》2008 年第 4 期。

武继磊等:《2003 年北京市 SARS 疫情空间相关性分析》,《浙江大学学报》(农业与生命科学版) 2005 年第 1 期。

杨国静等:《多因素空间复合模型预测我国疟疾流行区分布态势》,《中华预防医学杂志》2002 年第 3 期。

周晓农等:《应用地理信息系统监测长江洲湖滩钉螺扩散分布的研究》,载周光召《新世纪新机遇新挑战——知识创新和高新技术产业发展》(下册),中国科学技术出版社 2001 年版。